全国医药中等职业教育护理类专业 "十二五" 规划教材

U0741430

病 理 学

主 编 黄晓红 裴喜萍

中国医药科技出版社

内容提要

本书是全国医药中等职业教育护理类专业"十二五"规划教材之一，依照教育部教育发展规划纲要等相关文件要求，紧密结合护士执业资格考试特点，根据《病理学》教学大纲的基本要求和课程特点编写而成。

全书共分为 16 个单元的理论内容和 10 个实验指导。理论内容主要包括病理解剖学和病理生理学两部分。其中病理解剖学包括绪论，组织细胞的适应、损伤与修复，局部血液循环障碍，炎症，肿瘤，呼吸系统疾病，心血管系统疾病，消化系统疾病，泌尿系统疾病，女性生殖系统及乳腺疾病，内分泌系统疾病，传染病等理论与实践教学内容；病理生理学包括疾病概论，水肿，发热，休克，缺氧，呼吸衰竭，心力衰竭，肝性脑病，肾功能衰竭等理论教学内容。

本书适合医药卫生中等职业教育相同层次不同办学形式教学使用，也可作为医药行业培训和自学用书。

图书在版编目（CIP）数据

病理学/黄晓红，裴喜萍主编 .—北京：中国医药科技出版社，2013.8

全国医药中等职业教育护理类专业"十二五"规划教材

ISBN 978 - 7 - 5067 - 6203 - 8

Ⅰ.①病…　Ⅱ.①黄…　②裴…　Ⅲ.①病理学 – 中等专业学校 – 教材　Ⅳ.①R36

中国版本图书馆 CIP 数据核字（2013）第 147102 号

美术编辑　陈君杞
版式设计　郭小平

出版　中国医药科技出版社
地址　北京市海淀区文慧园北路甲 22 号
邮编　100082
电话　发行：010 – 62227427　邮购：010 – 62236938
网址　www.cmstp.com
规格　787×1092mm ¹⁄₁₆
印张　21
彩插　20
字数　429 千字
版次　2013 年 8 月第 1 版
印次　2021 年 1 月第 5 次印刷
印刷　三河市百盛印装有限公司
经销　全国各地新华书店
书号　ISBN 978 - 7 - 5067 - 6203 - 8
定价　48.00 元
本社图书如存在印装质量问题请与本社联系调换

全国医药中等职业教育护理类专业"十二五"规划教材建设委员会

主 任 委 员 刘贞明（山东省莱阳卫生学校）

副主任委员 （按姓氏笔画排序）

尤　康（成都大学中职部）

毛如君（天水市卫生学校）

李智成（山东省青岛卫生学校）

邵兴明（重庆市医科学校）

郑明金（山东省青岛第二卫生学校）

钟　海（四川护理职业学院）

符史干（海南省卫生学校）

颜　勇（毕节市卫生学校）

委　　　员 （按姓氏笔画排序）

于全勇（山东省莱阳卫生学校）

文宇祥（重庆市医科学校）

王建鹏（四川护理职业学院）

刘忠立（山东省青岛卫生学校）

吴文敏（成都大学中职部）

沈　珣（贵州省人民医院护士学校）

陈天泉（天水市卫生学校）

姜瑞涛（山东省青岛第二卫生学校）

常平福（定西市卫生学校）

黎　梅（毕节市卫生学校）

秘 书 长 吴少祯（中国医药科技出版社）

办 公 室 浩云涛（中国医药科技出版社）

赵燕宜（中国医药科技出版社）

顾　　　问 陈锦治（中华预防医学会公共卫生教育学会职教分会）

编 委 会 ▶▶▶ 《病理学》

主　编　黄晓红　裴喜萍

副主编　刘贞明　张国江

编　者（按姓氏笔画为序）

于国友（威海卫生学校）

王雪梅（山东省青岛第二卫生学校）

刘贞明（山东省莱阳卫生学校）

刘德俊（重庆市医科学校）

宋俊华（山东省青岛卫生学校）

张国江（贵州省毕节市卫生学校）

黄晓红（山东省莱阳卫生学校）

裴喜萍（天水市卫生学校）

编写说明

　　随着《国家中长期教育改革发展纲要(2010～2020年)》的颁布和实施,职业教育更加强调内涵建设，职业教育院校办学进入了以人才培养为中心的结构优化和特色办学的时代。为了落实国家职业教育人才培养的"德育优先、能力为重、全面发展"的教育战略需要，主动加强教育优化和能力建设，实现医药中职教育人才培养的主动性和创造性，由专业教育向"素质教育"和"能力培养"方向转变，培养护理专业领域继承和创新的应用型、复合型、技能型人才已成为必然。为了适应新时期护理专业人才培养的要求，过去使用的大部分中职护理教材已不能适应素质教育、特色教育和创新技能型人才培养的需要，距离以"面向临床、素质为主、应用为先、全面发展"的人才培养目标越来越远，所以动态更新专业、课程和教材，改革创新办学模式已势在必行。

　　而当前中职教育的特点集中表现在：①学生文化基础薄弱，入学年龄偏小，需要教师给予多方面的指导；②学生对于职业方向感的认知比较浅显。鉴于以上特点，全国医药中等职业教育护理类专业"十二五"规划教材建设委员会组织建设本套以实际应用为特色的、切合新一轮教学改革专业调整方案和新版护士执业资格考试大纲要求的"十二五"规划教材。本套教材定位为：①贴近学生，形式活泼，语言清晰，浅显易懂；②贴近教学，使用方便，与授课模式接近；③贴近护考，贴近临床，按照实际需要编写，强调操作技能。

　　本套教材，编写过程中还聘请了负责护士执业资格考试的国家卫生和计划生育委员会人才交流服务中心专家做指导，涵盖了护理类专业教学的所有重点核心课程和若干选修课程，可供护理及其相关专业教学使用。由于编写时间有限，疏漏之处欢迎广大读者特别是各院校师生提出宝贵意见。

全国医药中等职业教育护理类专业

"十二五"规划教材建设委员会

2013年6月

随着《国家中长期教育改革发展纲要（2010～2020年）》的颁布和实施，中职教育进入了以人才培养为中心的结构优化和特色办学时代，为了将中职教育更快、更好地向"素质教育"和"能力培养"的方向转变，由中国医药科技出版社组织全国多所职业院校的具有丰富教学经验的老师，编写了这套全国医药中等职业教育护理类专业"十二五"规划教材。本教材主要适用于全国中职护理专业。本教材的编写指导思想是：以就业为导向，以岗位需求为标准，以实用、好用为尺度。

在《病理学》教材的编写过程中，密切联系护理专业的教学大纲和2012年新版护考大纲，在充分把握本教材的思想性、科学性、先进性、启发性、适用性（五性）的基础上，突出体现了病理学的基本知识、基本理论、基本技能（三基）。针对中职护理专业的特定学制、特定专业方向、特定对象（三特定），我们努力做到贴近社会、贴近岗位、贴近学生，使本教材既能起到传授知识，又能发挥培养能力、提高素质的作用。对传统的《病理学》教材有所创新、有所发展，将传承与创新有机的结合起来。本教材增加了内分泌系统疾病，拆分了传染病和寄生虫病，并删除了寄生虫疾病，在传染病单元中增加了近年来发病率明显增高的一些传染病，如手足口病、狂犬病等。

《病理学》是一门医学基础课程，可分为病理解剖学和病理生理学两部分内容。本教材着重从病理解剖学和病理生理学两个方面，介绍疾病发生的原因、发病机制、发展规律、疾病的经过和转归，以及在疾病发展过程中机体在形态、结构、功能和代谢的变化，为疾病的诊断、治疗、预防和护理打下理论基础。本教材具有以下几个特点：①将病理解剖学与病理生理学的相关内容穿插编写，便于学生的学习、理解和前后知识的融会贯通；②插入了案例教学，设立了护理应用、知识链接、考点提示、直通护考、自测题等知识模块，激发了学生的学习兴趣和积极性；③紧密联系新版的护考大纲；④在病理学基本理论、基本知识、基本技能的编写中力求使教材活泼受看，通俗易懂；⑤注重病理学与其他课程、病理学与临床及护理的联系，为学生学习专业课打下良好的基础；⑥准确、合理应用各种图表，做到图文并茂，深入浅出。

本教材的绪论、第一、十一、十五单元由山东省莱阳卫生学校黄晓红编写，第二、三单元由威海卫生学校于国友编写，第四、十二单元由山东省青岛卫生学校宋俊华编写，第五、六单元由山东省莱阳卫生学校刘贞明编写，第七、八单元由天水市卫生学校裴喜萍编写，第九、十单元由贵州省毕节市卫生学校张国江老师编写，第十三、十四单元由重庆市医科学校刘德俊编写，第十六单元由山东省青岛第二卫生学校王雪梅编写。本教材在编写过程中，得到了全国医药中等职业教育护理类专业"十二五"规划教材建设委员会、中国医药科技出版社和全体参编院校领导的大力支持，全体编委为本教材的编写付出了大量的心血、精力和时间，在此表示衷心的感谢。同时，由于时间紧张和水平所限，本教材中难免有不尽人意或不当之处，敬请广大师生批评指正，并提出宝贵意见或建议，以便我们及时的进行修正和提高。

编者

2013 年 3 月

目录

★本节重点介绍了缺氧时，机体的代偿反应、各系统的功能变化、缺氧与临床护理的联系。

及临床病理联系。

❥**实验指导** / 295

❥**教学大纲** / 308

绪　论

要点导航

1. 解释病理学的概念。
2. 熟悉病理学的内容及学习方法。
3. 掌握病理学的常用研究方法及观察方法。
4. 了解病理学在医学中的地位。

一、病理学的概念及任务

病理学是医学基础学科之一，是一门研究疾病发生、发展规律的学科。其主要任务是研究疾病发生的原因、发生机制、疾病的经过和转归以及疾病过程中机体在形态、结构、功能、代谢上出现的一系列变化。揭示疾病发生、发展过程中的基本规律和本质，为临床诊治、预防和护理疾病提供了科学的理论依据。

二、病理学的内容及学习方法

（一）病理学的内容

《病理学》包括病理解剖学和病理生理学两部分内容，病理解剖学则侧重于从形态、结构变化的角度来研究疾病的发生、发展规律；而病理生理学则侧重于从功能、代谢变化的角度来研究疾病发生、发展规律。两者是密切相关、不可分割的。病理解剖学又可分为总论（局部血液循环障碍、组织细胞的适应、损伤与修复、炎症、肿瘤）和各论（呼吸系统疾病、心血管系统疾病、消化系统疾病、泌尿系统疾病等）两部分内容，总论则是研究各个疾病之间的普遍存在的共同性规律，而各论则是研究各个疾病之间的特殊性规律。病理生理学可分为疾病概论、基本病理过程（如发热、水肿、休克、缺氧等）和系统病理生理学三部分内容，其中疾病概论是研究各个疾病过程中普遍性的共同规律，基本病理过程是研究各种疾病过程中成套、成系列出现的基本规律，因此，疾病概论、基本病理过程均属于病理生理学的总论部分，而系统病理生理学主要是指各系统（如心血管系统、呼吸系统、消化系统、泌尿系统等）疾病发展到晚期形成的一个共同的病理生理学改变，即四大衰竭。无论是病理解剖学，还是病理生理学，总论和各论是相辅相成的、缺一不可的，总论是学习各论的基础，各论是总论的具体体现，学习各论时常要运用到总论的知识。

（二）病理学的学习方法

1. 注意总论与各论的联系　在病理学的学习过程中既要重视总论的学习，同时也要重视各论的学习，要做到统筹兼顾，不可偏废任何一方。

2. 注意理论与实践的联系 病理学还是一门实践性很强的形态学科，在病理学的学习过程中，既要重视理论课的学习，又要重视实验课的学习，通过实验课上大体标本和组织切片的观察，加深对理论课所学知识的理解和记忆，不要死记硬背。

3. 注意形态、结构与功能、代谢之间的联系 患病机体形态、结构的变化属于病理解剖学的研究范畴，而机能、代谢的变化属于病理生理学的研究范畴，病理解剖学和病理生理学是密切相关、不可分割的两部分。在不同的疾病时，机体可表现出不同的形态、结构、功能、代谢的变化。代谢的变化是功能和形态、结构变化的物质基础，而形态、结构的变化可导致代谢和功能的改变，因此，在学习病理学时，一定要把形态、结构与功能、代谢紧密联系起来，同时学好病理解剖学和病理生理学。

4. 注意病理学与临床护理的联系 病理变化与临床的症状、体征是密切相关的，不同的疾病，因病理变化不同，会出现不同的临床症状和体征。护理专业的学生应在学会病理变化的基础上，运用病理变化来解释临床的症状和体征，并根据相应的临床症状和体征，采取不同的护理措施。

5. 注意用辩证唯物主义观点认识疾病 随着"生物－心理－社会"这一新的医学模式的形成，人们对疾病的认识也越来越深入了，认识到疾病的发生、发展、经过、转归是一个非常复杂的过程，并受到诸多因素的影响。这就要求学生在学习病理学的过程中，要以辩证唯物主义观点为指导，用运动的、发展的观点认识疾病的全过程；既要看到疾病局部的表现，又不能忽视机体整体的变化；既要认识疾病各阶段的变化，又要掌握它们连续的动态过程；充分认识疾病发生和发展过程中出现的共性、个性及相互间的影响。

三、病理学在医学中的地位

病理学是医学基础学科之一，它与其他各基础学科之间的关系非常密切，由于病理学是研究疾病的病因、发病机制、病理变化，因此，病理学必须以正常人体解剖学、病原微生物学、免疫学、生理学、生物化学、医学遗传学、分子生物学等学科为基础，同时病理学与各临床学科之间密切相关，是学好临床各学科如内科学、外科学、儿科学、妇产科学等学科的基础。所以病理学是一门介于基础医学与临床医学之间的桥梁课，将基础医学与临床医学有机地联系在一起，起到了承前启后的作用。

此外，病理学以其独特的诊断技术直接参与疾病的诊断、治疗工作，病理诊断作为疾病的最终诊断、最权威诊断，不仅可以明确疾病的诊断，也为提高临床诊治水平发挥着重要的作用，在许多临床科研中，病理学也起到了越来越重要的作用。

四、病理学的常用研究方法

随着医学科学的不断发展，病理学的研究方法也越来越多、越来越先进。目前，常用的病理学研究方法主要有以下几种。

1. 活体组织检查（活检） 是通过穿刺吸取、局部切取、内窥镜钳取或手术切除等方法，从患者体内取出病变组织，制成组织切片，进行显微镜或电镜下观察，作出病理诊断的检查方法。此方法是目前临床病理应用最广泛的研究方法，其临床意义有：①明确诊断；②提高临床诊治水平；③定期活检可观察病情发展状况，推断预后，判断疗效。

2. 脱落细胞学检查　是采用刮取、吸取、穿刺抽吸等方法采集病变处表面脱落的细胞，或用体腔液、分泌物、排泄物中沉淀的脱落细胞，制成涂片，用光学显微镜观察，做出细胞学诊断的检查方法。该方法的优点是：①此方法操作简便易行，无需高尖端的大型仪器设备；②经济实惠，患者痛苦小，患者易于接受；③诊断快速，④对肿瘤普查和早期发现某些病变有重要意义。如阴道涂片或子宫颈刮片有助于早期宫颈癌的诊断。其缺点是：只能查见细胞的形态变化，看不到细胞之间的关系即组织结构的变化。

3. 尸体解剖检查（尸检）　是对死者的遗体进行全面系统的解剖和组织学检查，最终做出疾病诊断，探讨死亡原因。此方法是病理学传统的、古老的研究方法，该检查方法之所以能沿用至今，是因为尸体解剖检查在临床病理中有其重要的意义，主要体现在一下几个方面：①尸检可明确死亡原因；②提高临床诊治水平；③尸检结果在法医案件中发挥着重要作用，是解决医疗、法律纠纷的依据；④能及时发现某些传染病、地方病、少见病，为疾病的预防提供可靠的理论依据；⑤能积累丰富的教学标本和组织切片，不断丰富病理学教学资源。

4. 组织和细胞培养　是指从人体或动物体内取出病变的组织或细胞，放入适宜的培养基内，进行体外培养，通过改变培养基内、外环境，研究组织和细胞病变的形成及发展规律。此方法多用于病理学的科学研究工作中，对于研究细胞修复、肿瘤的生长、细胞癌变、细胞基因变化等有重要意义。其优点是：①作用因素容易分离，致病条件相对单一，易于控制，②容易得出准确的结论，有利于结果的分析。其缺点是：①组织和细胞培养是独立于体外环境进行的，与复杂的体内环境差别较大，故不能将其研究结果直接等同于人体。②组织和细胞培养需时间较长，不能满足临床病理的快速诊断的需求。

5. 动物实验　是指在动物体内复制各种疾病模型，来研究疾病的病因、病理变化和发生、发展的规律、检测药物的疗效或影响，做一些在人体上不能完成的研究。其优点是：①可根据需要控制或改变实验条件和影响因素，②可随时在动物体内取活检或猝死动物并对动物进行尸检，以动态观察病变的发展和变化，③可在动物体内进行反复多次或重复实验。但值得注意的是：人与动物之间毕竟存在物种的差异，通过动物实验得出的结果不能直接用于人体，必须通过临床实验验证后，方可用于人体。

6. 流行病学调查和临床观察　病理学尤其是病理生理学在研究某些疾病的原因、条件、发生机制、疾病的经过和转归时，常需要对某些群体，进行流行病学调查。病理生理学在研究患病的机体在功能、代谢方面的动态变化时，常需要进行密切的临床观察和实验室检测，必要时，还要进行定期的随访观察。

护理应用

临床观察

对于从事护理专业的工作者尤为重要。主要体现在以下几个方面：

（1）密切观察患者的心率、呼吸、脉搏、血压、体温、尿量的变化，进行定时的检测，并做好各项记录。

（2）密切观察患者的病情变化、治疗效果，并及时地向主治医师汇报，以便及时调整治疗方案，以达到快速、准确治愈疾病的目的。

（3）护士还应密切观察患者精神、心理及情绪的变化，增强患者战胜疾病的自信心、保持患者良好的心态、稳定患者的情绪，以利于疾病的恢复。

五、病理学的常用观察方法

随着病理学新技术、新方法的广泛推广和应用，使病理学得到了迅速的发展，同时对病理学的研究深度、广度提出了更高的要求。目前，常用的病理学观察方法主要有以下几种。

1. 大体观察　大体观察又称肉眼观察，是运用我们自己的眼睛，或辅助以手的感觉或辅助以放大镜、尺、秤等工具的帮助，来观察被检组织的大小、数量、形状、质地、颜色、重量、包膜等方面的变化，通过观察、触摸、称量等手段，获得大量的信息，在一定程度上有助于病变性质的认定。

2. 组织学观察　将病变组织或细胞制备成病理组织切片或细胞涂片，在光学显微镜下，观察细胞形态和组织结构的变化，细胞排列和间质的变化。因组织学观察应用了光学显微镜，将组织细胞放大了几十倍到几百倍，对细胞膜、细胞质、细胞核的观察较清晰，一般多能作出正确的病理诊断。大体和组织学观察仍然是目前病理学研究和诊断的最基本的、不可取代的观察方法。

3. 超微结构观察　是将组织或细胞制成超薄切片，用扫描和透射电子显微镜，来观察细胞内部和表面的超微结构，从亚细胞或分子水平了解细胞的病变。但由于扫描和透射电子显微镜放大倍率过高，只能观察很小范围的病变，难以观察到整个细胞或整个组织的全貌，故超微结构观察常需与大体观察和组织学观察相结合。

4. 组织、细胞化学技术　组织、细胞化学技术又可称为特殊染色技术，是指用某些染色剂与组织、细胞中的某些化学成分（如蛋白质、糖原、脂肪、核酸、酶类等）具有高度亲和的特性，对组织切片或细胞涂片进行染色，呈现出不同的颜色，在显微镜下观察病变组织、细胞化学成分的变化。如苏丹Ⅲ染色可显示细胞内的脂肪滴、PAS染色法可显示细胞内的黏液等。此观察方法可把形态、结构的变化与功能、代谢的变化结合起来，用以诊断一些代谢性疾病或对某些疾病的鉴别诊断具有重要的价值。

> **考点提示**
>
> 本章主要考点为：病理学概念及任务、病理学内容、病理学常用研究方法、常用观察方法。

5. 免疫组织化学技术　是利用了免疫学的原理（抗原与抗体能特异性结合的原

理）和组织化学的原理（某些染色剂与组织或细胞中的某些成分具有高度亲和力的特性），对组织或细胞中的某些抗原成分进行定位、定性、定量检测的技术。此技术已被广泛推广和应用，在病理诊断和鉴别诊断中发挥重要作用。

> **📢 知识链接**
>
> ### ☙ 免疫组织化学的应用范围及优点 ❧
>
> 目前，免疫组织化学在病理诊断和鉴别诊断中已被广泛应用，其应用范围主要包括：提高病理诊断的准确性；评价肿瘤细胞的增生程度及其生物学行为；确定肿瘤的分期；指导临床的治疗；判断肿瘤的预后及疗效；癌基因蛋白的检测；发现微小转移灶；检测某些病原微生物；对免疫性疾病的辅助诊断。其优点是：特异性强，敏感性高，方法统一，定位准确，可将形态、结构的研究与功能、代谢的研究相结合。

随着科学技术的飞速发展，病理学的新的研究技术层出不穷，如流式细胞术、图像分析技术、数字扫描切片技术、免疫荧光技术、DNA 重组、原位分子杂交技术、多聚酶链式反应技术、DNA 测序等技术也在病理学研究中得到了广泛的应用。

（黄晓红）

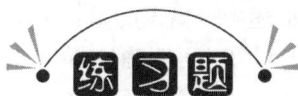

一、名词解释

病理学　基本病理过程　活体组织检查　尸体解剖检查　组织（细胞）化学

二、填空题

1. 病理学的内容可分为_____、_____。
2. 病理学的常用研究方法有_____、_____、_____、_____、_____、_____。
3. 病理学的常用观察方法有_____、_____、_____、_____、_____。
4. 病理学在医学中的地位_____。

三、简答题

1. 简述尸体解剖检查的方法及意义。
2. 简述活体组织检查的方法及应用价值。
3. 简述脱落细胞学检查的方法及优缺点。
4. 如何学好病理学？
5. 作为一名护理专业的学生在临床观察上应注意哪些方面？

四、选择题

A_1 型题

1. 下列哪项不是病理学的研究范围：

A. 疾病发生的原因 B. 疾病发生的机制 C. 病理变化

D. 疾病的经过和转归 E. 疾病的诊断和治疗

2. 病理学最重要的学习方法是:

A. 死记硬背 B. 理论学习为主 C. 实践学习为主

D. 理论实践相结合 E. 理解记忆

3. 目前临床上最常用的病理学研究方法是:

A. 尸体解剖检查 B. 活体组织检查 C. 脱落细胞学检查

D. 动物实验 E. 组织和细胞培养

4. 目前临床上最常用的病理学观察方法是:

A. 组织学观察 B. 超微结构观察 C. 组织化学观察

D. 免疫组织化学观察 E. 细胞化学观察

5. 下列关于尸体解剖检查的描述中,哪项是错误的:

A. 明确死亡原因

B. 不能提高临床诊治水平

C. 可及时发现某些少见病

D. 在法医案件中发挥着重要作用

E. 可积累丰富的教学标本和切片

6. 下列关于活体组织检查的描述中,错误的是:

A. 无法了解病情发展 B. 可明确诊断 C. 提高临床诊治水平

D. 可推断预后 E. 可判断疗效

7. 下列关于脱落细胞学检查的描述中,错误的是:

A. 方法简便易行

B. 患者痛苦小,易接受

C. 既可观察细胞形态又可观察组织结构

D. 可快速诊断

E. 多用于肿瘤普查

8. 下列关于组织和细胞培养的描述中,错误的是:

A. 作用因素易于控制 B. 容易得出准确的结论 C. 需时较长

D. 研究结果可等同于人体 E. 致病条件相对单一

第一单元　疾病概论

要点导航

1. 解释健康、疾病的概念。
2. 了解疾病的常见病因。
3. 熟悉疾病过程中的共同规律（一般规律）。
4. 掌握疾病的经过和转归。
5. 解释死亡、脑死亡的概念、脑死亡判断标准及其临床意义。

第一节　健康与疾病

一、健康的概念

世界卫生组织指出："健康不仅是指躯体没有任何疾病或病痛，而且在精神上、心理上和社会上处于完好状态"。所以健康不仅是指身体没有疾病，而且要有良好的精神状态、健康的心理、较强的社会适应能力，并能进行有效地劳动和工作。

健康的标准不是绝对的一成不变的。不同的群体、不同的地域、不同的个体或同一个体的不同年龄阶段，健康的标准是不同的。随着人们对新医学模式认识的不断深入和发展，健康的内涵、健康的标准、健康的水平也有新的发展。

二、疾病的概念

疾病是指在一定的病因作用下，因机体自稳调节紊乱而发生的异常生命活动过程。在此过程中，机体组织细胞在形态、结构、功能、代谢上发生一系列变化，从而出现相应的临床症状、体征、社会行为的异常和社会适应能力、劳动能力的降低或丧失。

症状是指病人主观上能够感受到的异常，如头痛、头晕、恶心、呕吐等。

体征是指疾病时大夫通过查体，客观上可以检查到的异常变化，如肺部啰音、心脏杂音、肝大等。

社会行为是指参与社会劳动、社会交往等一切作为社会成员的活动。疾病时，出现的各种异常变化，均可不同程度的影响着人们的社会劳动能力和社会适应能力。

知识链接

❧ 亚健康 ❧

　　是指介于健康和疾病之间的一种状态。它既可发展成为各种疾病，也可恢复到健康状态。导致亚健康状态的因素很多，如生物性因素、理化性因素、营养性因素、内分泌性因素、生活习惯、工作压力、精神因素、社会因素及社会行为等因素。亚健康状态的表现是复杂多样、轻重不等的。有的表现为情绪低落、心情烦躁、食欲降低、失眠等症状，有的表现出头痛、头晕、胸闷、心悸、乏力等症状，有的还可表现为机体抵抗力的降低或免疫功能的低下。在亚健康状态时，机体是向健康发展还是向疾病发展，取决于机体与致病因素之间的相互作用，如能从精神、心理、社会、行为、生活方式及工作压力等各个环节及早采取预防措施，如能克服不良的生活习惯，调整好个人心态、情绪，提高心理承受能力、适应社会的变化，及时消除疲劳，积极参与锻炼和运动，提高自身的抵抗力和免疫力，就能阻止亚健康状态向疾病的方向发展。

第二节　病因学

病因学是一门研究疾病发生的原因和条件的学科。

一、疾病发生的原因和条件

1. 疾病发生的原因　是指能引起某一疾病，并决定该疾病特异性的必不可缺少的因素。疾病可以由一种原因引起，也可以由多种原因同时作用或先后作用引起。一般来说没有原因就不能引起相关的疾病。

2. 疾病发生的条件　是指在原因的作用下，能够影响疾病发生、发展的因素。其中能够促进疾病发生、发展的因素，通常称为诱因。

3. 原因与条件的关系　有些疾病原因与条件很明确。例如结核杆菌是结核病的原因，但仅有结核杆菌感染，不一定均能引起结核病，只有在机体抵抗力降低、营养不良、饥饿、寒冷等条件存在的情况下，才能引起结核病。但有些疾病原因和条件是不易区别开来，或有些疾病只有原因，而无需条件存在，如机械性暴力引起的创伤。另外，同一因素在不同的疾病的发生、发展过程中作用是不同的，如某一因素，对某一疾病来说是原因，而对另一种疾病来说又是条件，例如：寒冷是冻伤的原因，但寒冷又是感冒、肺炎等疾病发生的条件。因此，原因和条件是相对的，不是一成不变的，在一定情况下是可以互相转化的。因此，在实际工作中，一定要根据疾病的具体情况具体分析。通常我们可将原因和条件统称为病因，病因是指引起疾病的各种因素，又可称为致病因素。

二、常见的病因

1. 生物性因素　是最常见的致病因素，由生物性因素引起的疾病通常称"感染"。生物性因素主要包括各种病原微生物（如细菌、病毒、真菌、支原体、立克次体、螺旋体等）和寄生虫（如绦虫、血吸虫、阿米巴原虫等）。生物性因素致病有其独特的致病特点：①致病的生物性因素必须有一定的生命力；②生物性因素要通过一定的途径或部位侵入人体；③侵入人体的病原体必须能在人体内生长繁殖；④不同的病原体引起的疾病有其独特的病理变化和临床特点。生物性因素侵入人体后能否致病，还取决于其数量、侵袭力、毒力以及机体的免疫状态。

2. 物理性因素　包括机械力、电流、温度、大气压、电离辐射、各种放射线、同位素等。物理性因素能否致病主要取决于其作用强度和作用持续时间，只有当物理性因素达到一定的作用时间或作用强度时，方能致病。

3. 化学性因素　主要包括某些无机物、有机物及各种毒物。无机物主要是指强酸、强碱、重金属等。有机物主要是指甲醇、四氯化碳等。各种毒物包括：①体内的代谢产物如肌酸、尿素等；②外源性毒物如一氧化碳、有机磷农药等；③生物性毒物如蛇毒、蜂毒等。此类因素的致病特点是：①化学性因素致病需达到一定的剂量或浓度；②化学性因素对组织、细胞有一定的选择性毒性作用，如一氧化碳选择性作用于血红蛋白；有机磷农药选择性破坏乙酰胆碱酯酶；四氯化碳主要损害肝脏等。

4. 营养因素　包括营养缺乏和营养过剩两大类。营养缺乏可引起疾病，如维生素 D 缺乏可引起佝偻病；碘缺乏可引起甲状腺肿等；长期大量摄入高热量、高脂肪、高能量食物可引起肥胖症、高脂血症和动脉粥样硬化等。

5. 遗传性因素　是指由于亲代遗传物质的改变，通过亲代生殖细胞将变化的遗传物质遗传给下一代，使其下一代发生某些疾病。由遗传性因素引起的疾病主要有两大类。①直接遗传性疾病：即通过亲代遗传物质（基因的突变或染色体畸变）直接遗传给下一代，引起子代发生的疾病，如血友病、先天性愚型、白化病等。②遗传易感性疾病：即由于某些遗传物质的改变，将其易患某种疾病的倾向遗传给下一代，使其下一代在某些特定环境中即可发病，如高血压病、糖尿病、消化性溃疡等均属于多基因遗传易感性疾病。

6. 先天性因素　是指能够影响胎儿生长、发育的有害因素。由先天性因素引起的疾病，称先天性疾病。如妇女在怀孕早期，若感染了风疹病毒，风疹病毒可通过胎盘屏障进入胎儿体内，影响胎儿的心脏发育，可引起先天性心脏病。此外，某些药物、放射线、同位素等也可影响胎儿的生长和发育，引起先天性疾病。

7. 免疫性因素　是指某些个体由于免疫系统功能降低或异常，对一些抗原刺激发生异常反应，导致组织、细胞损伤和功能障碍，引起某些疾病。由免疫性因素引起的疾病主要有三大类。①免疫缺陷性疾病：是指机体的免疫功能严重不足或完全缺乏，如肿瘤、艾滋病等。②变态反应性疾病：是指机体的免疫系统对某些物质过度敏感或异常反应，如支气管哮喘、荨麻疹、对青霉素或花粉过敏等。③自身免疫性疾病：是指机体的免疫系统对某些自身物质产生免疫反应，通过自身免疫反应引起组织、细胞损伤，形成疾病，如肾小球肾炎、系统性红斑狼疮，风湿病等。

8. 精神、心理和社会因素　精神、心理、社会因素与某些疾病的发生、发展和转归有密切的关系。长期精神因素的刺激，可引起某些疾病，如高血压病、精神分裂症、抑郁症等。长期不良心理因素的刺激，可引起心理障碍、焦虑、变态人格等心身疾病，也可引起高血压、神经官能症等。社会因素包括社会环境和生活、劳动、卫生条件等，对人体某些疾病的发生也有着不可忽视的影响，如肺硅沉着症等。

9. 年龄和性别　不同年龄的人群，某些疾病的发病率是不同的，如老年人易发生癌类的恶性肿瘤，而青少年易患肉瘤类的恶性肿瘤。性别不同，某些疾病的发病率也不一样，如乳腺癌多见于女性，男性很少见。妇女在绝经期前，动脉粥样硬化的发病率较同龄男性明显低，绝经后，男女动脉粥样硬化发病率不再有明显差异。

第三节　发病学

发病学是研究疾病发生、发展过程中的共同规律和发生机制的一门学科。虽然疾病的种类很多，不同疾病的发生、发展过程有许多的不同之处，但在其发生、发展过程中存在着许多共同规律或一般规律。疾病发展过程中的共同规律主要有以下几个方面。

1. 自稳调节紊乱　机体是通过自稳调节机制来维持各系统功能和代谢活动保持相对的稳定状态，称为内环境的自稳态。任何疾病的发生都是因内环境自稳态被破坏所引起的。疾病时，由于致病因素的作用，使自稳态的某一些方面发生紊乱，引起相应的病变和功能障碍，随着病变进一步发展，使内环境自稳态的其他方面相继发生紊乱，从而引起更为严重的生命活动障碍。例如，由于某些原因的作用，导致胰岛素分泌不足，引起血糖升高，形成糖尿病，由于糖代谢紊乱，又可导致脂肪、蛋白质及水、电解质代谢紊乱。

2. 因果转化规律　是指在疾病的发生、发展过程中，首先在原始病因的作用下，使机体发生某种损伤性变化，前者为因，后者为果。这种损伤性变化又可作为一个新的原因，再引起一些新的变化。原因与结果如此反复交替进行，形成一个链式的发展过程或恶性循环。临床上，预防和治疗疾病的基本原则，就是及时、有效地阻断疾病过程中由因果转化形成的链式的发展过程或恶性循环。如不能及时有效地阻断这些链式的发展过程或恶性循环，病情就会恶化，甚至死亡。以外伤大出血为例，说明其发展过程中因果转化形成的恶性循环（图1－1）。

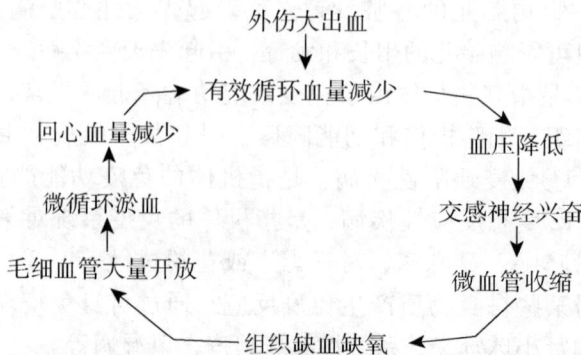

图1－1　外伤大出血时因果转化（恶性循环）

3. 损伤与抗损伤反应　在各种致病因素作用下，引起机体组织、细胞形态、结构、功能、代谢发生一系列改变，此为损伤性反应。机体在受到致病因素作用的同时，可调节体内的各种防御、代偿能力来对抗致病因素引起的损伤作用，此过程称为抗损伤反应。损伤与抗损伤反应是对立统一的两个方面，这一对矛盾贯穿于疾病始终，并决定了疾病的转归。当损伤占优势或主导地位时，病情则向恶化的方向进展，甚至死亡；而抗损伤占优势或主导地位时，病情则向好转的方向发展，直至痊愈。损伤与抗损伤反应不是一成不变的，是可以互相转化的。例如：休克早期前阻力血管（微动脉、中间微动脉、毛细血管前括约肌）收缩，有助于动脉血压维持，保证了心脏和脑的血液供应，具有抗损伤作用；但长时间前阻力血管收缩，可引起组织细胞缺血、缺氧等损伤性变化。

4. 疾病发展过程中局部与整体的规律　人体是由许许多多的局部组成的一个有机整体。有些疾病虽然发生在局部，但局部的变化又可通过神经和体液因素影响到全身，引起全身功能和代谢改变。有些疾病虽然是全身性改变，但它又可在某个部位或局部形成特殊的变化。例如：病毒性肝炎时，病变仅局限于肝脏局部，表现为肝细胞变性、坏死，患者可有肝区肿胀、疼痛等局部表现，但同时还可伴有发热、乏力、黄疸和食欲降低等全身症状。再如：皮肤的疖、痈是发生于皮肤毛囊局部的化脓性炎症，炎症局部可有红、肿、热、痛、功能障碍等局部表现，但严重者可伴有发热、菌血症、毒血症、败血症、脓毒血症等全身反应。

第四节　疾病的经过和转归

一、疾病的经过

疾病的经过可分为四期。

1. 潜伏期　是指从致病因素作用于机体到出现最初症状之前的阶段。此期的特点：①潜伏期长短不一，有的疾病潜伏期很短，数秒或几乎没有，如创伤等；有的疾病潜伏期较长，可数天、数月，甚至更长；②潜伏期内患者无任何症状；③传染病潜伏期内是有传染性的。因此，正确认识疾病的潜伏期，对疾病（尤其是传染病）的预防具有重要的意义。

2. 前驱期　是指从出现最初症状到出现该疾病的典型症状之前的阶段。此期主要特点：①可出现全身不适、食欲减退、乏力、低热等非特异性症状，又称为前驱症状；②因前驱症状无特异性，故此期易误诊，作为医务工作者应高度警惕，避免误诊；③前驱期如能及时就诊，有利于疾病的早期诊断和早期治疗。

3. 症状明显期　是指该疾病典型症状相继出现的阶段，是疾病的高峰期。此期的主要特点：①可出现该疾病的典型症状和体征；②可明确诊断；③应抓紧时间积极抢救、治疗和护理。

4. 转归期　是指疾病在高峰期之后的发展趋势和结局，是疾病的最后阶段。疾病是好转还是恶化，一方面取决于损伤与抗损伤反应谁占主导地位；另一方面取决于是否正确、及时、有效的治疗，当治疗准确、及时、有效，病情就会好转，否则病情就会恶化。

二、疾病的转归

疾病的转归主要有两种。

（一）康复

包括完全康复和不完全康复。

1. 完全康复 是指病因完全消失，各种症状和体征完全消失，受损的组织细胞在形态、结构、功能、代谢上完全恢复正常，劳动能力及社会适应能力完全恢复正常。

2. 不完全康复 是指病因得到了控制，主要症状和体征消失，可留有后遗症，受损的组织细胞在形态、结构、功能、代谢上不能完全恢复正常，需通过机体的代偿来完成，劳动能力及社会适应能力有所降低。

（二）死亡

是指生命活动的终止，死亡的组织细胞代谢停止，功能丧失。

1. 传统的死亡概念 传统上认为死亡是一个渐进的发展过程，其标志是呼吸、心跳停止。可分为三个阶段。①濒死期：又称临终状态，本期的主要特点是脑干以上的中枢神经系统功能处于高度抑制状态，主要表现为表情淡漠，神志不清，意识模糊或丧失，反应迟钝或减弱，呼吸和循环功能降低等。②临床死亡期：此期主要特点是延髓以上的中枢神经系统处于高度抑制状态，表现为各种反射消失，呼吸和心跳停止，但组织器官的细胞内仍在进行着微弱的代谢活动，如能采取紧急抢救措施，有可能复苏成功。③生物学死亡期：本期是死亡的最后阶段，机体各组织器官的代谢停止，是死亡的不可逆阶段，并逐渐出现尸冷、尸僵、尸斑、尸体腐败等死亡后的改变。

2. 新的死亡概念 随着复苏技术的普及和器官移植的开展，对死亡有了新的认识，提出了新的死亡概念，认为死亡是指机体作为一个整体功能的永久性消失，其标志是脑死亡。

3. 脑死亡的概念、判断标准及其临床意义 脑死亡是指全脑功能的永久性丧失。判断脑死亡的标准如下。①大脑无反应或深度昏迷：用拇指强力压迫患者两侧眶上切迹或针刺面部，没有任何面部肌肉活动。②无自主呼吸：胸腹部无呼吸运动，进行人工呼吸15min 以上，停止人工呼吸 8min 后，仍无自主呼吸。③颅神经反射消失：瞳孔对光反射、角膜反射、咳嗽反射、吞咽反射等消失。④瞳孔散大或固定。⑤脑电波消失：呈平直线。⑥脑血液循环停止。提出脑死亡有其重要的临床意义：①有助于判断死亡时间；②减少不必要的人力、物力、财力的浪费；③为器官移植提供最佳取材时间。

考点提示

本章的考点有：健康、疾病、原因、条件、诱因、死亡、脑死亡的概念，常见的病因，疾病过程中的共同规律，疾病的经过和转归，脑死亡的诊断标准及临床意义。

护理应用

❧ 疾病概论与临床护理的联系 ❧

在临床护理中，应正确把握并灵活应用疾病发展过程中的共同规律，为临床预防和治疗疾病服务。①密切检测内、外环境的变化，尽可能维持内环境的稳定性。②密切观察病情的发展过程及趋势，及时有效地阻断疾病过程中因因果转化规律形成的链式的发展过程或恶性循环，达到预防或治疗疾病的目的。③正确区别疾病过程中的损伤与抗损伤反应，将损伤性反应降低到最低程度或完全排除，积极保护和增强机体的抗损伤反应，促使病情向好转愈合的方向发展。④正确处理好疾病过程中的局部与整体的关系，要统筹兼顾，不可偏废任何一方，不能只顾局部而忽略整体，也不能只顾整体而忽略了局部。⑤密切观察疾病的经过和转归，采取不同的护理措施和治疗方案，争取早日康复。

（黄晓红）

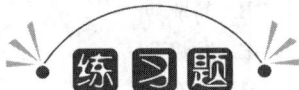

练习题

一、名词解释

健康　疾病　症状　体征　原因　条件　诱因　死亡　脑死亡

二、填空题

1. 常见的病因有 ＿＿＿＿＿、＿＿＿＿＿、＿＿＿＿＿、＿＿＿＿＿、＿＿＿＿＿、＿＿＿＿＿、＿＿＿＿＿、＿＿＿＿＿、＿＿＿＿＿。
2. 疾病发生发展过程中的共同规律有＿＿＿＿＿、＿＿＿＿＿、＿＿＿＿＿、＿＿＿＿＿。
3. 疾病的经过可分为＿＿＿＿＿、＿＿＿＿＿、＿＿＿＿＿、＿＿＿＿＿。
4. 疾病的转归有＿＿＿＿＿、＿＿＿＿＿。
5. 康复可分为＿＿＿＿＿、＿＿＿＿＿。
6 传统死亡可分为＿＿＿＿＿、＿＿＿＿＿、＿＿＿＿＿。

三、简答题

1. 疾病的经过可分为哪几期？各期有何特点？
2. 完全康复与不完全康复有何区别？
3. 脑死亡的判定标准有哪些？有何临床意义？
4. 在临床护理工作中应如何应用疾病发展过程中的共同规律？

四、选择题

A₁型题

1. 下列关于生物性因素的描述中，错误的是：
　　A. 最常见的致病因素　　　B. 有一定的生命力　　　C. 一定的侵入途径

D. 不能在体内生长繁殖　　E. 引起的疾病可称为感染

2. 下列关于化学性因素的描述中，错误的是：
   A. 可为体内的代谢产物　　B. 外源性毒物　　　　C. 生物性毒物
   D. 一定的浓度和剂量　　　E. 无选择性

3. 下列关于物理性因素的描述中，错误的是：
   A. 机械力　　　　　　　　B. 温度　　　　　　　C. 大气压
   D. 电流　　　　　　　　　E. 毒物

4. 最常见的致病因素是：
   A. 生物性因素　　　　　　B. 营养性因素　　　　C. 精神心理因素
   D. 先天性因素　　　　　　E. 遗传性因素

5. 从病因作用于人体到出现最初症状之前的阶段，称为：
   A. 潜伏期　　　　　　　　B. 前驱期　　　　　　C. 症状明显期
   D. 转归期　　　　　　　　E. 发病期

6. 从出现最初症状到出现该疾病典型症状之前的阶段，称为：
   A. 潜伏期　　　　　　　　B. 前驱期　　　　　　C. 症状明显期
   D. 转归期　　　　　　　　E. 发病期

7. 该疾病典型症状相继出现的阶段，称为：
   A. 潜伏期　　　　　　　　B. 前驱期　　　　　　C. 症状明显期
   D. 转归期　　　　　　　　E. 发病期

8. 下列关于潜伏期的描述中，错误的是：
   A. 长短不一　　　　　　　B. 无自觉症状　　　　C. 无传染性
   D. 有传染性　　　　　　　E. 可达数月、数年

9. 下列关于前驱期的描述中，错误的是：
   A. 有自觉症状　　　　　　B. 前驱症状　　　　　C. 有特异性
   D. 无特异性　　　　　　　E. 易误诊

10. 临床死亡期的标志是：
    A. 大脑无反应　　　　　　B. 意识不清　　　　　C. 瞳孔散大
    D. 呼吸、心跳停止　　　　E. 脑电波消失

11. 判断脑死亡的标志是：
    A. 脑神经反射消失　　　　B. 瞳孔散大固定　　　C. 大脑无反应，深度昏迷
    D. 无自主呼吸　　　　　　E. 以上都对

第二单元 细胞和组织的适应、损伤与修复

要点导航

1. 解释萎缩、肥大、增生、化生、变性、坏死、再生、肉芽组织的概念。

2. 掌握变性、坏死的类型、病理变化及结局；肉芽组织的形态结构和功能。

3. 熟悉各种组织的再生能力；萎缩的原因分类、病变特点；创伤愈合的过程和类型；骨折愈合的过程。

4. 了解凋亡的概念；常见组织的再生过程；影响创伤愈合的因素。

第一节 细胞和组织的适应

细胞、组织或器官对内、外环境中各种有害因子的刺激作用，而产生的非损伤性应答反应称为适应（adaptation）。适应在形态学上一般表现为萎缩、肥大、增生和化生。

一、萎缩

发育正常的细胞、组织或器官的体积缩小称为萎缩（atrophy）。其中组织、器官的体积缩小，可以是由于组成该组织、器官的实质细胞体积缩小，或实质细胞数目减少，或既有实质细胞体积缩小同时又伴有实质细胞数目减少所致。组织、器官因未发育或发育不全导致的体积缩小，不属于萎缩的范畴。

（一）原因和分类

萎缩可分为生理性萎缩和病理性萎缩。生理性萎缩多与年龄有关，如青春期胸腺萎缩等。病理性萎缩按原因不同分为以下几种类型。

1. 营养不良性萎缩 包括全身性和局部性。前者见于长期营养不良、慢性消耗性疾病、恶性肿瘤等。这种萎缩首先发生于脂肪组织，其次见于肌肉、内脏、心脏、脑等部位。后者见于局部慢性缺血，如脑动脉粥样硬化引起的脑萎缩。

2. 压迫性萎缩 是由于组织或器官长期受压所致。如肾盂积水使肾实质受压萎缩（图2-1），脑积水使脑实质受压萎缩。

3. 废用性萎缩 是由于组织或器官长期功能和代谢低下所致。如下肢骨折后，因长期固定活动受限，引起下肢肌肉萎缩。

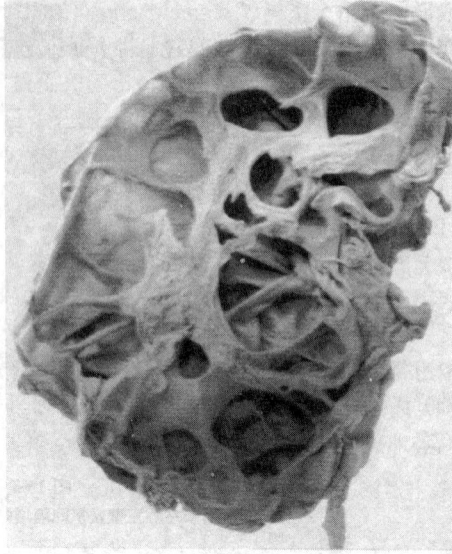

图 2 - 1　肾盂积水（肾实质压迫萎缩）

4. 神经性萎缩　是由于神经、脊髓或脑损伤所致。如脊髓灰质炎患者，因脊髓前角运动神经元损伤，导致其所支配的肌肉萎缩。

5. 内分泌性萎缩　是由于内分泌腺功能降低，引起靶器官萎缩。如垂体受损功能降低时，引起甲状腺、肾上腺、性腺等萎缩。

（二）病理变化

肉眼观察：萎缩的组织、器官体积缩小，重量减轻，颜色变深，质地变硬，但一般保持其原有形态。如心脏萎缩时，心脏体积缩小，重量减轻，呈深褐色，冠状动脉迂曲呈蛇形状，但心脏外形不变。

镜下观察：实质细胞体积缩小或伴有数量减少，但仍保持其原有形态，细胞质、细胞核浓缩深染。心肌细胞、肝细胞萎缩时，可见细胞质内有黄褐色脂褐素沉积。间质内结缔组织或脂肪组织往往增生。

（三）影响和结局

萎缩的组织或器官代谢降低，功能减弱。如肌肉萎缩时肌力下降；脑萎缩时智力下降。萎缩是可复性改变，若病因能及早消除，萎缩可恢复正常。若病因持续存在，萎缩的细胞可逐渐消失。

二、肥大

细胞、组织或器官体积增大称为肥大（hypertrophy）。组织、器官的肥大多由实质细胞体积增大所致，并可伴有细胞数量的增多。肥大可分为生理性肥大和病理性肥大。前者见于运动员的肌肉、妊娠子宫和哺乳期乳腺的肥大等；后者见于长期高血压引起左心室肥大、一侧肾脏切除后对侧肾脏肥大等。若因组织、器官的功能负荷增加所致的肥大称为代偿性肥大，如高血压引起左心室肥大（图2-2）。若因内分泌激素作用于效应器所致的肥大称为内分泌性肥大，如妊娠时子宫平滑肌肥大。

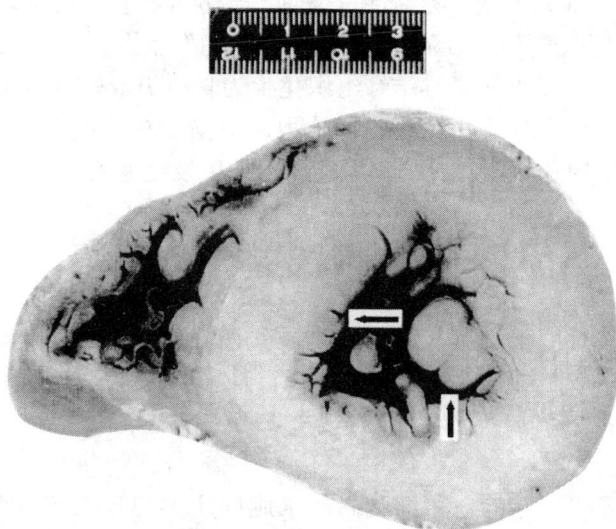

图2-2 左心室向心性肥大

三、增生

组织或器官内实质细胞数量增多称为增生（hyperplasia）。增生是细胞有丝分裂活跃的结果。增生可分为生理性增生（如女性青春期乳腺增生）和病理性增生。病理性增生常见类型：①代偿性增生，如肾代偿肥大时肾小管上皮细胞增生；②内分泌性增生，如雌激素过多引起的子宫内膜增生；③再生性增生，如病毒性肝炎时肝细胞变性坏死后，引起局部肝细胞的增生。

四、化生

一种分化成熟的组织或细胞转化为另一种分化成熟的组织或细胞的过程称为化生（metaplasia）。这种转化并不是由原来的成熟组织或细胞直接转变为另一种组织或细胞，而是由具有分化潜能的细胞（储备细胞）增生，并向另一种组织或细胞分化而成。化生仅见于有再生能力的组织，且只发生在同源细胞之间，如柱状上皮可化生为鳞状上皮，但不能化生为结缔组织。化生的常见类型如下。

1. 鳞状上皮化生 最常见。是指柱状上皮或变移上皮转化为鳞状上皮。如慢性支气管炎时，气管和支气管黏膜的假复层柱状上皮可化生为鳞状上皮（图2-3）；慢性子宫颈炎时，子宫颈管的黏膜上皮可化生为鳞状上皮。

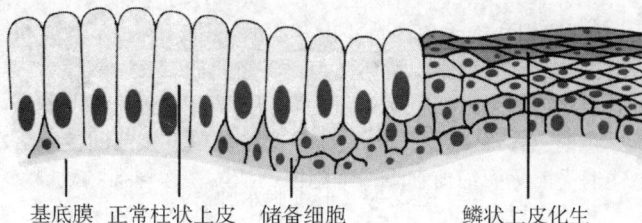

基底膜 正常柱状上皮 储备细胞 鳞状上皮化生

图2-3 柱状上皮发生鳞状上皮化生

2. 肠上皮化生　常见于慢性萎缩性胃炎时，部分胃黏膜上皮可转化为肠黏膜上皮。目前认为肠上皮化生，尤其是大肠上皮化生与胃癌的发生有关。

3. 结缔组织化生　常见于纤维结缔组织化生为骨组织或软骨组织。

化生可增强局部组织对某些刺激的抵抗力，增强了机体的适应能力，但却丧失了原有组织的形态、结构和功能。有的化生经久不愈可发生恶变。

第二节　细胞和组织的损伤

细胞、组织损伤是由于细胞、组织的物质代谢障碍引起的形态学变化，包括变性和细胞死亡。变性一般是可复性病变，细胞死亡是不可复性病变。

一、变性

由于物质代谢障碍引起的，在细胞内或细胞间质内出现某些异常物质或原有正常物质异常增多的一类形态学变化称为变性（degeneration）。常见有以下类型。

（一）细胞水肿

细胞水肿（cellular swelling）又称水变性，是细胞内水和钠过多积聚。是一种最常见的、较轻的变性。好发于心、肝、肾等器官的实质细胞。

1. 原因和发生机制　缺氧、感染、中毒等因素使细胞线粒体受损，能量（ATP）生成不足，细胞膜钠 – 钾泵功能障碍，导致细胞内水、钠增多。

2. 病理变化　肉眼观察：病变器官体积增大，重量增加，包膜紧张，切面隆起，边缘外翻，颜色变淡，混浊无光泽。镜下观察：细胞肿大，胞质疏松、淡染，或有许多细小的红染颗粒（为肿大的线粒体和扩张的内质网）。随水分增多，细胞肿胀更明显，胞质进一步疏松、淡染或透亮如气球状，称为气球样变（图2－4），常见于病毒性肝炎。

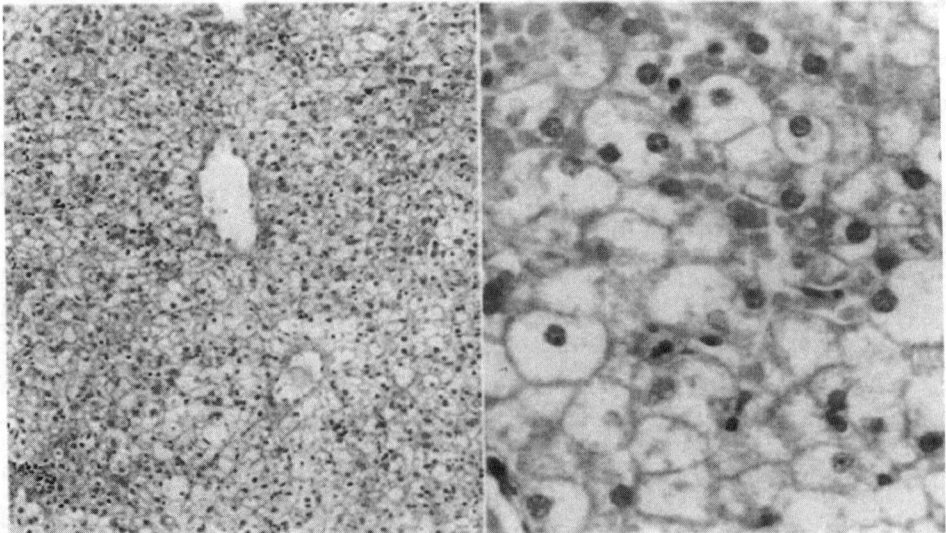

图2－4　肝细胞水肿

3. 影响和结局　细胞水肿的组织、器官代谢减弱，功能降低。病因去除后可恢复正常，病因持续作用，可进一步发展成坏死。

（二）脂肪变性

脂肪变性（fatty degeneration）是指非脂肪细胞的细胞质内出现脂滴或脂滴明显增多的一种形态学变化。多发生于肝细胞、肾小管上皮细胞、心肌细胞、骨骼肌细胞等，尤以肝细胞最为常见。

1. 原因和发生机制　常见的原因有感染、贫血、缺氧、酗酒、中毒、营养不良、糖尿病及肥胖等。发生机制为以上因素干扰或破坏细胞脂肪代谢。其作用途径如下。①细胞内脂肪酸过多：食入脂肪过多、饥饿或糖尿病时，进入细胞脂肪酸过多，超过细胞的清除能力。②脂蛋白合成障碍：营养不良使合成原料不足，缺氧、中毒等破坏内质网的结构或抑制酶活性，造成脂蛋白合成障碍，脂质清除不足。③脂肪酸氧化障碍：缺氧、中毒等使脂肪酸氧化障碍，脂质清除不足。

2. 病理变化　肉眼观察：肝脂肪变性时肝体积增大，包膜紧张，边缘变钝，颜色变黄，质地变软，切面隆起，有油腻感。肝脏发生严重而弥漫性肝脂肪变性称为脂肪肝。心肌脂肪变性常见于严重贫血，左心室内膜下可见平行的黄色条纹与红色心肌相间形成的虎皮斑纹，称为"虎斑心"。镜下观察：HE 染色中，因脂滴被二甲苯等有机溶剂溶解，故见细胞体积增大，胞质内出现大小不等的脂质空泡，严重者细胞核被挤向细胞一侧（图 2-5）。苏丹Ⅲ染色将脂滴染成橘红色。

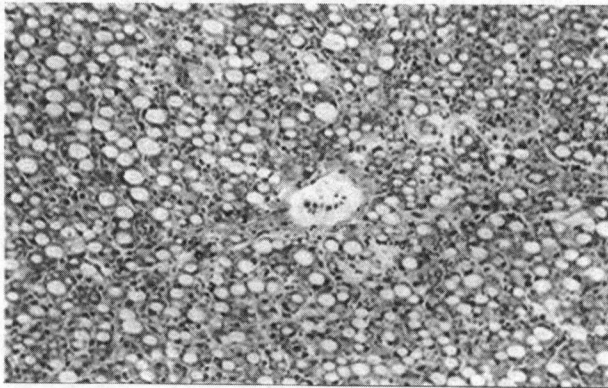

图 2-5　肝细胞脂肪变

3. 影响和结局　脂肪变性的细胞、组织、器官代谢减弱，功能降低。病因去除后可恢复正常，病因持续作用可进一步发展为坏死，继发纤维化，导致硬化。

（三）玻璃样变性

玻璃样变性（hyaline degeneration）是指在细胞内或间质中出现均匀粉红染的、毛玻璃样半透明状的蛋白性物质沉积，又称透明变性。多见于结缔组织、血管壁和肾小管上皮细胞内，其发生机制和形成的玻璃样物质的形态不完全相同。

1. 纤维结缔组织玻璃样变性　常发生于增生的结缔组织，如瘢痕组织、纤维化的肾小球、动脉粥样硬化斑块等，是胶原纤维老化的表现。发生机制为胶原蛋白变性、融合、交联增多，多糖蛋白蓄积。肉眼观察：呈灰白色，半透明状，质地较硬韧，缺乏弹性。镜下观察：增生的胶原纤维变粗融合，形成均匀红染的条索状或片块状物质，其间纤维细胞和血管很少。

2. 血管壁玻璃样变性 常见于缓进型高血压和糖尿病患者的肾、脑、脾及视网膜的细动脉壁。发生机制为细动脉持续痉挛，缺氧，使血管内膜通透性增高，血浆蛋白渗入细动脉壁所致。表现为细动脉壁增厚，管腔狭窄甚至闭塞，管壁的弹性减弱，脆性增加（图2-6）。

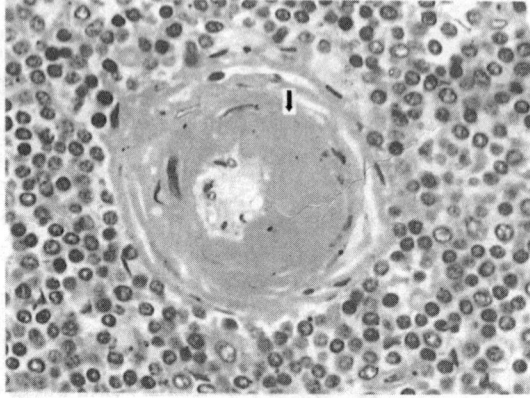

图2-6 脾中央动脉管壁玻璃样变

3. 细胞内玻璃样变性 是细胞质内出现大小不等均质红染近似圆形玻璃样小体。如肾小管上皮细胞重吸收原尿中的蛋白质形成的玻璃样小滴；酒精中毒时，肝细胞质内出现的 Mallory 小体。

（四）黏液样变

黏液变性（mucoid degeneration）是指细胞间质中黏多糖（透明质酸等）和蛋白质的蓄积。常见于间叶组织肿瘤、动脉粥样硬化、风湿病、甲状腺功能低下等。镜下观察：细胞间质疏松，有星芒状的纤维细胞散在分布于淡蓝色的黏液基质中。

二、细胞死亡

细胞死亡（cell death）是指细胞生命活动的结束，出现代谢停止、结构破坏、功能丧失等不可逆性变化。细胞死亡包括坏死和凋亡。

（一）坏死

体内局部组织、细胞的死亡称为坏死（necrosis）。常表现大片细胞死亡，并在其周围引起炎症反应。

1. 坏死的原因 凡是能够引起组织、细胞损伤的因素（如缺氧、生物因素、物理因素、化学因素等），只要达到一定的强度和持续一定的作用时间都可引起坏死。坏死可因致病因素较强直接导致，但大多由变性发展而来。

2. 病理变化 肉眼观察：早期坏死组织不易识别。临床上将失去生活能力的组织称为失活组织。失活组织有以下特征：①失去正常的光泽，暗淡混浊；②失去正常组织的弹性，组织提起或切割后回缩不良；③失去正常的血液供应，摸不到血管搏动；④局部温度降低；⑤失去正常的感觉（如痛觉、触觉）和运动功能（如肠蠕动）等。在临床实践中，对失活组织应全面观察，综合判断，及时清除，预防感染，促进愈合。

镜下观察：包括细胞核、细胞质及间质的变化。

（1）细胞核的变化 是细胞坏死的主要标志，有以下表现。①核固缩：核缩小，核染色质浓集深染。②核碎裂：核膜破裂，染色质崩解成碎片分散于胞质中。③核溶解：染色质中的 DNA 和蛋白质，分别被 DNA 酶和蛋白酶分解，使核染色浅淡，最后溶解消失（图 2-7）。

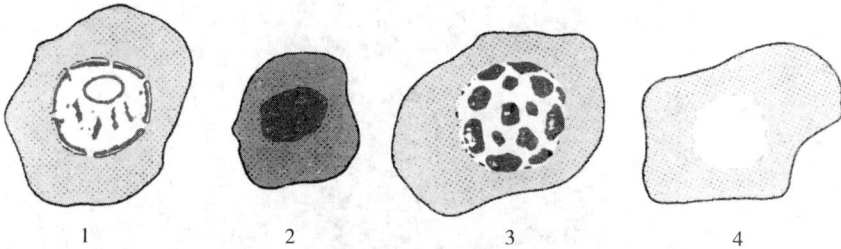

1　　　　　　2　　　　　　3　　　　　　4

图 2-7　坏死细胞核变化示意图

（2）细胞质的变化 细胞质微细结构破坏，呈红染细颗粒状或均质状，最后细胞膜破裂，整个细胞轮廓消失。

（3）间质的变化 基质解聚，胶原纤维肿胀、断裂、崩解消失。最后坏死的细胞和解聚的间质融合成一片模糊、无结构的颗粒状红染物质。

3. 坏死的类型 根据坏死的形态变化及发生原因不同，可分为以下类型。

（1）凝固性坏死（coagulative necrosis） 组织坏死后呈凝固状态。常见于心、肾、脾等器官的贫血性梗死。肉眼观察：坏死组织呈灰白或灰黄色，质地坚实，干燥无弹性，边缘有暗红色出血带，与周围健康组织分界清楚（图 2-8）。镜下观察：坏死组织、细胞结构消失，但组织结构的轮廓可保持一段时间。

干酪样坏死是凝固性坏死的特殊类型，主要见于结核病灶。肉眼观察：病变呈淡黄色，质地松软，细腻，形似奶酪。镜下观察：不见原组织结构的轮廓，呈无结构的红染颗粒状物。

（2）液化性坏死（liquefactive necrosis） 坏死组织因多种酶的分解液化而呈液状。常见于脑、脊髓、胰腺等器官。因脑组织含蛋白少，水分和磷脂多，故脑组织坏死易溶解液化，形成囊状软化灶，所以脑组织坏死亦称脑软化。另外，化脓性炎症形成的脓液、脂肪坏死、溶组织阿米巴原虫感染引起的坏死等均为液化性坏死。

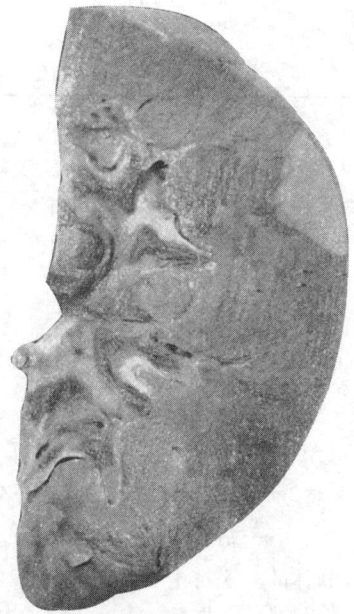

图 2-8　肾凝固性坏死

（3）坏疽（gangrene） 是指较大范围的组织坏死，伴有腐败菌感染，使坏死组织呈现黑色或污秽绿色的特殊形态学变化。此时，坏死组织被腐败菌分解产生硫化氢气体，有臭味，且硫化氢气体和红细胞破坏产生的二价铁离子结合形成硫化亚铁，沉淀于坏死组织中，使坏死组织呈黑色，若表面有大量腐败菌时，坏死组织可呈现污秽绿色。坏疽分为干性（图2-9）、湿性、气性坏疽三种类型（表2-1）。

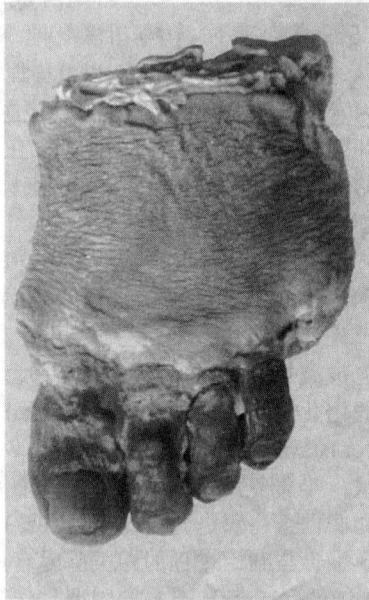

图2-9　足干性坏疽

表2-1　坏疽的类型及其特征

	干性坏疽	湿性坏疽	气性坏疽
原因	动脉阻塞而静脉回流较通畅，腐败菌感染较轻。常见于动脉粥样硬化、血栓闭塞性血管炎	动脉阻塞伴静脉回流受阻，腐败菌感染严重。常见于坏疽性阑尾炎、肠坏死、坏疽性胆囊炎等	深部组织坏死伴厌氧菌感染。常见于战伤
好发部位	四肢末端，多见于足	多发生于与外界相同的内脏器官如肺、肠、子宫、阑尾	多发生于深部、开放性损伤
病变特点	干燥、皱缩、质较硬，呈黑色，与正常组织分界清楚	湿润、肿胀、质软，呈污秽、暗绿色，与正常组织界限不清，有恶臭	膨胀呈蜂窝状，呈污秽暗棕色，与正常组织界限不清，有恶臭，按之有捻发音
机体的影响	全身中毒症状较轻，病变进展慢	全身中毒症状较重，病变进展快	全身中毒症状严重，危及生命，病变发展迅猛

（4）纤维蛋白样坏死（fibrinoid necrosis）　是指结缔组织或小血管壁内出现颗粒状、小片状或细丝状无结构红染物质，与纤维蛋白染色相似。常见于某些变态反应疾病（如风湿病、系统性红斑狼疮、肾小球肾炎等）和急进型高血压病等。

4. 坏死的结局　坏死对机体的影响取决于坏死的部位和范围。发生在重要器官的坏死，即使范围较小，对机体的影响也很大，如心肌梗死、脑梗死等，若范围较大，其后果更为严重，甚至可致死亡。而发生在非重要器官的小范围的坏死，一般无严重后果，若范围较大，可导致脾区疼痛或血尿。组织坏死后可有一下几种结局。

（1）溶解吸收　较小范围的坏死组织，可被中性粒细胞或组织崩解所释放的蛋白溶解酶溶解、液化后，经淋巴管、血管吸收，或被巨噬细胞吞噬清除。

（2）分离排出　较大范围的坏死组织难以吸收时，其与正常组织交界处出现炎症反应，浸润的中性粒细胞不断坏死崩解释放蛋白溶解酶，将坏死组织分解，使其与正常组织分离、脱落排出。皮肤或黏膜的坏死组织脱落后形成的表浅缺损称为糜烂；形成的较深的缺损称为溃疡。肺、肾等内脏器官坏死组织液化后经相应管道（气管、输尿管）排出留下的空腔称为空洞。

（3）机化（organization）　坏死组织如不能完全溶解吸收或分离排出，则由新生的毛细血管和成纤维细胞等组成的肉芽组织长入取代。这种由新生的肉芽组织取代坏死组织或其他异物的过程称为机化。

（4）包裹、钙化　当坏死组织范围较大，难以溶解吸收或不能完全机化时，由周围增生的纤维组织将其包绕，称为包裹。坏死组织继发有钙盐沉积称为钙化。

（二）凋亡

凋亡（apoptosis）是指活体内单个细胞或小团细胞的程序性死亡，死亡细胞的质膜（细胞膜、细胞器膜）不破裂，不引起细胞自溶及周围组织炎症反应。凋亡的发生与基因控制有关，故又称为程序性细胞死亡。凋亡既可见于生理状态，也可见于病理状态。凋亡不仅与胚胎的发生、发展、个体形成、器官的细胞平衡稳定等有关，并在肿瘤、自身免疫性疾病、病毒性疾病的发生上具有重要意义。

第三节　组织的修复

损伤造成机体部分细胞和组织丧失后，机体对所形成缺损进行修补恢复的过程称为修复（repair）。修复后可完全恢复或部分恢复原有的结构和功能。

一、再生

组织缺损由周围同种细胞分裂增生来完成修复的过程称为再生（regeneration）。

（一）再生的类型

1. 生理性再生　指在生理状态下有些细胞、组织不断老化、消耗，由同种细胞不断分裂增生予以补充，维持原有的结构和功能。如子宫内膜和血细胞的再生。

2. 病理性再生　指病理状态下，细胞、组织缺损后发生的再生。可分为以下两种。①完全性再生：指再生后的组织形态、结构和功能与原来的组织完全相同。多发生于损伤比较轻、再生能力强的组织。②不完全再生：指缺损的组织不能由形态、结构和功能完全相同的组织再生恢复，而是由肉芽组织代替，最后形成瘢痕。多发生于损伤比较严重、再生能力弱的组织。

（二）各种组织的再生能力

按再生能力的强弱可将人体细胞分为三类。

1. 不稳定细胞　这类细胞不断地分裂增殖，以替代衰亡或损伤的细胞，其再生能力很强。如表皮细胞、黏膜被覆上皮细胞、淋巴及造血细胞等。

2. 稳定细胞　这类细胞在人体生长发育到一定阶段上即停止生长，不再分裂增殖，但此类细胞一旦受到损伤后，可表现出一定的再生能力。如各种腺器官的实质细胞（肝、胰、内分泌腺、汗腺、涎腺等）、成纤维细胞、血管内皮细胞、肾小管上皮细胞、骨膜细胞及原始间叶细胞等，损伤后可表现出较强的再生能力。平滑肌细胞和软骨细胞也属于稳定细胞，但损伤后其再生能力较弱。

3. 永久性细胞　这类细胞在出生后即丧失了分裂增殖的能力，不能再分裂增生，一旦发生损伤则很难再生。如神经细胞、心肌细胞及骨骼肌细胞。

（三）各种组织的再生过程

1. 上皮组织的再生　①被覆上皮的再生：复层鳞状上皮缺损后，由缺损边缘或残存的基底细胞分裂增生，并向缺损中心迁移将其覆盖。先形成单层基底细胞，然后由基底细胞增生、成熟，并向表面推移形成鳞状上皮。黏膜被覆上皮缺损后，可由邻近的基底部细胞分裂增生来修补。新生的上皮细胞起初为立方形，后逐渐变为柱状细胞。②腺上皮再生：如仅有腺上皮缺损而基底膜完整，可由残存的细胞分裂修复，完全恢复原有腺体结构；如腺体结构（包括基底膜）完全破坏，则腺体难以完全再生。

2. 血管的再生　①毛细血管的再生：多以生芽的方式完成。先由内皮细胞分裂增生形成突起的幼芽，随后生长形成实心的内皮细胞条索，再在血流的冲击下逐渐出现管腔，形成新生的毛细血管，以后彼此吻合构成毛细血管网（图2-10）。为适应功能需要，这些毛细血管还可不断改建，有的关闭、消失；有的改建为小动脉或小静脉。小血管壁上的平滑肌细胞，可由血管外间叶细胞分化而来。②大血管的再生：大血管损伤后需手术吻合才能再生愈合。吻合处两端的内皮细胞分裂增生，互相连接恢复内膜的结构和光滑性，肌层则由结缔组织增生连接，形成瘢痕修复。

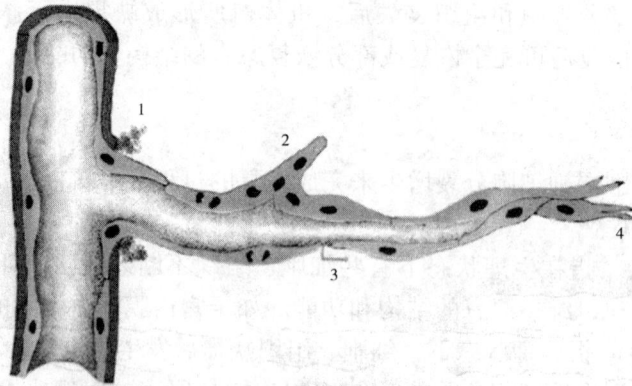

图2-10　毛细血管再生过程模式图

3. 纤维组织的再生　在损伤的刺激下，静止状态的纤维细胞转变为成纤维细胞或原始间叶细胞分化为成纤维细胞，成纤维细胞进行分裂增生，并产生胶原纤维，且细胞逐渐成熟为纤维细胞。

4. 神经组织的再生　脑、脊髓内的神经细胞坏死后不能再生，而是由周围的胶质细胞增生修复，形成胶质瘢痕。神经纤维离断后，如与其相连的神经细胞存活，则可完全再生。首先断处远端和部分近端的神经纤维髓鞘和轴突崩解、吸收，两端的神经鞘细胞增生将断端连接，并产生髓磷脂形成髓鞘，而后近端轴突逐渐向远端生长，最后达到末梢。此过程常需数月以上才能完成。若断离的两端相距太远（超过 2.5cm），或两端之间有血块或瘢痕组织阻隔，或因截肢失去远端，则再生的轴突不能进入远端的神经鞘内，而与增生的纤维组织混合在一起，形成肿瘤样团块，称为创伤性神经瘤。可引起顽固性疼痛。

二、纤维性修复

纤维性修复是由纤维结缔组织来完成修复的过程。一般是通过肉芽组织增生，溶解、吸收损伤部位的坏死组织和异物，并填补组织缺损，最终肉芽组织转化为以胶原纤维为主的瘢痕组织，故又称瘢痕修复。

（一）肉芽组织

由大量新生的毛细血管、成纤维细胞和数量不等的炎细胞构成的幼稚结缔组织称为肉芽组织（granulation tissue）。

1. 形态结构 肉眼观察：生长良好（健康）的肉芽组织呈鲜红色，表面呈颗粒状，湿润柔软，富有弹性，触之易出血，但无疼痛，形似鲜嫩的肉芽。镜下观察：新生的毛细血管互相平行排列与创面垂直生长，并在接近表面处互相吻合形成弓状突起。在毛细血管之间有许多新生的成纤维细胞和数量不等的巨噬细胞、中性粒细胞及淋巴细胞等炎细胞（图 2 - 11）。当创面有感染、异物、局部血液循环障碍时，则肉芽组织生长不良，表现为表面苍白、水肿、颗粒不明显，松弛无弹性，触之不易出血，表面有脓性渗出物覆盖，故又称为不良肉芽。这种肉芽生长缓慢，不易愈合，必须清除。

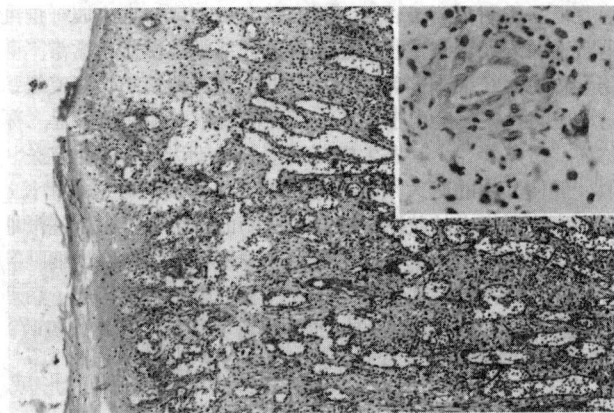

图 2 - 11　肉芽组织镜下结构

2. 功能 肉芽组织在组织损伤修复中起重要的作用。其主要功能：①抗感染保护创面；②机化坏死组织、血凝块及其他异物；③填补创口及其他组织缺损。

3. 结局 肉芽组织形成后逐渐成熟，间质中水分逐渐减少，炎细胞逐渐消失，毛细血管根据功能需要，有的逐渐闭塞，有的改建成小动脉或小静脉。成纤维细胞逐渐成熟，合成大量的胶原纤维，并转化为纤维细胞，最后形成瘢痕组织。

（二）瘢痕组织

由肉芽组织逐渐改建成熟形成的纤维结缔组织称为瘢痕组织（scar tissue）。

1. 形态结构　肉眼观察：瘢痕组织呈苍白或灰白色，半透明，毛玻璃样，质地硬韧，缺乏弹性。镜下观察：由大量平行或交错分布的胶原纤维束组成，呈均质红染状，可玻璃样变性，纤维细胞稀少，核细长深染，血管稀少。

2. 对机体影响　有利方面：可永久性修复创口，保持组织、器官完整性。不利方面：①弹性较差，强度较弱，向外膨出可形成切口疝、室壁瘤等；②瘢痕收缩，引起关节活动受限、管腔狭窄等；③瘢痕黏连，如引起肠黏连等；④瘢痕疙瘩（keloid），指少数患者瘢痕组织过度增生形成隆起的斑块。

三、创伤愈合

机体遭受外力作用引起的组织缺损或离断后，通过细胞再生和纤维增生进行修复的过程称为创伤愈合（wound healing）。

（一）皮肤创伤愈合

1. 创伤愈合的基本过程　以皮肤手术切口为例说明创伤愈合的基本过程。

（1）炎症反应　伤口的早期变化为局部组织有不同程度的变性、坏死和血管断裂出血，数小时内出现炎症反应，表现为充血、浆液渗出及白细胞游出，故出现局部红肿。

（2）伤口收缩　损伤 2 ~ 3 天后，边缘整层皮肤及皮下组织向中心移动，使伤口缩小，直到 14 天左右停止。

（3）肉芽组织增生和瘢痕形成　大约从第 3 天开始从伤口底部和边缘长出肉芽组织，逐渐填平创口，第 5 ~ 6 天起成纤维细胞产生胶原纤维，则肉芽组织逐渐转化为瘢痕组织。

（4）表皮及其他组织再生　创伤发生 24h 内，创口边缘的基底细胞即开始增生并向创面中心迁移，形成单层上皮，后进一步增生、分化为鳞状上皮。毛囊、汗腺、皮脂腺等完全破坏，则通过瘢痕修复。

2. 创伤愈合的基本类型　根据组织损伤的程度及有无感染，创伤愈合可分为三类。

（1）一期愈合　见于组织损伤少，创缘整齐、对合严密，无感染和异物时。这种伤口炎症反应轻，血凝块少，表皮在 24 ~ 48h 内将伤口覆盖，第 3 天肉芽组织将伤口填满，第 5 ~ 7 天胶原纤维连接即达到临床愈合标准，可以拆线。其特点为愈合时间短，形成瘢痕小（图 2 - 12）。

（2）二期愈合　见于组织损伤大，创缘不整齐，不能严密对合，有感染、异物时。这种伤口，由于伴有感染，故需控制感染，必要时清除坏死组织和异物，伤口才能逐渐愈合。其特点为愈合时间长，形成瘢痕大（图 2 - 13）。

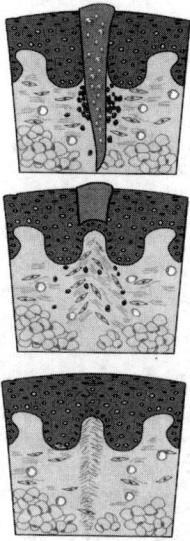

图 2-12　一期愈合模式图

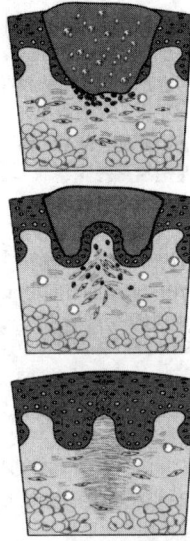

图 2-13　二期愈合模式图

（3）痂下愈合　见于较表浅并有少量出血或血浆渗出的皮肤创伤（如皮肤表浅的擦伤）。伤口表面的血液、渗出液及坏死组织干燥后形成黑褐色硬痂，创伤在痂下愈合。当上皮再生完成后痂皮即脱落，一般无明显瘢痕。

（二）骨折愈合

骨组织损伤后有较强的再生能力。当骨折发生后，经过良好地复位、固定，可在几个月内完全愈合，并恢复正常的结构和功能。骨折的愈合可分为四个阶段。

1. 血肿形成　在骨折同时或骨折后 1~2 天内，骨折局部血管破裂出血，在骨折的两端及周围软组织内形成血肿，对骨折断端起暂时粘合作用，此时常伴有轻度的炎症反应。

2. 纤维性骨痂形成　骨折后第 2~3 天，由肉芽组织及骨母细胞增生，长入并逐渐取代血肿，形成纤维性骨痂。此阶段大约需半个月。纤维性骨痂的形成将骨折的断端暂时粘合在一起，没有负重的能力。一周左右肉芽组织和纤维组织进一步分化，可形成透明软骨。

3. 骨性骨痂形成　纤维性骨痂内的骨母细胞分泌大量骨基质后，形成类骨组织，又称为骨样骨痂形成，此时骨样骨痂的形成将骨折的断端较牢固的连接在一起，但由于骨样骨痂内尚无钙盐沉积，所以此期仍无负重的能力。随着时间的延长，骨样骨痂内逐渐出现钙盐沉着，转变为编织骨，形成骨性骨痂。骨性骨痂的形成将骨折的断端牢固的连接在一起，并具有负重的能力。

4. 骨痂改建或再塑　编织骨需按照所受的应力大小进行改建，承受应力大的部位，骨小梁就变的密集，承受的应力较小的部位，骨小梁就变的疏松。多余的骨痂由破骨细胞吸收，骨质的吸收和骨母细胞新骨形成的协调下完成改建，称为成熟的板层骨，重新恢复骨小梁正常排列结构、皮质骨和髓腔的正常关系。

骨折的愈合与骨折的部位、性质、错位程度、年龄等有关。及时正确的复位和固定，早期进行功能锻炼，保持良好的血液供应，可促进骨折完全愈合。

四、影响再生修复的因素

组织再生修复除了与损伤的程度、组织的再生能力有关外，还与机体全身性和局部性因素的影响有关。

(一)全身性因素

1. 年龄 青少年代谢旺盛，组织再生能力强，伤口愈合快。老年人由于血管硬化，血供减少，组织再生能力弱，伤口愈合慢。

2. 营养 严重的蛋白质缺乏，尤其是含硫氨基酸缺乏时，肉芽组织形成减少，胶原纤维形成不良，使伤口愈合缓慢。维生素 C 缺乏时，影响胶原纤维形成，使伤口愈合延缓。微量元素中锌对伤口愈合有重要作用。

3. 药物 大量的肾上腺皮质激素能抑制炎症渗出、毛细血管形成、成纤维细胞增生及胶原纤维合成，并加速胶原纤维的分解，不利于创伤愈合。抗癌药物也可延缓愈合。

(二)局部因素

1. 局部血液循环 良好的局部血液循环有利于坏死物质的吸收和抗感染，并提供了组织再生修复的物质基础，促进伤口愈合。反之，使伤口愈合延缓。

2. 感染与异物 感染可引起组织坏死，基质和胶原纤维溶解，加重损伤，不利于伤口的愈合；异物的存在既可妨碍愈合，有可利于感染，使伤口愈合延缓。

> **考点提示**
>
> 本单元主要考点为：①萎缩、化生、变性、坏死、再生、肉芽组织的概念；②变性的类型及各型病变特点；③坏死组织局部的基本病变、坏死的类型及结局；④肉芽组织的形态结构和功能。⑤皮肤创伤愈合的过程及类型；⑥骨折愈合的过程。

3. 神经支配 神经损伤可造成所支配的局部组织发生神经性营养不良，再生能力下降或丧失，自主神经损伤可使局部血液供应障碍，影响再生修复。

4. 电离辐射 可破坏细胞、损伤小血管和抑制组织的再生，使伤口愈合延缓。

> **护理应用**
>
> #### 细胞和组织损伤、修复与临床护理的联系
>
> 1. 临床观察 在组织细胞损伤与修复过程中，应密切观察：①局部损伤的程度，伤口的深度、范围、有无坏死组织和感染等。②伤口愈合的情况、有无出血、渗血、红肿及肉芽组织是否健康等。③骨折局部固定是否牢固、有无错位、疼痛等。
>
> 2. 护理措施 控制和预防感染，用消毒液或双氧水清洗局部，注射破伤风抗毒素或狂犬病疫苗。清除伤口局部的坏死组织。对骨折局部进行良好的复位和固定。
>
> 3. 护理指导 指导患者合理膳食，较强营养。指导骨折患者学会动静结合，加强锻炼，并指导患者进行功能康复。

(于国友)

练习题

一、名词解释

适应 萎缩 肥大 增生 化生 变性 坏死 坏疽 糜烂 溃疡 空洞 再生 机化 修复 玻璃样变性 肉芽组织 创伤愈合 一期愈合 二期愈合

二、填空题

1. 组织的适应在形态上表现为_____、_____、_____、_____。
2. 病理性萎缩的常见类型有_____、_____、_____、_____。
3. 变性常见有_____、_____、_____。
4. 细胞水肿的常见原因有_____、_____、_____。
5. 玻璃样变性的类型有_____、_____、_____。
6. 镜下观察细胞坏死的主要标志是_____的变化，表现为_____、_____、_____。
7. 坏死的类型有_____、_____、_____，其结局有_____、_____、_____。
8. 坏疽的类型有_____、_____、_____。
9. 按再生的能力的强弱，将人体细胞分为_____、_____、_____。
10. 肉芽组织的主要功能是_____、_____、_____。
11. 肉芽组织由_____、_____和_____组成。
12. 创伤愈合有类型有_____、_____、_____。
13. 骨折的愈合过程有_____、_____、_____、_____。

三、简答题

1. 简述萎缩的病变特点，病理性萎缩的常见类型有哪些？
2. 简述化生的常见的类型及意义。
3. 简述变性的常见类型有哪些？各有何病变特点。
4. 何谓失活组织？有哪些特征？
5. 简述坏死的类型及病变特点。
6. 坏死组织的结局有哪些？
7. 简述肉芽组织的形态特点和主要功能。
8. 简述一、二期愈合的区别。
9. 比较坏死与凋亡的异同点。
10. 简述骨折愈合的过程。

四、选择题

A₁型题

1. 骨折时石膏固定后，患肢肌肉萎缩变细属于：
   A. 营养不良性萎缩　　　B. 废用性萎缩　　　　　C. 压迫性萎缩

D. 神经性萎缩　　　　　　E. 生理性萎缩

2. 脑动脉硬化时，患者脑实质萎缩属于：
   A. 营养不良性萎缩　　　B. 废用性萎缩　　　　　C. 压迫性萎缩
   D. 神经性萎缩　　　　　E. 生理性萎缩

3. 下述哪项不是萎缩的病理变化：
   A. 体积缩小　　　　　　B. 重量减轻　　　　　　C. 颜色变浅
   D. 硬度增加　　　　　　E. 实质细胞缩小

4. 下述哪项不属于化生：
   A. 纤毛柱状上皮转化为鳞状上皮
   B. 胃黏膜上皮转化为肠上皮
   C. 肉芽组织转化为瘢痕组织
   D. 纤维组织转化为软骨组织
   E. 纤维组织转化为骨组织

5. 慢性支气管炎时，支气管黏膜上皮可化生为：
   A. 肠上皮　　　　　　　B. 鳞状上皮　　　　　　C. 软骨组织
   D. 纤维组织　　　　　　E. 纤毛柱状上皮

6. 慢性胃炎时，胃黏膜上皮常化生为：
   A. 鳞状上皮　　　　　　B. 变移上皮　　　　　　C. 肠上皮
   D. 纤毛柱状上皮　　　　E. 软骨组织

7. 细胞水肿常发生的器官是：
   A. 脑　　　　　　　　　B. 肺　　　　　　　　　C. 肾
   D. 脾　　　　　　　　　E. 软骨组织

8. 细胞气球样变性常见于：
   A. 慢性肝淤血　　　　　B. 严重贫血　　　　　　C. 心肌炎
   D. 病毒性肝炎　　　　　E. 发热

9. 脂肪变性最常发生的器官是：
   A. 脑　　　B. 心　　　C. 肝　　　D. 肾　　　E. 脾

10. 细胞坏死的主要标志是：
    A. 细胞膜的变化　　　　B. 细胞质的变化　　　　C. 细胞核的变化
    D. 间质的变化　　　　　E. 细胞器的变化

11. 干酪样坏死属于：
    A. 凝固性坏死　　　　　B. 液化性坏死　　　　　C. 干性坏疽
    D. 湿性坏疽　　　　　　E. 气性坏疽

12. 液化性坏死好发于：
    A. 心　　　B. 肾　　　C. 脑　　　D. 脾　　　E. 肝

13. 脑梗死属于：
    A. 凝固性坏死　　　　　B. 液化性坏死　　　　　C. 干性坏疽
    D. 湿性坏疽　　　　　　E. 气性坏疽

14. 下述哪项损伤属于可逆性病变：
    A. 凋亡　　　　　　　　B. 坏死　　　　　　　　C. 坏疽

D. 变性　　　　　　　　E. 干酪样坏死

15. 坏死与坏疽的主要区别在于：
    A. 病变范围的大小　　　　B. 有无腐败菌感染　　　　C. 动脉阻塞的程度
    D. 有否侧支循环建立　　　E. 静脉回流畅通与否

16. 下述哪项不是坏死的结局：
    A. 化生　　　　　　　　B. 溶解吸收　　　　　　　C. 机化
    D. 脱落排出　　　　　　E. 包裹、钙化

17. 健康肉芽组织的肉眼特点为：
    A. 苍白高出创面　　　　B. 鲜红色，触之易出血　　C. 表面光滑，淡红色
    D. 质硬，暗红色　　　　E. 暗红色，无光泽

18. 下述哪项不是肉芽组织的成分：
    A. 新生的毛细血管　　　B. 增生成纤维细胞　　　　C. 新生的神经组织
    D. 炎性细胞　　　　　　E. 巨噬细胞

19. 除下列哪项外，均为一期愈合的特点：
    A. 组织缺损少　　　　　B. 无感染
    C. 边缘整齐、对合严密　D. 愈合时间长
    E. 留下瘢痕组织少

20. 下述哪项不是二期愈合的特点：
    A. 愈合时间短　　　　　B. 创缘不整齐　　　　　　C. 伤口有感染
    D. 瘢痕组织多　　　　　E. 愈合时间长

A₂ 型题

21. 青年患者，上腹、胸部手术，如无感染，其拆线时间为：
    A. 3～5 天　　　　　　 B. 5～7 天　　　　　　　 C. 7～9 天
    D. 10～12 天　　　　　 E. 14 天以上

22. 患者男性，35 岁，右下肢骨折手术固定后，卧床休养 50 天，患肢可能发生的并发症为：
    A. 肥大　　B. 萎缩　　C. 变性　　D. 坏死　　E. 坏疽

23. 患者女，40 岁，诊断为肾结核，其肾组织可发生：
    A. 脂肪变性　　　　　　B. 萎缩　　　　　　　　　C. 液化性坏死
    D. 干酪样坏死　　　　　E. 干性坏疽

A₃ 型题

王某，男，42 岁，有大量酗酒史，近日感上腹不适，食欲不振来诊，查体肝脏增大，初步诊为脂肪肝。

24. 患者肝脏增大、质软，主要是因为：
    A. 肝细胞坏死　　　　　B. 肝细胞水肿　　　　　　C. 肝细胞脂肪变性
    D. 肝细胞玻璃样变　　　E. 肝细胞代偿肥大

25. 患者肝脏肉眼可能表现为：
    A. 肝大，质较实，色暗红
    B. 肝大，色灰白，混浊无光泽
    C. 肝大，质硬，有油腻感

D. 肝大，质软，切面呈红黄相间的槟榔状外观

E. 以上均不正确

26. 患者肝脏镜下检查表现为：

A. 肝细胞肿大，胞质内有大量的淡红色微细颗粒

B. 肝细胞肿大，胞质内有大小不等的空泡

C. 肝细胞肿大，胞质内有均匀红染的玻璃样小滴

D. 肝细胞缩小，间质纤维明显增生

E. 肝细胞增生伴间质增生

第三单元　局部血液循环障碍

要点导航

1. 解释充血、淤血、出血、内出血、外出血、血栓形成、栓塞、梗死的概念。

2. 掌握淤血的原因、病变及后果；血栓形成的条件、结局；栓塞的类型及对机体的影响；梗死的类型及各型病变特点。

3. 熟悉慢性肝、肺淤血的病变特点；血栓形成的过程和类型、血栓形成对机体的影响；栓子的运行途径及栓塞部位。

4. 了解动脉性充血的原因、病变、后果；出血的原因、类型、病变、后果及影响；局部血液循环障碍与护理的联系。

血液循环障碍是许多疾病过程中的基本病理过程，可分为全身性和局部性两大类。两者间既有区别又有联系。全身性血液循环障碍见于心力衰竭和休克等情况。局部性血液循环障碍主要表现为充血、出血、缺血、血栓形成、栓塞及梗死等。

第一节　充血和淤血

充血（hyperemia）和淤血（congestion）都是指局部组织血管内血液含量增多。

一、充血

由于动脉血输入增多，使局部组织或器官的血管内动脉血液含量增多，称为动脉性充血（arterial hyperemia），简称为充血。

（一）原因及类型

凡能引起小动脉扩张的原因都可引起局部器官和组织充血。常由于舒张血管神经兴奋和（或）收缩血管神经抑制及局部组织中组胺、激肽类物质增多所致。常见类型如下。

1. 生理性充血　见于组织或器官为适应生理需要和代谢增强而发生的充血，如进食后的胃肠道充血、肢体运动时的肌肉充血以及情绪激动时的面颈部充血等。

2. 病理性充血

（1）炎症性充血　较常见。多因炎症介质、神经轴突反射等使小动脉扩张，引起的动脉性充血。

（2）减压后充血　局部组织、器官长期受压，当压力突然解除，受压血管反射性扩张，导致局部充血。如一次大量抽出腹水，导致腹腔脏器的动脉性充血。

（3）侧支性充血　由于局部组织血流不足或中断，缺血、缺氧、代谢产物堆积，刺激血管运动神经兴奋，导致缺血组织周围的动脉吻合支开放并扩张，导致动脉性充血。

（二）病变及后果

肉眼观察：充血的局部组织或器官体积可轻度增大，因氧合血红蛋白含量增高，颜色呈鲜红色，因血流加快、代谢增强，局部温度升高。镜下观察：小动脉和毛细血管扩张，其内充满血液。

动脉性充血是一个主动的、短暂的血管反应，具有发生快、消退亦快的特点。多数情况下，对机体影响不大。但在某些情况下如在高血压病、脑动脉粥样硬化、脑血管畸形等疾病时，发生脑动脉充血，则可导致脑血管破裂、出血，引起严重后果。

二、淤血

由于静脉血液回流受阻，血液淤积在小静脉和毛细血管内，引起局部组织或器官的血管内静脉血含量增多的状态，称为静脉性充血（venous hyperemia），简称淤血。淤血均为病理性，可以发生在局部，也可发生在全身。

（一）原因

1. 静脉管壁受压闭塞　静脉管壁受压使静脉管腔狭窄或闭塞，静脉血液回流受阻，导致相应部位器官或组织发生淤血。如妊娠子宫压迫髂静脉；肿瘤、炎性包块、绷带包扎过紧压迫相应静脉；肠套叠、肠扭转、肠疝压迫肠系膜静脉。

2. 静脉管腔阻塞　常见于静脉内血栓形成或静脉栓塞时。

3. 心力衰竭　由心肌梗死、高血压病、二尖瓣关闭不全等引起左心衰竭时，可导致肺淤血；由慢性肺源性心脏病等引起右心衰竭时，可导致体循环淤血。

（二）病理变化

肉眼观察：淤血的组织、器官体积增大、包膜紧张、重量增加、颜色暗红、切面湿润多血。发生于体表的淤血，因血液内氧合血红蛋白减少而还原血红蛋白增加，局部皮肤、黏膜呈紫蓝色，称为发绀（cyanosis）。由于局部血流缓慢，代谢降低，局部温度降低。镜下观察：淤血组织、器官小静脉和毛细血管扩张，其内充满红细胞，有时伴有水肿、出血及组织细胞变性、坏死。

（三）后果

淤血的后果取决于淤血发生的程度、速度、部位、持续的时间以及侧支循环建立的情况，短时间的轻度淤血，对机体影响不大，原因清除后，淤血的组织、器官可恢复，长时间严重淤血可引起以下后果。

1. 淤血性水肿　淤血、缺氧使毛细血管内压增高和通透性增高，组织液生成增多，回流减少，引起组织水肿或浆膜腔积液。

2. 淤血性出血　长期严重的淤血，导致组织严重缺氧，使毛细血管通透性明显增高，红细胞漏出，引起漏出性出血。

3. 实质细胞萎缩、变性及坏死　长期的淤血、缺氧，可使实质细胞发生萎缩、变性甚至坏死、消失。

4. 淤血性硬化　长期的淤血，间质纤维组织增生及网状纤维胶原化，使淤血的组织器官质地变硬，形成淤血性硬化。

（四）重要脏器的淤血

1. 肺淤血　多因左心衰竭所致。肉眼观察：肺体积增大，暗红色，质地变实，切面有红色泡沫状液体流出。镜下观察：肺泡壁毛细血管和小静脉扩张充血，肺泡腔中有较多淡粉染水肿液、红细胞和胞质内有含铁血黄素的巨噬细胞。这种胞质内有含铁血黄素的巨噬细胞称为心力衰竭细胞（heart failure cell）（图 3 - 1）。慢性肺淤血可导致肺间质内纤维组织增生和含铁血黄素的沉积，使肺组织质地变硬，颜色变深，呈棕褐色，称为肺褐色硬化。

临床上，肺淤血患者有明显呼吸困难、缺氧、发绀、咳出大量粉红色泡沫痰等症状。

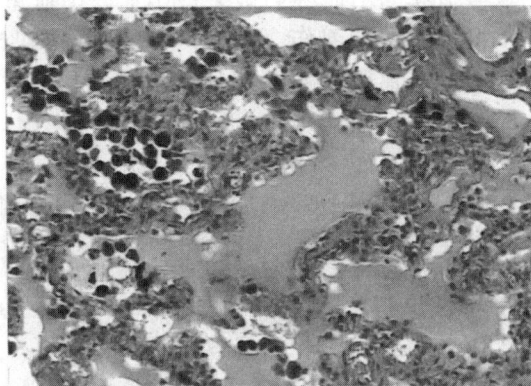

图 3 - 1　慢性肺淤血

2. 肝淤血　多因右心衰竭所致。肉眼观察：肝脏体积增大，重量增加，包膜紧张，颜色暗红。慢性肝淤血时，肝脏的表面及切面呈红（淤血区）黄（脂肪变性区）相间的花纹，像槟榔的切面，故称为"槟榔肝"。镜下观察：肝小叶中央静脉和邻近血窦扩张、淤血；肝小叶中央部的肝细胞因受扩张的肝窦挤压，而萎缩甚至消失，小叶周边部的肝细胞脂肪变性（图 3 - 2）。长期肝淤血，由于纤维组织增生及网状纤维胶原化，可使肝脏质地变硬，称为淤血性肝硬化。

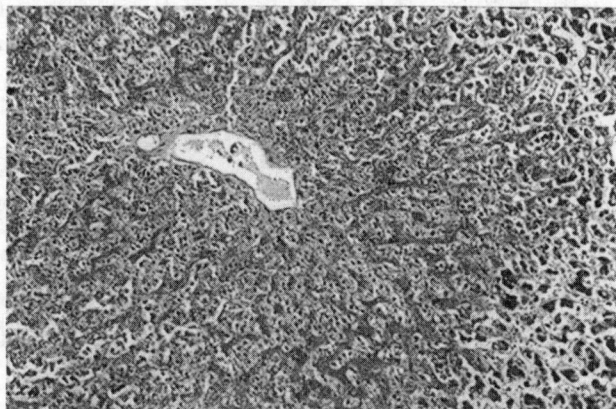

图 3 - 2　慢性肝淤血

第二节　出　血

血液（主要是指红细胞）自心腔或血管腔逸出，称为出血（hemorrhage）。逸出的血液进入体腔或组织内称为内出血；逸出的血液流出体外的称为外出血。

一、原因和类型

（一）破裂性出血

由于心脏或血管壁破裂引起的出血称为破裂性出血，出血量往往较大。引起破裂性出血的常见原因有：①机械损伤如刀伤、枪伤；②某些病变如结核性空洞、溃疡或肿瘤等侵蚀破坏血管壁；③心、血管壁病变如动脉粥样硬化、动脉瘤、静脉曲张、心肌梗死、室壁瘤等破裂。

（二）漏出性出血

是指因毛细血管及毛细血管后静脉管壁通透性增加引起的出血，称为漏出性出血。主要原因有：①血管壁受损常见于缺氧、感染、中毒、变态反应和维生素 C 缺乏等引起毛细血管损伤，通透性增加，导致出血；②血小板减少或血小板功能障碍；③凝血因子缺乏，见于血友病，DIC、某些肿瘤等。

二、病理改变

肉眼观察：心、血管外见逸出的血液，新鲜的出血为红色，以后随红细胞降解形成含铁血黄素而转为棕黄色。发生在皮肤、黏膜和浆膜面较小的出血点称为瘀点；而稍大的出血称为紫癜；直径超过 1～2cm 的皮下出血灶称为瘀斑。在组织内局限性大量出血称为血肿。若血液积聚于体腔内称为体腔积血。镜下观察：出血部位组织的血管外见红细胞和巨噬细胞及含铁血黄素。

三、后果

出血的后果取决于出血的量、速度和部位。迅速大量出血，可引起失血性休克。重要器官的出血如心脏破裂、脑出血常危及生命。少量慢性出血则可引起缺铁性贫血。

第三节　血栓形成

在活体的心脏和血管内，血液发生凝固或血液中的某些有形成分凝集形成固体质块的过程，称为血栓形成（thrombosis），在此过程中所形成的固体质块称为血栓（thrombus）。

正常情况下，血液的凝血功能和抗凝血功能处于动态平衡。如果在某些促凝因素的作用下，使血液的凝固性或凝集性增强，即可引发血栓形成。

一、血栓形成的条件和机制

（一）心、血管内膜的损伤

常见于动脉粥样硬化斑块溃疡表面及各种内膜炎症。此外高血脂、吸烟、免疫反应以及高血压等也可造成内膜损伤，有利于血栓形成。

内膜损伤导致血栓形成的主要机制为：①内膜损伤脱落，内膜下的胶原纤维暴露，激活凝血因子Ⅻ，启动内源性凝血系统；②内皮细胞损伤，释放组织因子，启动外源性凝血系统；③聚集的血小板崩解，释放二磷酸腺苷（ADP）和血栓素 A_2（TXA_2），促进更多的血小板黏附、聚集；④内膜损伤改变了细胞表面的膜电荷，吸引血小板黏附、聚集；⑤损伤的内膜表面粗糙，有利于血小板的黏附、聚集。

（二）血流状态的改变

主要是指血流速度缓慢及涡流形成。故临床上静脉内血栓形成较动脉内血栓形成多见，下肢静脉内血栓形成较上肢多见。在长期卧床、大手术后、动脉瘤、二尖瓣狭窄或关闭不全、静脉曲张等患者因血流缓慢及涡流形成易形成血栓。

正常血流状态，血液中的红细胞、白细胞位于血液的中轴，称为轴流。轴流外层依次是血小板、血浆带，称为边流，血浆带阻止了血小板和内膜的接触。当血流缓慢及涡流形成时，轴流增宽甚至破坏，血小板进入边流，黏附于内膜形成血栓。此外，当血流缓慢及涡流形成时，可造成内皮细胞损伤和凝血因子及凝血酶在局部滞留，促进血栓形成。

（三）血液凝固性增高

常见于大面积烧伤、严重创伤、大手术后或产后，骨髓产生了大量幼稚的血小板、凝血因子等释放入血，使血液的黏稠度增加，有利于血栓形成。此外，某些肿瘤（如肺、肾、前列腺癌、白血病等）可释放凝血物质，促进血栓的形成。

上述三个条件可以同时存在，互相影响，也可以其中某一条件起主导作用。如手术后静脉内血栓形成，除因手术创伤、出血使血液凝固性增高外，手术后卧床，血流减慢也是促成血栓形成的重要因素。

二、血栓形成的过程及血栓的类型

血栓形成过程包括血小板凝集和血液凝固两个基本过程。无论是心脏、动脉或静脉内的血栓，其形成都是从血小板黏附于内膜开始。当血小板黏附于内膜损伤处后，启动内源性和外源性凝血系统，产生大量纤维蛋白多聚体，使血液发生凝固，形成血栓。黏集的血小板牢固地黏附于受损内膜表面，形成血小板小丘、小梁，这是血栓形成的第一步。以后，依据血栓发生的部位和局部血流状态，形成不同类型的血栓（图3-3）。

（一）白色血栓

白色血栓多见于血流较快的心瓣膜、心腔和动脉内，在静脉性血栓中，白色血栓位于血栓的起始部，即血栓的头部。

在受损的内膜上，血小板不断黏附、聚集，形成血小板小丘、小梁。肉眼观察：呈灰白色，表面波浪状，质实，与血管壁粘连紧密。镜下观察，主

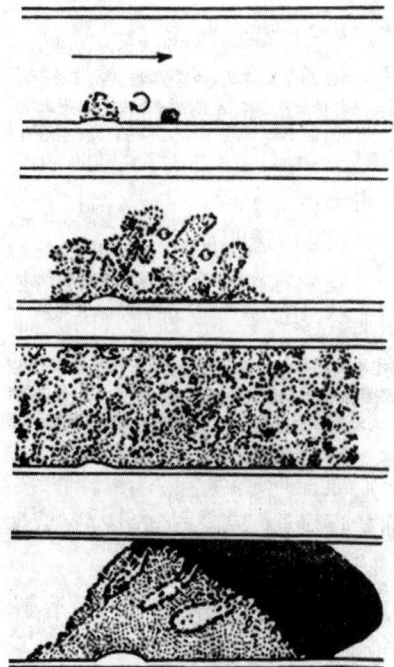

图3-3 血栓形成过程示意图

要由血小板及少量纤维蛋白构成。

（二）混合血栓

随着白色血栓增大，其下游发生涡流，新的血小板堆连续不断地形成，并向血管中央和下游延伸，构成珊瑚状的小梁，小梁间形成纤维蛋白网，网罗大量红细胞。这种由血小板梁（白色）、血小板梁间纤维蛋白网及红细胞（红色）层层交错构成的血栓称为混合血栓或层状血栓。混合血栓构成静脉内延续血栓的体部。肉眼观察：呈灰白与红褐色相间的层状结构，干燥，表面粗糙，与血管壁粘连比较紧密。镜下观察：主要由淡红色、分枝状或珊瑚状的血小板小梁和小梁间纤维蛋白网罗的红细胞构成，血小板小梁边缘可有中性粒细胞附着（图3-4）。

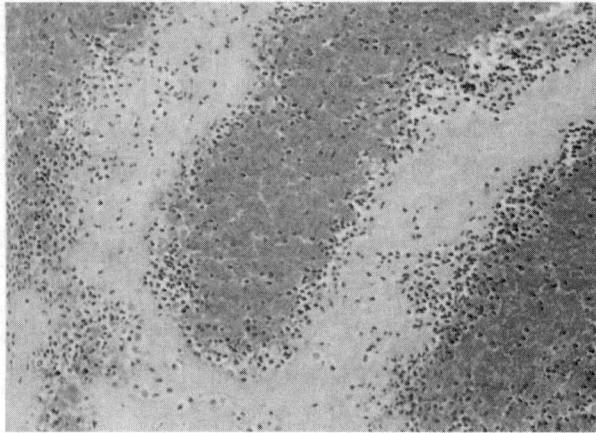

图3-4　混合血栓

（三）红色血栓

随着混合血栓逐渐增大，最终阻塞管腔，阻塞部位以下的局部血流停止，血液发生凝固，形成暗红色的血凝块，故称为红色血栓。其构成静脉延续血栓的尾部。肉眼观察：新鲜时红色血栓呈暗红色，湿润，有弹性。陈旧的红色血栓由于水分被吸收，变得干燥、易碎，失去弹性。

（四）透明血栓

发生在微循环内的血栓，故又称微血栓。因主要由纤维蛋白构成，故又称为纤维蛋白血栓。见于弥散性血管内凝血（disseminated intravascular coagulation，DIC）。

三、血栓的转归

（一）溶解、吸收

血栓形成后，由于纤溶酶系统被激活和血栓中白细胞崩解释放蛋白水解酶的作用，血栓逐渐被溶解、吸收或分解的细颗粒被吞噬细胞吞噬。小的血栓可完全溶解吸收。

（二）软化、脱落

较大的血栓，只能部分溶解，在血流的冲击下，整个或部分血栓脱落进入血流，并随血流运行引起栓塞。

（三）机化、再通

血栓形成后，在血栓附着处的血管壁上长出肉芽组织，逐渐取代血栓的过程，称为血栓机化。同时，血栓内水分吸收，血栓收缩或部分溶解形成裂隙，以后由血管内皮细胞覆盖，形成新的血管，使阻塞的血管部分地重新恢复血流，此过程称为再通。

（四）钙化

若血栓未能软化或机化，可发生钙盐沉积，称为钙化。形成静脉石或动脉石。

四、血栓形成对机体的影响

（一）对机体有利的方面

血栓的形成有止血和防止出血的作用；有助于创口愈合；可防止病原体及其毒素沿血管扩散。

（二）对机体不利的影响

1. 阻塞血管 动脉内血栓未完全阻塞管腔时，可引起局部组织器官缺血而萎缩，如完全阻塞又缺乏有效的侧支循环时，可引起局部组织器官的缺血性坏死，如脑动脉内血栓形成引起脑梗死，冠状动脉内血栓形成引起心肌梗死。静脉内血栓形成后，若未能建立有效的侧支循环，则引起局部淤血、水肿、出血，甚至坏死，如肠系膜静脉内血栓形成可导致肠出血性梗死。

2. 栓塞 血栓的整体或部分脱落，形成栓子，随血流运行到相应的组织器官，引起栓塞。

3. 慢性心瓣膜病 心瓣膜上的血栓反复形成、机化，可使心瓣膜增厚、变硬卷曲、粘连和变形，导致心脏瓣膜口狭窄或关闭不全。

4. 出血、休克 主要发生在弥散性血管内凝血，由于微循环内广泛的微血栓形成，消耗了大量的凝血因子和血小板，使血液呈低凝状态，引起全身广泛性出血。由于大量微血栓形成，有效循环血量减少，微循环灌流严重不足，引起休克。

第四节　栓　塞

在循环的血液中出现不溶于血液的异常物质，随血流运行，阻塞某处血管腔的现象称为栓塞（embolism）。引起栓塞的异物称为栓子（embolus）。栓子可以是固体、液体和气体。

一、栓子运行的途径

栓子运行的途径一般与血流方向一致。①来自左心和体循环动脉内的栓子，最终栓塞于各组织器官中相应的动脉分支，常见于脑、心、脾、肾及四肢等；②来自右心和体循环静脉内的栓子，随血流运行，栓塞于肺动脉主干及其分支；③来自肠系膜静脉或脾静脉的栓子，常栓塞于门静脉的分支；④交叉性栓塞，有房间隔或室间隔缺损者，心腔内的栓子可由压力高的一侧通过缺损进入另一侧心腔，再随血流运行，栓塞于相应组织、器官的血管内；⑤逆行性栓塞，在某些少见的情况下，静脉内栓子可由较大的静脉逆行至较小的静脉，引起栓塞。如下腔静脉内的栓子，在剧烈咳嗽或呕吐造成胸、腹压突然升高时，可使栓子逆流至肝、肾和髂静脉等的分支内，引起栓塞。

二、栓塞的类型和对机体影响

（一）血栓栓塞

血栓或血栓的一部分脱落所引起的栓塞，称为血栓栓塞（thromboembolism）。是最常见的栓塞类型，占所有栓塞的99%以上。

1. 肺动脉栓塞 引起肺动脉栓塞的血栓栓子95%来自下肢静脉，少数来自盆腔静脉，偶尔来自右心。根据栓子的大小、数量及栓塞的部位不同，引起的后果不同：①少量中、小血栓栓子，栓塞肺动脉少数的小分支，因肺有双重血液循环，一般不引起明显的后果；②栓塞前已有严重的肺淤血，肺循环内压力增高，与支气管动脉之间的侧支循环难以建立，则可发生肺出血性梗死；③大的血栓栓子，栓塞于肺动脉主干或主要分支，可反射性引起两肺小动脉、冠状动脉和支气管平滑肌痉挛，导致急性右心衰竭和急性呼吸衰竭，患者可突然出现呼吸困难、发绀、休克等症状，严重者可引起患者突然死亡（猝死）；④大量小血栓栓子，可广泛地栓塞于肺动脉的多数小分支，也可引起急性右心衰竭而猝死。

知识链接

❧ 肺动脉栓塞引起猝死的机制 ❧

一般认为肺动脉栓塞引起猝死的机制与下列因素有关：①较大栓子栓塞肺动脉主干时，造成肺循环机械性阻塞，肺动脉压急剧升高引起急性右心衰竭；②血栓中血小板释放出大量5-羟色胺等，引起支气管平滑肌、支气管动脉、肺动脉、冠状动脉痉挛，导致急性右心衰竭和急性呼吸衰竭；③栓子刺激肺动脉壁，引起迷走神经兴奋，引起支气管平滑肌、支气管动脉、肺动脉、冠状动脉痉挛，进一步加重右心衰竭和呼吸衰竭，导致猝死。

2. 体循环动脉系统栓塞 80%栓子来自左心，常见于心内膜炎心瓣膜上的赘生物、二尖瓣狭窄时左心房的附壁血栓、心肌梗死区心内膜上的附壁血栓，其次为动脉粥样硬化斑块血栓、动脉瘤的附壁血栓等。栓塞多见于脑、肾、脾和下肢。当血栓栓塞于较小的动脉且有足够的侧支循环建立时，常不造成严重后果。如血栓栓塞于较大动脉，又未能建立有效的侧支循环时，局部组织发生急性缺血，引起梗死。若发生在冠状动脉或脑动脉栓塞，常引起严重后果，甚至危及生命。

（二）脂肪栓塞

循环血流中出现脂肪滴，引起血管阻塞的现象，称为脂肪栓塞（fat embolism）。主要见于长管状骨的粉碎性骨折或脂肪组织严重挤压伤时，脂肪细胞破裂，游离出的脂滴经破裂的小静脉进入血流而引起脂肪栓塞。一般直径大于$20\mu m$的脂滴可阻塞肺部毛细血管，引起肺栓塞。少量脂滴可被巨噬细胞吞噬清除，即使引起肺栓塞，后果并不严重。大量脂滴（$9\sim20g$）栓塞于肺部毛细血管，引起肺循环血量锐减，可致猝死。脂滴直径小于$20\mu m$时，可通过肺泡壁毛细血管、肺静脉到达左心，随主动脉血进入体循环，引起全身各器官（如脑、肾、皮肤等）的栓塞和梗死。

（三）气体栓塞

大量空气迅速进入血液循环或原溶于血液内的气体迅速游离，形成气泡并阻塞心、血管腔，称为气体栓塞（gas embolism）。包括外源性空气栓塞和内源性氮气栓塞。

1. 空气栓塞 常见于外伤或手术致锁骨下静脉、颈静脉或胸内大静脉损伤，吸气时，胸腔负压使空气从破损处进入静脉。也可见于加压静脉输液、人工气胸或气腹、输卵管通气等意外误伤静脉时；还可见于分娩或流产时，由于子宫强烈收缩，空气被挤入破裂的子宫壁静脉内。

少量的空气入血，可溶于血液中，不引起严重后果。当大量空气（一次 100ml 左右）进入右心室，空气与血液混合形成泡沫状血液，随心脏舒缩而膨胀或压缩，导致右心和肺动脉出口栓塞，引起循环中断而猝死。

2. 氮气栓塞 又称为减压病（decompression sickness），主要见于潜水员从深水迅速浮出水面或飞行员在机舱有未密封的情况下，从地面迅速升空。此时，由于大气压骤降，原溶解于血液的气体（主要是氮气），迅速游离，形成气泡，引起多脏器的气体栓塞。氮气栓塞可引起局部缺血和梗死；若短时间大量气泡阻塞血管，特别是阻塞冠状动脉时，可引起严重血液循环障碍甚至猝死。

（四）羊水栓塞

羊水进入母体血液循环造成栓塞，称为羊水栓塞（amniotic fluid embolism）。主要发生在分娩过程中子宫的强烈收缩，羊膜破裂又逢胎儿头阻塞阴道口时，羊水经破裂的子宫壁静脉窦进入血管，经下腔静脉、右心进入肺循环，造成羊水栓塞。镜下观察：在肺的毛细血管和小血管内有角化上皮、胎毛、胎脂和胎粪等羊水成分。少量羊水也可通过肺毛细血管、肺静脉到达左心，经动脉引起全身其他器官（如脑等）的栓塞。

羊水栓塞发病急，后果严重。患者常在分娩过程中或分娩后，突然出现呼吸困难、发绀、抽搐、休克、昏迷，甚至猝死。猝死的发病机制为：①羊水入血引起过敏性休克；②羊水阻塞肺动脉及羊水内含有血管活性物质引起反射性血管痉挛；③羊水中的凝血物质可诱发 DIC。

（五）其他栓塞

肿瘤细胞侵入血管可形成瘤细胞栓子，引起远处器官的栓塞并形成转移瘤。细菌、寄生虫及虫卵均可成为栓子，造成栓塞并引起炎症播散。

第五节 梗 死

由于动脉血供应中断，而侧支循环又不能建立时，引起机体的局部组织细胞缺血性坏死，称为梗死（infarction）。局部组织或器官的血液供应减少或中断称为缺血（ischemia）。

一、梗死的原因和条件

（一）梗死的原因

1. 血栓形成 是梗死最常见的原因。如冠状动脉、脑动脉粥样硬化合并血栓形成，引起心肌梗死和脑梗死。闭塞性脉管炎继发血栓形成，可引起指、趾的梗死等。

2. 动脉栓塞 是梗死的常见原因。多为血栓栓塞，亦可为气体、脂肪等栓塞。常引起脾、肾、肺和脑的梗死。

3. 动脉痉挛 单纯的动脉痉挛一般不引起梗死，但在原有病变的基础上（如严重的冠状动脉粥样硬化等），发生强烈、持续性的动脉痉挛，则可引起梗死。

4. 血管受压闭塞 如血管外的肿瘤压迫血管，引起局部组织梗死；肠扭转、肠套叠和嵌顿疝时，肠系膜静脉和动脉受压引起肠梗死；卵巢囊肿蒂扭转压迫血管，引起囊肿坏死等。

（二）梗死形成的条件

血流阻断是否引起梗死，还与下列因素有关。

1. 侧支循环的建立情况 大多数器官的动脉都有或多或少的吻合支，当某一支血管阻塞后，常可以尽快建立有效地侧支循环，不至于发生梗死。尤其是肺、肝具有双重血液供应，一般不引起梗死。有些器官动脉吻合支较少，如心、脾、肾、脑等，一旦动脉阻塞，不易建立有效地侧支循环，容易发生梗死。

2. 血液和心血管的功能状态 血液携氧量、心输出量减少，组织或器官有效循环血量不足等，都可促使梗死的形成。常见于严重贫血、心力衰竭等。

3. 局部组织细胞对缺血、缺氧的敏感程度 机体不同部位的组织细胞对缺血、缺氧的耐受性不同，神经细胞耐受性最低，一般缺血 3~5min 即可发生梗死；其次是心肌细胞，缺血 15~30min 亦可发生梗死；纤维结缔组织和骨骼肌对缺血耐受性较强，一般不易发生梗死。

二、梗死的类型

根据梗死灶内含血量多少和是否合并细菌感染可分为贫血性梗死、出血性梗死和败血性梗死三个类型。

（一）贫血性梗死

贫血性梗死（anemic infarction）是指梗死区内含血量少，颜色呈灰白色，故又称白色梗死。主要是动脉阻塞的结果，常发生在组织结构比较致密和侧支循环不丰富的实质性器官，如心、脾、肾、脑等。

1. 心、肾、脾梗死 心肌梗死多因冠状动脉粥样硬化引起；肾、脾梗死多由栓塞引起。因冠状动脉分支呈不规则，故心肌梗死多呈不规则状。而肾、脾的血管呈树枝状分布，故梗死灶呈锥体形或楔形，切面呈三角形，尖端指向肾门、脾门，底部靠近器官的表面。心、肾、脾组织致密、静脉回流通畅，梗死灶内含血量较少，故梗死灶呈灰白色；早期梗死区肿胀，陈旧性则干燥、质硬、表面下陷；梗死灶的周围有明显分界线，早期有充血、出血带，呈暗红色，后期红细胞破坏，形成含铁血黄素沉着变成褐黄色。镜下观察：为凝固性坏死。早期梗死区内细胞结构消失，但组织轮廓仍可辨认，梗死区内红细胞很少，甚至缺如，梗死周边血管扩张并可见漏出性出血。晚期梗死区被肉芽组织机化形成瘢痕组织。

2. 脑梗死 脑梗死虽然是液化性坏死，但也属于贫血性梗死。常因脑动脉粥样硬化继发血栓形成或栓塞所致。脑梗死区新鲜时质地软、疏松，后期液化成囊，或被增生的胶质细胞或胶质纤维所代替，形成胶质瘢痕（图3-5）。

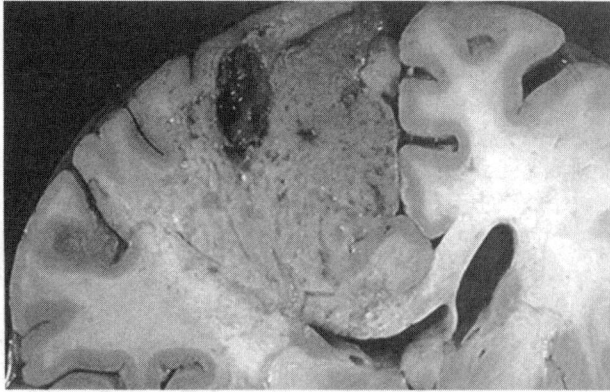

图 3 - 5　脑贫血性梗死

（二）出血性梗死

出血性梗死（hemorrhagic infarction）指在梗死区内有严重的出血，又称为红色梗死。它常发生在组织疏松、侧支循环丰富或有双重血液循环的器官，如肺、肠等。

出血性梗死的形成，除动脉阻塞外，尚须有以下条件。①严重的静脉淤血：淤血使局部静脉和毛细血管内压升高，阻碍了有效的侧支循环的建立。②组织疏松：如肺、肠等组织疏松，淤积在梗死区内的血液不易被挤出，而原来淤积于静脉和毛细血管内的血液可以从破坏的血管中流出，进入坏死组织内，形成出血性梗死。

1. 肺出血性梗死　多发生在已有严重肺淤血（如风湿性二尖瓣病变）的基础上，再有肺动脉分支阻塞时。常位于肺下叶，尤其好发于膈肋缘，常多发，病灶大小不等，略突出于肺表面，呈暗红色，质实，锥体形，尖端指向肺门，基底靠近胸膜面，胸膜表面常有一层纤维蛋白性渗出物（图 3 - 6）。镜下观察：梗死灶内充满红细胞，肺泡壁结构模糊。梗死灶最终可机化形成瘢痕。

2. 肠出血性梗死　多发生在肠套叠、肠扭转和嵌顿性肠疝时，因肠系膜的静脉首先受压而发生淤血，继之动脉受压发生阻塞，结果形成肠壁出血性梗死。肉眼观察：多见于小肠，呈节段性，暗红色，质地脆，肠壁肿胀，黏膜皱襞变粗，浆膜面有纤维蛋白性脓性渗出物覆盖。镜下观察：肠壁各层结构不清，组织内充满红细胞。

（三）败血性梗死

败血性梗死（septic infarction）是指在梗死灶内有大量细菌生长繁殖，引起急性炎症反应，甚至化脓。多由含有细菌的栓子栓塞血管引起。

三、梗死的影响和结局

梗死的对机体的影响取决于梗死的器官、梗死灶大小和部位及有无细菌感染。脾、肾梗死对

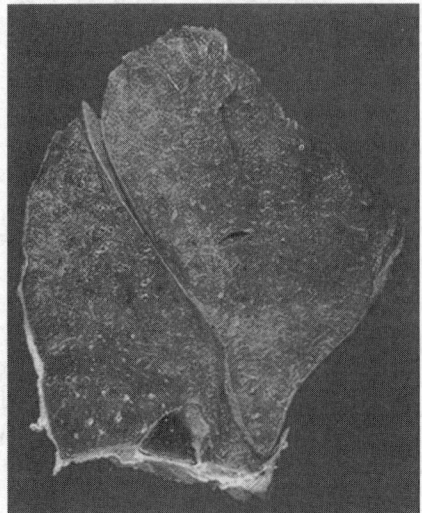

图 3 - 6　肺出血性梗死

机体影响不大，仅引起局部症状。如脾梗死表现为脾区疼痛。肾梗死可出现血尿和腰痛，一般不影响肾功能。心肌梗死可影响心功能，严重时可导致心功能不全。脑梗死视梗死灶大小和部位而出现相应的临床症状，轻者仅有局部肌肉麻痹或偏瘫，严重者可发生昏迷，甚至死亡。肺梗死可引起胸痛和咯血，严重时可有呼吸困难，甚至死亡。肠梗死常出现剧烈的腹痛、血便，甚至发生肠穿孔、弥漫性腹膜炎。

单纯性梗死灶在早期周围有血管扩张、充血、白细胞渗出，继而有肉芽组织长入到梗死灶将其机化，形成瘢痕，有时梗死灶中央可发生钙化。脑组织的梗死灶是由胶质细胞增生来取代软化灶，形成胶质瘢痕，或软化灶液化成囊，周围包绕胶质细胞和神经胶质纤维。

> **考点提示**
>
> 本单元主要考点为：①淤血概念、原因、病变及后果；②血栓形成的概念、条件、血栓的结局、对机体的影响；③栓塞的概念、栓子的运行途径及栓塞部位、栓塞的类型及对机体的影响；④梗死的概念、梗死的类型及各型病变特点。

护理应用

❧ 局部血液循环与临床护理的联系 ❧

1. 临床观察　观察充血、淤血的组织器官的颜色、温度、质地的变化；观察出血的部位、出血量；观察呼吸、血压、脉搏、神志等全身状态；注意血栓形成、栓塞、梗死的部位、范围等。

2. 护理措施　因动脉性充血时，局部组织或器官内动脉血含量增多，动脉血富含氧和营养物质，对改善局部代谢，增强局部组织功能和抗病能力有积极的意义。因此，临床上可采用热敷、按摩等护理措施，促进局部血管充血，改善血液循环达到预防和治疗作用。降低血液黏滞度，预防血栓形成和栓塞。采取有效的降压措施，防治血压过高，导致脑血管破裂出血。对于大出血的患者应采取止血和补充血容量的措施。

3. 护理指导　指导患者合理饮食，提倡低胆固醇饮食，预防动脉粥样硬化，避免心、脑贫血性梗死。

（于国友）

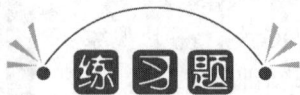

练习题

一、名词解释

充血　淤血　出血　内出血　外出血　血栓形成　栓塞　栓子　梗死　心力衰竭细胞　槟榔肝　减压病　羊水栓塞　贫血性梗死　出血性梗死

二、填空题

1. 引起淤血的主要原因有_____、_____、_____。
2. 长期严重的淤血可导致_____、_____。

3. 慢性肝淤血肉眼的特征性病变是_____。

4. 血栓形成的条件主要有_____、_____和_____三种。

5. 常见栓塞的类型有_____、_____、_____、_____和_____等。

6. 血栓的转归有_____、_____、_____和_____。

7. 气体栓塞可分为_____和_____。

8. 贫血性梗死常见于_____、_____、_____、_____等器官。

9. 出血性梗死常见_____、_____等器官。

三、简答题

1. 简述淤血的原因、病变及结局。

2. 简述血栓形成的条件和对机体影响。临床上如何预防血栓的形成?

3. 简述血栓的类型及结局。

4. 列出栓子的种类及栓子的运行途径。

5. 简述梗死的类型及病变特点。

6. 比较贫血性、出血性梗死。(从发生条件、好发器官、肉眼观察比较)

四、选择题

A_1 型题

1. 引起肺淤血的常见原因是:

    A. 右心衰竭　　　　　B. 左心衰竭　　　　　C. 肺动脉栓塞

    D. 肺结核　　　　　　E. 肺静脉栓塞

2. 肝硬化时,下列哪个脏器淤血最明显:

    A. 心脏　　　　　　　B. 胰腺　　　　　　　C. 胆囊

    D. 胃肠道　　　　　　E. 肺

3. 异常分娩时最可能发生的栓塞是:

    A. 血栓栓塞　　　　　B. 空气栓塞　　　　　C. 脂肪栓塞

    D. 羊水栓塞　　　　　E. 氮气栓塞

4. 下肢静脉血栓脱落,最易栓塞的器官是:

    A. 心脏　　　　　　　B. 肺　　　　　　　　C. 肾

    D. 肝　　　　　　　　E. 脑

5. 槟榔肝形成的原因是:

    A. 脂肪变性和肝淤血　B. 水肿和出血　　　　C. 结缔组织增生和水肿

    D. 变性和坏死　　　　E. 病毒性肝炎后期

6. 门静脉系统脱落的血栓常栓塞于:

    A. 肺　　　　　　　　B. 肝　　　　　　　　C. 脑

    D. 脾　　　　　　　　E. 肾

7. 临床上最常见的栓塞的类型是:

    A. 血栓栓塞　　　　　B. 脂肪栓塞　　　　　C. 细菌栓塞

    D. 羊水栓塞　　　　　E. 空气栓塞

8. 出血性梗死常发生的器官是:

A. 肺   B. 肝   C. 脑

D. 脾   E. 肾

9. 血栓不可能有的结局是：

     A. 溶解吸收   B. 机化   C. 再通

     D. 脱落排出   E. 栓塞

10. 对机体可产生有利影响的是：

     A. 出血   B. 淤血   C. 梗死

     D. 血栓形成   E. 栓塞

11. 一般不发生贫血性梗死的器官是：

     A. 脑   B. 肠   C. 心

     D. 脾   E. 肾

12. 在血栓形成中起重要作用的是：

     A. 红细胞   B. 中性粒细胞   C. 淋巴细胞

     D. 血小板   E. 单核细胞

13. 脑内动脉充血可造成的严重后果是：

     A. 头痛头昏   B. 颅内压升高   C. 血管破裂

     D. 脑水肿   E. 血栓形成

14. 临床护理中的热敷是为了是组织：

     A. 局部保温   B. 静脉性充血   C. 动脉性充血

     D. 减轻渗出   E. 促使组织液吸收

15. 老年人夜间安静睡眠时易出现脑血栓，原因是：

     A. 血稠流动慢   B. 长期服用抗凝药物所致   C. 脑缺血加重

     D. 情绪激动   E. 脑血管痉挛

A₂ 型题

16. 患者女性，40 岁，患慢性风湿性心瓣膜病，突然出现一侧下肢剧痛，动脉搏动消失，局部皮肤苍白，发凉，发绀。应考虑是：

     A. 脑栓塞   B. 肢体动脉栓塞   C. 下肢静脉炎

     D. 下肢静脉堵塞   E. 肺栓塞

17. 王女士，52 岁，患高血压 15 年，昨天与人争吵后突然倒地昏迷，查体：口眼歪斜，左侧上下肢瘫痪，应考虑：

     A. 癫痫发作   B. 急性心肌梗死   C. 脑血栓形成

     D. 脑出血   E. 脑梗死

18. 患者男性，30 岁，潜水作业结束回到地面后，突然出现腹痛、四肢痛，呼吸困难等表现，应考虑：

     A. 肺不张   B. 肺水肿   C. 氮气栓塞

     D. 空气栓塞   E. 氧气栓塞

A₃ 型题

死者，女，30 岁，因大面积烧伤住院 50 天。住院期间曾多次左股静脉输血、输液，但因抢救无效死亡。尸检发现皮肤大面积烧伤并感染，左股静脉内有血栓形成，右肺有 3 个暗红色锥形梗死灶。

19. 死者股静脉血栓与下列哪项因素无关？
    A. 长期卧床   B. 血液中粒细胞增多   C. 下肢静脉有瓣膜
    D. 股静脉曾多次穿刺   E. 血液中凝血物质增多

20. 死者右肺中的梗死灶属于：
    A. 贫血性梗死   B. 液化性坏死   C. 出血性梗死
    D. 败血性梗死   E. 湿性坏疽

21. 死者股静脉内的血栓最可能是：
    A. 白色血栓   B. 混合血栓   C. 红色血栓
    D. 微血栓   E. 血栓头

22. 死者肺梗死的主要原因是：
    A. 肺淤血   B. 肺动脉痉挛   C. 肺动脉内血栓形成
    D. 肺动脉栓塞   E. 肺双重血液循环破坏

第四单元　水　肿

要点导航

1. 解释水肿的概念及分类。
2. 掌握水肿的发生机制。
3. 熟悉常见水肿的临床特点及发生机制。
4. 了解水肿的病理变化及对机体的影响。

案例

患者，男，34 岁，已婚。因反复水肿 6 年，头痛、恶心、呕吐伴头晕、乏力 5 日入院。体检：体温 36.6℃，脉搏 80 次/分，呼吸 20 次/分，血压 180/100mmHg，神志清，双下肢明显水肿。血红蛋白 60g/L，尿蛋白＋＋＋，蜡样管型 0～1 个/HP，尿红细胞 2～3 个/HP，血尿素氮 21mmol/L。家庭经济困难。

思考：患者水肿原因及该水肿发生机制。

第一节　水肿的概念及分类

体液在组织间隙或体腔内积聚过多的现象，称为水肿。水肿不是一种独立性疾病，而是许多疾病过程中的常见病理过程。水肿一般是等渗液的积聚，不伴有细胞内水肿。体液在体腔内积聚过多的现象又可称为积水或积液，如心包积液、胸腔积液、腹腔积液、脑室腔积液等。

水肿的分类：①根据水肿波及的范围分类：全身性水肿、局部性水肿。②根据水肿发生的部位分类：脑水肿、喉头水肿、肺水肿、皮下水肿等。③根据病因分类：心性水肿、肾性水肿、肝性水肿、炎性水肿、营养不良性水肿、淋巴性水肿等。

第二节　水肿的发生机制

正常人体组织间液总量是保持相对恒定，其恒定的维持有赖于血管内外液体交换平衡和体内外液体交换平衡这两大平衡的调节。如果这两种平衡被破坏，导致组织间液量增多，即可形成水肿。故血管内外液体交换失平衡和体内外液体交换失平衡，是水肿发生的物质基础。

一、毛细血管内外液体交换失平衡，导致组织液生成增多

组织间液与血浆不断进行液体交换，使组织液生成和回流保持动态平衡。这种平衡靠有效流体静压、有效胶体渗透压和淋巴回流三种因素来维持。

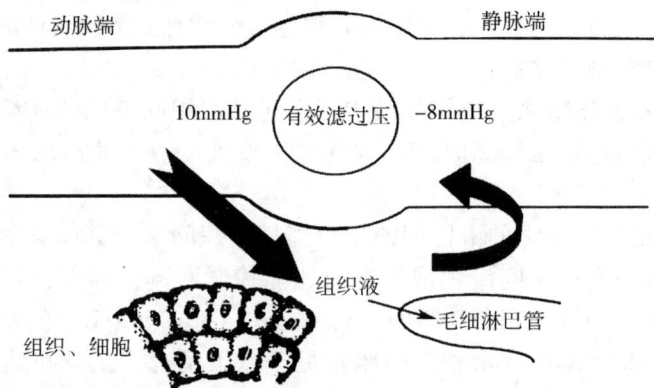

图 4-1 组织液生成与回流示意图

1. 有效流体静压 驱使血管内液向外滤出的力量。毛细血管动脉端血压平均为 30mmHg，静脉端血压平均为 12mmHg，组织间隙流体静压 10mmHg。因此，毛细血管动脉端有效流体静压为 20mmHg，静脉端约为 2mmHg。

2. 有效胶体渗透压 促使液体回流至毛细血管的力量。正常人血浆胶体渗透压为 25mmHg，组织间液胶体渗透压为 15mmHg，两者之差即为有效胶体渗透压，约为 10mmHg。

3. 有效滤过压 有效流体静压减去有效胶体渗透压的差值是有效滤过压。在毛细血管动脉端有效滤过压约为 10mmHg，组织液生成。静脉端约为 -8mmHg，组织液回流（即重吸收）。由此可见，正常组织液在毛细血管动脉端的生成略多于毛细血管静脉端的回流，剩余部分的组织间液通过淋巴管回吸收，随淋巴液回流入循环系统内，使血管内外液体交换处于动态平衡。

导致血管内外液体交换失平衡，组织间液生成过多引起水肿的因素有以下一些。

1. 毛细血管内流体静压增高 可导致有效流体静压增高，使有效滤过压增大。组织液生成增多，超过淋巴回流的代偿能力时，增多的组织液积聚于组织间隙中，形成水肿。临床常见于静脉淤血性水肿，如充血性心力衰竭所引起的全身性水肿。

2. 血浆胶体渗透压降低 在血管内外液体交换中，限制血浆由毛细血管内向外滤过的主要力量是有效胶体渗透压，其中血浆胶体渗透压起重要作用。血浆胶体渗透压主要取决于血浆蛋白，尤其是白蛋白的浓度。血浆白蛋白含量减少，则血浆胶体渗透压降低，使有效滤过压增高，组织间液的生成增多，导致水肿。导致血浆胶体渗透压降低的因素有以下一些。①蛋白质摄入不足：如饥饿、禁食或胃肠道疾病的患者，蛋白摄入不足，使血浆蛋白减少。②蛋白质合成减少：肝脏疾病时，因肝功能障碍，导致蛋白合成减少，血浆蛋白降低。③蛋白质丢失过多：如肾脏疾病时，大量蛋白质随尿液排除体外，导致血浆蛋白减少。④蛋白质分解代谢增强：多见于恶性肿瘤、结核

等消耗性疾病时，由于大量蛋白质被分解消耗，导致血浆蛋白降低。

3. 微血管壁通透性增加　正常毛细血管只容许微量血浆蛋白滤出，因而在毛细血管内外可形成很大的胶体渗透压梯度。当毛细血管通透性增强时，血浆蛋白滤出血管，不仅使血浆胶体渗透压降低，同时也使组织间液胶体渗透压升高，有效滤过压增高，使组织液生成大于回流，形成水肿。临床常见于以下情况。①炎性水肿：炎症时因致炎因子、炎症介质及毒素的作用，使微血管壁通透性增加。②缺氧和酸中毒：微血管壁损伤，通透性增加。此类水肿液的特点是：蛋白含量高。

4. 组织间液渗透压增高　组织间液渗透压包括组织间液的流体静压和组织间胶体渗透压。当组织间液渗透压增高时，有效滤过压增大，液体滤出增多，组织间液生成增多，形成水肿。

5. 淋巴回流受阻　正常的淋巴回流不仅能把组织间液及其所含的蛋白成分回吸收到血液循环中，而且在组织间液生成增多时还能代偿回流，因而良好的淋巴回流具有重要的抗水肿作用。当淋巴回流受阻时，含高蛋白（30~50g/L）的水肿液就可在组织间隙中积聚，从而形成淋巴性水肿。临床常见于以下情况。①丝虫病：成虫使淋巴管阻塞、破裂，淋巴液外溢，形成淋巴水肿。因外溢的淋巴液可刺激结缔组织增生，导致象皮肿。②恶性肿瘤：肿瘤细胞侵入并阻塞淋巴管；或见于恶性肿瘤根治术后，因广泛切除淋巴结，而导致淋巴回流受阻，发生淋巴性水肿。此类水肿液的特点是：蛋白含量高。

知识链接

◎ 淋巴回流 ◎

在正常情况下，淋巴管内的淋巴液缓慢而不断地向心脏流动。流速相当于静脉血的1/10左右。正常人在静息状态下，每小时约有120ml淋巴液回流入静脉。

二、体内外液体交换失平衡，导致钠水潴留

正常情况下，钠、水的摄入量与排出量保持动态平衡，从而使体液总量保持相对恒定。在维持体内外液体交换平衡中，肾脏起着重要的调节作用。正常情况下，肾小球的滤过功能与近球肾小管的重吸收功能保持平衡，即球-管平衡，远曲小管、集合管对钠、水重吸收主要受激素调节，这些调节维持了球-管平衡。如果肾小球滤过率（GFR）下降和（或）肾小管重吸收钠水增加时，即可导致钠水潴留，使体液总量和细胞外液量增多，导致血浆液体增多，通过血管内外液体交换，使组织间液量增多，引起水肿。

（一）GFR降低

引起GFR下降的原因有原发、继发两类。①原发性GFR降低：如急性肾小球肾炎时，炎性渗出物和内皮细胞肿胀使肾小球滤过膜通透性降低致GFR下降；慢性肾小球肾炎时，肾单位严重破坏，肾小球滤过面积明显减少导致GFR明显下降。②继发性GFR降低：如充血性心力衰竭和肾病综合征时，有效循环血量明显减少，激活肾素-血管紧张素系统，肾血管收缩，肾血流减少，GFR降低。因GFR降低导致钠水潴留，

形成水肿。

（二）近曲小管重吸收钠水增多

1. 肾小球滤过分数（FF）的增加 滤过分数＝肾小球滤过率/肾血浆流量。正常约有20%的肾血流量由肾小球滤过。当充血性心力衰竭或肾病综合征等，使有效循环血量减少，从而引起肾血流量减少，往往由于出球小动脉的收缩比入球小动脉的收缩更为明显，因而肾小球滤过率的下降也就不如肾血流量下降为明显，流入肾小管周围毛细血管的血液中，血浆蛋白的浓度也就相对增高，且肾小管周毛细血管内的流体静压则下降，这两个因素都促进近曲小管对钠水的重吸收。

2. 心房肽（ANP）分泌减少 ANP又称利钠激素，由心房肌细胞合成并储存，在血容量增加时大量释放，ANP可以抑制近曲小管对钠水重吸收和拮抗醛固酮，有很强的排钠利尿、扩血管、降血压作用。当各种病因（如心力衰竭、肾病综合症和肝硬化）致有效循环血量减少时，ANP分泌减少，从而导致钠水潴留。

3. 肾血流重分布 正常时约有90%的肾血流通过靠近肾表面外2/3的皮质肾单位，这些肾单位髓袢短，不进入髓质高渗区，对钠水重吸收功能相对较弱。约有10%的肾血流流经近髓肾单位，由于其髓袢很长，深入髓质高渗区，对钠水重吸收功能较强。当有效循环血量减少时，交感神经兴奋，儿茶酚胺类物质分泌增多，使皮质肾单位血管强烈收缩，而近髓肾单位不收缩，使肾血流重新分布，即通过皮质肾单位血流明显减少，而较多的血流转入近髓肾单位，导致肾小管对钠水重吸收增加，从而导致钠水潴留。

（三）远曲小管和集合管重吸收钠水增多

远曲肾小管和集合管重吸收钠水的功能，主要受下列激素的调控。

1. 醛固酮增多 醛固酮的作用是促进远曲小管重吸收Na^+增加，而引起钠水潴留。醛固酮增多的原因如下。①分泌增多：当有效循环血量减少时，肾血流减少，一方面肾血管灌注压下降，刺激入球小动脉壁上的牵张感受器。另一方面，GFR下降使流经致密斑的钠量减少，这两方面均可使肾近球细胞分泌肾素增加，从而激活肾素－血管紧张素－醛固酮系统（RAAS系统）。②灭活减少：肝功能严重损害时，肝对醛固酮的灭活减少，也可引起血浆中醛固酮浓度增加。

2. 抗利尿激素（ADH）分泌增多 ADH增多，可促使远曲小管和集合管对水的重吸收，引起钠水潴留。ADH增多原因如下。①有效循环血量减少：使左心房壁和胸腔大血管的容量感受器所受的刺激减弱，反射性地引起ADH分泌增加，与此同时，RAAS系统被激活后，增多的血管紧张素Ⅱ可刺激下丘脑分泌和释放ADH增加。②血浆胶体渗透压升高：RAAS系统被激活后，增多的醛固酮可促进肾小管重吸收Na^+增多，血浆晶体渗透压增高，刺激下丘脑渗透压感受器，使ADH分泌与释放增加。③灭活减少：肝硬化时，肝细胞灭活ADH的功能降低，也使ADH增多。

以上是水肿的发生机制。临床上常见的水肿，通常是多种因素共同或相继作用的结果，同一因素在不同类型水肿发病机制中所处地位也不同，因此在临床实践中必须具体问题具体分析。

第三节　常见水肿的临床特点及其发生机制

一、心性水肿

是指由心力衰竭引起的水肿。

（一）临床特点

因重力作用，水肿早期出现与身体的低垂部位，如足、踝部，尤其是长时间活动后。长期卧床患者水肿最早出现在背部、腰骶部，逐渐波及全身，甚至颜面部。水肿呈对称性、凹陷性。临床表现：颈静脉怒张，肝脾肿大，肝颈静脉反流征阳性，静脉压升高。严重者可出现胸水、腹水。

> 📢 知识链接
>
> ### ❧ 肝颈静脉反流征阳性 ❧
>
> 肝颈静脉反流征阳性是指按压肝脏后颈静脉异常充盈。

（二）发生机制

①主要是由于心力衰竭时，心肌收缩力减弱，使心输出量减少，有效循环血量减少，肾血流量减少，肾素－血管紧张素系统被激活，肾血管收缩，而使 GFR 降低；由于有效循环血量减少，心房肽减少、醛固酮和 ADH 增多等，引起 Na^+、水潴留。②由于心力衰竭时，静脉回流受阻，静脉淤血，毛细血管内压升高；毛细血管壁通透性增高，使组织液的生成大于回流。③由于静脉淤血，导致肝淤血，蛋白合成减少，血浆胶体渗透压降低，也可引起水肿。

二、肝性水肿

是指严重肝脏疾病所引起的水肿。

（一）临床特点

临床上常见于失代偿期肝硬化，主要表现为腹水。下肢及皮下水肿不明显。若患者长期保持坐或立位，或因其他原因下肢静脉明显淤血，则下肢皮下水肿也会明显。严重者伴有胸水，也可致阴囊水肿。临床表现：腹水、腹壁静脉曲张，腹部膨隆形如蛙腹、叩诊有移动性浊音；化验室检查，腹水液为漏出液。

（二）腹水形成机制

①肝静脉回流受阻：肝硬化时，因增生的纤维组织和假小叶压迫肝静脉，使肝静脉回流受阻，肝窦内压增高，液体从血管内滤出到肝组织间隙，经肝表面和肝门进入腹腔而形成腹水。②门静脉高压：肝硬化时，因门静脉压力升高，使肠系膜上、下静脉回流受阻，肠壁毛细血管内流体静压增高，液体由毛细血管滤出，进入腹腔。③Na^+、水潴留：当有腹水形成后，使有效循环血量减少，GFR 降低；继发性醛固酮、ADH 增多，肾小管对 Na^+、水重吸收增多。④血浆胶体渗透压降低：肝硬化时，因肝细胞变性坏死，肝脏合成蛋白减少；胃肠道淤血水肿，消化和吸收蛋白障碍；因腹水

形成，使蛋白丢失增多；Na^+、水潴留导致稀释性低蛋白血症，上述因素均可使血浆胶体渗透压降低，促进腹水的形成。总之，肝性腹水发生机制是复杂的，是多种因素综合作用的结果。

三、肾性水肿

是指因肾脏疾病所引起的水肿。

（一）临床特点

肾性水肿早期主要位于组织结构疏松的面部和眼睑，晚期可为全身性水肿，严重时可出现胸水或腹水。临床表现：常伴有高血压、眼底改变，尿液检查可有蛋白尿、血尿、管型。

（二）发生机制

1. 肾炎性水肿　是指由肾小球肾炎引起的水肿。其发生机制是：①肾小球本身的病变，导致 GFR 明显下降，引起钠水潴留；②肾小球肾炎时 GFR 明显降低，而肾小管对 Na^+、水的重吸收不减少，导致球－管失衡，引起钠水潴留；③继发性的 RAAS 系统的激活，使肾小管对钠水重吸收功能增强，引起钠水潴留。

2. 肾病性水肿　是指因肾病综合征引起的水肿。其发生机制是：①肾病综合征时，患者有大量蛋白尿，导致蛋白丢失过度，引起血浆胶体渗透压降低，组织间液生成大于回流，形成水肿；②因水肿的形成，使血容量和有效循环血量减少，激活了 RAAS 系统，继发醛固酮和 ADH 分泌增加，使肾小管重吸收钠水增多，导致钠水潴留，形成水肿。

四、脑水肿

是指脑组织内的液体含量增多所引起的脑体积增大。

（一）临床特点

脑水肿可由多种疾病引起。其主要表现为脑水肿引起的颅内压增高综合征的表现，如剧烈头痛、喷射状呕吐、血压升高、视神经乳头水肿以及躁动等表现。脑水肿进一步加重，可出现抽搐、惊厥、昏迷等神经精神症状。严重者可发生脑疝，出现瞳孔放大、固定，心跳、呼吸骤停。

（二）分类、原因和发生机制

脑水肿可分为血管源性脑水肿、细胞毒性脑水肿和间质性脑水肿三种类型。①血管源性脑水肿：其发生机制是由于脑实质内毛细血管壁的通透性增高，导致血浆液体及蛋白质滤出进入脑细胞间隙或血管周围间隙，多见于脑外伤、脑梗死、肿瘤以及脑血管意外等。②细胞毒性脑水肿：其发生机制是脑细胞因缺血、缺氧，自由基等损伤线粒体，脑组织 ATP 生成减少，使细胞膜 Na^+-K^+-ATP 酶功能障碍，而引起细胞水肿。多见于急性缺氧、水中毒等。③间质性脑水肿：其发生机制是由于脑脊液循环障碍，使脑脊液在蛛网膜下腔或脑室腔内积聚，引起脑室扩张。脑脊液可经脑室壁外溢，引起脑室周围白质组织间液增多。多见于脑肿瘤、化脓性脑膜炎等，压迫第四脑室或大脑导水管或阻塞第四脑室孔，引起脑脊液循环障碍。

五、肺水肿

肺水肿是指过多的液体在肺组织间隙与肺泡中积聚。分别称其为间质性肺水肿和肺泡水肿。

（一）临床特点

临床上表现为呼吸困难、端坐呼吸。因缺氧出现发绀，咳白色或粉红色泡沫痰，听诊两肺可闻及广泛湿性啰音。慢性肺水肿时，水肿液主要积聚在肺间质中，故症状和体征不明显。

（二）发生机制

①肺毛细血管流体静压升高：急性左心衰竭、输液过多或过快等，导致肺淤血，肺泡壁毛细血管、肺静脉内流体静压升高，有效滤过压增大，形成肺水肿。②毛细血管通透性增高：肺部感染、吸入毒气（光气、氯气等）、休克、DIC、超敏反应和氧中毒等，导致肺毛细血管受损或炎性介质（如组胺、5－羟色胺等）作用，使肺毛细血管通透性增强。组织液的生成大于回流，导致间质性肺水肿，进而溢入肺泡，引起肺泡水肿。③血浆胶体渗透压降低：门脉性肝硬化、肾病综合征、严重营养不良或大量输液等，引起低蛋白血症等，血浆胶体渗透压降低，组织液的生成大于回流，从而导致间质性肺水肿和肺泡水肿。④肺淋巴回流障碍：肺有丰富的淋巴网和淋巴循环，这是对抗肺水肿的重要因素。各种原因引起肺淋巴回流障碍时，如肺尘埃沉着症、肺癌和肺移植等，均可促进肺水肿的发生。

六、皮肤水肿

（一）临床特点

皮下水肿是全身或局部水肿的重要体征。皮肤水肿时，皮肤肿胀光亮，皱纹变浅或消失，弹性降低，指压有凹陷，且凹陷不能迅速复平。根据皮肤水肿的程度不同，可将其分为隐性水肿和显性水肿。

1. 隐性水肿 指皮肤水肿的早期，皮下组织间液已增多，但增多的量较少，不超过体重的10%，增多的组织液可完全被皮下凝胶网状系统吸附，指压无凹陷，又称为非凹陷性水肿。

2. 显性水肿 指皮肤水肿的晚期，皮下组织间液明显增多，超过皮下凝胶网状系统的吸附能力，增多的组织液在组织间游离，指压时，游离的组织间液向四周移动形成凹陷，抬起手指时，游离的组织间液逐渐复位，故凹陷不能迅速复平的皮肤水肿。因此类皮肤水肿指压有凹陷，故又称为凹陷性水肿。

（二）发生机制

皮肤水肿的发生机制是：局部性皮肤水肿主要与局部淤血，导致毛细血管内压增高、毛细血管壁通透性增加、组织间液渗透压增高、淋巴回流受阻有关；全身性皮肤水肿主要与血浆胶体渗透压降低和钠水潴留有关。

第四节　水肿的病理变化及对机体的影响

一、水肿的病理变化

（一）肉眼观察

水肿的组织器官体积增大，重量增加，被膜紧张，颜色呈苍白色。脑水肿时，脑回增宽，脑沟变窄变浅；肺水肿时，切割挤压肺组织时，有液体溢出。

（二）镜下观察

细胞间距增宽，其内充满淡粉染的水肿液。脑水肿时，脑实质血管扩张充血，血管周围间隙增宽；肺水肿时，肺泡腔内充满淡粉染的水肿液。

二、水肿对机体的影响

水肿对组织器官的影响，可因水肿的原因、部位、程度、发展速度和持续时间的不同而不同。一般而言，多为不良影响。

1. 有利影响　炎性水肿液具有中和稀释毒素、运输抗体、杀灭病原体等功能，因此有抗损伤作用。

2. 不利影响　严重而持久的水肿和重要器官的急性水肿，均可引起严重后果。

（1）代谢紊乱　水肿时，由于局部组织间液增多及压迫作用，导致微循环障碍、物质弥散距离增大，影响物质交换与运输，引起代谢紊乱和组织细胞功能障碍。另外，水肿的组织器官抵抗力降低，容易发生感染或溃疡形成，损伤后不易修复与愈合。

> **考点提示**
>
> 本章主要考点为：水肿的概念、发生机制，常见类型水肿的临床特点及发生机制。

（2）功能障碍　器官发生水肿时，可引起其功能障碍。如急性喉头水肿，可导致窒息；肺水肿引起缺氧；心包积水妨碍心脏的舒缩活动，使心输出量降低；脑水肿，使颅内压增高及脑功能障碍，甚至发生脑疝，引起心跳、呼吸骤停而死亡。

护理应用

♋ 水肿与临床护理的联系 ♋

1. 临床观察　对于水肿的患者应密切观察水肿的部位、程度、消长规律，尿量及颜色，体温、血压、舌脉等变化。并准确记录24h出入量，定期测量体重和血压。

2. 护理措施　对于水肿的患者应实施以下护理措施。

（1）控制进水量　饮水量视尿量而定，一般以总入量多于前1日总出量500ml为宜，高热、呕吐、泄泻者则适当增入量。

（2）积极防治原发病　如心性水肿，应控制诱因，纠正心力衰竭。

护理应用

（3）根据水肿类型，采取相应治疗措施　全身性水肿：适当限制钠盐摄入，应用利尿药，减轻Na⁺、水潴留。重要器官水肿：急性肺水肿时，应用强效利尿药；吸氧，同时使用抗泡沫剂，也可用50%酒精置于氧气的滤瓶中，随氧吸入；用扩血管药，减轻淤血。脑水肿时，应用强效利尿药和渗透性利尿药；应用糖皮质激素，降低毛细血管壁的通透性和保护脑细胞膜。

（4）胸水（腹水）　胸水（腹水）过多时，适当抽胸水（腹水），以减轻其对肺血管和心血管的压迫。腹水过多时，适当限制钠盐、利尿，补充蛋白质等。

（5）坚持药物及饮食治疗，不可随意中断。使用药物要在医生指导下服用，切勿自作主张，因大部分药物均从肾脏排泄，会增加肾脏负担，特别要避免使用对肾脏有损害的药物，如氨基苷类的庆大霉素、卡那霉素等。

3. 健康指导　对于水肿的患者应给予以下的健康指导。

（1）不要常穿过紧衣物，尤其是臀部及大腿位置紧束的牛仔裤以及束腹、束腰等物品，都会加剧身体水肿。

（2）做好口腔及皮肤护理，常漱口，预防感染。对长期卧床和水肿严重的患者，要经常变换体位，预防褥疮的发生。重症患者应绝对卧床休息，高度水肿而致胸闷憋气者，可取半卧位，吸氧，下肢水肿重者，适当抬高患肢。眼睑及面部水肿时，应嘱病人垫高枕头。

（宋俊华）

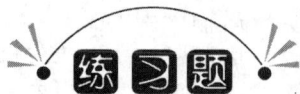

一、名词解释

水肿　积液　显性水肿　隐性水肿

二、填空

1. 引起肾小球滤过率降低的原因有：＿＿＿＿＿＿、＿＿＿＿＿＿。

2. 心性水肿容易发生在＿＿＿＿＿＿；肾性水肿早期容易发生在＿＿＿＿＿＿；肝性水肿的表现形式是：＿＿＿＿＿＿。

三、简答题

1. 简述水肿的发生机制。

2. 简述肝性水肿发生的原因与机制。

四、选择题

A₁型题

1. 缺氧、中毒、感染等引起水肿主要是因为：

　　A. 钠水潴留　　　　　　　B. 毛细血管压升高　　　　　　C. 血浆胶体渗透压降低

D. 毛细血管壁通透性增加　　　E. 淋巴回流障碍

2. 组织液的生成大于回流而发生水肿的机制是:

    A. 毛细血管流体静压增高　　B. 微血管壁通透性增加　　C. 血浆胶体渗透压降低

    D. 淋巴回流障碍　　　　　　E. 以上都对

A₃ 型题

郝先生,45 岁。间歇性乏力、纳差 8 年,乙肝病史 15 年。6h 前突然恶心、呕吐,呕出物为胃内容物含暗红色血块物,量约 1500ml。体检:体温 37.5℃,脉搏 108 次/分,血压 80/60mmHg。神志清,面色灰暗,巩膜黄染,右侧颈部可见一蜘蛛痣。心肺无异常。肝肋下未及,脾肋下 4cm,腹部可见轻度腹壁静脉曲张,移动性浊音阳性。双手肝掌明显,双下肢有凹陷性水肿。神经系统检查未见异常。辅助检查:A/G:25/35。

3. 该患者腹部移动性浊音是何原因所致:

    A. 肾源性水肿　　　　　　B. 心源性水肿　　　　　　C. 肝源性水肿

    D. 炎性水肿　　　　　　　E. 淋巴性水肿

4. 该患者水肿的发生与下列哪种因素无关:

    A. 毛细血管压升高　　　　B. 血浆胶体渗透压下降　　C. 毛细血管通透性增高

    D. 淋巴回流受阻　　　　　E. 毛细血管通透性下降

第五单元　炎　症

要点导航

1. 解释炎症、炎症介质、变质、渗出、增生的概念。
2. 了解炎症的原因、结局。
3. 掌握炎症局部的基本病变、类型及各型病变。
4. 熟悉炎症的临床表现。

案例

患者，男，3 天前外伤，致右上臂外侧软组织损伤，伴表皮破溃。自今日起患者右上肢损伤处局部红、肿、热、痛、不敢活动，并伴有发热、全身不适、食欲不振、精神萎靡、头痛头晕等症状。

思考：1. 该患者右上臂外侧损伤处形成什么病变？

　　　2. 损伤局部为什么会出现红、肿、热、痛、功能障碍？

　　　3. 患者为什么会伴有发热等全身症状？

第一节　炎症的概念

炎症（inflammation）是指具有血管系统的活体组织对各种致炎因子引起的损害所发生的一种以防御为主的反应。炎症局部组织的基本病变包括变质、渗出和增生，由此引起炎症局部出现红、肿、热、痛、功能障碍等临床表现，并伴有不同程度的全身反应，如发热、血液中白细胞数目改变、单核 - 吞噬细胞系统及淋巴组织增生、血沉加快等。

炎症时，由致炎因子引起的损伤反应和机体的抗损伤反应贯穿于炎症的全过程。变质属于致炎因子引起的损伤性反应，而渗出和增生则属于机体的抗损伤性反应，其中特别是以局部血管反应为中心的渗出性病变，是炎症的重要标志。

炎症是一种常见而且重要的病理过程，临床上许多疾病都属于炎症性病变，如阑尾炎、肺炎、肾炎及各种传染病等均属于炎症。

第二节　炎症的原因

引起炎症的原因很多，凡是能引起组织细胞损伤的因素都可成为炎症的原因，这些因素通常称为致炎因子，可分为以下几类。

1. 生物性因素　是最常见的致炎因子，包括细菌、病毒、支原体、立克次体、螺旋体、真菌和寄生虫等各种病原微生物。其主要致炎物质是其代谢产物、毒素或某些抗原成分等均可引起组织细胞损伤。由生物性因素引起的炎症，临床上通常称为感染。

2. 物理性因素　包括机械力、温度、大气压、电流、电离辐射、放射线同位素等。物理性因素只要达到一定的强度或一定的作用时间，均可引起组织细胞损伤，而引起炎症。如高温引起的烫伤、烧伤，低温所致的冻伤，电离辐射造成的放射性损伤，以及机械力导致的切割伤、挤压伤、挫伤等，均可伴有炎症反应。

3. 化学性因素　某些体内、外的化学性物质，在体内达到一定浓度或剂量，均能引起组织损伤导致炎症。如强酸、强碱的腐蚀，坏死组织崩解产物的刺激，体内毒性代谢产物尿酸、尿素等的蓄积，均可引起炎症。

4. 免疫性因素　通过免疫反应引起组织细胞损伤也可导致炎症（变态反应性炎症），如肾小球肾炎、乙型病毒性肝炎、过敏性鼻炎、荨麻疹等。

上述致炎因子作用于人体后，能否引起炎症除与致炎因子的性质、强度和作用时间等有关外，还取决于机体的免疫性和抵抗力。例如老年人由于机体抵抗力和免疫功能低下，易患肺炎等疾病。

第三节　炎症局部的基本病理变化

虽然炎症的原因很多，而且不同原因引起的炎症其类型也不完全相同。但任何炎症局部均有不同程度的变质、渗出和增生三种基本病理变化。变质是以损伤为主的变化，而渗出和增生则是以抗损伤为主的反应。

一、变质

变质是指炎症局部组织细胞的变性和坏死的过程。引起变质的主要原因多是由于致炎因子的直接损伤所致。变质的组织细胞除形态学变化外，常伴有不同程度的代谢变化和炎症介质的形成。

（一）形态变化

变质性改变既可发生在实质，也可发生于间质。实质细胞常见的变质性改变有细胞水肿、脂肪变性、凝固性坏死和液化性坏死等；间质纤维组织常见的变质性改变有黏液样变性，纤维蛋白样坏死和溶解液化等。

（二）代谢变化

炎症局部的组织细胞发生变质性改变时，常伴有明显的代谢变化，主要有以下表现。

1. 分解代谢增强　炎症局部组织以分解代谢增强为主要特点，表现为糖、脂肪和蛋白质三大物质分解代谢均增强。

2. 局部代谢性酸中毒 炎症局部由于糖、脂肪和蛋白质分解代谢增强，耗氧量增加。加之氧供不足或酶活性减弱，使有氧氧化过程障碍，无氧酵解增强，导致炎症局部氧化不全的中间酸性代谢产物（如乳酸、脂肪酸、酮体等）堆积，引起局部代谢性酸中毒。炎症局部高氢离子浓度增高，具有抑制病原体生长和增强血管壁通透性的作用。

3. 组织间液渗透压增高 炎症局部由于分解代谢增强，使蛋白质等大分子物质分解为小分子物质，导致炎症局部分子浓度增高。同时由于局部酸中毒，使盐类解离增强，引起局部离子浓度也增高，从而导致炎症局部的胶体渗透压和晶体渗透压增高。

变质时，上述代谢的变化为炎症的局部血管反应和炎性渗出提供了重要的条件。

（三）炎症介质

1. 炎症介质的概念和作用 炎症介质（inflammatory mediator）是指能够参与或诱导炎症发生、发展的具有生物活性的化学物质。炎症介质在炎症的发生和发展过程中起着重要的介导作用。大多数炎症介质均可扩张小血管，增加血管壁通透性，此外，某些炎症介质还具有趋化作用，引起发热、疼痛、组织损伤和参与免疫反应等作用。

2. 炎症介质的来源及类型 炎症介质可分为外源性和内源性两大类，外源性炎症介质是指来源于细菌及其代谢产物的化学活性物质。内源性炎症介根据其来源不同又可分为细胞源性和血浆源性两大类。

（1）来源于组织细胞的炎症介质 主要有：血管活性胺（组胺和5-羟色胺）、花生四烯酸、前列腺素（PG）和白细胞三烯、溶酶体成分、淋巴因子等。来自细胞的炎症介质多以颗粒形式储存于细胞内，在某些致炎因子的作用下，释放到细胞外并由非活化状态转变为活化状态，引起各种炎症反应。

（2）来源于血浆的炎症介质 主要包括激肽系统（如缓激肽）、补体系统（C3a、C5a和C567等）、凝血系统（凝血酶原、凝血酶、纤维蛋白、纤维蛋白多肽等）、纤维蛋白溶解系统（纤维蛋白溶解酶、纤维蛋白降解产物等）。

炎症介质的种类及其主要功能见表5-1。

表5-1 炎症介质的类型及其主要作用

来源		介质		扩张小血管	增加通透性	趋化作用	其他
细胞源性	嗜碱粒细胞 肥大细胞 血小板	血管活性胺	组胺	+	+	+（嗜酸）	
			5-羟色胺	+	+		
	细胞质膜磷脂成分 白细胞、肥大细胞	花生四烯酸 代谢产物	前列腺素	+	+	+	发热、致痛
			白细胞三烯		+	+	
	中性粒细胞和 单核细胞	溶酶体成分	阳离子蛋白质		+	+（单核）	损伤组织
			中性蛋白酶		+	+（中性）	
	淋巴细胞		各种淋巴因子	+	+	+（中性） （巨噬）	参与免疫 损伤组织

续表

来　源		介质	扩张小血管	增加通透性	趋化作用	其他
血浆源性	激肽系统	血浆蛋白质　缓激肽	+	+		致痛
	补体系统	血浆蛋白质　补体 C3、C5	+	+	+	
	凝血系统	纤维蛋白多肽		+	+	
	纤溶系统	纤维蛋白降解产物		+	+	

二、渗出

炎症局部血管内的血液成分通过血管壁进入组织间隙的过程称为渗出。以血管反应为中心的渗出性变化是炎症的重要形态学标志。炎性渗出的全过程包括血管的反应、血管壁通透性增加和血液成分的渗出三个环节。

（一）血流动力学改变（血管的反应）

炎症时，由于致炎因子和炎症介质的作用，炎症局部发生一系列的血流动力学改变，一般按下列顺序发展。

1. 细动脉短暂痉挛　机体在各种致炎因子的刺激下，通过神经轴突反射，首先引起炎症局部细动脉短暂的痉挛、收缩，血流量减少，其持续时间很短，只有几秒钟到几分钟。

2. 动脉性充血（炎性充血）　在细动脉短暂痉挛之后，细动脉和毛细血管扩张，局部血流量增多，形成动脉性充血，又可称为炎性充血。引起炎性充血的主要原因是：①神经轴突反射；②胆碱能神经纤维兴奋；③炎症介质的作用（组胺、缓激肽、补体 C3a、C5a 和前

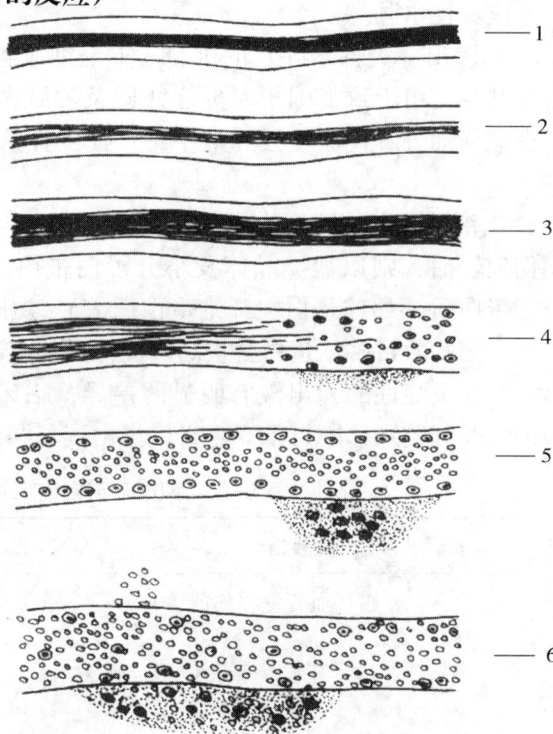

图 5-1　炎症血管反应示意图

1. 正常血流，血管中央为轴流，血管周边为边流
2. 血管痉挛，血流量减少，轴流变细
3. 血管扩张，血流加速，轴流增宽
4. 血管进一步扩张，血流变慢，轴流消失，白细胞附壁，血浆渗出
5. 血流变慢，白细胞游出
6. 血流进一步减慢，除了白细胞游出外，红细胞漏出

列腺素等）。其中由神经轴突反射和胆碱能神经纤维兴奋引起的小血管扩张，持续时间较短，由炎症介质引起的小血管扩张，持续时间较长。

3. 静脉淤血和血流停滞　随着动脉性充血的不断发展，毛细血管和小静脉进一步扩张，通透性升高，血浆液体渗出，血液浓缩，黏滞度增加，血流减慢，血液淤积甚至停滞，形成静脉淤血和血流停滞。血管的各种反应见图 5 - 1。

（二）血管壁通透性的增高

炎症局部血管壁通透性增高的原因有：①致炎因子直接损伤血管壁，使血管壁通透性增加；②炎症介质和 H^+、K^+ 的作用，使炎症局部小血管扩张，血管壁通透性升高；③血管反应晚期，由于静脉淤血，内皮细胞损伤，毛细血管壁的通透性增加。

（三）血液成分的渗出

上述血流动力学的改变和血管壁通透性的增高，为血液成分的渗出创造了条件。血液成分的渗出包括液体的渗出和细胞的渗出。

1. 液体的渗出——炎性水肿　是指炎症局部血管内的液体成分通过血管壁进入组织间隙的过程。渗出的液体成分称为渗出液，渗出的液体积聚于组织间隙，使组织间液增多，形成炎性水肿。

（1）液体渗出（炎性水肿）的机制　①毛细血管内压升高：由于静脉淤血。②血管壁通透性升高：由于致炎因子、炎症介质及静脉淤血的作用。③组织间液渗透压升高：由于炎症局部分解代谢增强和酸中毒，使炎症病灶区内的胶体渗透压和晶体渗透压都升高。

（2）渗出液的特点　液体渗出的量及其成分，因血管壁的损伤程度不同而异，当血管壁损伤较轻时，则以盐类晶体及小分子白蛋白渗出为主；当血管壁损伤较重时，则以大分子蛋白质（如球蛋白、纤维蛋白原等）渗出为主。渗出液的特点是：外观混浊、比重高、细胞数目多、蛋白含量高、离体后能自凝、黏蛋白定性试验（＋）。炎症时的渗出液和非炎症性的漏出液有明显的差异，临床上正确区别渗出液与漏出液，对某些疾病的诊断和鉴别诊断有重要意义。渗出液与漏出液的区别见表 5 - 2。

表 5 - 2　渗出液与漏出液的区别

区别点	渗出液	漏出液
原因	炎症（血管壁损伤严重）	循环障碍、淤血、血浆胶渗压降低
外观	混浊	澄清
比重	>1.018	<1.018
蛋白量	>25g/L	<25g/L
细胞数	>0.50×10g/L	<0.10×10g/L
凝固性	离体自凝	不凝
黏蛋白试验	阳性	阴性

（3）液体渗出的意义　液体渗出具有重要的防御作用：①渗出液可以中和、稀释

毒素及有害物质，减少毒素对机体的损伤；②渗出液来自血浆液体，故可给局部组织细胞带来营养物质，并带走代谢产物；③渗出液中含有抗体、补体、溶菌酶等物质可消灭病原体；④渗出的纤维蛋白，可形成纤维蛋白网，阻止病原体及其毒素的扩散，有利于白细胞的游走和吞噬，还可作为组织修复的支架。但渗出液过多对机体也会造成不良影响：①大量的渗出液可压迫局部组织、器官，加重局部血液循环障碍；②体腔内渗出液过多，可影响组织、器官的功能。如大量心包积液时，可影响心脏的舒缩功能；③渗出液中的大量纤维蛋白不能完全被吸收时，可发生机化，导致组织粘连，如心包粘连、胸膜粘连等。

2. 细胞的渗出——炎细胞浸润 炎症局部血管内的各种白细胞通过血管壁进入组织间隙的过程称为白细胞渗出。渗出于血管外的白细胞称为炎细胞。渗出的炎细胞聚集于炎症病灶区的现象称为炎细胞浸润。白细胞的渗出是一个非常复杂的过程，包括白细胞的靠边、附壁、游出、趋化和吞噬等过程。

（1）细胞渗出的过程

①白细胞的靠边和附壁 生理情况下，血液在血管内流动时，血液中的有形成分位于血流的中心带称为轴流，血浆成分位于血流的边缘带称为边流。维持这种轴流和边流状态，需要一定的血流速度。炎症时，由于静脉淤血，使血流速度减慢甚至停滞，导致轴流加宽，轴流、边流消失。白细胞由轴流进入边流，靠近血管壁并沿着血管壁向前缓慢滚动，称为白细胞靠边。靠边的白细胞黏附于血管壁，紧贴于内皮细胞表面，称为白细胞附壁。白细胞与内皮细胞的黏着是通过细胞表面的黏附分子相互识别、相互作用完成的。白细胞附壁是白细胞游出的前提。

②白细胞的游出 白细胞穿过血管壁进入组织间隙的过程，称为白细胞的游出。黏着于血管壁的白细胞，首先在内皮细胞连接处伸出伪足，以阿米巴样运动方式，逐渐穿过内皮细胞间隙，再穿过基底膜，最后整个细胞移至血管外。白细胞的游出过程见图5-2。白细胞的游出是一个主动移动过程，各种白细胞均以同样方式游出，但以中性粒细胞游出最快。不同类型的炎症，由于致炎因子不同，游出的白细胞类型不尽相同，如化脓菌感染以中性粒细胞渗出为主，病毒感染以淋巴细胞渗出为主，过敏反应或寄生虫病则以嗜酸粒细胞渗出为主。

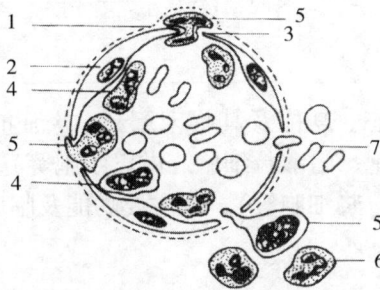

图5-2 白细胞游出模式图

1. 血管基底膜 2. 内皮细胞 3. 内皮细胞间隙 4. 靠边附壁的白细胞
5. 正在游出的白细胞 6. 已经游出的白细胞 7. 漏出的红细胞

③趋化作用：是指某些化学物质能使游出血管壁的白细胞在组织间作定向移动的现象，称为趋化作用。能吸引白细胞做定向移动的化学物质称为趋化因子。能吸引白细胞向趋化因子集中的现象，称为阳性趋化性。能排斥白细胞远离趋化因子的现象，称为阴性趋化性。趋化因子主要有细菌及其代谢产物和炎症介质，不同趋化因子吸引不同的白细胞，如组胺主要吸引嗜酸粒细胞；淋巴因子主要吸引中性粒细胞和巨噬细胞。其中以中性粒细胞和单核细胞对趋化因子反应最明显，而淋巴细胞反应较弱。白细胞的趋化作用见图5－3。

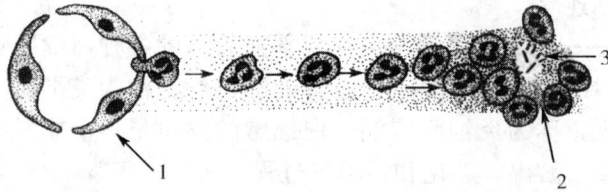

图5－3　白细胞趋化作用示意图
1. 血管　2. 炎症病灶区　3. 趋化物

④吞噬降解　白细胞到达炎症病灶区后，就开始发挥其重要的吞噬作用。炎症病灶区内的白细胞吞噬、消化病原体及其他异物的过程，称为吞噬作用。具有较强吞噬能力的细胞主要是中性粒细胞和巨噬细胞。巨噬细胞的吞噬过程可分为三个阶段：识别和黏着、包围和吞入、杀灭和降解。白细胞的吞噬过程见图5－4。

知识链接

☞ 巨噬细胞的吞噬过程 ☜

①识别和黏着：在血清中存在着一类能增强吞噬细胞的吞噬功能的蛋白质，称为调理素。如免疫球蛋白的Fc段、补体C3b等。吞噬细胞借助其表面的Fc段和C3b受体，能识别被抗体或补体包裹的病原体或异物，并与其结合，使之附着于吞噬细胞的表面。②包围和吞入：吞噬细胞伸出伪足或内陷将黏附于表面的病原体或异物包围，然后吞入胞质内形成吞噬体，再逐渐内移并与溶酶体结合，形成吞噬溶酶体。③杀灭和降解：吞噬溶酶体内的病原体或异物，逐渐被溶酶体及其代谢产物降解和消化。溶菌酶能水解细菌细胞壁成分，使之崩解；溶酶体的铁蛋白能抑制细菌生长。此外，在吞噬溶酶体内，还能产生多种氧自由基或通过降低pH值来杀灭和降解病原体或异物。

（2）炎细胞的种类、形态、功能及其临床意义　炎症时各种炎细胞主要来自于血液（如中性粒细胞、单核细胞、嗜酸粒细胞、淋巴细胞等），部分可由局部组织增生而来（如淋巴细胞、巨噬细胞、浆细胞等），其主要功能及临床意义见表5－3。各种炎症细胞的形态见图5－5。

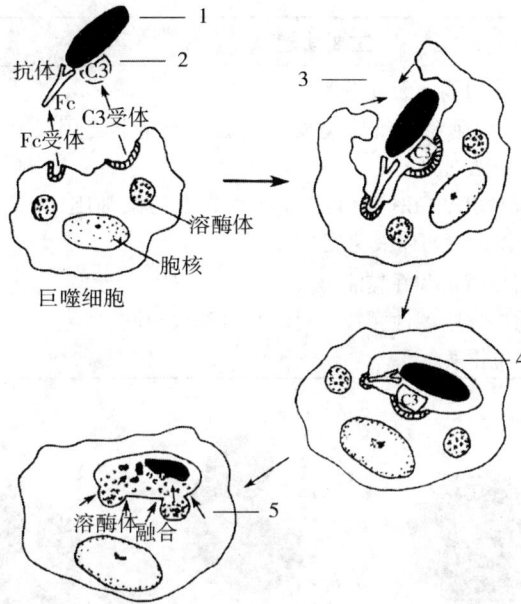

图 5 - 4 巨噬细胞吞噬过程示意图

1. 抗原（病原体或异物） 2. 调理化作用 3. 包绕吞入 4. 吞噬体 5. 吞噬溶酶体

表 5 - 3 炎症细胞的种类、功能及临床意义

炎细胞	主要功能	临床意义
中性粒细胞	1. 具有较强的游走和吞噬能力 2. 能吞噬细菌，组织碎片及抗原抗体复合物 3. 可释放某些炎症介质（阳离子蛋白、中性蛋白酶） 4. 溶酶体内含有酸性水解酶、中性蛋白酶、溶菌酶、吞噬素等 5. 崩解后，释放多种蛋白水解酶，溶解坏死组织及纤维蛋白	主要见于急性炎症的早期和化脓性炎症。变性、坏死后成为脓细胞
巨噬细胞	1. 具有很强的游走和吞噬能力 2. 能吞噬细菌，较大的组织碎片及异物等 3. 释放内生致热原和炎症介质（白细胞三烯等） 4. 处理原抗，传递免疫信息 5. 能演变为类上皮细胞及多核巨细胞等	主要见于急性炎症后期，肉芽肿性炎症（结核、伤寒等），病毒和寄生虫感染等。
嗜酸粒细胞	1. 具有较弱的游走和吞噬能力 2. 吞噬免疫复合物和组胺	主要见于寄生虫感染及变态反应性炎症

炎细胞	主要功能	临床意义
淋巴细胞及浆细胞	1. 游走能力弱，无吞噬能力 2. T淋巴细胞参与细胞免疫，致敏后产生淋巴因子，杀伤靶细胞 3. B淋巴细胞，在抗原刺激下，可转变为浆细胞，产生抗体，参与体液免疫	主要见于慢性炎症，病毒感染，立克次体和某些细菌（如结核菌）感染，是参与免疫反应的主要细胞
嗜碱粒细胞和肥大细胞	1. 无明显游走和吞噬能力 2. 胞质中含嗜碱性颗粒，脱颗粒可释放组胺、5-羟色胺和肝素。	主要见于变态反应性炎症

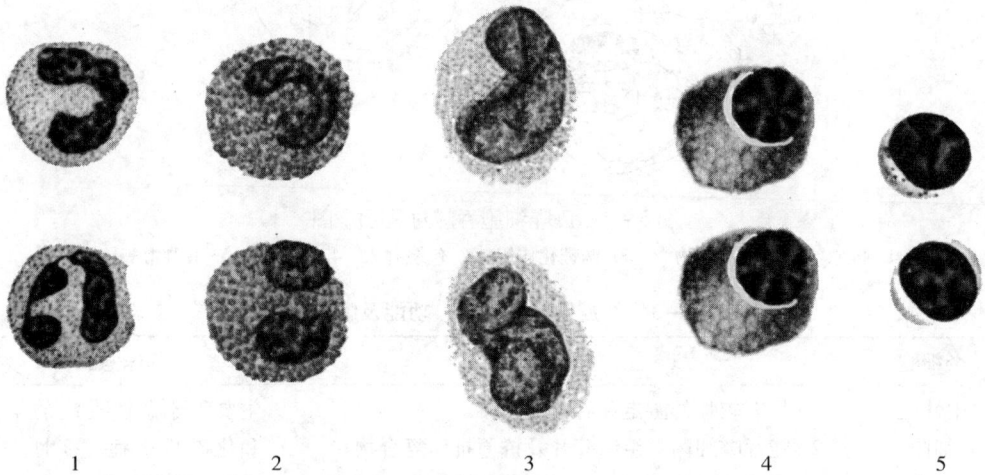

图5-5 各种炎症细胞的形态
1. 中性粒细胞 2. 嗜酸粒细胞 3. 单核细胞 4. 浆细胞 5. 淋巴细胞

三、增生

增生是指在某些特殊致炎因子（如组织崩解产物、某些理化性因素等）作用下，炎症局部组织细胞增殖、数目增多。增生的细胞成分主要是巨噬细胞、血管内皮细胞和成纤维细胞，有时可伴有被覆上皮细胞和腺体的增生。一般在急性炎症后期和慢性炎症时，则以增生性病变为主，但有少数急性炎症也可以增生性病变为主。如急性肾小球肾炎时，以肾小球毛细血管的内皮细胞和系膜细胞增生为主；伤寒时以全身单核-吞噬细胞增生为主。

增生亦有重要的防御意义，增生的巨噬细胞能吞噬降解病原体、坏死组织和异物，并能传递抗原信息，引起免疫反应；增生的成纤维细胞和毛细血管构成肉芽组织，完成炎症损伤后的修复。但过度的纤维组织增生可使原有的组织、器官结构破坏，对机体产生不利影响。

综上所述，任何炎症局部都具有变质、渗出和增生三种基本病变。在不同类型的炎症或同一炎症的不同阶段上，炎症局部的基本病变不尽相同，有的以变质为主，有的以渗出为主，有的以增生为主。一般来说，炎症的早期和急性炎症多以变质、渗出性病变为主，而炎症的后期或慢性炎症则多以增生性病变为主。变质、渗出、增生三者在一定的条件下，可以互相转化。

第四节 炎症的类型

一、临床分类

临床上，通常根据炎症发病缓急程度、病程持续时间的不同，可将炎症分为以下四种类型。

1. 超急性炎症 呈暴发性经过，可持续数小时至数天。此类炎症的特点是炎症反应剧烈，组织、器官损伤严重，甚至可导致机体死亡。多见于变态反应性炎症或器官移植后的排斥反应。

2. 急性炎症 起病急，进展快，临床症状明显，病程短，可持续数天。炎症局部的基本病变以变质、渗出为主，病灶区内渗出的炎细胞主要为中性粒细胞。

3. 慢性炎症 起病缓慢，病程较长，可持续数月至数年。可由急性炎症经久不愈发展而来，也可起病隐匿。炎症局部的基本病变以增生为主，病灶内浸润的炎细胞以淋巴细胞、浆细胞和巨噬细胞为主。临床症状不明显，但有时可急性发作，如慢性阑尾炎急性发作。

4. 亚急性炎症 病程介于急性炎症和慢性炎症之间的一类炎症。亚急性炎症可由急性炎症转化而来，但有的亚急性炎症其发生与致炎因子有关，如由毒力较弱的草绿色链球菌感染引起的细菌性心内膜炎即属于亚急性炎症。

二、病理分类

在病理学上，通常根据炎症局部组织的基本病变不同，可将炎症分为变质性炎症、渗出性炎症和增生性炎症三大类。

（一）变质性炎症

变质性炎症是指炎症局部以变质性病变为主，而渗出和增生性病变较轻微的炎症。多由严重感染、中毒或变态反应所致。常发生于心、肝、肾、脑等实质器官。如病毒性肝炎时，以肝细胞变性、坏死为主；流行性乙型脑炎时，以神经细胞变性、坏死为主；白喉外毒素引起的中毒性心肌炎，则以心肌细胞变性、坏死为主。变质性炎症多呈急性经过。变质性炎症时，由于组织、细胞变性、坏死，常破坏相应器官的结构和功能。

（二）渗出性炎症

渗出性炎症是指炎症局部以渗出性病变为主，而变质、增生性病变较轻微的一类炎症。根据渗出的成分不同，可将渗出性炎症分为以下几类。

1. 浆液性炎症 是指以大量浆液渗出为主，可伴有少量白细胞和纤维蛋白渗出的一类炎症。常发生于皮肤、黏膜、浆膜、脑膜、滑膜和肺等部位。发生于皮肤、黏膜的可形成水疱，如皮肤二度烧伤时形成的水疱；发生于浆膜或滑膜的可形成积液，如胸腔积液、腹腔积液、关节腔积液等。浆液性炎症易吸收消散。

2. 纤维蛋白性炎症 是以大量纤维蛋白渗出为主，可伴有少量浆液和白细胞渗出的一类炎症。多由细菌毒素或毒物导致血管壁严重受损，通透性明显升高引起。纤维蛋白性炎症常发生于黏膜、浆膜和肺等部位。①发生于黏膜的纤维蛋白性炎症，在黏膜表面可有大量的纤维蛋白、少量的中性粒细胞渗出。渗出的纤维蛋白、中性粒细胞、坏死脱落的黏膜上皮细胞及病原体等混合，形成灰白色的膜状物（假膜），覆盖于黏膜表面，故此类炎症又可称为假膜性炎症。如白喉、细菌性痢疾等。白喉时，在气管、支气管黏膜表面形成大片状假膜，假膜脱落可阻塞气管或支气管，引起窒息；细菌性痢疾时，在肠黏膜表面形成碎小的糠皮样假膜，假膜脱落，可形成小、浅、不规则的溃疡。②发生于浆膜的纤维蛋白性炎症，主要病变为在浆膜表面有大量的纤维蛋白渗出。如心包的纤维蛋白性炎症，在心包脏壁两层之间有大量的纤维蛋白渗出，渗出的纤维蛋白随着心脏收缩、舒张的牵拉，形成绒毛状，故称绒毛心。浆膜的纤维蛋白性炎症若渗出的纤维蛋白较少，可被中性粒细胞崩解时释放的蛋白溶解酶溶解吸收；若渗出的纤维蛋白过多，则不能完全被溶解吸收，可发生机化，导致组织或器官粘连，影响组织或器官的功能。如心包粘连，可影响心脏的舒缩功能。③发生于肺的纤维蛋白性炎症，主要表现为在肺泡腔内有大量的纤维蛋白渗出，如大叶性肺炎。

3. 化脓性炎症 是以大量中性粒细胞渗出为主，伴有不同程度的组织坏死和脓液形成的一类炎症。多由化脓菌（如葡萄球菌、链球菌、大肠埃希菌、铜绿假单胞菌）感染所致。病灶内渗出的中性粒细胞释放蛋白溶解酶，将坏死组织溶解液化的过程，称为化脓。在化脓过程中形成的黄白色或黄绿色浑浊、黏稠的糊状物，称为脓液（脓汁）。脓液主要有大量变性、坏死的中性粒细胞（即脓细胞）、溶解液化的坏死组织、少量的浆液和细菌等成分构成。根据化脓性炎症发生的原因和部位不同，可分为以下三种类型。

（1）脓肿 指组织或器官内的局限性化脓性炎症，常伴有脓腔形成，脓腔内充满脓液。脓肿常发生于皮下或内脏器官，如肺、肝、肾、脑等（图5-6）。多由金黄色葡萄球菌感染所致。细菌及其毒素致局部组织坏死，继而大量中性粒细胞渗出、浸润，并释放蛋白溶解酶，将坏死组织溶解液化，形成脓肿。脓肿早期与周围组织分界不清，经一段时间后，脓肿周围逐渐有肉芽组织增生，形成脓肿壁，使脓肿局限化。

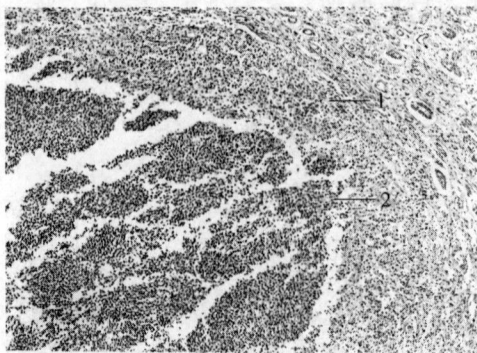

图5-6 肾脓肿
1. 脓肿内肾组织溶解、液化、坏死 2. 脓肿内大量脓细胞聚焦

小的脓肿可以完全吸收消散，较大的脓肿常需切开引流或穿刺抽脓，而后由肉芽组织增生，瘢痕修复。较大的脓肿，不能完全吸收或排出脓液后，可发生机化或形成慢性脓肿。皮肤黏膜表浅部位的脓肿，可向表面破溃形成溃疡；深部组织的脓肿向体表或自然管道穿破，形成只有一个开口的排脓的盲管，称为窦道；若深部组织的脓肿一端向体表穿破，而另一端向自然管道穿破或贯通两个空腔器官，形成有两个或两个以上开口的管道，称为瘘管。例如，肛门周围的脓肿向皮肤穿破形成的盲管，称为肛旁窦道；若向外穿破皮肤，向内破入肛管，形成两端开口的管道，称为肛门瘘管（图5-7）。

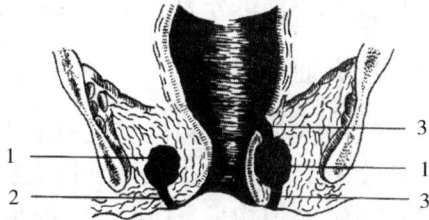

图5-7 肛管周围脓肿形成的窦道和瘘管示意图
1. 脓肿 2. 窦道 3. 瘘管

（2）蜂窝组织炎 是指疏松组织内的弥漫性化脓性炎症。常见于皮下组织、黏膜下层、肌肉间和阑尾等部位。多由溶血性链球菌感染所致，此细菌能分泌透明质酸酶和链激酶，可溶解结缔组织基质中的透明质酸和纤维蛋白，使细菌易沿组织间隙蔓延、扩散，导致炎症比较弥漫，病灶内有大量中性粒细胞浸润，与正常组织分界不清（图5-8）。

知识链接

疖和痈

疖：是指单个毛囊、皮脂腺及其周围组织形成的脓肿。痈：是指由多个疖融合而成，在皮下组织中形成互相沟通的脓肿。

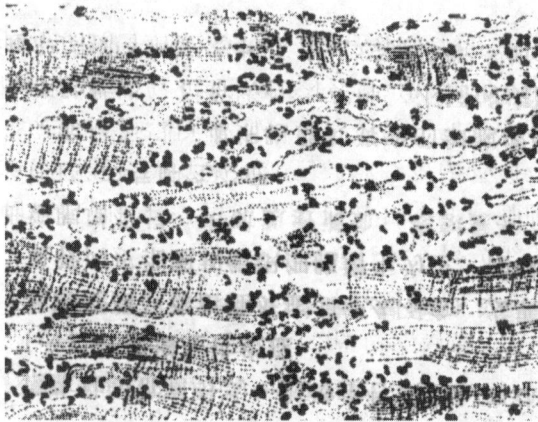

图5-8 横纹肌蜂窝织炎
横纹肌束之间弥漫的中性粒细胞浸润

（3）表面化脓和积脓 是指发生于黏膜、浆膜和脑膜等部位的化脓性炎症，其脓性渗出物主要向黏膜、浆膜和脑膜表面渗出，如化脓性胸膜炎、化脓性脑膜炎等。其中发生于支气管黏膜、泌尿道黏膜的，渗出的脓液可沿支气管或泌尿道排出体外；发生于黏膜腔或浆膜腔者，其脓液可积聚于黏膜腔或浆膜腔内，形成积脓。如阑尾积脓、胸膜腔积脓等。

4. 出血性炎 是指炎症局部以大量红细胞漏出为主要病变特征的一类炎症。多因血管壁损伤严重，通透性明显升高所致。常见于某些烈性传染病，如流行性出血热、鼠疫等。

5. 卡他性炎症 是指发生于黏膜的一种轻度渗出性炎症，其渗出物沿黏膜表面排出。根据渗出成分的不同可分为浆液性卡他、黏液性卡他和脓性卡他。

三、增生性炎症

增生性炎症是指炎症局部以增生性病变为主，而变质和渗出较轻微的炎症。增生性炎症多呈慢性经过，但也有少数增生性炎症呈急性经过，如急性肾小球肾炎、伤寒等，虽为增生性炎症，但均呈急性经过。根据炎症局部病变特点的不同，可将增生性炎症分为以下几种类型。

1. 一般增生性炎症 是指炎症局部组织、细胞增生，并伴有慢性炎细胞浸润的炎症。增生的组织细胞主要有成纤维细胞和血管内皮细胞，可伴有被覆上皮、腺上皮或实质细胞的增生。炎症局部浸润的慢性炎细胞主要是巨噬细胞、淋巴细胞、浆细胞。晚期由于大量纤维组织增生，可导致组织器官质地变硬，体积缩小。如慢性硬化性肾小球肾炎晚期，由于大量纤维组织增生，形成颗粒性固缩肾，使肾脏体积缩小，质地变硬。但也有的一般增生性炎症，可使组织或器官体积增大。如慢性扁桃体炎时，由于长期慢性炎症的刺激，扁桃体内的淋巴组织和纤维组织增生，致扁桃体体积明显肿大，质地变硬。

2. 炎性息肉 是指在某些致炎因子作用下，炎症局部的黏膜上皮、黏膜下腺体及肉芽组织共同增生，形成向表面突起的底部有蒂的肿物。炎性息肉可单发也可多发，其大小可从数毫米至数厘米，淡红色，质地柔软。常见的炎性息肉有子宫颈息肉、鼻息肉等。

3. 炎性假瘤 是指在某些致炎因子作用下，炎症局部有多种成分共同增生，形成境界清楚的肿瘤样团块，肉眼观察和 X 线检查时，易误诊为肿瘤。其病变本质为炎症性增生，而非真性肿瘤。常见于眼眶和肺。如肺炎性假瘤时，从显微镜下观察病变区主要有肺泡上皮细胞、血管内皮细胞、巨噬细胞及成纤维细胞等多种成分增生，并伴有大量淋巴细胞、浆细胞浸润和含铁血黄素沉积。但肉眼观察肿物呈灰白色，质地较实，无包膜，与周围组织分界不清楚，似肺癌。

4. 炎性肉芽肿（肉芽肿性炎症）
是指以肉芽肿形成为主要病变特点的一类炎症。肉芽肿是指在某些特殊致炎因子作用下，炎症局部以巨噬细胞及其演化细胞增生为主，形成境界清楚的结节状病灶。从显微镜下观察：炎性肉芽肿病灶内主要有大量巨噬细胞增生，增生的巨噬细胞可转变为类上皮细胞、多核巨噬细胞、风湿细胞、

> **知识链接**
>
> **结核性肉芽肿的镜下结构**
>
> 结核性肉芽肿又称结核结节，典型的结核结节镜下观察：中央为干酪样坏死，周围有类上皮细胞和多核的朗格汉斯巨细胞，再外围有淋巴细胞及成纤维细胞围绕，形成境界清楚的结节状病灶。

伤寒细胞、麻风细胞等，病灶周围有少量的淋巴细胞、成纤维细胞包绕，形成界限清楚的结节状病灶（图5-9）。

根据致炎因子和病变特点的不同，可将肉芽肿性炎症分为感染性肉芽肿和异物性肉芽肿两大类。

（1）感染性肉芽肿　此类肉芽肿的形成，主要是由于病原体感染引起机体免疫反应，特别是细胞免疫反应所致。常见的感染性肉芽肿有：结核结节、伤寒小结、麻风小体、风湿小体等。不同病原体感染所引起的肉芽肿性病变，其形态特点各有其特异性，因此，可根据肉芽肿的形态结构特点作出病因学诊断。如检查到典型的结核结节时，即可诊断为结核病。

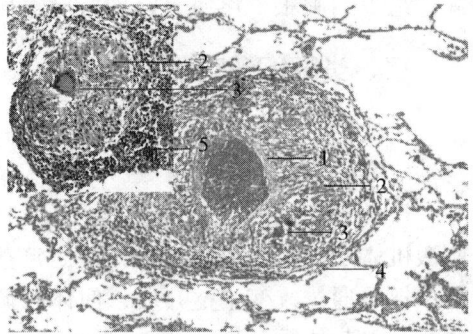

图5-9　结核结节（低倍镜）
1. 干酪样坏死物　2. 类上皮细胞
3. 郎罕巨细胞　4. 成纤维细胞　5. 淋巴细胞

（2）异物性肉芽肿　是由于异物长期刺激所引起的以巨噬细胞增生为主的结节状病灶。引起异物性肉芽肿的常见异物有：外科缝线、木刺、滑石粉、石棉纤维、矽尘、寄生虫虫卵等。其主要病变特征是：显微镜下观察可见病灶中央为异物，异物周围有多少不等的单核、多核的异物巨细胞及成纤维细胞包绕，形成境界清楚的结节状病灶。

总之，增生性炎症多为慢性炎症。其中一般增生性炎症、炎性息肉、炎性假瘤为慢性非特异性炎症，而炎性肉芽肿则为慢性特异性炎症。

第五节　炎症的临床表现

炎症的临床表现主要有两大类，一类是炎症的局部表现，一类是炎症的全身反应。由于炎症局部的基本病变，导致炎症局部出现不同的临床症状和体征，同时可伴有不同程度的全身反应。

一、炎症的局部表现

炎症局部的临床表现主要有红、肿、热、痛和功能障碍。尤其以急性炎症为著，其发生的基础是炎症局部的基本病变。

1. 红　炎症早期由于动脉性充血，导致炎症局部血管内动脉血含量增多，炎症局部呈鲜红色。炎症后期由于静脉性充血，使炎症局部血管内静脉血含量增多，炎症局部呈暗红色。

2. 肿　急性炎症时，由于充血、水肿及炎细胞浸润，可使炎症局部组织肿胀。慢性炎症时，由于细胞和组织增生，也可使炎症局部组织肿胀。

3. 热　炎症局部由于动脉性充血，血流量增多，组织代谢增强，产热增多，使炎症局部温度增高。

4. 痛　炎症局部常伴有疼痛，这是由于：①炎症病灶区内，局部组织分解代谢增强，H^+、K^+浓度增高，刺激神经末梢引起疼痛；②某些炎症介质如前列腺素、5-羟色胺、缓激肽等有致痛作用；③局部组织肿胀，压迫神经末梢引起疼痛。

5. 功能障碍　炎症病灶内的实质细胞变性坏死、代谢障碍、渗出物的压迫或阻塞、局部组织的肿胀、疼痛等，均可导致病变组织或受累器官的功能障碍。

二、炎症的全身反应

虽然炎症的基本病变主要位于局部，但常可引起不同程度的全身反应。常见的全身反应有以下几种。

1. 发热 多见于病原微生物引起的炎症。各种病原体及其毒素可作为外致热原，刺激机体产内生致热原细胞，使之产生并释放内生致热原，作用于下丘脑前部体温调节中枢，通过改变中枢介质，使体温调节中枢的调定点上移，从而使产热增多，散热减少，引起体温升高。

知识链接

♋ 发热的生物学意义 ♋

发热是机体的重要防御反应之一，一定程度的发热，对机体是有利的：①可增强单核－吞噬细胞系统的功能；②可促进抗体的形成；③可加强肝脏的解毒功能；④可抑制病原体的生长。但体温过高或持续高热，对人体是不利的，可严重影响机体的代谢过程，并引起各系统尤其是中枢神经系统的功能紊乱。

2. 血中白细胞的变化 绝大多数炎症时，末梢血中白细胞数目增多。白细胞数目的增多可增强炎症反应，具有重要的防御意义。血中增多的白细胞的类型与炎症的类型、病原体的种类、感染的程度有关。化脓菌感染时，血中以中性粒细胞增多为主，当严重感染时，可出现幼稚的中性粒细胞，称为核"左移"，细胞质内可见中毒颗粒；肉芽肿性炎症时，血中以单核细胞增多为主；寄生虫感染或变态反应性炎症时，以嗜酸粒细胞增多为主；病毒感染时，以淋巴细胞、单核细胞增多为主；慢性炎症时，则以淋巴细胞和浆细胞增多为主。但也有少数炎症，如伤寒、流行性感冒等，血中白细胞数目不但不增高，反而减少。因此，在临床上通过对血中白细胞的计数和分类，有助于不同类型炎症的诊断。

3. 单核－吞噬细胞系统及淋巴组织增生 炎症病灶区的病原体、坏死崩解产物等，可通过血液或淋巴液引流到达全身单核－吞噬细胞系统及局部淋巴结，刺激单核－吞噬细胞及淋巴组织增生，使其功能加强，有利于吞噬、降解病原体和坏死组织，增生的T、B淋巴细胞可释放淋巴因子和产生抗体，参与免疫反应。临床上主要表现为肝、脾、淋巴结肿大。

4. 实质器官病变 严重感染时，心、肝、肾、脑等器官的实质细胞可发生各种变性、坏死，引起实质器官功能障碍，表现出相应的症状和体征。

第六节　炎症的结局

炎症的结局主要取决于致炎因子的强弱、机体的免疫状态、防御功能和治疗措施等因素，可有以下三种结局。

(一) 痊愈

大多数炎症均可痊愈。当炎症局部损伤较小，随着机体抵抗力的增强，得到了及时恰当治疗，致炎因子完全被消除，炎性渗出物及坏死组织完全被溶解吸收或排出，炎症局部损伤的组织细胞由周围健康的组织细胞再生修复，在形态结构和功能上完全恢复正常时，称为完全痊愈。若组织损伤严重，坏死范围较大，机体抵抗力较弱，渗出物及坏死组织不能完全被溶解吸收，主要由肉芽组织进行修复，最终形成瘢痕组织，在形态结构和功能上未能完全恢复正常的，称为不完全痊愈。如化脓性脑膜炎时，蛛网膜下腔内的脓性渗出物不能完全被吸收，可发生机化，导致蛛网膜下腔粘连，影响脑脊液循环。

（二）迁延不愈转为慢性

若机体抵抗力较低或致炎因子持续存在，使炎症反复发作，导致炎症经久不愈，转变为慢性炎症。如急性阑尾炎反复发作可转为慢性阑尾炎；急性病毒性肝炎经久不愈可转变为慢性病毒性肝炎。

（三）蔓延扩散

当机体的抵抗力低下或感染的病原体数量多、毒力强时，炎症可向周围组织蔓延扩散或经血管、淋巴管播散全身。

1. 局部蔓延 是指炎症病灶内的病原体，沿组织间隙、血管淋巴管周围间隙或自然管道向周围组织、器官蔓延扩展。如急性支气管炎时，炎症可沿支气管蔓延至小细支气管或肺泡，形成支气管肺炎。

> **考点提示**
>
> 本章的主要考点是：炎症的概念、炎症的原因、炎症局部的基本病变、炎症的类型、炎症的全身反应、炎症的结局。

2. 淋巴道扩散 是指病原体及其毒素侵入淋巴管，随淋巴道扩散，引起淋巴管和局部淋巴结炎症。常表现为局部淋巴结肿大、质地变硬、压痛。如原发性肺结核病时，肺原发病灶内的结核杆菌，侵入肺内淋巴管，沿淋巴道扩散，引起肺内结核性淋巴管炎和肺门淋巴结结核。

3. 血道扩散 是指病原体及其毒素侵入或被吸收入血，或经淋巴道入血。根据侵入血液的成分不同，可引起菌血症、毒血症、败血症和脓毒败血症。

📢 **知识链接**

∽ 菌血症、毒血症、败血症和脓毒败血症 ∽

1. 菌血症 是指细菌由局部病灶侵入血管，血中可查到细菌，侵入的细菌可被血液中的单核细胞吞噬杀灭。多见于某些炎症的早期。

2. 毒血症 是指细菌的毒素或毒性产物被吸收入血，患者可出现高热、寒战、乏力等全身中毒症状，但血液中查不到细菌。常伴有心、肝、肾等实质细胞的变性、坏死，严重者可出现中毒性休克。

3. 败血症 是指细菌入血并在血液中大量生长繁殖，产生毒素。患者可出现全身中毒症状，皮肤和黏膜的出血点，肝、脾、全身淋巴结肿大等症状。血培养细菌检查为阳性。

4. 脓毒败血症 是指由化脓菌引起的败血症。化脓菌入血，随血流到达全身，除可引起败血症的症状外，常可在全身各组织器官如肝、肾、肺、脑、皮肤等处，形成多发性小脓肿，其形成是由于化脓菌菌落栓塞各组织器官内的小血管引起的，因此又可称为栓塞性小脓肿。在这些小脓肿的中央及小血管内常可见到细菌菌落。

护理应用

炎症与临床护理的联系

1. 临床观察　临床上护士应密切观察患者炎症局部的变化，注意体温和血中白细胞的变化，定时检测脉搏、呼吸、血压的变化，注意神志的变化，注意观察药物的疗效及不良反应。

2. 护理措施　对于炎症患者，临床上要对症护理，对于不同类型的炎症，应采取不同的护理方法，如针对不同的病原体给予适当的抗生素，以控制感染；对于体表的脓肿应及时切开引流；对于持续高热或过高热患者，应采取适当的降温措施。

3. 护理指导　对于炎症患者，护士应在饮食和生活上给予健康指导，嘱患者多注意营养和休息，增强机体免疫力和抵抗力，加强炎症局部和全身的护理，改善炎症局部的血液循环，以利于早日康复。

（刘贞明）

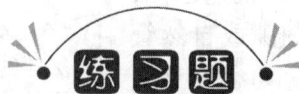

一、名词解释

炎症　炎症介质　变质　渗出　增生　炎细胞浸润　化脓性炎症　脓肿　蜂窝织炎　炎性息肉　炎性假瘤　炎性肉芽肿　假膜性炎症　窦道　瘘管

二、填空题

1. 炎症局部的基本病变有_____、_____、_____。

2. 纤维蛋白性炎症的好发部位是_____、_____、_____。

3. 化脓性炎症的类型有_____、_____、_____。

4. 渗出性炎症的类型有_____、_____、_____、_____、_____。

5. 增生性炎症的类型有_____、_____、_____。

6. 炎症的全身反应有_____、_____、_____、_____。

三、简答题

1. 简述炎症介质的功能。

2. 简述渗出液与漏出液的区别。

3. 简述液体渗出的意义。

4. 简述各种炎细胞的形态、功能和意义。

四、选择题

A_1 型题

1. 最常见的致炎因素是：

    A. 生物性因素　　　　　　　　B. 化学性因素　　　　　　　　C. 物理性因素

D. 免疫性因素　　　　　　　　E. 神经性因素

2. 炎症局部组织间隙内积聚的体液称为：
   A. 分泌液　　　　　　　　B. 淋巴液　　　　　　　C. 水肿液
   D. 渗出液　　　　　　　　E. 漏出液

3. 炎症最重要的标志是：
   A. 变质性病变　　　　　　B. 渗出性病变　　　　　C. 增生性病变
   D. 分解代谢的增强　　　　E. 炎症介质的形成

4. 炎症时，下列病变中最具有防御意义的是：
   A. 分解代谢的增强　　　　B. 血管的反应　　　　　C. 血浆液体的渗出
   D. 细胞的渗出　　　　　　E. 炎症介质的形成

5. 下列关于渗出液的特点中，哪项是错误的：
   A. 外观浑浊　　　　　　　B. 细胞数目多　　　　　C. 比重大
   D. 黏蛋白含量高　　　　　E. 黏蛋白定性试验阴性

6. 炎症时，白细胞自血管内游出到达炎症病灶区的过程，称为：
   A. 白细胞靠边　　　　　　B. 白细胞附壁　　　　　C. 白细胞游出
   D. 炎细胞趋化　　　　　　E. 炎细胞浸润

7. 急性炎症早期或化脓性炎症时，炎症局部渗出的炎细胞主要是：
   A. 中性粒细胞　　　　　　B. 巨噬细胞　　　　　　C. 嗜酸粒细胞
   D. 淋巴细胞　　　　　　　E. 浆细胞

8. 脓细胞是指：
   A. 淋巴细胞　　　　　　　B. 崩解的中性粒细胞　　C. 浆细胞
   D. 吞噬病原体的巨噬细胞　E. 嗜酸粒细胞

9. 肉芽肿性炎症时，炎症局部增生的细胞是：
   A. 中性粒细胞　　　　　　B. 巨噬细胞　　　　　　C. 嗜酸粒细胞
   D. 淋巴细胞　　　　　　　E. 浆细胞

10. 慢性炎症时，组织中最常见的炎细胞是：
    A. 中性粒细胞　　　　　　B. 嗜碱粒细胞　　　　　C. 嗜酸粒细胞
    D. 淋巴细胞　　　　　　　E. 肥大细胞

11. 过敏性炎症或寄生虫感染时，病灶内最常见的炎细胞是：
    A. 中性粒细胞　　　　　　B. 巨噬细胞　　　　　　C. 嗜酸粒细胞
    D. 淋巴细胞　　　　　　　E. 浆细胞

12. 假膜性炎症是指：
    A. 黏膜的纤维蛋白性炎症　　B. 黏膜的化脓性炎症
    C. 浆膜的纤维蛋白性炎症　　D. 浆膜的化脓性炎症
    E. 黏膜的浆液性炎症

13. 绒毛心是指发生于心外膜的：
    A. 变质性炎症　　　　　　B. 浆液性炎症　　　　　C. 纤维蛋白性炎症
    D. 化脓性炎症　　　　　　E. 增生性炎症

14. 卡他性炎症是指：
    A. 黏膜的变质性炎症　　　B. 黏膜的渗出性炎症

C. 黏膜的增生性炎症　　　　　D. 浆膜的渗出性炎症

E. 浆膜的变质性炎症

A₂ 型题

15. 患者，男，26 岁，右膝关节周围脓肿，向表面破溃，经常排出脓液，此病理性管道称为：

    A. 溃疡　　　　　　　　　　B. 空洞　　　　　　　　　　C. 糜烂

    D. 窦道　　　　　　　　　　E. 瘘管

16. 患者，男，30 岁，肛门周围脓肿，向表面皮肤破溃，经常流出粪便，此病理性管道称为：

    A. 溃疡　　　　　　　　　　B. 空洞　　　　　　　　　　C. 糜烂

    D. 窦道　　　　　　　　　　E. 瘘管

17. 患者，男，20 岁，两天前右手中指皮肤损伤，两天后整个右手红、肿、热、痛、功能障碍，该患者右手发生了：

    A. 浆液性炎症　　　　　　　B. 坏疽　　　　　　　　　　C. 纤维蛋白性炎症

    D. 脓肿　　　　　　　　　　E. 蜂窝组织炎

A₃／A₄ 型题

患者，男，60 岁，X 线检查示：左肺上叶直径 2cm 的高密度阴影，边界欠清。手术切除后送病理检验，肉眼观察肿物切面呈灰白色，无包膜，与周围组织分界不清。显微镜下观察示：病灶局部有大量纤维组织、肺泡上皮细胞及支气管黏膜上皮细胞增生，伴有大量淋巴细胞、巨噬细胞浸润。

18. 根据上述描述，该患者应诊断为：

    A. 肺癌　　　　　　　　　　B. 变质性炎症　　　　　　　C. 渗出性炎症

    D. 增生性炎症　　　　　　　E. 急性炎症

19. 该患者肺内病变应属于：

    A. 浆液性炎症　　　　　　　B. 纤维蛋白性炎症　　　　　C. 变质性炎症

    D. 肉芽肿型炎症　　　　　　E. 炎性假瘤

患者，男，三天前外伤，致右上臂外侧软组织损伤，伴表皮破溃。自今日起患者右上肢损伤处局部红、肿、热、痛、不敢活动，并伴有发热、全身不适、食欲不振、精神萎靡、头痛头晕等症状。入院查体：右上臂损伤处局限性红肿，范围 3cm×3cm，触之有波动感，局部温度升高。体温 39.4℃，白细胞总数：22×10^9/L，中性粒细胞 80%。

20. 根据上述表现，该患者右上臂损伤局部形成什么病变？

    A. 水肿　　　　　　　　　　B. 炎症　　　　　　　　　　C. 肿瘤

    D. 发热　　　　　　　　　　E. 淤血

21. 根据入院查体，该患者可诊断为：

    A. 肿瘤　　　　　　　　　　B. 脓肿　　　　　　　　　　C. 蜂窝组织炎

    D. 肉芽肿性炎症　　　　　　E. 炎性假瘤

22. 该病变的最可能致病菌是：

    A. 溶血性链球菌　　　　　　B. 铜绿假单胞菌　　　　　　C. 金黄色葡萄球菌

    D. 大肠杆菌　　　　　　　　E. 肺炎球菌

第六单元 发 热

要点导航

1. 解释发热的概念、分期及各期的特点。
2. 熟悉发热的原因及发热时机体代谢和功能的变化。
3. 了解发热的发生机制。

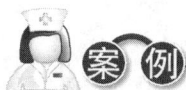

案例

患者女，12岁，一天前出现打喷嚏，流鼻涕，咽喉部肿痛，从今晨开始出现畏寒、寒战、皮肤呈鸡皮样，全身无力，食欲不振，头疼头晕。

思考：1. 该患者可能患有什么病？

2. 为什么会出现畏寒、寒战、皮肤呈"鸡皮"样？

第一节 发热的概念

发热（fever）是指由于致热原的作用，使体温调节中枢调定点（set point）上移，引起的调节性体温升高，是一种常见的病理过程。

生理状态下，人体的正常体温一般维持在37℃左右。体温的相对稳定是由体温调节中枢调控的。体温调节中枢主要位于视前区下丘脑前部（preoptic anterior hypothalamus，POAH），而延髓、脊髓等部位对体温信息也有一定的整合功能，为体温调节的次级中枢。体温调节中枢对体温的调节类似恒温器的调节。如先将体温调节中枢调定点（set point）的温度值设置为37℃。视前区下丘脑前部的体温整合中枢，就按照调定点的温度控制效应器，使产热和散热维持动态平衡，从而使体温维持在37℃左右（图6-1）。通常以腋下温度为准，一般成人腋下体温昼夜波动范围为36～37℃。若调节性体温升高超过0.5℃，即可诊断为发热。

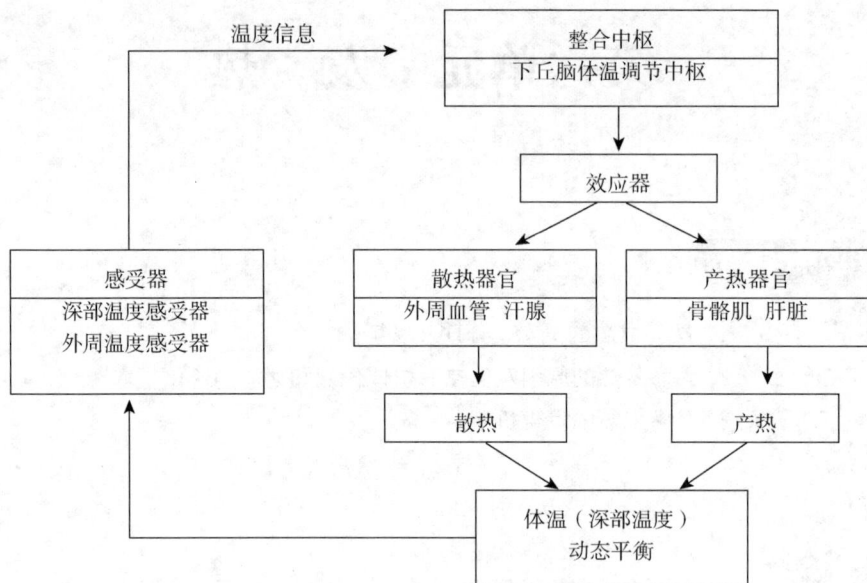

图 6-1　正常体温调节机制示意图

护理应用

体温的测定方法及腋下测温的注意事项

　　临床上，对体温的检测是由护理工作者完成的。体温的测定方法有：口腔测温、腋下测温（正常值为36～37℃）、肛门测温、外耳道测温、额头测温及连续测温等，其中以腋下测温最为常用。腋下测温的方法：①先将体温表水银刻度数甩到35℃以下；②将体温表置于腋下最顶端，水银端和腋下的皮肤紧密接触并夹紧，以免体温表脱位或掉落；③测量5～10min，取出体温表，读取温度数据。腋下测温的注意事项：①如腋下有汗液，必需擦干后再测；②若测量时间未到就松开腋下者，需重新测量，时间需重新计算；③如喝热饮，剧烈运动，情绪激动或洗澡后，需待30min后再测量。

　　根据调节性体温升高的程度，可将发热分为低热（38℃以下）、中热（38～39℃）、高热（39～40℃）和过高热（40℃以上）四种。但并非所有的体温升高都可称为发热。体温的升高可分为两大类，即生理性体温升高和病理性体温升高。生理性体温升高是指在某些生理情况下，如剧烈运动、妊娠、月经前期、应激等情况下的体温升高。病理性体温升高又可分为发热和过热。发热是指调节性体温升高，即发热时体温调节功能并无障碍，而是由于调定点上移引起的高水平体温调节活动。由于癫痫、惊厥、甲状腺功能亢进等所致的产热过多，或由于先天性汗腺缺如、严重脱水、大失血等所致的散热减少而引起的体温升高和热射病时的体温升高，是由于体温调节功能障碍所致，体温调节中枢调定点并未发生上移，只是体温调节机构不能将体温控制在调定点水平上，属于被动性体温升高，故将此类体温升高称为过热（hyperthermia）。因此，体温升高不等于发热，体温升高与发热的关系见图6-2。

$$\text{体温升高}\begin{cases}\text{生理性体温升高}\begin{cases}\text{剧烈运动}\\\text{月经前期、妊娠期}\\\text{应激}\end{cases}\\\text{病理性体温升高}\begin{cases}\text{发热（为调节性体温升高，体温的升高与调定点相适应）}\\\text{过热（为被动性体温升高，体温的升高超过调定点水平）}\end{cases}\end{cases}$$

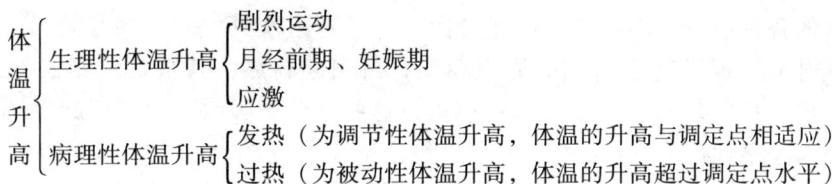

图 6-2 体温升高的分类

第二节 发热的原因及发生机制

一、发热的原因

通常把能引起人体或哺乳动物发热的物质统称为致热原。致热原均具有致热性或含有某些致热成分，能直接或间接作用于体温调节中枢，引起发热。致热原包括发热激活物和内生致热原（engogenous pyrogen，EP）。

（一）发热激活物

发热激活物是指能激活产内生致热原细胞，使之产生和释放内生致热原的物质。这些物质因分子量较大，不能透过血脑屏障直接作用于体温调节中枢，而只能通过激活产内生致热原细胞，产生和释放内生致热原，而引起发热。发热激活物主要包括外致热原（exogenous pyrogen）和体内的某些产物。

1. 外致热原 外致热原是指来自体外的某些致热物质。包括病原微生物如细菌、病毒、支原体、立克次体、螺旋体、真菌及某些寄生虫等，它们侵入人体后，其代谢产物、毒素或其自身某些成分可作为发热激活物，激活产内生致热原细胞，产生和释放内生致热原，而引起发热。由病原微生物感染引起的发热占所有发热的50%~60%，其中以细菌感染引起的发热最常见，约占43%。

（1）细菌 革兰阳性菌的主要致热成分是菌体及其代谢产物（如外毒素等）；革兰阴性菌的主要致热成分是菌体和胞壁中所含的肽聚糖，尤其是胞壁中的脂多糖，即内毒素（endotoxin，ET），具有很强的致热性；分支杆菌其主要致热成分是菌体和胞壁中所含的肽聚糖、多糖及蛋白质等成分。

📢 知识链接

常见的革兰阳性菌和革兰阴性菌

革兰阳性菌主要包括葡萄球菌、链球菌、肺炎球菌、白喉杆菌等。革兰阴性菌主要有大肠埃希菌、脑膜炎球菌、志贺菌、伤寒杆菌等。分支杆菌主要包括结核杆菌等。

（2）病毒 能引起的发热的病毒主要有流感病毒、麻疹病毒、柯萨奇病毒等，其主要致热成分为病毒体及其所含的血细胞凝集素等。

（3）真菌 白色念珠菌、组织胞浆菌、隐球菌、球孢子菌等多种真菌，在引起疾病的同时常伴有发热，其主要的致热成分为菌体及菌体中所含的荚膜和蛋白质。

（4）螺旋体 能引起发热的螺旋体有钩端螺旋体、梅毒螺旋体等，其致热性与螺旋体内所含的各种成分如溶血素、细胞毒因子、外毒素及其代谢产物有关。

（5）寄生虫　某些寄生虫如疟原虫感染，可引起高热，其主要致热成分是红细胞崩解时释放出大量的疟原虫裂殖子和疟色素，这些成分被吸收入血可引起发热。

2. 体内某些产物　体内某些产物主要包括抗原 – 抗体复合物、类固醇及其中间代谢产物、淋巴因子、组织崩解产物（如严重创伤、大面积烧伤、大手术后、心肌梗死、恶性肿瘤）等，均可激活产内生致热原细胞，使之产生和释放内生致热原，引起发热。由体内产物引起的发热，又可称为非感染性发热。

（二）内生致热原

内生致热原（EP）是指在各种发热激活物的作用下，由产内生致热原细胞产生和释放的能引起体温升高的物质。

1. 内生致热原的产生和释放　产内生致热原的细胞主要是单核细胞、巨噬细胞、内皮细胞、星状细胞及某些肿瘤细胞。内生致热原的形成过程是一个复杂的细胞信息传递和基因表达的调控过程，此过程包括产内生致热原细胞的激活、内生致热原的生成和释放三个阶段。

知识链接

产内生致热原细胞的激活、内生致热原的生成和释放

当发热激活物与产内生致热原细胞接触时，可通过与其细胞膜上的特异性受体结合或被其吞噬，而激活产内生致热原细胞。被激活的产内生致热原细胞在细胞质内合成新的蛋白质，即内生致热原（非活化型），此过程需消耗能量。之后生成的内生致热原释放入血，此时内生致热原由非活化型转化为活化型，内生致热原的释放不需要消耗能量。

2. 内生致热原的种类　常见的内生致热原有白细胞介素 – 1（interleukin – 1，IL – 1）、白细胞介素 – 6（interleukin – 6，IL – 6）、肿瘤坏死因子（tumor necrosis factor，TNF）、干扰素（interferon，IFN）等。内生致热原可通过血脑屏障进入体温调节中枢，通过调控体温中枢调节介质，使调定点上移，引起发热。

二、发热的机制

各种发热激活物，通过激活产内生致热原细胞，使之产生和释放内生致热原，内生致热原随血液循环，通过血脑屏障或终板血管器（OVLT）进入中枢神经系统的体温调节中枢，通过改变中枢调节介质，引起调定点上移，体温升高。中枢调节介质可分为两大类：正调节介质和负调节介质。当外周致热信号传入中枢后，通过释放正调节介质使体温调节中枢调定点上升；而通过释放负调节介质抑制体温调节中枢调定点升高。正、负调节介质相互作用的结果，决定了调定点上移的水平、发热的幅度及时程。当调定点上移后，体温调节中枢对体温进行重新调整，改变产热和散热的动态平衡，通过神经体液调节效应器官，使产热增多，散热减少，产热大于散热，使体温升高至新调定点的相应水平（图 6 – 3）。

知识链接

ꙮ 中枢调节介质 ꙮ

中枢调节介质包括正调节介质和负调节介质。常见的正调节介质有前列腺素E（PGE）、钠离子与钙离子比值、环磷酸腺苷（cAMP）、促肾上腺皮质激素释放素（CRH）、一氧化氮等；负调节介质主要有精氨酸加压素（AVP）、黑色素细胞刺激素（α-MSH）、脂皮质蛋白-1等。在体温调节中枢（POAH区），含有温度敏感神经元，对来自体表和深部组织的温度变化信息起整合作用，可释放正调节介质，为正调节中枢。另外，在杏仁核（MAN）、腹中膈（VSA）和弓状核区，可释放负调节介质，对体温的升高产生负向影响，为负调节中枢。当内生致热原增多，可使体温调节中枢正调节介质Na^+/Ca^{2+}增高，cAMP增多，引起调定点上移，这是大多数内生致热原引起发热的重要途径。

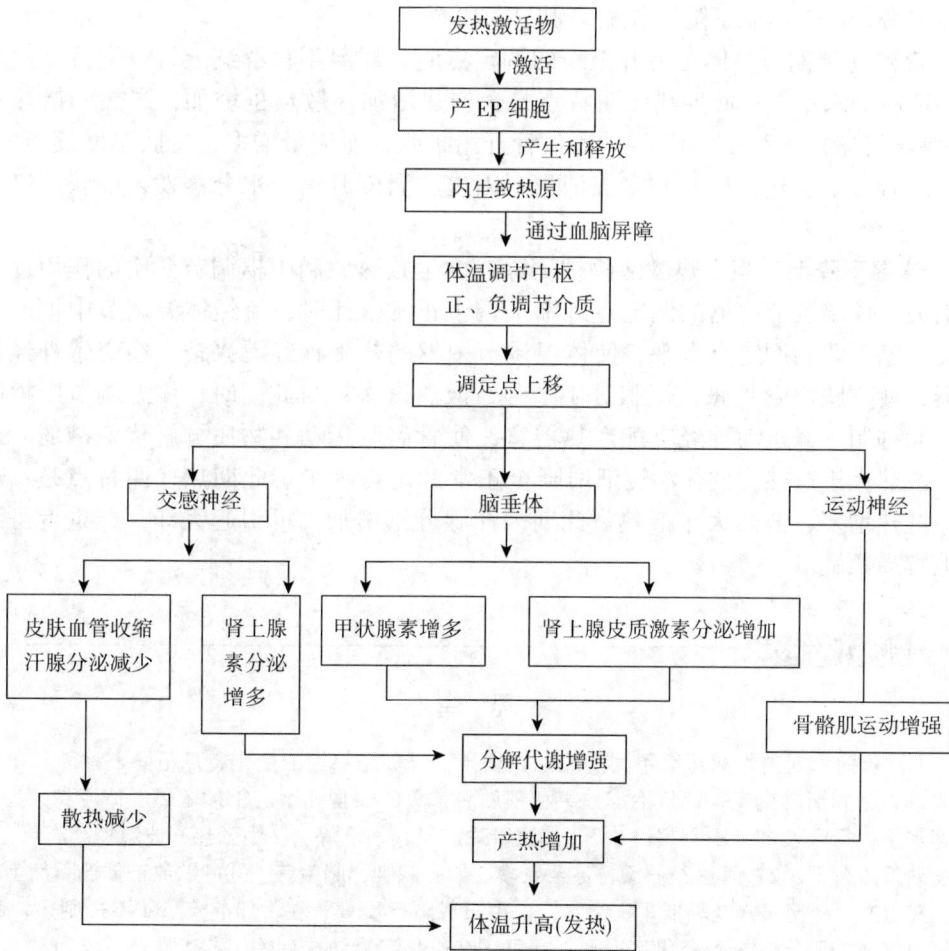

图 6-3 发热时体温升高机制示意图

第三节　发热的分期

发热的整个过程可分为三个时相。

1. 体温上升期　是由于调定点上移后，流经体温调节中枢的血液温度低于已上移的调定点水平，体温调节中枢的冷敏神经元兴奋，兴奋经运动神经传到产热器官，引起骨骼肌运动（寒战）和物质分解代谢增强，使产热增多；与此同时，体温调节中枢的热敏神经元抑制，冲动经交感神经传到散热器官，使皮肤血管收缩，血流量减少，汗腺分泌减少，引起皮肤散热减少。此期的热代谢特点是：产热增多，散热减少，产热大于散热，体温升高。此期的临床表现有：①因皮肤血管收缩，血流量减少，汗腺分泌减少，立毛肌收缩，可出现面色苍白、皮肤温度降低、干燥、起"鸡皮疙瘩"等症状；②因体表温度降低，刺激皮肤冷觉感受器，冲动传至中枢，引起畏寒；③因运动神经兴奋，使骨骼肌不随意收缩，引起寒战。

2. 高热持续期　当体温上升至新的调定点时，体温不再继续上升，维持在与新调定点相适应的水平上。此期热代谢特点是：产热增加，散热也增加，产热和散热在高水平上趋于新的平衡。此期，因体表血管开始扩张，血流量增多，皮肤温度逐渐升高、发红，患者自觉发热，畏寒和寒战消失。因皮肤温度升高，水分蒸发，皮肤、口唇较干燥。

3. 体温下降期　当发热激活物被清除、内生致热原和中枢调节介质的作用逐渐减弱或消失，体温调节中枢的调定点逐渐下调至正常，此时，流经体温调节中枢的血液温度高于已下调的调定点水平，使体温调节中枢的热敏神经元兴奋，经交感神经到达散热器，使皮肤血管扩张，汗腺分泌增强，散热增多；与此同时，体温调节中枢的冷敏神经元抑制，经运动神经支配产热器官，使骨骼肌运动和物质分解代谢减弱，产热减少，散热大于产热，使体温逐渐回降至正常调定点水平。此期热代谢特点是：产热减少，散热增多，散热大于产热。此期因汗腺分泌增加，可引起大汗，严重者可致脱水和电解质紊乱。

知识链接

❧ 热　型 ❧

不同疾病引起的发热可有不同的热型，临床上可根据热型的变化特点不同，诊断和鉴别疾病，判断病情的变化，评价治疗效果和预后。常见的热型如下。①稽留热：体温持续恒定于高水平，每天波动范围不超过1℃，如大叶性肺炎、伤寒等。②弛张热：体温持续高热，每天波动范围大于1℃，可达2~3℃，甚至更多，如肺脓肿、脓胸等。③间歇热：体温骤然上升后，又迅速下降至正常或略低于正常水平，每日或隔日反复一次，如疟疾。④不规则热：即发热持续时间不定，热型变化不规则，常见于红斑狼疮、结核病等。⑤周期热：又称为波浪热。其特点是体温在数天内逐渐上升至高峰，然后逐渐下降至正常，数天后再次反复，呈波浪状起伏，主要见于回归热、布鲁菌病等。

第四节　发热时机体代谢和功能的变化

一、代谢的变化

发热时，机体代谢变化的特点是：糖、蛋白质、脂肪三大物质的分解代谢均增强。一般情况下，体温每升高 1℃，物质代谢率可增加 13% 左右。

1. 糖代谢　发热时，由于交感－肾上腺髓质系统的活性增强，使肝脏和肌肉组织中的糖原大量分解，导致血糖升高或尿糖。由于糖分解代谢增强，对氧的需求量明显增加，导致氧供相对不足，糖无氧酵解增强，血中乳酸含量增加。

2. 脂肪代谢　发热时，由于糖原被消耗，机体则动员脂肪储备，加速脂肪的分解，以满足发热时机体对能量的需求。由于脂肪大量分解且氧化不全，可导致患者出现酮血症或酮尿。同时，因脂肪消耗增加，可导致患者逐渐消瘦。

3. 蛋白质代谢　发热时，随糖原和脂肪分解供能，蛋白质的分解也随之增强，使血浆蛋白尤其是白蛋白含量明显降低，可出现氮质血症或尿氮增多等。此时如果未能及时补充足够的蛋白质，可产生负氮平衡，可使患者抵抗力降低和组织修复能力减弱。

4. 维生素代谢　发热时，因分解代谢增强，使维生素消耗增多，同时，因发热时消化吸收功能降低，使维生素摄取和吸收减少，患者易出现维生素缺乏，尤其是维生素 C 和维生素 B 族的缺乏。

5. 水、电解质酸碱平衡紊乱　体温上升期和高热持续期，由于尿量减少，可导致水、Na^+、Cl^- 在体内潴留。体温下降期，由于大量的出汗、皮肤及呼吸道水分大量的蒸发，可导致水和电解质大量丢失，严重者可引起脱水。另外，发热时，由于分解代谢增强，细胞内的 K^+ 大量释放到细胞外，可引起肾脏排钾增多或高钾血症。发热时，由于糖、蛋白质、脂肪分解代谢增强且氧化不彻底，导致酸性代谢产物堆积，引起代谢性酸中毒。

二、功能变化

1. 中枢神经系统功能变化　发热早期，由于中枢神经系统的兴奋性增强，患者常有烦躁不安、头痛、头晕、失眠等症状。当体温上升到 40℃ 以上时，患者可出现谵妄、幻觉，小儿可出现抽搐、惊厥等，这与小儿中枢神经系统尚未发育成熟有关。持续高热时，中枢神经系统受抑制，患者可出现表情淡漠、神志不清、嗜睡，甚至昏迷等表现。

2. 心血管系统功能变化　发热早期，由于交感－肾上腺髓质系统活性增强，以及血温升高对心脏窦房结的直接刺激作用，可使心率加快，心输出量增加。一般体温每升高 1℃，心率可增加 10~20 次/分。随着心率的加快，心输出量也有所增加，但心率过快时（超过 150 次/分），心输出量不但不增加反而减少。此外，发热时由于心率的加快和外周血管的收缩，还可使血压轻度升高。体温下降期，由于交感神经兴奋性降低，外周血管扩张和出汗，可使心率减慢，血压轻度下降。高热骤退时，患者可因大汗而致虚脱，甚至发生循环衰竭，应注意及时预防。

3. 呼吸系统功能变化 发热时，由于血温升高和代谢性酸中毒，刺激呼吸中枢兴奋，使呼吸加深加快，以利于更多的热量从呼吸道散发。但由于过度通气，CO_2排出过多，可导致呼吸性碱中毒。持续高热时，因呼吸中枢抑制，可使呼吸变浅变慢或不规则。

4. 消化系统功能变化 发热时，由于交感神经兴奋，使消化液的生成和分泌减少，胃肠蠕动减弱，导致消化功能障碍。患者可因唾液分泌减少，出现口干、舌燥等症状；由于胃蠕动减弱和幽门括约肌收缩，食物滞留于胃内，发酵产气增多，引起恶心、呕吐、食欲不振、腹胀等；由于肠液、胆汁、胰液分泌减少，引起蛋白质、脂肪消化不良；由于食物残渣滞留于胃肠，水分吸收过多，可引起便秘等症状。

5. 泌尿系统功能变化 发热早期，由于交感神经兴奋，肾血流减少和醛固酮、抗利尿激素分泌增多，使肾小球滤过减少，同时肾小管对水钠重吸收增强，故患者尿量减少，尿色变深，尿比重升高。体温下降期，由于交感神经兴奋性降低，尿量逐渐增加，尿比重回降。持续高热可引起肾小管上皮细胞水肿，患者可出现蛋白尿和管型尿。

第五节 发热的意义

发热既是一个常见的病理过程，同时也是机体抵抗疾病的一种重要防御反应。一定程度的发热对机体是有利的。适当发热能增强单核－吞噬细胞系统的功能，促进淋巴细胞的转化，有利于抗体的形成，并能增强肝脏的解毒功能，这些防御反应均有利于机体消除各种致病因素。在许多急性感染时，一定程度的发热，常表示机体反应能力良好。若感染严重而发热不明显者，则表示机体的反应能力较差，预后欠佳。但体温过高或持续高热，对机体是不利的，因为发热过高或过久，可引起代谢紊乱和组织器官功能障碍，尤其是中枢神经系统功能障碍，可引起严重的后果。

> **考点提示**
>
> 本章的考点有：发热的概念、发热的原因和机制、发热的分期、发热时机体代谢和功能的变化。

📢 护理应用

发热与临床护理的联系

1. 临床观察 在临床工作中，要密切观察体温的变化，包括体温的高低、热型、持续的时间等，并做好详细记录。

2. 护理措施 临床上要注意寻找发热的原因，对症护理和治疗，对非高热或尚未查明发热原因的患者，不要贸然退热。对于过高热或持续高热的患者，应采取适当的降温措施。对高热骤退或大量出汗者，应注意补充水分，预防或纠正水、电解质、酸碱平衡紊乱。

3. 护理指导 对于发热的患者应注意休息、多饮水、给予易消化、富含维生素的食物。

（刘贞明）

练习题

一、名词解释

发热　发热激活物　内生致热原　产内生致热原细胞　过热

二、填空题

1. 发热激活物包括_____、_____。
2. 常见的外致热原有_____、_____、_____、_____。
3. 常见的内生致热原有_____、_____、_____、_____、_____。
4. 发热的分期_____、_____、_____。

三、简答题

1. 简述发热与过热有何不同。
2. 简述发热的机制。
3. 简述发热各期热代谢特点。
4. 简述发热时机体代谢的变化。
5. 简述发热时机体功能的变化。

四、选择题

A_1 型题

1. 下列关于发热的概念中正确的是：
   A. 体温超过正常值0.5℃　　B. 产热超过散热　　C. 是调节性体温升高
   D. 是被动性体温升高　　E. 体温高于调定点
2. 内生致热原的作用部位是：
   A. 视前区下丘脑前部　　B. 血管内感受器　　C. 骨骼肌、皮肤
   D. 直接作用于调定点　　E. 组织内感受器
3. 发热激活物的作用是：
   A. 作用于内生致热原　　B. 作用于产内生致热原细胞
   C. 作用于体温调节中枢　　D. 作用于调定点　　E. 作用于中枢发热介质
4. 发热的基本机制是：
   A. 产热增多　　B. 发热激活物的作用
   C. 内生致热原的作用　　D. 中枢发热介质引起的调定点上移
   E. 散热减少
5. 高热持续期，患者的热代谢特点是：
   A. 产热增多，散热减少　　B. 产热和散热在高水平上保持平衡
   C. 产热减少，散热增多　　D. 产热减少，散热减少
   E. 产热增多，散热增多，体温升高

6. 高热患者易发生：
    A. 低渗性脱水   B. 等渗性脱水   C. 高渗性脱水
    D. 水肿   E. 水中毒

7. 发热患者易出现：
    A. 代谢性酸中毒   B. 呼吸性酸中毒   C. 代谢性碱中毒
    D. 呼吸性碱中毒   E. 混合型酸中毒

A_3/A_4 型题

患者女，12 岁，以往健康。一天前出现打喷嚏，流鼻涕，咽喉部肿痛，从今日傍晚开始出现畏寒、寒战，皮肤呈"鸡皮"样，全身乏力，食欲不振，头疼头晕。

8. 根据临床症状，该患者目前出现了什么病理过程？
    A. 休克   B. 缺氧   C. 发热
    D. 播散性血管内凝血   E. 水肿

9. 根据临床表现，患者应诊断为哪一期？
    A. 缺血缺氧期   B. 淤血缺氧期   C. 高凝期
    D. 体温上升期   E. 低凝期

10. 患者出现畏寒的原因是：
    A. 皮肤血管收缩，血流减少 B. 产热增多   C. 骨骼肌不随意收缩
    D. 立毛肌收缩   E. 交感神经兴奋

11. 患者出现寒战的原因是：
    A. 皮肤产热增多   B. 交感神经抑制   C. 皮肤血管收缩
    D. 骨骼肌不随意收缩   E. 立毛肌收缩

12. 患者出现"鸡皮疙瘩"的原因是：
    A. 皮肤散热增多   B. 骨骼肌不随意收缩   C. 肌肉产热增多
    D. 立毛肌收缩   E. 皮肤血管收缩

第七单元 休 克

要点导航

　　1. 解释休克的概念。
　　2. 掌握休克三期微循环的变化、临床表现及休克初期微循环变化的代偿意义。
　　3. 熟悉休克的始动环节、休克时机体功能和代谢的变化及休克的护理原则。

案例

　　患者，男性，19 岁。外出务工，不慎从高处坠落，事发后由他人救起送到医院。体检：面色苍白、脉搏细弱、四肢冷、出汗，左耻骨联合及大腿根部大片瘀斑、血肿。Bp 65/50mmHg，心率 125 次/分。入院后经抢救无效，患者渐转入昏迷，最终死亡。
　　思考：1. 该患者应属何种休克？
　　　　　2. 入院时该患者处于休克哪一阶段？
　　　　　3. 此阶段微循环变化的特点是什么？

　　休克是临床上常见的危重病症之一，抢救不及时可危及患者的生命。

第一节 休克的概念

　　休克是英语 shock 的音译。该词源于希腊文，原意为震荡、打击。目前多数学者认为，休克是由多病因、多发病环节、多种体液因子参与而引起的急性循环衰竭，以微循环功能紊乱、组织细胞灌注不足为主要特征，并可导致多器官功能障碍，甚至衰竭的复杂的全身调节紊乱的病理过程。临床上主要表现为烦躁、神志淡漠，甚至昏迷，血压下降、面色苍白、四肢湿冷、脉搏细数、呼吸急促、少尿或无尿等。

第二节 休克的原因和分类

一、休克的原因

引起休克的原因很多，常见的如下。

（一）失血与失液

创伤失血、上消化道大出血、产后大出血等可引起机体大量快速失血而发生失血性休克。失血性休克是否发生取决于失血量和失血速度，若短时间内失血量超过全血量的 20% 左右即可引起休克，失血量超过全血量的 50% 时，则可迅速导致死亡；剧烈呕吐或腹泻、肠梗阻、大量出汗等可致体液大量丢失，引起血容量和有效循环血量锐减而引起失液性休克。

（二）严重的创伤

战争时期、自然灾害、意外事故及大手术等造成的严重创伤可引起创伤性休克，其发生与失血和剧烈的疼痛有关。

（三）大面积烧伤

大面积烧伤可因大量血浆丢失以及剧烈疼痛而引起烧伤性休克，若继发感染可发展为感染性休克。

（四）严重感染

细菌、病毒等病原微生物的严重感染均可引起感染性休克。在革兰阴性细菌感染如细菌性痢疾、流脑等引起的休克中，细菌内毒素起着重要的作用，故又称内毒素性休克或中毒性休克。重度感染性休克常伴有败血症，故又称为败血症性休克。

（五）心脏和大血管病变

大面积急性心肌梗死、急性心肌炎、严重的心律失常和心脏破裂等心脏病变和心包填塞、肺栓塞等心外阻塞性病变，均可引起心输出量急剧减少，致使有效循环血量下降而导致休克。

（六）过敏性因素

过敏体质的人在注射某些药物（如青霉素）、血清制剂或疫苗后可引起小血管扩张和毛细血管壁通透性增高，使有效循环血量下降而导致过敏性休克。

（七）神经刺激

剧烈疼痛、高位脊髓麻醉或损伤等强烈的神经刺激可导致神经源性休克。

二、休克的分类

（一）按病因分类

按病因分类是目前临床上常用的分类方法。这种分类有利于及时清除病因和治疗。可分为失血性休克、失液性休克、烧伤性休克、创伤性休克、感染性休克、心源性休克、过敏性休克和神经源性休克等。

（二）按始动环节分类

尽管引起休克的病因多种多样，但大多数休克的发生都有共同的基础：即血容量减少、血管床容积增大和心输出量急剧降低。休克的发生是通过这三个始动环节，使机体有效循环血量减少而引起的。据此可将休克分为三类。

1. 低血容量性休克　是指由于血容量减少所致的休克。常见于快速大量失血，也可见于失液、烧伤、创伤及感染等情况。

2. 心源性休克　是指由于心泵功能衰竭引起心输出量急剧减少，以致有效循环血量和微循环灌流量显著下降所引起的休克。按其病因可分为心肌源性和非心肌源性两类。心肌源性原因常见于大面积急性心肌梗死、心肌病、心律失常和心瓣膜病等；非心肌源性原因见于急性心脏填塞、张力性气胸、肺动脉高压等。

3. 血管源性休克 是指由于外周小血管扩张，血管床容积增大，导致血液分布异常，大量血液淤滞在扩张的小血管内，使有效循环血量减少而引起的休克，故也称分布异常性休克。如感染性休克、过敏性休克和神经源性休克。

（三）按血流动力学特点分类

1. 低排高阻型休克 血流动力学特点是心输出量降低，总外周阻力增高。亦称低动力型休克，是最常见的休克类型。患者表现为血压下降、少尿等，由于皮肤血管收缩，血流量减少，皮肤苍白、四肢湿冷，故又称为冷休克。常见于低血容量性休克、心源性休克和少数的感染性休克。

2. 高排低阻型休克 血流动力学特点是心输出量高，总外周阻力降低。患者主要表现为血压下降，脉压可增大等。由于皮肤血管扩张，血流量增多，皮肤潮红、四肢温暖，故又称为暖休克。常见于感染性休克的早期。

第三节 休克的发展过程及发生机制

虽然休克发生的原因不同、始动环节不同，其发展过程也有不同。但在多数休克中，微循环呈规律性变化。根据休克时微循环的变化规律，休克的发展过程大致可分为三期：休克初期、休克期和休克晚期。下面以失血性休克为例，阐述休克时微循环障碍的发展过程及其发生机制。

📢 **知识链接**

⌾ 微循环的功能、组成及其调节

微循环是血液和组织进行物质交换的基本结构和功能单位。微循环指的是微动脉和微静脉之间的血液循环，它由微动脉、后微动脉、毛细血管前括约肌、微静脉、真毛细血管五部分组成。构成了直捷通路、营养通路及动-静脉短路三条通路。主要通过神经体液因素进行调节。交感神经兴奋时，小动脉、微动脉、毛细血管前括约肌和微静脉收缩，血流减少；微血管壁上的平滑肌也受体液因素的影响，其中儿茶酚胺、血管紧张素Ⅱ、血栓素A_2等可使微血管收缩，而组胺、激肽、腺苷、乳酸等可使血管舒张。

一、休克初期

此期的主要病理生理学变化是组织缺血性缺氧和代偿作用，故休克初期亦称微循环缺血缺氧期或休克代偿期。

（一）微循环变化的机制及其特点

1. 各种休克的病因通过不同途径使有效循环血量减少，引起交感-肾上腺髓质系统兴奋，儿茶酚胺大量释放入血，导致皮肤、肌肉、腹腔内脏等处的微动脉、后微动脉、毛细血管前括约肌和微静脉收缩，毛细血管前、后阻力都增加，大量真毛细血管网关闭，血流量减少，引起组织缺血缺氧。

2. 交感神经兴奋和血容量的减少还可激活肾素－血管紧张素－醛固酮系统,增多的儿茶酚胺还能刺激血小板产生更多的血栓素 A_2,血管紧张素 Ⅱ 和血栓素 A_2 都有强烈的缩血管作用,引起前阻力血管收缩,血流量减少,组织缺血缺氧。

3. 由于微动脉的交感缩血管纤维分布最密,毛细血管前括约肌对儿茶酚胺的反应性最强,因此它们收缩最为强烈,结果使毛细血管前阻力明显大于后阻力,大部分血流通过直捷通路和动静脉短路流入小静脉,微循环表现为少灌少流、灌少于流,使微循环灌流量急剧减少,组织呈缺血缺氧状态。

(二) 微循环变化的代偿意义

本期微循环的变化使组织处于严重的缺血缺氧状态,但对机体有重要的代偿意义。

1. 有助于维持动脉血压 ①"自身输血":儿茶酚胺等缩血管物质的大量释放,引起微静脉、小静脉及肝脾储血库收缩,血管床容量减少,迅速而短暂地增加回心血量,有利于维持动脉血压,称为"自身输血"的作用。②"自身输液":由于微动脉、后微动脉、毛细血管前括约肌对儿茶酚胺敏感性高,故比微静脉收缩程度大,使毛细血管前阻力大于后阻力,导致毛细血管内流体静压降低,大量组织液从组织间隙回吸收入毛细血管,增加了回心血量,称为"自身输液"的作用。③交感－肾上腺髓质系统兴奋,可使心率加快,心肌收缩力增强,心输出量增加,外周阻力升高。这些变化均有利于动脉血压的维持,可将动脉血压维持在正常水平或略高于正常。

2. 血液重新分布有利于心、脑的血液供应 由于不同器官的血管对儿茶酚胺的反应性不一致,其中皮肤、肌肉、腹腔内脏及肾脏血管对儿茶酚胺的敏感性较高,血管明显收缩,而脑血管、冠状动脉无明显改变。微循环反应的不一致性使减少了的有效循环血量重新分配,优先保证了生命重要器官心、脑的血液供应。

(三) 临床表现

本期患者主要表现为烦躁不安、面色苍白、四肢冰凉、出冷汗、脉搏细速、尿量减少,血压可轻度下降或不下降,甚至比正常略高。但由于外周阻力增大,使脉压差减小(图 7 - 1)。

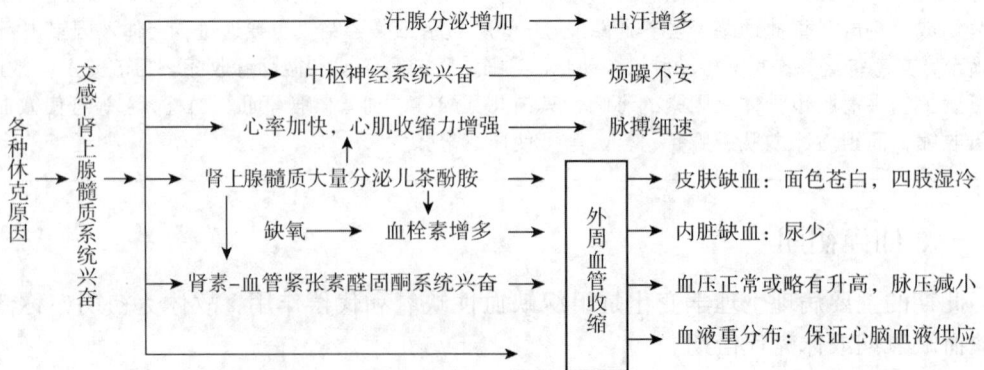

图 7 - 1 休克初期的主要临床表现及其发生机制

休克早期是休克的可逆阶段,也是临床上实施抢救的最佳时机。应尽早消除病因,及时补充血容量,恢复有效循环血量,防止休克进一步发展到休克期。

二、休克期

此期的主要病理生理学变化是组织严重淤血性缺氧和失代偿，故休克期亦称微循环淤血缺氧期或休克失代偿期。

（一）微循环变化的机制及其特点

1. 休克早期的缺血缺氧，导致细胞无氧酵解增强，乳酸堆积引起局部组织酸中毒。酸中毒导致血管平滑肌对儿茶酚胺的反应性降低，微血管由收缩转向舒张；持续缺血缺氧、酸中毒刺激肥大细胞释放大量组胺，腺苷、缓激肽等舒血管物质增多并在局部堆积，引起微动脉、后微动脉、毛细血管前括约肌舒张。由于微静脉对局部酸中毒耐受性较强，因而舒张程度不如微动脉显著，微静脉口径仍较小，故毛细血管后阻力大于前阻力。

2. 由于微循环血流缓慢以及内毒素等的作用，使毛细血管通透性增加，导致血浆外渗，血液浓缩，血液黏滞性增加，使血流阻力增大，血流更加缓慢，血流淤滞甚至停止。微循环表现为少灌少流、灌大于流，大量血液淤积于微循环中，组织呈淤血缺氧状态。

（二）微循环变化的后果

1. **回心血量减少和血压进行性下降**　休克期由于小动脉、微动脉扩张，外周阻力下降，"自身输血"停止；由于微循环真毛细血管网大量开放，血液淤滞在毛细血管，引起毛细血管流体静压增高，"自身输液"停止，同时由于组胺、激肽释放增多，使毛细血管壁通透性增高，大量血浆液体漏入组织间隙，致使回心血量减少，有效循环血量进一步减少，形成恶性循环，血压进行性下降。

2. **心、脑血液灌流量减少**　由于有效循环血量和回心血量进一步减少，动脉血压进行性下降，心、脑血管的灌流压减低，导致冠状动脉和脑血管血液灌流量减少，出现心、脑供血不足的表现。

（三）临床表现

本期病人主要表现为血压进行性下降，静脉塌陷，心搏无力，心音低钝，少尿甚至无尿，皮肤黏膜发绀或呈花斑状，表情淡漠，反应迟钝甚至昏迷（图7-2）。

休克期如能得到及时正确的治疗，休克仍是可逆的。若病情进一步恶化，则进入

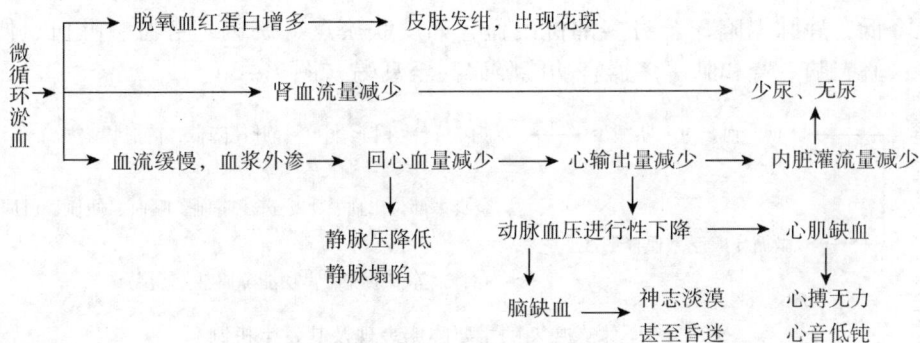

图7-2　休克期的主要临床表现及其发生机制

休克晚期。

三、休克晚期

此期的主要变化是在全身各组织器官的微血管内形成微血栓，即 DIC 形成，导致微循环衰竭。由于 DIC 的形成，使患者难以恢复，故休克晚期亦称 DIC 期、微循环衰竭期或休克难治期。

知识链接

弥散性血管内凝血（DIC）

弥散性血管内凝血（DIC）是指在致病因子作用下，大量促凝物质入血，凝血因子和血小板被激活，引起微血管内广泛微血栓形成，同时或继发纤维蛋白溶解系统亢进，临床上出现出血、贫血、休克和器官功能障碍等表现的病理过程。

DIC 不是一种独立的疾病，而是一种临床常见的严重威胁患者生命的病理过程。其多以疾病的中间发病环节或并发症的形式存在，死亡率高达 50% ~ 60%。

（一）微循环变化的机制及其特点

1. 休克晚期由于缺氧、酸中毒进一步加重，加上内毒素及其他毒性物质的作用，使微血管对血管活性物质的反应性进行性下降甚至丧失，从而导致血管麻痹扩张。微循环表现为微血管扩张，毛细血管床大量开放，微循环内可有微血栓形成，使微循环血流停止，不灌不流，组织严重缺血缺氧。

2. 由于血液进一步浓缩、血细胞聚集、血液黏滞性增加使血液处于高凝状态；缺氧、酸中毒和内毒素等损伤血管内皮细胞，激活内源性凝血系统；创伤、烧伤等引起的休克，可因组织大量破坏，组织因子大量释放入血，启动外源性凝血系统等。以上作用均可促使 DIC 的形成。休克一旦并发 DIC，病情会进一步恶化，并对微循环和各器官的功能产生严重影响。休克与 DIC 互为因果，互相促进。休克晚期可形成 DIC，DIC 是休克转为难治的一个重要因素，然而并非所有的休克都一定发生 DIC，即 DIC 不是休克的必经阶段。

（二）临床表现

本期患者主要表现为血压进行性下降，且给予升压药难以恢复。脉搏细弱，中心静脉压降低，静脉塌陷；全身多部位出血，如皮肤瘀点、瘀斑、咯血、呕血、便血和血尿等；心、脑、肾和肺等多器官功能障碍甚至衰竭（图 7 - 3）。

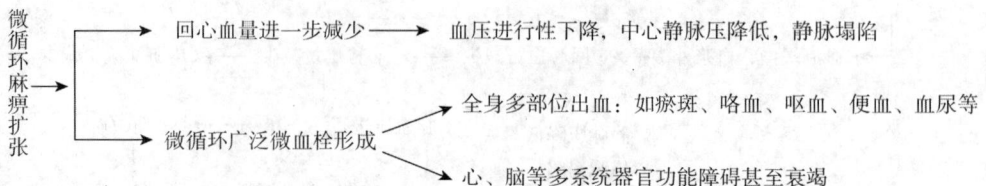

微循环麻痹扩张 → 回心血量进一步减少 → 血压进行性下降，中心静脉压降低，静脉塌陷

微循环麻痹扩张 → 微循环广泛微血栓形成 → 全身多部位出血：如瘀斑、咯血、呕血、便血、血尿等

微循环广泛微血栓形成 → 心、脑等多系统器官功能障碍甚至衰竭

图 7 - 3　休克晚期的主要临床表现及其发生机制

第四节 休克时机体代谢和功能的变化

一、机体代谢的变化

（一）能量代谢障碍

休克时由于微循环障碍，组织严重缺氧，糖无氧酵解过程增强，使乳酸生成增多，ATP生成减少，细胞膜上的 $Na^+ - K^+$ 泵功能障碍，Na^+ 进入细胞内，K^+ 则外溢，引起细胞水肿和高钾血症。

（二）代谢性酸中毒

休克时由于组织严重缺氧，糖无氧酵解增强，乳酸生成增多，而肝脏因缺血缺氧功能受损，不能将其充分转化利用；同时因微循环障碍和肾功能损伤使机体不能及时清除乳酸等酸性代谢产物，引起代谢性酸中毒。

二、机体器官功能的变化

休克时全身各组织器官功均可发生变化，其中肾、肺、心、脑等生命重要器官的功能障碍，是造成休克晚期难治的重要因素，也是休克患者死亡的主要原因。

（一）肾功能的变化

肾脏是休克时最易且最早受损害的器官之一，各种类型的休克常伴有急性肾功能衰竭。临床表现为少尿或无尿、水中毒、高钾血症、氮质血症和代谢性酸中毒等。临床上常以尿量的变化作为判断内脏微循环灌流量状况的重要指标之一。

休克早期的肾功能衰竭为功能性肾衰竭，主要是由于交感-肾上腺髓质系统兴奋，儿茶酚胺大量释放入血，导致肾血管收缩，肾灌流量不足，肾小球滤过率降低所致。功能性肾功能衰竭是可逆的，若能及时恢复有效循环血量，使肾血流得以恢复，肾功能可迅速恢复。但若休克持续时间较长，肾小管持续缺血、缺氧可引起急性肾小管坏死，引起器质性肾功能衰竭。此时即使肾血流量恢复正常，肾功能在短时间内也不能恢复。临床上表现为患者的尿量在短时间内难以恢复正常。肾功能严重障碍可进一步加重休克而使病情恶化。因此，急性肾功能衰竭是引起休克患者死亡的原因之一。

（二）肺功能的变化

休克早期，由于呼吸中枢兴奋，呼吸加深加快，甚至通气过度，可导致低碳酸血症和呼吸性碱中毒；休克晚期可出现肺功能障碍。此时肺组织的主要病理变化为肺淤血、肺水肿、肺出血、局限性肺不张、肺泡壁毛细血管内微血栓形成及肺泡内透明膜形成等。上述病理变化统称为休克肺。临床上患者可表现为进行性呼吸困难和低氧血症（成人呼吸窘迫综合征），故休克肺是引起成人呼吸窘迫综合征常见的原因之一，严重者可导致急性呼吸衰竭甚至死亡。

（三）心脏功能的变化

除心源性休克伴有原发性心功能障碍外，其他各类型休克的早期，由于机体的代偿能够维持冠状动脉血流量，一般心功能无明显变化。但随着休克的发展，会逐渐出现不同程度的心脏功能障碍，甚至出现心力衰竭。其主要发生机制有：①休克晚期因动脉血压进行性降低和心率加快所引起的心室舒张期缩短，可使冠状动脉灌流量减少，心肌供血不足；②交感神经系统兴奋使心率加快和心肌收缩力增强，导致心肌耗氧量增加，进一步加重了心肌缺氧；③高钾血症和酸中毒可抑制心肌收缩功能，使心肌收缩力下降；④心肌内 DIC 形成，引起局灶性心肌坏死，使心肌受损；⑤休克时细菌毒素特别是内毒素可损伤心肌细胞，使心肌收缩力减弱；⑥心肌抑制因子可抑制心肌收缩力，使心排出量减少。休克时并发急性心力衰竭是导致休克患者死亡的原因之一。

（四）脑功能的变化

休克早期，由于血液的重新分布和脑循环的自身调节，保证了脑的血液供给，临床上患者一般没有明显的脑供血不足的表现。休克晚期，因血压进行性下降，脑循环内微血栓形成和出血，引起脑供血不足，导致脑组织缺血、缺氧。患者可表现为表情淡漠，反应迟钝，神志不清甚至昏迷。缺血、缺氧还可使脑血管壁通透性增强，导致脑水肿和颅内压升高，加重脑功能障碍，甚至形成脑疝，可导致患者死亡。

（五）消化道和肝功能的变化

休克早期胃肠道缺血缺氧，继之发生淤血、DIC 形成和出血，导致胃肠功能紊乱，消化液分泌减少，胃肠运动减弱，肠黏膜充血、水肿、糜烂，甚至形成应激性溃疡。上述改变使肠黏膜屏障功能减弱或破坏，肠道细菌毒素经肠黏膜被大量吸收入血，引起肠源性内毒素血症而加重休克。

休克时由于肝脏缺血、淤血、肝内微循环障碍和 DIC 形成等造成肝功能障碍。肝功能障碍时，肝细胞对乳酸的利用障碍，引起或加重了酸中毒；蛋白质和凝血因子合成障碍，可引起低蛋白血症和出血；肝的生物转化作用减弱，从肠道吸收入血的毒素不能被充分解毒而引起内毒素血症、黄疸、肝性脑病等。上述变化均可加重休克使病情恶化。

（六）多器官功能障碍综合征

多器官功能障碍综合征（MODS）是指在严重创伤、感染和休克等时，原无器官功能障碍的患者同时或在短时间内相继出现两个或两个以上器官功能障碍，以致机体内环境的稳定必须靠临床干预才能维持的综合征。MODS 如达到器官、系统衰竭的程度，称多器官功能衰竭（MSOF）。MSOF 是休克难治和致死的重要原因，而且衰竭的器官越多，死亡率也就越高。如有三个器官发生功能衰竭时，病死率可高达 80% 以上。因此，预防和治疗多器官功能衰竭是重度休克的防治重点。但必须指出：原伴有某器官功能衰竭的慢性疾病患者，继发另一器官功能衰竭时，如慢性心瓣膜病伴发心力衰竭后，引起肾功能衰竭和肝性脑病等，均不属于MODS。

> **考点提示**
>
> 本章的主要考点：休克的概念、原因及分类，休克的始动环节，休克各期微循环变化特点及休克初期微循环变化的代偿意义，休克三期的主要临床表现，休克时机体功能和代谢的变化，休克与临床护理的联系。

护理应用

休克与临床护理的联系

1．临床观察

（1）神态 休克早期患者烦躁不安、神志淡漠，进而神志不清常表示脑供血不足，是病情恶化的表现。

（2）血压 是休克诊断及治疗中最重要的观察指标之一。休克早期，血压保持或接近正常。血压进行性下降提示休克进入失代偿期。

（3）脉搏 脉搏细弱反映心肌收缩力弱；脉搏有力，脉率正常，说明心肌收缩力强，心排血量增加，提示休克好转。

（4）皮肤温度、颜色 皮肤由冰凉、苍白转为发绀，说明休克发展加重；皮肤由发绀转为红润，表示微循环供血已有改善；皮肤出现瘀点、瘀斑提示患者可能发生了DIC。

（5）尿量 尿量是反映肾灌注和内脏灌注情况的指标，同时也是反映临床补液及应用利尿、脱水药物是否有效的重要指标。尿量少于25ml/h表示血容量和内脏灌流量不足；尿量在30ml/h以上时，表示休克已好转。

2．护理措施 采取合适的体位；吸氧，保持呼吸道通畅；迅速建立静脉液体通道；密切观察患者的神态、脉搏、血压和脉压差、呼吸、心率等生命体征的变化；注意皮肤的温度和颜色；记录尿量；注意保护机体重要器官的功能，警惕休克肺、MODS等的发生。

3．护理指导 对于休克患者的饮食指导，应及时补充营养物质，为维持和保护肠黏膜的屏障功能，应尽量缩短禁食时间，鼓励患者尽可能及早经口摄食。增强患者战胜疾病的信心。

（裴喜萍）

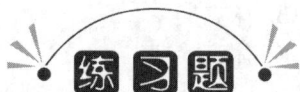

练习题

一、名词解释

休克 自身输血 自身输液 休克肺 多器官功能衰竭综合征

二、填空题

1. 休克发生的三个始动环节是_____、_____ 和_____。
2. 按微循环变化规律一般把休克过程分为_____、_____、_____ 三期。
3. 休克期毛细血管前阻力血管_____，微静脉仍_____，微循环呈_____状态。

三、简答题

1. 试述休克各期微循环变化的特点及主要的临床特征。
2. 简述休克初期微循环变化的代偿意义。
3. 简述休克的护理原则。

四、选择题

A₁ 型题／A₂ 型题

1. 多数休克发生的共同基础是
    A. 血容量减少 B. 血管床容量增加 C. 心输出量减少
    D. 动脉血压下降 E. 微循环障碍

2. 各种休克的共同病理改变是
    A. 血压下降 B. 脉压缩小 C. 有效循环血量锐减
    D. 中心静脉压下降 E. 血管张力降低

3. 休克早期血流量基本不变的器官是
    A. 心脏 B. 肝 C. 肾 D. 肺 E. 脾

4. 休克时易发生的酸碱失衡类型是
    A. 代谢性碱中毒 B. 呼吸性酸中毒 C. 代谢性酸中毒
    D. 呼吸性碱中毒 E. 以上都不是

5. 休克病人的体位最好是取
    A. 半卧位 B. 低半卧位 C. 中凹位
    D. 下肢抬高 30° E. 侧卧位

6. 王先生，40 岁，因出血呈休克，经扩容疗法后血压和中心静脉压在正常范围内，但尿量 18ml/h，尿比重 1.010，应提示
    A. 血容量仍不足 B. 急性肾衰 C. 急性心衰
    D. 急性肺衰 E. 抗利尿激素分泌过多

7. 某患者因创伤导致大出血，体检：心率 105 次/分，血压 100/80mmHg，脸色苍白，烦躁，手足湿冷，尿量减少。请问患者处于休克的什么阶段？
    A. 休克早期 B. 休克期 C. DIC 期
    D. 休克失代偿期 E. 休克晚期

A₃ 型题／A₄ 型题

(8～10 题共用题干)

患者：男，19 岁。因左肩下方红肿疼痛 4 天就诊。诊断为左肩下疖肿。在青霉素皮试结果阴性后，肌注青霉素 160 万 U。用药后 20min 左右，患者出现头昏、胸闷、气促，随即进入昏迷状态。体检：面色苍白，手足冰凉，脉搏消失，血压测不到。

8. 该患者可能发生了
    A. 创伤性休克 B. 过敏性休克 C. 神经源性休克
    D. 感染性休克 E. 心源性休克

9. 该患者处在休克的哪一个阶段
    A. 休克期 B. 休克晚期 C. 休克失代偿期
    D. DIC 期 E. 休克早期

10. 医护人员应马上采取的措施是
    A. 大量输液、吸氧 B. 皮下或静脉注射肾上腺素
    C. 静脉滴注地塞米松 D. 迅速建立静脉通道
    E. 皮下或静脉注射去甲肾上腺素

第八单元 肿 瘤

要点导航

> 1. 解释肿瘤、异型性、转移、癌前病变、原位癌、上皮内瘤变的概念。
>
> 2. 掌握肿瘤的生长方式和转移途径，良性肿瘤和恶性肿瘤的区别，癌与肉瘤的区别。
>
> 3. 熟悉肿瘤的一般形态、组织结构、命名原则和分类及肿瘤对机体的影响、熟悉肿瘤的护理原则。
>
> 4. 了解肿瘤的病因和发生机制。

第一节 肿瘤的概述

一、肿瘤的发病情况

肿瘤是一类常见病、多发病。根据其生物学特性和对机体危害性的大小，将肿瘤分为良性肿瘤和恶性肿瘤两大类。平常所说的癌症是指这些严重危害人类健康的恶性肿瘤。全世界每年约有 700 万人死于恶性肿瘤。2008 年卫生部发布的第三次全国死亡原因调查报告中显示：我国肿瘤的发病率和死亡率都呈增加的趋势，比 20 世纪 70 年代中期增加了 83.1%。目前，在我国大多数地区恶性肿瘤的死亡率占疾病死因的第二位。恶性肿瘤对人类的危害，不仅仅是威胁患者的生命，还在于它给患者带来的躯体痛苦、精神压力和经济负担。因此，了解和掌握有关肿瘤的基本知识，对于肿瘤的诊断、治疗、预防及护理是十分重要的。

二、肿瘤的概念

肿瘤是指机体在各种致瘤因素的作用下，局部组织细胞由于 DNA 的改变，在基因水平上失去了对细胞生长的正常调控，而异常增生所形成的新生物。这种异常增生称为肿瘤性增生。这种新生物常表现为局部肿块。但也有不形成局部肿块的肿瘤，如白血病。而且临床上表现为局部肿块者也并非都是真正的肿瘤，如炎性息肉、炎性假瘤和结核球等。

三、肿瘤性增生与非肿瘤性增生的区别

肿瘤的异常增生称为肿瘤性增生，非肿瘤性增生见于生理状态下细胞的更新、损

伤后的修复及炎性增生等。肿瘤性增生与非肿瘤性增生有着本质上的不同（表8-1）。非肿瘤性增生的细胞具有正常的形态、结构、代谢和功能，能够分化成熟，并受机体调控，细胞增生的程度与机体的需要相协调，一旦引起增生的原因消除，便不再继续增生；而肿瘤性增生的肿瘤细胞具有异常的形态、结构、代谢和功能，不同程度地失去了分化成熟的能力。肿瘤生长旺盛，不受机体调控，呈自主性和相对无限制生长。肿瘤一旦形成，即使致瘤因素已消除，肿瘤仍可持续生长。因此肿瘤性增生对机体来讲是有害无益的。

表8-1 肿瘤性增生与非肿瘤性增生的区别

	肿瘤性增生	非肿瘤性增生
细胞增殖	单克隆性增殖	多克隆性增殖
分化程度	不同程度地失去了分化成熟的能力	分化成熟
生长调节	不受机体调控，生长旺盛，原因消除后仍持续自主生长	受机体调控，原因消除后增生停止
对机体的影响	与机体不协调，对机体有害无益	与机体协调，对机体有益

第二节 肿瘤的特征

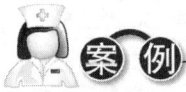

案例

患者，女，63岁。5个月前胃疼，逐渐加重。3个月前持续胃疼，胃胀、呕吐，并有呕血和便血。入院后体检发现锁骨上多个淋巴结肿大、变硬，肝肿大。X线显示肺部多发散在、界限清楚的圆形病灶。经住院治疗后无效死亡。

尸检：胃小弯近幽门处有一椭圆形肿块，中央有一3cm×4cm之溃疡。可见出血、坏死。镜下见大量癌细胞巢侵入黏膜下层、肌层和浆膜层。细胞异型性明显，核分裂象多见。

思考：1. 该患者患的是什么病？
　　　2. 试解释该患者的临床表现。

一、肿瘤的大体形态和组织结构

（一）肿瘤的大体形态

1. 形状 肿瘤的形状不一，多种多样，如息肉状、乳头状、结节状、分叶状、囊状、浸润性和溃疡状等（图8-1）。肿瘤的形状取决于肿瘤的发生部位、组织来源、生长方式和肿瘤的性质。

2. 大小 肿瘤的大小不一。极小的肿瘤仅在显微镜下才能发现，如原位癌。大的肿瘤重量可达数千克甚至数十千克，如卵巢囊腺瘤。肿瘤的大小取决于肿瘤的性质、生长时间和生长部位等。良性肿瘤对机体的影响较小，往往生长时间较长，体积可以

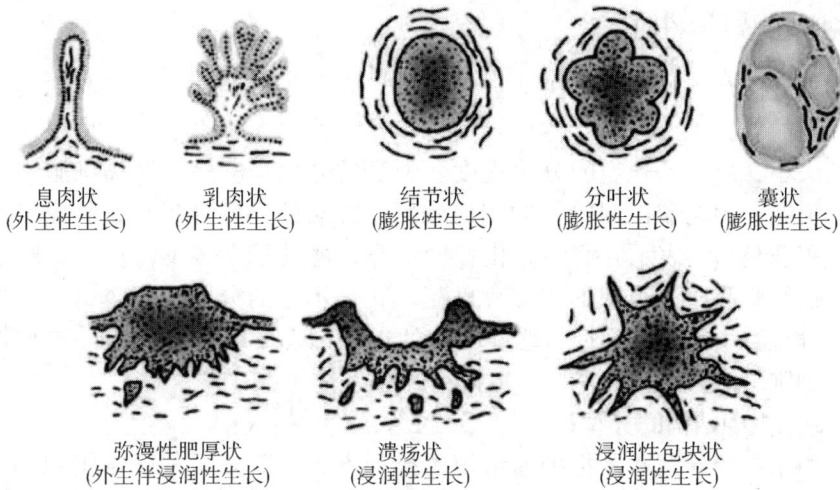

息肉状　　　　乳肉状　　　　结节状　　　　分叶状　　　　囊状
(外生性生长)　(外生性生长)　(膨胀性生长)　(膨胀性生长)　(膨胀性生长)

弥漫性肥厚状　　　　溃疡状　　　　浸润性包块状
(外生伴浸润性生长)　(浸润性生长)　(浸润性生长)

图 8 - 1　肿瘤常见的大体形态和生长方式示意图

较大；恶性肿瘤因生长迅速，对机体的危害性大，在肿瘤较小时便发生转移甚至危及生命，故常在体积较小时已被发现，一般不会长得太大。

3. 颜色　通常肿瘤的颜色与其起源组织的颜色近似。例如纤维组织肿瘤呈灰白色，脂肪瘤呈黄或淡黄色，血管瘤呈红色，黑色素瘤可呈黑褐色。但若肿瘤发生继发性变化如坏死、出血和感染等时，可见多种颜色混杂。

4. 质地　肿瘤的质地取决于肿瘤的组织来源、实质与间质的比例以及有无继发性变化等。如脂肪瘤质地较软，平滑肌瘤和纤维性肿瘤质地较韧，骨肿瘤质地坚硬。肿瘤实质成分多而间质成分少的肿瘤，或继发出血、坏死、囊性变者质地较软，反之若实质成分少而间质成分多的肿瘤，或继发玻璃样变、钙化、骨化者则较硬。

5. 数目　肿瘤数目不等，通常多数患者只有一个，称为单发性肿瘤。少数患者可同时或先后发生多个（一个以上）原发肿瘤，称为多发性肿瘤，如多发性子宫平滑肌瘤、神经纤维瘤病等。

（二）组织结构

虽然肿瘤的种类繁多，但其基本组织结构一般可分为肿瘤实质和间质两部分。临床上通过观察肿瘤的组织结构，尤其是肿瘤的实质来决定肿瘤的病理诊断。因此肿瘤的组织结构是肿瘤病理诊断的基本依据。

1. 肿瘤的实质　肿瘤实质即肿瘤细胞，是肿瘤主要的特异性成分，决定着肿瘤的组织来源、分化程度、性质及生物学行为等。不同组织来源的肿瘤，其实质各不相同。因此肿瘤实质是肿瘤分类、命名、判断肿瘤的组织来源和良恶性及组织学诊断的主要依据。通常一种肿瘤只含有一种实质，如鳞状细胞癌、平滑肌瘤等。但少数肿瘤可有两种或多种实质成分，如畸胎瘤、癌肉瘤等。

2. 肿瘤的间质　肿瘤的间质成分不具有特异性，一般由结缔组织、血管、淋巴管组成，对肿瘤实质起着支持和营养作用。肿瘤的间质内可见有淋巴细胞、巨噬细胞等浸润，这是机体对肿瘤免疫反应的表现，其数量多者，预后相对较好。恶性肿瘤细胞能产生血管生成因子等，刺激血管生成。血管生成是肿瘤能够持续生长的重要条件。

二、肿瘤的异型性

肿瘤的异型性是指肿瘤组织在细胞形态和（或）组织结构上与其起源的正常组织存在不同程度的差异，这种差异称为异型性。异型性的大小表示了肿瘤组织与其起源组织差异的大小，反映了肿瘤的分化程度。肿瘤的分化程度是指肿瘤细胞与其起源的正常细胞在形态、功能和代谢等上的相似程度。肿瘤的异型性越小，肿瘤细胞与起源组织的相似程度越高，表示肿瘤的分化程度越高，恶性程度较低。反之，肿瘤的异型性越大，肿瘤细胞和起源组织的相似程度越低，表示它的分化程度越低，恶性程度较高。因此，异型性大小是鉴别良、恶性肿瘤的主要形态学依据。肿瘤的异型性表现在组织结构和细胞形态两个方面。

（一）肿瘤组织结构的异型性

肿瘤组织结构的异型性是指肿瘤组织的排列方式与其来源的正常组织的差异。表现为肿瘤细胞排列紊乱，失去正常的结构和层次，极向消失。良性肿瘤细胞形态异型性不明显，但可有轻度的组织结构异型性。如平滑肌瘤，其细胞与正常的平滑肌细胞很相似，但其排列方式与正常的平滑肌组织不同，肿瘤细胞排列成束，束与束纵横交错，呈编织状；又如腺瘤，其腺体数目增多，腺体的大小及形态不尽一致。恶性肿瘤的组织结构异型性大，与其来源组织的差异明显。如腺癌，其癌细胞排列成明显大小不等、形态不规则的腺样结构，细胞层次增多，极向消失，或排列成不规则的实性癌细胞巢（图8-2）。

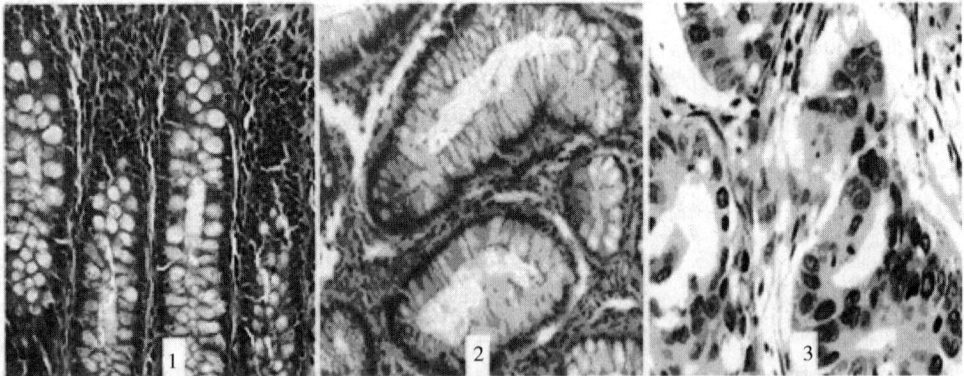

图8-2　肿瘤组织结构的异型性
1. 正常结肠黏膜　2. 结肠腺瘤　3. 结肠腺癌

（二）肿瘤细胞形态的异型性

良性肿瘤分化程度高，细胞形态异型性不明显，常与其起源的正常细胞相似。如脂肪瘤，其瘤细胞与正常脂肪细胞极为相似。恶性肿瘤分化程度低，细胞形态异型性明显，与其起源的正常细胞形态相差较大。其表现如下。

1. 瘤细胞的多形性　恶性肿瘤细胞常较起源的正常细胞大，且大小不一、形态各异，可见多核瘤巨细胞。

2. 核的多形性　恶性肿瘤细胞的核体积增大，核质比例增大（正常的核质比为1:4~1:6，恶性肿瘤细胞约为1:1）。核的大小、形态很不一致，可出现双核、多核、巨核和奇异形核等。由于核内 DNA 增多，核染色加深。核仁增大，数目增多。核分裂象常增多，可出现病理性核分裂象（如不对称、多极性和顿挫型等核分裂象）。病理性核分裂象仅出现于恶性肿瘤，对于恶性肿瘤的诊断具有重要意义（图 8 - 3）。

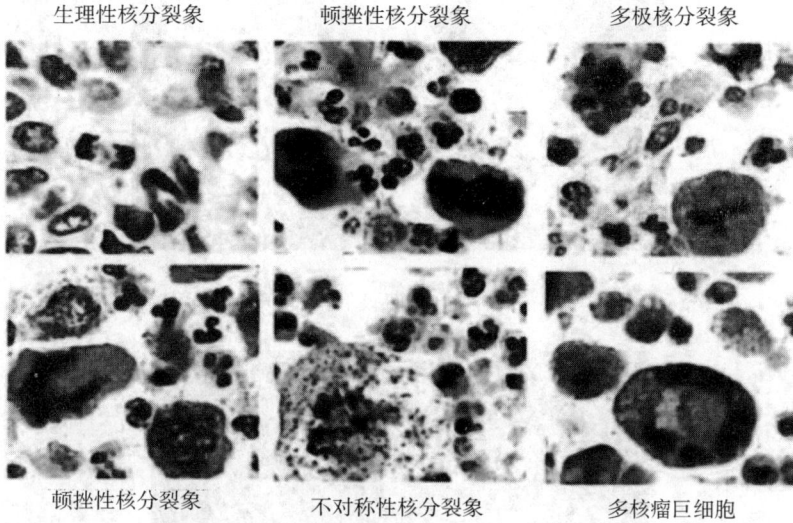

生理性核分裂象　　　顿挫性核分裂象　　　多极核分裂象

顿挫性核分裂象　　　不对称性核分裂象　　　多核瘤巨细胞

图 8 - 3　病理性核分裂象

3. 胞质的变化　嗜碱性增强，是由于肿瘤细胞代谢旺盛，胞质内核蛋白体增多所致。

三、肿瘤的生长

（一）肿瘤的生长速度

各种肿瘤的生长速度差异很大，主要与肿瘤细胞的分化程度有关。一般来说良性肿瘤分化较好，生长缓慢，可达数年甚至数十年；恶性肿瘤分化差，生长较快，短期内即可形成明显的肿块。如果良性肿瘤短期内迅速增大，提示肿瘤的生长速度突然加快，应考虑恶变的可能。

（二）肿瘤的生长方式

肿瘤的生长方式主要有膨胀性、浸润性和外生性三种。

1. 膨胀性生长　主要是良性肿瘤的生长方式。由于肿瘤分化较好，生长缓慢，瘤体在组织内犹如吹气球一般逐渐增大，推开并挤压周围组织，但不侵入周围正常组织内。肿瘤对周围组织的影响主要是压迫和阻塞。肿瘤常呈结节状，周围常有完整的包膜（图 8 - 4），与周围组织分界清楚。触诊时肿块活动度良好，手术容易切除，术后很少复发。

2. 浸润性生长　主要是恶性肿瘤的生长方式。由于肿瘤分化差，生长迅速，瘤体如同树根长入泥土一样，侵入并破坏周围组织，与周围组织分限不清，肿瘤常无包膜（图 8 - 5）。触诊时瘤体固定或活动度小。由于周围组织可能有瘤细胞浸润，手术不易切除彻底，术后容易复发。故手术切除这种肿瘤时，切除范围应比肉眼看到的肿瘤范围大，必要时还需辅以放疗、化疗等综合性治疗措施，以减少复发。

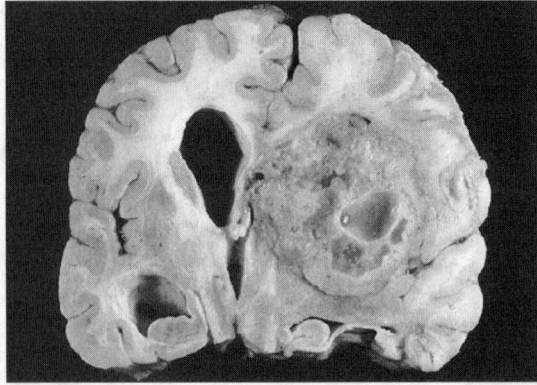

图 8 - 4　室管膜瘤（膨胀性生长）

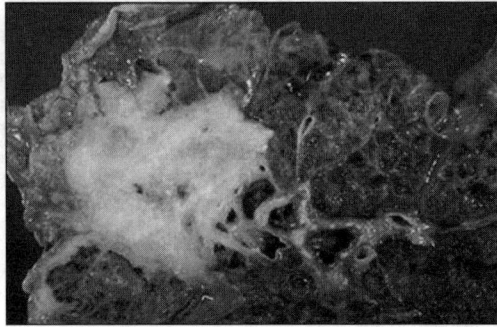

图 8 - 5　肺癌（浸润性生长）

2. 外生性生长　发生在体表、体腔及自然管道内面的肿瘤，均可向表面生长，形成乳头状、息肉状、菜花状、蕈状肿物，为外生性生长。良、恶性肿瘤均可呈外生性生长。良性肿瘤呈单纯性外生性生长，恶性肿瘤在呈外生性生长的同时，还向基底部浸润性生长。

四、肿瘤的扩散

恶性肿瘤不仅在原发部位浸润性生长，累及邻近器官或组织，而且还可通过各种途径扩散到身体的其他部位继续生长。肿瘤的扩散是恶性肿瘤的主要生物学特征之一，这是恶性肿瘤难以根治和导致患者死亡的最重要原因。肿瘤的扩散方式包括直接蔓延和转移。

（一）直接蔓延

恶性肿瘤在生长过程中，肿瘤细胞沿着组织间隙、肌间隙、脉管壁或神经束衣连续地浸润性生长，侵入和破坏邻近器官或组织，并继续生长，称为直接蔓延。如晚期子宫颈癌可蔓延到膀胱和直肠。

（二）转移

转移是恶性肿瘤最主要的生物学特性。良性肿瘤不转移，只有恶性肿瘤才可能发生转移。转移是指恶性肿瘤细胞从原发部位侵入淋巴管、血管或体腔，迁徙到其他部位继续生长，形成与原发部位肿瘤同样类型的肿瘤的过程。原发部位的肿瘤称为原发瘤，转移所形成的肿瘤称为转移瘤或继发瘤。恶性肿瘤常通过以下三条途径发生转移。

1. 淋巴道转移　是癌的主要转移途径。肿瘤细胞侵入淋巴管，随着淋巴引流到达局部淋巴结，在淋巴结内生长形成淋巴结转移癌（图8-6）。淋巴结呈无痛性肿大，质地变硬，切面呈灰白色。例如肺癌首先转移到肺门淋巴结。局部淋巴结发生转移后，肿瘤细胞可继续转移至下一站的淋巴结，最后可经胸导管进入血流，引起血道转移。

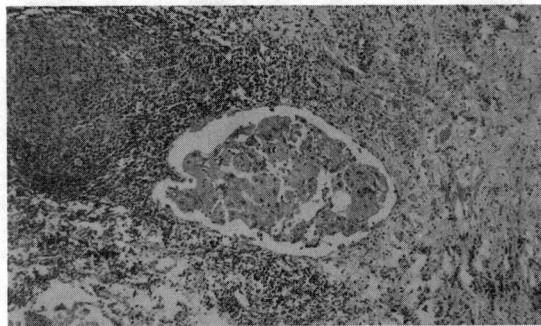

图8-6　肿瘤的淋巴道转移

2. 血道转移　是肉瘤的主要转移途径。肿瘤细胞侵入血管后，随血流到达远隔器官继续生长，形成转移瘤。血道转移时，瘤细胞多经静脉入血，少数亦可经淋巴管间接入血。肿瘤细胞的运行途径与栓子运行的途径基本相同，即侵入体循环静脉系统的瘤细胞，常经右心到肺内形成转移瘤，如骨肉瘤的肺转移；侵入肺静脉的瘤细胞，经左心可到达全身各器官，常在脑、骨、肾及肾上腺等处形成转移瘤；侵入门静脉系统的瘤细胞多在肝脏形成转移瘤，如大肠癌的肝转移。血道转移形成的转移瘤的特点是：常为多个球形结节，灰白色，散在分布，无包膜，但边界清楚，多接近于器官的表面（图8-7）。

3. 种植性转移　体腔内器官的恶性肿瘤侵及器官表面时，瘤细胞可以脱落，像播种一样种植在体腔其他器官的表面，继续生长形成转移瘤，称为种植性转移。如胃癌穿破浆膜，可种植到大网膜、腹膜、肠和卵巢等处。此外，偶见因手术操作不慎导致的医源性种植性转移，应注意避免。

五、肿瘤的代谢

肿瘤细胞，尤其是恶性肿瘤细胞，即使在有氧条件下，仍以糖酵解获取能量；肿瘤组织的蛋白质合成与分解代谢均增强，但合成代谢超过分解代谢，甚至夺取正常组织的蛋白质分解产物，合成肿瘤本身的蛋白质，使肿瘤不断长大而机体严重消耗，导致恶病质；肿瘤组织合成 DNA 和 RNA 的能力都较正常组织强，核酸的增多是肿瘤迅速生长的物质基础；肿瘤组织酶的变化主要是酶的含量或活性的变化，不同肿瘤酶的变化也不同。如前列腺癌的癌组织中酸性磷酸酶明显增加；骨肉瘤时碱性磷酸酶增加等。

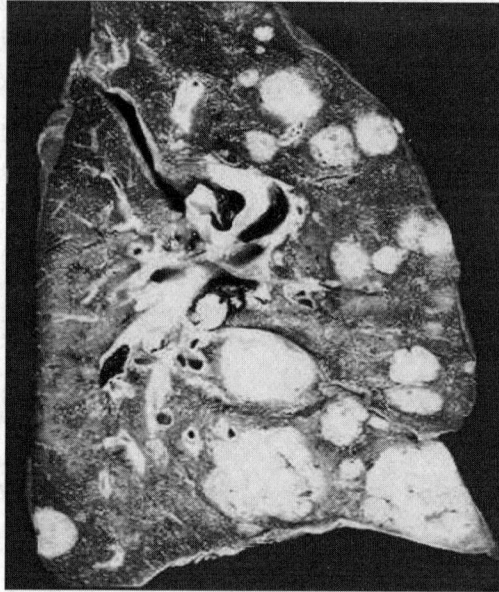

图 8 - 7　肺转移癌（血道转移）

六、肿瘤的复发

肿瘤经治疗后一段时间，在同一部位发生与原发瘤性质相同的肿瘤，称为肿瘤的复发。良性肿瘤有完整的包膜，手术容易切除干净，术后不易复发；恶性肿瘤无包膜或包膜不完整，手术不容易切除干净，术后易复发。肿瘤复发的间隔时间，短则几个月，长则几十年。

第三节　肿瘤对机体的影响

一、良性肿瘤对机体的影响

良性肿瘤由于分化较成熟，生长缓慢，不浸润，不转移，一般对机体的影响较小，主要影响是对周围组织器官产生压迫和阻塞，引起相应的功能障碍。内分泌腺的良性肿瘤可分泌过多的激素而引起相应的症状，如垂体生长激素腺瘤可引起巨人症或肢端肥大症等。良性肿瘤对机体的影响还与肿瘤的发生部位或有无继发性改变有关。体表良性肿瘤如皮下脂肪瘤，可无明显影响；但发生在重要器官的良性肿瘤也可引起严重后果，如颅内的良性肿瘤，可压迫脑组织引起颅内压升高等；子宫黏膜下平滑肌瘤常伴有浅表糜烂或溃疡，可引起出血和感染等。

二、恶性肿瘤对机体的影响

恶性肿瘤由于分化不成熟，生长迅速，浸润破坏周围组织器官，并可发生转移，因而对机体的影响较大。恶性肿瘤除引起局部压迫、阻塞作用和激素紊乱外，还可破坏邻近或远隔正常组织的结构和功能，引起出血、坏死、穿孔、感染等继发性改变，以及发热、疼痛、副肿瘤综合征等。恶性肿瘤晚期，患者出现极度消瘦、严重贫血、乏力和全身衰竭的状态，称为恶病质，常导致患者死亡。

📢 知识链接

◦ 副肿瘤综合征 ◦

　　副肿瘤综合征是指不能用原发瘤和转移瘤加以解释的一些病变和临床表现，由肿瘤的产物（如异位激素）或异常免疫反应等原因间接引起。患者表现为内分泌、神经、消化、造血、皮肤、肌肉、骨关节及泌尿等系统的异常。副肿瘤综合征有助于肿瘤的早期发现，具有重要的临床意义。

第四节　良性肿瘤与恶性肿瘤的区别

　　临床上判断一个肿瘤的良、恶性是选择合理治疗方案的前提。良性肿瘤易于治疗，恶性肿瘤治疗措施复杂且疗效差。若把恶性肿瘤误诊为良性肿瘤，就可能延误治疗，或者治疗不彻底造成复发、转移甚至危及生命；反之，若把良性肿瘤误诊为恶性肿瘤，会导致不适当的破坏性治疗，使患者遭受不应有的痛苦、损害和精神负担。因此，正确鉴别肿瘤的性质，对于肿瘤的正确治疗、预后及患者的护理都具有重要的临床意义。良、恶性肿瘤的区别简要归纳如表8－2。

表8－2　良性肿瘤与恶性肿瘤的区别

	良性肿瘤	恶性肿瘤
分化程度	分化好，异型性小	分化差，异型性大
核分裂象	无或少，不见病理性核分裂象	多，可见病理性核分裂象
生长速度	缓慢	较快
继发改变	少见	常见，如出血、坏死、溃疡
生长方式	膨胀性或外生性生长，有完整的包膜，边界清楚，活动度大	浸润性或外生性生长，无包膜或包膜不完整，边界不清，活动度差
转移	不转移	常转移
复发	不复发或很少复发	易复发
对机体的影响	较小，主要为局部压迫或阻塞作用	较大，除局部压迫、阻塞外，还破坏组织，引起出血、坏死、发热、感染、疼痛、恶病质等

　　需要指出，上述良、恶性肿瘤的区别是相对的，不是绝对的。如血管瘤虽为良性肿瘤，但无包膜，呈浸润性生长，术后易复发。而皮肤的基底细胞癌虽为恶性肿瘤，但几乎不或很少发生转移；良、恶性肿瘤也并非一成不变，有些良性肿瘤可转变为恶性肿瘤，称为恶性变。如结肠的息肉状腺瘤可恶变为腺癌；肿瘤的良、恶性之间并无截然的界限，某些肿瘤的生物学行为介于良性与恶性之间，称为交界性肿瘤，如卵巢交

界性浆液性或黏液性囊腺瘤。因此在临床实践中，必须结合病理形态改变、临床表现、影像学资料等多方面的依据，进行综合分析，才能对肿瘤的良、恶性作出正确的判断。

第五节　肿瘤的命名与分类

一、肿瘤的命名

（一）良性肿瘤的命名

大多数组织的良性肿瘤都称为瘤。命名原则是：发生部位＋组织来源＋瘤。如来源于皮下脂肪组织的良性肿瘤称为皮下脂肪瘤；来源于子宫平滑肌的良性肿瘤称为子宫平滑肌瘤等。部分良性肿瘤是结合肿瘤的形态特点来命名的，如皮肤乳头状瘤、卵巢囊腺瘤等。

（二）恶性肿瘤的命名

1. 癌　上皮组织起源的恶性肿瘤统称为癌。命名原则是：发生部位＋组织来源＋癌。上皮组织主要包括鳞状上皮、腺上皮、移行上皮、基底细胞。由鳞状上皮来源的恶性肿瘤称为鳞状细胞癌（简称鳞癌），如子宫颈鳞状细胞癌等；由腺上皮来源的恶性肿瘤称为腺癌，如胃腺癌等。少数来源于上皮组织的恶性肿瘤也可结合形态特点来命名，如卵巢浆液性乳头状囊腺癌。

2. 肉瘤　间叶组织起源的恶性肿瘤统称为肉瘤。命名原则是：发生部位＋组织来源＋肉瘤。间叶组织包括纤维组织、脂肪、肌肉、骨、软骨、淋巴造血组织、血管和淋巴管等。如来源于皮下纤维组织的恶性肿瘤称为纤维肉瘤；来源于子宫平滑肌的恶性肿瘤称为子宫平滑肌肉瘤；来源于股骨成骨细胞的恶性肿瘤称为股骨骨肉瘤等。癌与肉瘤的区别见表8-3。

表8-3　癌与肉瘤的区别

	癌	肉瘤
组织来源	上皮组织	间叶组织
发病率	较常见，多见于40岁以上成人	较少见，多见于青少年
大体特点	灰白色、质较硬、较干燥	灰红色、质软、湿润，呈鱼肉状
镜下特点	癌细胞多形成癌巢，实质与间质分界清楚	肉瘤细胞多弥漫分布，实质与间质分界不清，间质内血管丰富
网状纤维染色	见于癌巢周围，癌细胞间多无网状纤维	肉瘤细胞间有丰富的网状纤维
转移	多经淋巴道转移	多经血道转移

（三）特殊肿瘤的命名

少数肿瘤的命名不符合上述肿瘤的命名原则，其命名已约定俗成。

1. 以"母细胞瘤"命名的肿瘤　有些肿瘤的形态类似胚胎发育过程中的某种幼稚组织，称为"XX母细胞瘤"。此类肿瘤中大多数为恶性的，如肾母细胞瘤、髓母细胞瘤和神经母细胞瘤等。少数为良性的，如骨母细胞瘤等。

2. 以"瘤"命名的恶性肿瘤　如精原细胞瘤、黑色素瘤、淋巴瘤等。少数以

"瘤"命名的恶性肿瘤需在肿瘤名称前加"恶性"二字，如恶性畸胎瘤、恶性神经鞘瘤等。

3. 以"人名"命名的肿瘤 如霍奇金淋巴瘤、尤文肉瘤等。

4. 沿用习惯用法 如白血病、霍奇金病等。

5. 含有多种实质成分的肿瘤命名 如纤维腺瘤、多形性腺瘤、癌肉瘤、血管平滑肌脂肪瘤、畸胎瘤、恶性中胚叶混合瘤等。

6. 后缀"瘤病"的肿瘤 表示肿瘤的多发性。如神经纤维瘤病、脂肪瘤病等。

二、肿瘤的分类

通常根据组织来源不同将肿瘤分为五类，每一类又按肿瘤的分化程度、生物学特性及对机体的影响的不同，分为良性与恶性两大类（表8-4）。

表8-4 肿瘤的分类

组织来源	良性肿瘤	恶性肿瘤	好发部位
一、上皮组织			
鳞状上皮	乳头状瘤	鳞状细胞癌	乳头状瘤见于皮肤、鼻、鼻窦、喉；鳞状细胞癌见于宫颈、皮肤、食管、鼻咽、喉、肺、阴茎等处
基底细胞		基底细胞癌	头面部皮肤
腺上皮	腺瘤	腺癌	乳腺、甲状腺、胃、肠等
移行上皮	乳头状瘤	移行细胞癌	膀胱、肾盂
二、间叶组织			
脂肪组织	脂肪瘤	脂肪肉瘤	皮下、下肢、腹膜后
纤维组织	纤维瘤	纤维肉瘤	四肢、皮下
横纹肌组织	横纹肌瘤	横纹肌肉瘤	四肢、头颈
平滑肌组织	平滑肌瘤	平滑肌肉瘤	子宫、胃、肠
血管	血管瘤	血管肉瘤	皮肤、皮下、唇、舌
淋巴管	淋巴管瘤	淋巴管肉瘤	皮肤、皮下、唇、舌
骨组织	骨瘤	骨肉瘤	颅骨、长骨
软骨组织	软骨瘤	软骨肉瘤	手足短骨、盆骨、肋骨等
滑膜组织	滑膜瘤	滑膜肉瘤	膝、踝、腕、肩、肘等关节附近
间皮	间皮瘤	恶性间皮瘤	胸膜、腹膜
三、淋巴造血组织			
淋巴组织		淋巴瘤	颈部、纵隔、肠系膜等淋巴结
造血组织		各种白血病	淋巴造血组织
四、神经组织			
神经纤维组织	神经纤维瘤	神经纤维肉瘤	皮神经、深部神经及内脏神经

组织来源	良性肿瘤	恶性肿瘤	好发部位
神经鞘细胞	神经鞘瘤	恶性神经鞘瘤	头、颈、四肢等处皮神经
胶质细胞	胶质细胞瘤	恶性胶质细胞瘤	大脑
原始神经细胞		髓母细胞瘤	小脑
脑膜组织	脑膜瘤	恶性脑膜瘤	脑膜
交感神经节	节细胞神经瘤	神经母细胞瘤	良性多见于纵隔和腹膜后；恶性多见于肾上腺髓质
五、其他肿瘤			
黑色素细胞	黑痣	黑色素瘤	皮肤
胎盘组织	葡萄胎	恶性葡萄胎 绒毛膜上皮癌	子宫
生殖细胞		精原细胞瘤	睾丸
		无性细胞瘤	卵巢
		胚胎性癌	睾丸及卵巢
三个胚层组织	畸胎瘤	恶性畸胎瘤	卵巢、睾丸、纵隔、骶尾部

第六节　常见肿瘤举例

一、上皮组织肿瘤

（一）良性上皮组织肿瘤

1. 乳头状瘤　由被覆上皮发生，并向表面呈乳头状生长的良性肿瘤。肿瘤的根部常有细蒂与正常组织相连。镜下，乳头表面覆盖增生的上皮，因发生部位不同，可为鳞状上皮、柱状上皮或移行上皮。乳头轴心为肿瘤的间质，有血管、淋巴管及结缔组织构成（图8-8）。乳头状肿瘤切除后不易复发，但发生在外耳道、膀胱及阴茎的乳头状瘤较易发生恶变。

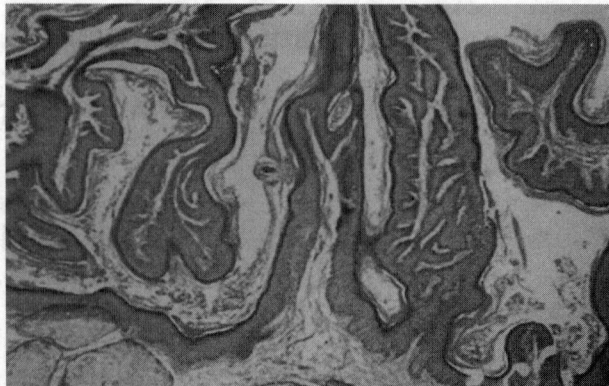

图8-8　皮肤乳头状瘤

2. 腺瘤　由腺上皮发生的良性肿瘤。多见于甲状腺、乳腺、唾液腺、卵巢、肠道等处。胃肠道腺瘤多呈息肉状，腺器官内的腺瘤则多呈结节状、囊状，常有包膜，分界清楚。镜下观察：肿瘤的腺体与其起源的正常腺体在结构上相似，并常具有一定的分泌功能，但存在一定程度的结构紊乱，主要表现是腺体数目增多，大小、形态不规则，排列紊乱（图8-9）。根据腺瘤的组成成分或形态特点，又可将其分为囊腺瘤、息肉状腺瘤、纤维腺瘤、多形性腺瘤等类型。

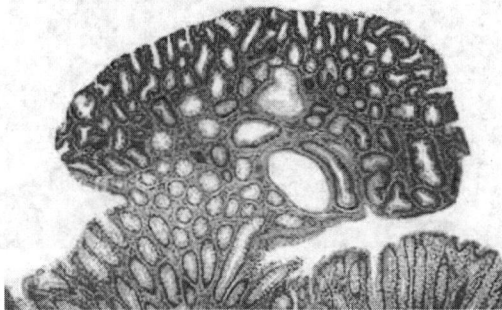

图8-9　结肠息肉状腺瘤

（二）恶性上皮组织肿瘤

1. 鳞状细胞癌　常发生在身体原有鳞状上皮覆盖的部位，如皮肤、口腔、唇、食管、喉、子宫颈、阴道、阴茎等处。也可发生在鳞状上皮化生的基础上，如支气管等处。肉眼观察：肿瘤呈菜花状，也可形成溃疡。镜下观察：癌细胞排列成不规则的片块、条索状巢状结构，巢与间质分界清楚。高分化鳞癌的癌细胞间可见细胞间桥，癌巢中央可出现层状的角化物，称为角化珠或癌珠（图8-10）；分化较差的鳞癌无角化珠形成，细胞间桥不明显，细胞异型性大，核分裂象多见。

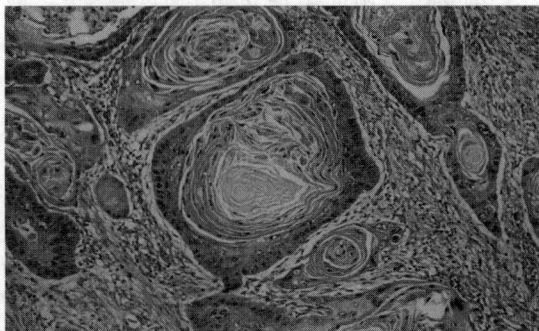

图8-10　高分化鳞状细胞癌

2. 基底细胞癌　多见于老年人面部如眼睑、面颊及鼻翼等处。由表皮基底细胞发生。肉眼观察：癌组织生长缓慢，表面常形成边缘不规则的溃疡，并浸润破坏深层组织，但几乎不发生转移。镜下观察：癌巢主要由基底细胞样癌细胞构成。临床上呈低度恶性，对放疗很敏感。

3. 腺癌　是由腺上皮发生的恶性肿瘤。常见于胃肠道、甲状腺、乳腺、卵巢、子宫等处。肉眼观察：肿瘤常呈息肉状、蕈状、菜花状、溃疡或不规则结节状。镜下高分化腺癌可形成大小不等、形状不一、排列不规则的腺管样或乳头状结构，又可称为管状或乳头状腺癌（图8-11）。低分化腺癌的癌细胞常排列层次明显增多，核大小不一，核分裂象多见，为无腺管样结构的实性巢，又称为实性癌。如腺癌的癌细胞分泌大量黏液，又可称为黏液癌。

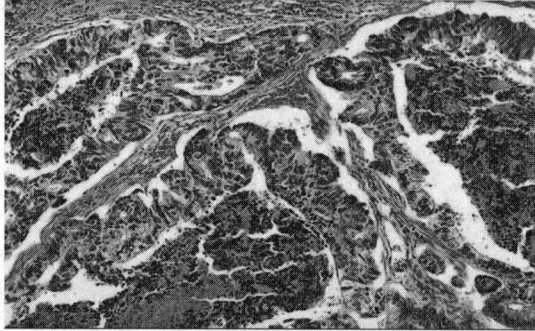

图8-11　结肠腺癌

二、间叶组织肿瘤

（一）良性间叶组织肿瘤

1. 平滑肌瘤　多见于子宫和胃肠道。肉眼观察：肿瘤呈结节状，边界清楚，切面呈灰白色，编织状。镜下观察：瘤组织由形态较一致的梭形细胞构成，瘤细胞互相编织呈束状或栅栏状排列，核呈长杆状，两端钝圆。

2. 脂肪瘤　由脂肪组织来源的良性肿瘤，是最常见的间叶组织肿瘤，多见于背、肩、颈和四肢的皮下组织。脂肪瘤常为单发，也可多发。肉眼观察：肿瘤为扁圆形或分叶状肿块，质地柔软，有包膜。切面呈淡黄色，有油腻感，似正常的脂肪组织。镜下观察：瘤细胞似正常的脂肪细胞（图8-12）。其与正常脂肪组织的主要区别在于有完整的包膜。手术易切除。

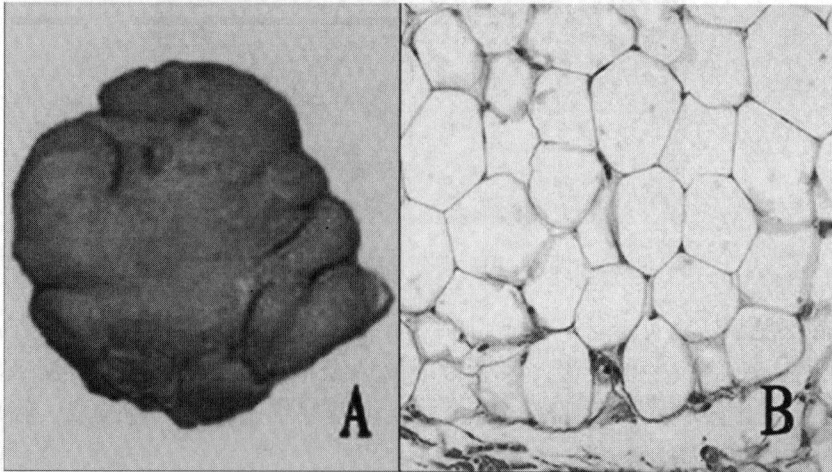

图8-12　脂肪瘤（A大体　B镜下）

3. 纤维瘤 由纤维组织来源的良性肿瘤。多见于躯干及四肢皮下。肉眼观察：肿瘤呈结节状或分叶状，多为单发，有完整的包膜，边界清楚，质韧。切面灰白色，呈编织状。镜下观察：瘤组织由成纤维细胞、纤维细胞和排列成束状的胶原纤维组成，胶原纤维纵横交错呈编织状（图8-13）。纤维瘤生长缓慢，切除后一般不复发。

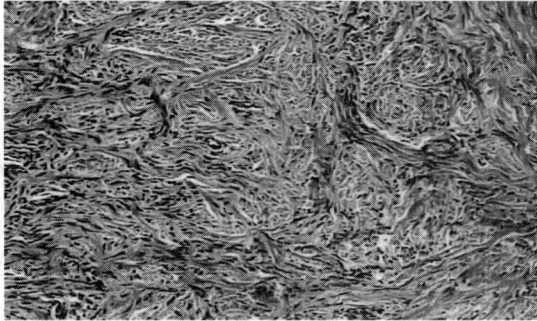

图8-13 卵巢纤维瘤

4. 血管瘤 由血管内皮细胞发生的良性肿瘤。血管瘤可分为毛细血管瘤、海绵状血管瘤及混合型血管瘤等类型。可发生在任何部位，但以皮肤多见。常见于儿童。血管瘤可为先天性，随身体发育而长大，成年后可停止发展。肉眼观察：肿瘤无包膜，呈浸润性生长，边界不清。皮肤或黏膜的血管瘤可呈突起的鲜红、暗红或紫红色斑块。内脏血管瘤多呈结节状。镜下观察：毛细血管瘤由大量增生的毛细血管构成。海绵状血管瘤由腔大壁薄的血窦构成。

（二）恶性间叶组织肿瘤

1. 平滑肌肉瘤 多见于子宫和胃肠道。肉眼观察：肿瘤多呈不规则的结节状，无包膜或包膜不完整。切面呈灰红色，质软，细腻，鱼肉状。镜下观察：肉瘤细胞具有明显的异型性，核分裂多见，常出现病理性核分裂象。

2. 脂肪肉瘤 多发生在大腿及腹膜后等深部软组织。肉眼观察：肿瘤大多呈结节状或分叶状，亦可呈鱼肉状或黏液样。镜下观察：瘤细胞大小形态各异，可见脂肪母细胞，胞质内含有大小不等的脂肪空泡。脂肪母细胞、黏液和血管网是脂肪肉瘤的主要成分。

3. 纤维肉瘤 好发于四肢皮下组织。肉眼观察：肿瘤呈巨块型或结节状，质较软，可形成假包膜。切面呈灰红色或灰白色，细腻，鱼肉状。镜下肿瘤组织由大小不一的梭形或短梭形细胞构成，肉瘤细胞产生胶原纤维，并呈编织状或漩涡状排列（图8-14）。

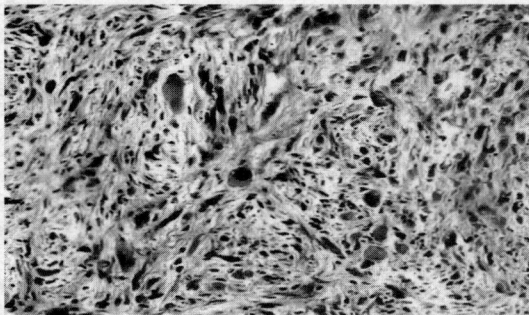

图8-14 纤维肉瘤

4. 骨肉瘤 是最常见的骨恶性肿瘤,多见于青少年。好发于四肢长骨干骺端,尤其是股骨下端、胫骨上端和肱骨上端。骨肉瘤呈高度恶性,生长迅速,常在发现时已有肺转移。肿瘤可穿破骨膜并侵入周围组织,形成与骨干纵轴垂直的放射状新生骨小梁,在 X 线上表现为日光放射状阴影。肿瘤表面的骨膜常被肉瘤组织掀起,肿瘤上下两端的骨皮质和被掀起的骨膜之间形成三角形隆起,并有明显的反应性骨质增生,在 X 线上呈密度增高区,称为 Codman 三角。肉眼观察:肿瘤侵犯骨髓腔,破坏骨皮质及周围软组织,形成梭形膨大的肿块。切面呈灰红色,质地硬,细腻、鱼肉状,常见出血、坏死。镜下观察:肉瘤细胞呈梭形或多边形,大小不一,异型性明显。瘤细胞可直接形成肿瘤性骨样组织,这是病理诊断骨肉瘤最重要的组织学依据。

第七节 癌前病变、原位癌及上皮内瘤变

临床上,正确认识和辨别癌前病变、原位癌及上皮内瘤变,对于指导肿瘤的预防、早期诊断、治疗及防止原位癌发展为浸润癌等具有重要意义。

一、癌前病变

癌前病变是指某些具有癌变潜在可能性的良性病变。从癌前病变发展成癌是一个逐渐演变的过程。如果癌前病变长期存在,即有可能发展成癌。但癌前病变并不一定都会发展成为癌。常见的癌前病变有:黏膜白斑、慢性宫颈炎伴宫颈糜烂、乳腺囊性增生病、慢性萎缩性胃炎、胃溃疡、慢性溃疡性结肠炎、大肠腺瘤、皮肤慢性溃疡、肝硬化等。早期发现并及时治愈癌前病变,对肿瘤的预防具有重要的实际意义。

二、原位癌

原位癌是指癌细胞已累及上皮全层,但尚未突破基底膜向下浸润的癌(图 8 - 15)。常见的原位癌有子宫颈原位癌、食管原位癌和乳腺导管原位癌等。原位癌是一种最早期的癌,不发生转移。如能及早发现,经正确治疗可痊愈,从而提高肿瘤的治愈率。由于原位癌患者临床上可无明显异常,其诊断主要依赖于组织病理学检查。

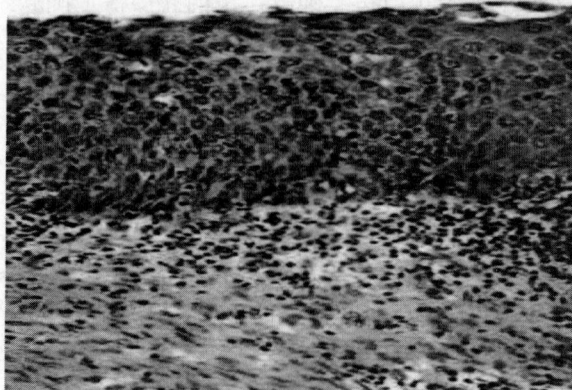

图 8 - 15 子宫颈原位癌

三、上皮内瘤变

目前将上皮从非典型增生至原位癌这一连续的演变过程称为上皮内瘤变。上皮内瘤变可分为三级：上皮内瘤变Ⅰ级相当于轻度非典型增生；上皮内瘤变Ⅱ级相当于中度非典型增生；上皮内瘤变Ⅲ级则包括重度非典型增生和原位癌。因为重度非典型增生和原位癌在诊断上常难以截然分开，而且其治疗原则也基本一致，没有必要将二者严格区分。

如子宫颈上皮内瘤变（CIN）：CIN Ⅰ和CIN Ⅱ如经适当治疗，大多数CIN可逆转或痊愈。CIN级别越高，癌变几率越高，癌变所需时间越短。

第八节　肿瘤的分级与分期

肿瘤的分级与分期一般用于恶性肿瘤，是制定治疗方案和估计预后的重要依据。

一、肿瘤的分级

恶性肿瘤的分级是病理上根据肿瘤分化程度的高低、异型性的大小及核分裂数的多少来确定恶性肿瘤的级别。目前一般采用简明的三级分级法，即Ⅰ级为高分化，属低度恶性；Ⅱ级为中等分化，属中度恶性；Ⅲ级为低分化，属高度恶性。

二、肿瘤的分期

肿瘤的分期主要是临床上根据肿瘤的大小、浸润的深度、扩散范围以及转移的情况等来确定肿瘤的分期。目前国际上广泛采用TNM分期法。T指原发瘤的大小，随着肿瘤体积的增加和浸润的范围扩大，依次用$T_1 \sim T_4$表示；N指局部淋巴结转移情况，N_0表示无淋巴结转移，$N_1 \sim N_3$表示淋巴结转移的程度和范围；M指远处转移情况（通常指血道转移），M_0表示无血道转移，有血道转移者用M_1、M_2表示。

第九节　肿瘤的病因和发病学

一、肿瘤的原因

肿瘤的原因十分复杂，至今尚未完全阐明，有待进一步研究探讨。目前的研究表明，肿瘤从本质上来讲是一种基因病，各种环境因素和遗传因素是引起基因改变的始动环节。

（一）环境致癌因素

1. 化学性致癌因素　已被确认的化学致癌物质有1000多种，可分为直接致癌物和间接致癌物（需要在体内代谢活化后才致癌的化学物质）。其中大多数是间接致癌物，常见的如下。

（1）多环芳烃　广泛存在于污染的大气中，主要来源于石油、煤焦油、内燃机排出的废气、煤烟和烟草烟雾、熏烤食物等，以3，4-苯并芘、1，2，5，6-双苯并蒽致癌作用最强。如吸烟和大气污染与肺癌的发生有密切关系。熏烤食物的食用可能与胃癌发生有关。

（2）芳香胺类及氨基偶氮染料 致癌的芳香胺类有乙萘胺、联苯胺等，印染、橡胶工人膀胱癌的发生率较高与此有关。氨基偶氮染料有奶油黄、猩红等，与肝癌、膀胱癌的发生有关。

（3）亚硝胺类 亚硝酸盐等在胃内酸性环境下形成亚硝胺，可引起胃肠道及其他部位肿瘤，致癌性强。肉类食品的保存剂和着色剂、新腌制的酸菜和变质的食物中均含有较多的亚硝酸盐。

（4）真菌毒素 目前研究最多的是黄曲霉毒素，其主要存在于霉变的花生、玉米及谷类等粮食中，其中黄曲霉毒素 B_1 的致癌性最强，比亚硝胺大 70 倍，可诱发肝癌。

（5）直接致癌物 主要有烷化剂与酰化剂，如环磷酰胺、氮芥等，可在抗癌的同时，诱发其他恶性肿瘤，如髓细胞性白血病。

2. 物理性致癌因素 主要有紫外线、电离辐射（X 线、γ 射线和粒子辐射）等，与皮肤癌、白血病、肺癌等的发生有关。此外热辐射、异物、创伤、慢性机械性刺激或炎症刺激等可能是促癌因素，如慢性子宫颈炎与子宫颈癌有关等。

3. 生物性致癌因素

（1）病毒 能引起人或动物肿瘤或体外能使细胞发生恶变转化的病毒称为肿瘤病毒，其中多数为 RNA 病毒，少数为 DNA 病毒。如 EB 病毒与鼻咽癌等的发生有关；人类乳头状瘤病毒与子宫颈癌等的发生有关；人类 T 细胞白血病／淋巴瘤病毒－Ⅰ与 T 细胞白血病／淋巴瘤的发生有关；乙型肝炎病毒与肝癌的发生有关。

（2）幽门螺杆菌 其感染与胃癌的发生有关。

（3）寄生虫 已知日本血吸虫病与结肠癌的发生有关；埃及血吸虫病与膀胱癌的发生有关；华支睾血吸虫病与肝癌的发生有关。

（二）内在因素

1. 遗传因素 流行病学和临床资料显示，5%～10% 的人体肿瘤的发生与遗传因素有关。但在大多数肿瘤的发生中，遗传因素的作用只表现为对致癌因素的易感性或倾向性，直接遗传的只是少数肿瘤。其中一些肿瘤呈常染色体显性遗传，如视网膜母细胞瘤、家族性多发性结肠息肉病、神经纤维瘤病等；一些肿瘤呈常染色体隐性遗传，如着色性干皮病，患者受紫外线照射后易患皮肤癌；共济失调性毛细血管扩张症患者易发生白血病和淋巴瘤等。某些肿瘤呈多基因遗传，如乳腺癌、肺癌、胃癌、肝癌等，这些肿瘤的发生是遗传因素和环境因素共同作用的结果。

2. 免疫因素 机体免疫功能状态在肿瘤的发生、发展中发挥重要的作用。正常情况下，机体依赖完整的免疫机制来有效地监视和排斥癌变细胞。机体的抗肿瘤免疫以细胞免疫为主，T 淋巴细胞、NK 细胞和巨噬细胞等对肿瘤细胞均具有杀伤作用。因此机体免疫功能不足、缺陷或大量使用免疫抑制剂者易患肿瘤，如艾滋病或器官移植后接受免疫抑制剂治疗的患者，肿瘤的发病率明显升高。

3. 激素因素 内分泌功能紊乱与某些肿瘤的发生、发展有一定关系。如乳腺癌等与雌激素过多有关；腺垂体激素可促进肿瘤的发生和转移；肾上腺皮质激素可抑制某些造血系统恶性肿瘤的生长与扩散。

4. 性别和年龄因素 肿瘤的发生有性别差异，如女性乳腺癌、甲状腺癌等发病率明显高于男性，而男性的肺癌、胃癌、肝癌等则明显多于女性。这种差异除与激素水平有关外，主要还与接触致癌物质的机会有关。此外急性白血病、肾母细胞瘤等常见于儿童，骨肉瘤好发于青年人，癌多见于中老年人，说明年龄对肿瘤也有一定的影响。

二、肿瘤的发生机制

肿瘤的发生机制极其复杂，至今尚未完全清楚。目前，比较公认的观点认为：肿瘤是正常组织细胞在外界致癌因素作用下，引起原癌基因的激活以及肿瘤抑制基因的失活，致使体细胞生长与分化调节失控的结果。

（一）原癌基因的激活

在正常细胞的 DNA 中发现有与病毒癌基因几乎完全相同的 DNA 序列，称为原癌基因。原癌基因编码的蛋白质为生长因子、生长因子受体、信号转导蛋白和核调节蛋白质等，对正常细胞的生长和分化起正性调控作用。在各种致癌因素的用下，原癌基因转变为细胞癌基因，此过程称为原癌基因的激活。癌基因激活的机制和途径有基因突变和基因表达调控异常两种。癌基因可在不同环节改变或扰乱细胞的正常代谢、生长和分化，导致细胞恶变形成肿瘤。

（二）肿瘤抑制基因的失活

肿瘤抑制基因是正常细胞中存在的一类对细胞生长和分化起负性调控作用的基因，这些基因表达的蛋白质抑制细胞生长和肿瘤性转化，故又称为抑癌基因。在致癌因素作用下，肿瘤抑制基因可发生突变或缺失，或其表达的蛋白质与 DNA 肿瘤病毒蛋白相互作用而失活，使其抑癌功能丧失，导致细胞过度生长和分化不成熟，发生恶变形成肿瘤。

考点提示

肿瘤、异型性、转移、癌前病变、原位癌、上皮内瘤变的概念；异型性与分化程度、恶性程度的关系；肿瘤的生长方式和转移途径；良性肿瘤和恶性肿瘤的区别；恶性肿瘤的分期；肿瘤定性诊断的检查方法；肿瘤的护理原则。

知识链接

⌒ 肿瘤的防治原则 ⌒

一、肿瘤的预防

肿瘤是一类严重危害人类健康的常见病、多发病。目前针对癌症最有效的方法毫无疑问就是预防。因此应该教育全社会人群树立三级预防的观念。①一级预防：即病因预防，避免或减少可能的致癌因素作用人体，降低肿瘤的发病率。②二级预防：即三早，早期发现、早期诊断、早期治疗。提高治愈率，降低死亡率。③三级预防：即康复预防。

二、肿瘤的治疗原则

肿瘤的治疗方法主要有手术、放疗、化疗、中医中药和免疫等。临床上一般根据肿瘤的性质、分级与分期和患者的身体状况等来选择适合的治疗方法，制定具体的治疗方案。恶性肿瘤的治疗原则是以手术切除为主的综合治疗。

护理应用

一、临床观察

注意观察患者的临床表现，有无乏力、贫血、咳血、尿血、便血、黄疸和进行性消瘦以及肿块的大小等，并给予妥善处理。

二、护理措施

根据肿瘤的治疗方法，结合患者的具体情况，从生理上、心理上进行全方位的护理，预防各种并发症，促进患者康复。

1. 手术治疗患者的护理　肿瘤手术治疗的患者容易出现焦虑、恐惧、疼痛、营养失调、并发感染等问题。护理措施有：心理护理、缓解疼痛、营养支持、预防感染。

2. 放疗患者的护理　肿瘤放疗患者易出现活动无耐力、营养失调、皮肤黏膜完整性受损、感染危险、潜在并发症等。护理措施有：休息与活动、饮食指导、皮肤黏膜护理、预防感染和并发症。

3. 化疗患者的护理　肿瘤化疗患者可出现不舒适、营养失调、自我形象紊乱、潜在并发症等。其护理措施有：静脉给药的护理、加强营养、心理护理、预防并发症。

三、护理指导

1. 指导肿瘤患者纠正不良饮食和生活习惯，不吸烟、不酗酒、不吃霉变的食物、改善饮食结构。

2. 加强肿瘤患者的心理护理，保持心情舒畅和良好的心态，增强患者战胜肿瘤的信心。

3. 指导患者自我护理和康复锻炼的方法，加强身体锻炼，增强机体抗肿瘤的能力。

（裴喜萍）

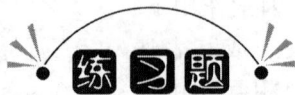

练习题

一、名词解释

肿瘤　异型性　肿瘤的复发　转移　癌前病变　原位癌　上皮内瘤变

二、填空题

1. 肿瘤的组织结构一般分为_____和_____两部分。

2. 肿瘤的生长方式有_____、_____、_____三种。

3. 恶性肿瘤的转移途径主要有_____、_____和_____三种。

4. 良性肿瘤对机体的主要影响是_____。恶性肿瘤晚期可导致患者极度衰弱表现为_____。

三、简答题

1. 如何理解肿瘤的异型性与分化程度、恶性程度的关系？

2. 试述良、恶性肿瘤的区别。

3. 简述肿瘤患者的护理原则。

4. 简述癌与肉瘤的区别。

四、选择题

A₁ 型题 ／ A2 型题

1. 良性肿瘤与恶性肿瘤的根本区别是

    A. 肿块硬度　　　　　　B. 细胞分化程度　　　　　C. 生长速度

    D. 表面光滑程度　　　　E. 疼痛程度

2. 骨肉瘤常经血道转移至

    A. 肺　　　B. 脑　　　C. 肾　　　D. 心　　　E. 肝

3. 属于良性骨肿瘤的是

    A. 骨髓瘤　　　　　　　B. 骨肉瘤　　　　　　　　C. 骨软骨瘤

    D. 尤文肉瘤　　　　　　E. 骨巨细胞瘤

4. 下列哪项是来源于间叶组织的肿瘤

    A. 白血病　　　　　　　B. 恶性神经鞘瘤　　　　　C. 恶性黑色素瘤

    D. 恶性间皮瘤　　　　　E. 恶性畸胎瘤

5. 下列可作为肿瘤定性诊断的检查是

    A. CT　　　　　　　　　B. 病理检查　　　　　　　C. 核磁共振

    D. X 线造影　　　　　　E. B 超

6. 诊断恶性肿瘤的主要依据是

    A. 肿瘤的肉眼形态　　　B. 肿瘤对机体的影响　　　C. 肿瘤的大小

    D. 肿瘤的异型性　　　　E. 肿瘤的继发改变

7. 患者：女性，39 岁。近年来月经量多，经期长，白带增多，感头晕，乏力，腰背酸痛，诊断为子宫黏膜下肌瘤最主要的依据是

    A. 月经改变　　　　　　B. 贫血　　　　　　　　　C. 腰背酸痛

    D. 窥阴器检查宫口有瘤体 E. 白带增多

8. 患者：男性，43 岁。诊断为膀胱乳头状瘤，就诊时医生告诉患者，应尽早手术，因为易发生

    A. 出血　　　B. 结石　　　C. 感染　　　D. 尿潴留　　　E. 恶变

A₃ 型题 ／ A₄ 型题

(9 ~ 10 题共用题干)

患者：女性，35 岁。已生育。主诉：白带增多，腰骶部疼痛，性交后出血。妇科检查见宫颈糜烂。活检镜下见上皮细胞增生并出现异型性，累及上皮层下 2/3。

9. 该患者的病理诊断为

    A. 上皮内瘤变Ⅰ级　　　B. 上皮内瘤变Ⅱ级　　　　C. 上皮内瘤变Ⅲ级

    D. 单纯型宫颈糜烂　　　E. 颗粒型宫颈糜烂

10. 此时的治疗原则是

    A. 以局部治疗为主　　　B. 以全身治疗为主　　　　C. 以宫腔镜治疗为主

    D. 静脉输入抗生素　　　E. 以腹腔镜治疗为主

第九单元 缺 氧

要点导航

1. 解释缺氧的概念、常用血氧指标的含义。
2. 掌握各型缺氧的血氧指标变化特点。
3. 熟悉缺氧时机体功能和代谢的变化。
4. 了解各型缺氧的原因及缺氧的临床护理原则。

第一节 缺氧的概念

氧是维持生命活动的必需物质，正常成人在静息状态下，每分钟耗氧量大约为250ml，剧烈活动时可增加 8～9 倍，而正常人体内氧的储存量仅为 1.5L。全身组织细胞的正常供氧，有赖于呼吸、循环及血液系统的功能正常，一旦呼吸、心跳停止，机体在数分钟内就可死于缺氧。

缺氧（hypoxia）是指组织供氧不足或利用氧障碍，从而引起组织功能、代谢以致形态结构发生异常变化的病理过程。缺氧不是一种独立的疾病，而是很多疾病过程中常见的病理过程，也是临床上常见的死亡原因之一。

第二节 常用的血氧指标及其意义

怎样才能知道机体是否缺氧呢？缺氧是组织的供氧不足或利用氧障碍，临床上用于反映组织的供氧和耗氧情况的是一组血氧指标。

常用的血氧指标如下。

1. 血氧分压（PO_2）   是指以物理状态溶解在血液中的氧所产生的张力。动脉血氧分压（PaO_2）主要取决于吸入气体的氧分压和外呼吸功能，正常为 13.3kPa（100mmHg）；静脉血氧分压（PvO_2）主要反映组织细胞摄取和利用氧的能力，正常值为 5.33kPa（40mmHg）。

2. 血氧容量（CO_{2max}）   是指 100ml 血液中血红蛋白所能结合的最大氧量，它取决于血红蛋白的质和量，反映血液携带氧的能力。血氧容量正常值约为200ml/L。

3. 血氧含量（CO_2）   是指 100ml 血液中实际含有的氧量，本指标取决于血氧分压和血氧容量。正常动脉血氧含量（CaO_2）约为 190 ml/L，静脉血氧含量（CvO_2）约为 140 ml/L。

4. 血氧饱和度（SO$_2$） 指血红蛋白的氧饱和度，是血红蛋白与氧结合的百分数，主要取决于血氧分压。正常时动脉血氧饱和度（SaO$_2$）约为 95%，静脉血氧饱和度（SvO$_2$）约为 75%。

血氧饱和度和血氧分压之间的关系用氧离曲线表示（图 9-1）。

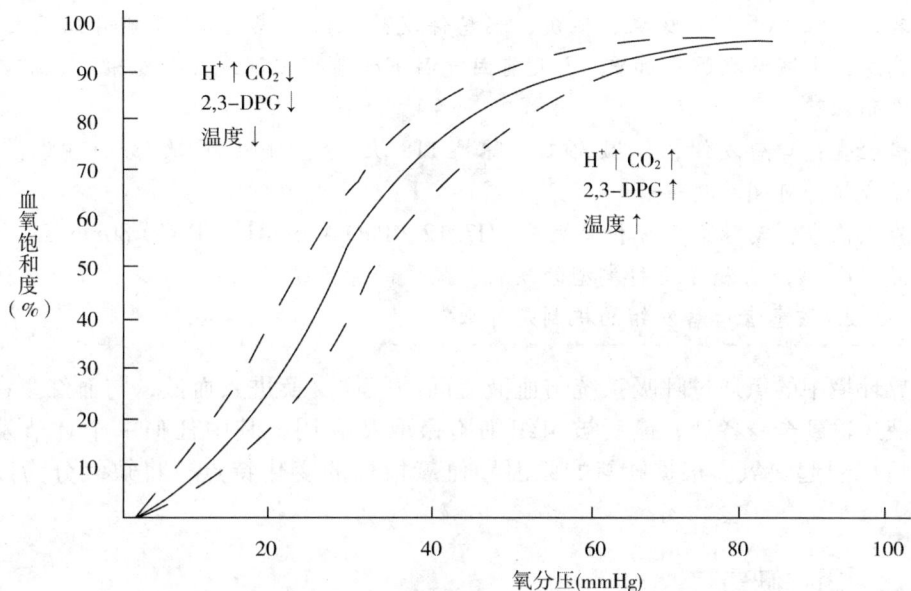

图 9-1 氧离曲线及其影响因素

知识链接

⌁ 氧解离曲线 ⌁

　　氧离曲线是反映血氧分压与血氧饱和度之间数量关系的曲线，以氧分压（PO$_2$）值为横坐标，血氧饱和度为纵坐标，曲线形态呈扁平S形。当血液温度升高、pH值降低、PCO$_2$升高或红细胞内2,3-二磷酸甘油酸（2,3-DPG）含量增高时，均可以导致血红蛋白和氧的亲和力降低，氧离曲线右移，使血液释放更多的氧供组织利用；反之，血红蛋白和氧的亲和力增高，氧离曲线左移，血液能释放的氧减少，此时如果血氧分压显著降低，血氧饱和度虽然可接近正常，但更易引起缺氧。

5. 动-静脉血氧含量差 是指动脉血氧含量与静脉血氧含量的差值，反映组织的摄氧量或组织对氧的消耗量。组织细胞消耗氧越多，动-静脉血氧含量差越大。正常值约为 50 ml/L。

第三节 缺氧的类型

案例

患者、女性，65 岁，咳嗽、咳痰、喘息伴发热入院，患者 15 年前开始反复咳嗽、咳痰伴喘息，上述症状逐年加重。3 天前因气温下降着凉出现发热、咳嗽、咳脓痰，伴喘息加重而入院。

体格检查：口唇发绀，体温 39℃，脉搏 118 次/分，呼吸 26 次/分。胸廓呈桶状，双肺呼吸音粗并可闻及痰鸣音。

实验室检查：动脉血气分析结果为 pH7.12，PaO_2 42mmHg，$PaCO_2$ 80mmHg。

思考：1. 该患者属于哪种类型的缺氧？缺氧的原因是什么？

2. 该患者口唇发绀的机制是什么？

外界环境中的氧通过呼吸系统与血液之间的气体交换进入血液，与血红蛋白结合并由血液运输到全身各处，最后被组织细胞摄取和利用。其中任何一个环节发生障碍，都可以引起缺氧。根据缺氧的原因和血氧指标的变化特点，将缺氧分为以下四种类型。

一、乏氧性缺氧

是指由于肺泡氧分压降低或静脉血分流入动脉引起的缺氧。本型缺氧以动脉血氧分压降低为基本特征，故又称低张性缺氧。

（一）原因

1. 吸入气体中氧分压降低 多发生于海拔 3000m 以上的高原地区或高空，也可见于通风不良的坑道或矿井，因吸入空气氧分压降低而引起缺氧。

2. 外呼吸功能障碍 呼吸系统或胸廓疾病等引起的肺通气不足或换气障碍，使静脉血不能充分氧合，导致的动脉血氧分压降低。

3. 静脉血分流入动脉 多见于先天性心脏病，如室间隔缺损伴肺动脉狭窄，右心压力增高，出现血液右向左分流，使未经氧合的静脉血分流进入体循环，导致动脉血氧分压降低。

（二）血氧指标的变化

乏氧性缺氧时，动脉血氧分压降低、血氧含量降低和血氧饱和度均降低，但血氧容量正常，动静脉血氧含量差减少或接近正常。当毛细血管内脱氧血红蛋白达 50g／L 以上时，可使皮肤、黏膜呈青紫色，这种现象称为发绀。

案例

患者，男，42岁，菜农。清晨4时在蔬菜温室为火炉添煤后，突然昏倒在地。2h后被发现送入医院。体温37.5℃，呼吸20次/分，脉搏110次/分，血压100/70mmHg。患者神志不清，口唇呈樱桃红色，其他无异常发现。实验室检查：PaO_2 94.5 mmHg，血氧容量10.8ml/dl，动脉血氧饱和度95%，HbCO 30%。入院后立即吸氧，不久渐醒，经治疗病情好转。

思考：导致患者神志不清的原因是什么？为什么？

二、血液性缺氧

是指由于血红蛋白的量减少或血红蛋白性质改变，致使血液携带氧的能力降低而引起的缺氧。此类型的缺氧因动脉血氧分压正常，故又称等张性缺氧。

（一）原因

1. 血红蛋白量减少 各种原因引起的严重贫血，血红蛋白数量减少，导致血液携带氧的能力降低而引起缺氧。

2. 血红蛋白性质改变

（1）一氧化碳中毒 一氧化碳（CO）与血红蛋白的亲和力是氧的210倍，CO被吸入后，可迅速与血红蛋白结合形成碳氧血红蛋白，使血红蛋白失去携带氧的能力。一氧化碳中毒患者，血中碳氧血红蛋白增多，皮肤和黏膜呈樱桃红色，常表现为头痛、心悸，严重者出现神经系统后遗症或死亡。发现CO中毒，应迅速将患者撤离中毒环境，保持呼吸道通畅，及时给氧，对症治疗。

（2）高铁血红蛋白血症 血红蛋白中的二价铁在腐败变质食物或毒物中的某些氧化剂的作用下可被氧化成三价铁，正常血红蛋白转变为高铁血红蛋白而失去携带氧的能力，导致组织缺氧。如大量食用含较多硝酸盐的腌菜或不新鲜蔬菜，其中的硝酸盐经肠道细菌作用还原成亚硝酸盐，可使大量血红蛋白氧化成高铁血红蛋白，从而引起中毒缺氧，患者皮肤、黏膜呈咖啡色。这种因进食引起血红蛋白氧化形成的高铁血红蛋白血症称肠源性发绀。

（二）血氧指标的变化

血液性缺氧，因吸入气中氧分压和外呼吸功能正常，故动脉血氧分压、血氧饱和度正常；血氧容量、动脉血氧含量降低，动-静脉血氧含量差低于正常。

血液性缺氧的患者可无发绀。严重贫血的患者面色苍白，即使合并乏氧性缺氧，其脱氧血红蛋白也不易达到50g/L，故不会出现发绀。碳氧血红蛋白颜色鲜红，故一氧化碳中毒的患者皮肤和黏膜呈樱桃红色；高铁血红蛋白呈棕褐色，患者皮肤和黏膜呈咖啡色或类似发绀。

三、循环性缺氧

是指因血液循环障碍，组织血流量减少或血流速度减慢导致的缺氧。循环性缺氧又称为低动力性缺氧。

（一）原因

1. 组织缺血　由于动脉血供给不足而引起的缺氧称为缺血性缺氧。全身性缺血性缺氧见于休克和心力衰竭，患者因心输出量减少，可造成全身组织供血不足。局部缺血性缺氧可见于动脉血栓形成、动脉炎或动脉粥样硬化造成的动脉狭窄或阻塞，局部组织或器官因动脉血供应不足而引起缺氧。

2. 组织淤血　由于静脉血液回流受阻而引起的缺氧称为淤血性缺氧。全身性淤血性缺氧主要见于心力衰竭，因心力衰竭使静脉回流受阻引起肺及全身各组织器官的淤血性缺氧。局部淤血性缺氧可见于静脉受压、血栓形成等引起局部静脉回流障碍。

（二）血氧指标的变化

动脉血氧分压、氧容量、氧含量、氧饱和度均可正常。由于循环障碍血流缓慢，血液流经毛细血管时间延长，组织细胞摄取和利用的氧增多，造成静脉血氧含量下降，故动 – 静脉血氧含量差增大。由于血液淤滞，毛细血管内脱氧血红蛋白的浓度可大于$50g / L$，患者皮肤和黏膜出现发绀。

四、组织性缺氧

在供氧正常的情况下，组织、细胞利用氧发生障碍而引起的缺氧，称组织性缺氧。

（一）原因

1. 生物氧化过程障碍　某些毒物（主要为氰化物、硫化物、砷化物）可抑制某些细胞生物氧化酶，如氰化物可迅速与细胞内氧化型细胞色素氧化酶的三价铁结合，形成氰化高铁细胞色素氧化酶，导致呼吸链生物氧化中断，组织利用氧发生障碍而引起缺氧。

2. 线粒体损伤　线粒体是细胞进行有氧氧化的场所。细菌毒素、严重缺氧、高压氧和大剂量放射线照射等均可以抑制线粒体呼吸功能或造成线粒体结构损伤，引起组织、细胞生物氧化障碍而致缺氧。

3. 某些维生素缺乏　维生素 B_1、B_2、泛酸和烟酸是呼吸链中多种脱氢酶的辅酶，因此这些维生素的严重缺乏时可抑制组织细胞生物氧化，引起氧利用障碍。

（二）血氧指标的变化

动脉血氧分压、血氧容量、动脉血氧含量、血氧饱和度一般均正常。因组织不能利用氧，静脉血氧含量高，故动 – 静脉血氧含量差减小。

由于组织利用氧障碍，毛细血管中氧合血红蛋白增多，患者皮肤和黏膜常呈鲜红色或玫瑰红色。

四种类型的缺氧特点总结见表 9 – 1。

表 9 – 1　各型缺氧的血氧变化

缺氧类型	动脉血氧分压	血氧容量	动脉血氧含量	血氧饱和度	动 – 静脉血氧含量差
乏氧性缺氧	↓	N 或 ↑	↓	↓	↓
血液型缺氧	N	↓	↓	N	↓
循环性缺氧	N	N	N	N	↑
组织性缺氧	N	N	N	N	↓

注：↓降低　↑升高　N正常。

疾病过程中单种类型缺氧很少见，往往是混合型的缺氧。如外伤大出血引起的休克，既有失血引起的血液性缺氧，又有循环障碍引起的循环性缺氧。又如感染性休克时，既有循环障碍引起的循环性缺氧，又有病原体产生的内毒素对组织损伤而引起的组织性缺氧。因此临床工作中要具体问题具体分析。

📢 知识链接

〜 缺氧与发绀 〜

当毛细血管内脱氧血红蛋白浓度达到50g/L以上时，深红色的脱氧血红蛋白可使皮肤和黏膜呈青紫色，称为发绀。发绀是缺氧的表现，但缺氧患者不一定发绀。如血液性缺氧和组织性缺氧的患者，虽然都有缺氧，但脱氧血红蛋白达不到50g/L，就不会出现发绀；而乏氧性缺氧和循环性缺氧时，脱氧血红蛋白浓度易达到50g/L以上，因此常出现发绀。

第四节 缺氧时机体功能和代谢的变化

缺氧对机体的影响因缺氧的原因、速度和患者的反应性而不同。轻度缺氧主要引起机体代偿性反应，而重度缺氧则可造成细胞的功能和代谢障碍，甚至结构破坏。急性缺氧时，机体常来不及代偿，以损伤反应为主；慢性缺氧时机体的代偿反应和缺氧的损伤作用同时存在。不同类型缺氧所引起的变化不尽相同。

一、心血管系统的变化

1. 代偿性反应 缺氧时心血管系统的代偿反应主要表现为心输出量增加、肺血管收缩、血流重新分布和毛细血管增生。由于 PaO_2 降低引起交感神经兴奋，儿茶酚胺释放增多，造成心率加快，心肌收缩力增加，从而使心输出量增多。儿茶酚胺释放增多，还可使肺小动脉收缩，皮肤、内脏、骨骼肌和肾组织血流量减少，而心和脑供血量增多，这种血流的重新分配，保证了生命重要器官的供血供氧；长期缺氧还可引起脑、心和骨骼肌的毛细血管明显增生。

2. 损伤性变化 严重的 PaO_2 降低，可损伤心肌细胞而发生心律失常和心力衰竭。长期慢性缺氧可反复刺激肺小动脉收缩而引起肺动脉高压，因此心力衰竭常表现为右心衰竭，严重时出现全心衰竭。严重缺氧及酸中毒等反应可使血管对儿茶酚胺的反应性降低，血管扩张，血液淤滞于外周血管，导致回心血量减少。

二、呼吸系统的变化

1. 代偿性反应 PaO_2 降低到 60mmHg 以下时，可刺激颈动脉体和主动脉体的化学感受器，反射性地引起呼吸加深加快，肺通气量增加，又可使胸腔负压加大，促进静脉血回流，增加肺血流量，有利于氧的摄取和运输。

2. 损伤性改变 呼吸系统的损伤性反应主要表现为高原性肺水肿和中枢性呼吸衰竭。高原性肺水肿是指人在进入海拔 4000m 的高原环境后 1～4 天内，出现的头痛、胸闷、咳嗽、发绀、呼吸困难、血性泡沫痰，甚至神志不清等反应。长期缺氧时呼吸运动减弱。$PaO_2 < 30mmHg$ 时可直接抑制呼吸中枢，使呼吸抑制，肺通气量减少，导致中枢性呼吸衰竭。

三、血液系统的变化

1. 代偿性反应　缺氧时血液系统的代偿反应表现为红细胞数量增多和氧离曲线右移。急性缺氧时，由于交感－肾上腺髓质系统兴奋，产生大量缩血管物质，肝、脾等储血器官的血管收缩，大量血液进入血液循环，使血液中的红细胞增多，增加了血液携带氧的能力；慢性缺氧时，肾脏产生大量促红细胞生成素，使骨髓生成红细胞增多，因血氧容量增高，提高了动脉血氧含量；缺氧时，红细胞内 2，3－二磷酸甘油酸（2，3－DPG）增加，导致氧离曲线右移，使血红蛋白与氧的亲和力降低，有利于血液流经组织时血红蛋白释放氧供组织利用。

2. 损伤性改变　如果血液中红细胞过度增多，会引起血液黏度增加，血流阻力增大，加重心脏后负荷。吸入气 PO_2 过低时，红细胞内过多的 2，3－DPG 可妨碍血红蛋白与氧的结合，使供给组织的氧严重不足。

四、中枢神经系统的变化

正常脑的重量占体重的 2%~3%，而脑的血流量约占心排血量的 15%，耗氧量占全身总耗氧量的 23%，但脑内氧的储存量却很少，对缺氧的耐受性最差。急性缺氧可引起头痛、情绪激动、思维力、记忆力、判断力降低及运动不协调，严重时出现惊厥和昏迷甚至死亡。慢性缺氧可引起注意力不集中、易疲劳、嗜睡、抑郁等。

五、组织细胞和代谢的变化

1. 代偿性反应　慢性缺氧时组织细胞可通过增强对氧的储存和利用，增加无氧酵解过程等代谢变化发挥代偿作用。表现为肌红蛋白增多，可增加机体对氧的储存作用；细胞内线粒体数目和膜的表面积增加，氧化还原酶活性增强，组织利用氧的能力增强。

2. 损伤性改变　缺氧时细胞的损伤主要为细胞膜、线粒体及溶酶体的改变。细胞膜的损伤表现为细胞膜离子泵功能障碍、膜通透性增加，引起细胞水肿。线粒体的损伤表现为线粒体肿胀、细胞生物转化过程抑制。溶酶体的损伤表现为溶酶体破裂，溶酶体酶释放，引起细胞自溶和更广泛的组织损伤。

> **考点提示**
>
> 本章主要考点为：缺氧的概念；常用血氧指标的含义；各型缺氧的血氧指标变化特点；缺氧时机体在心血管系统、呼吸系统及中枢神经系统等方面的功能变化；缺氧与临床护理的联系（各种情况下缺氧的吸氧浓度及流量）。

护理应用

❧ 缺氧与临床护理的联系 ❧

1. 临床观察　缺氧是一种重要的、常见的基本病理过程,是多种疾病死亡的主要原因之一。因此,缺氧时的临床观察是护士工作的一项基本技能,正确判断是否缺氧及缺氧的类型是临床护士必不可少的基本素质。护理工作中应密切观察患者缺氧时的表现,如呼吸频率及节律、心率及脉搏、精神状态及情绪、皮肤黏膜等方面的变化,结合原发病的表现及临床血氧指标的变化特点,及时对缺氧进行初步的诊断和健康评估,尽量区别缺氧的类型及缺氧程度,以利于采取正确的氧疗措施。

2. 缺氧的治疗与护理措施　缺氧的治疗首先应积极消除缺氧的原因,如乏氧性缺氧应改善肺的通气和换气功能;对一氧化碳中毒应及时使患者脱离中毒环境;对高铁血红蛋白血症患者应给予解毒剂亚甲蓝和维生素C对因治疗;对先天性心脏病患者,应积极创造条件尽早进行手术治疗,阻断静脉血的分流;对急性组织性缺氧,应及时进行解毒治疗。

吸氧是治疗缺氧的基本方法。各型缺氧都可以进行氧疗,但不同类型的缺氧,氧疗的效果各不相同。吸氧对吸入气体氧分压过低或外呼吸功能障碍引起的乏氧性缺氧效果最好,通过提高肺泡内气体的氧分压和动脉血氧含量,可有效增加组织的供氧量。但对于静脉血分流入动脉所引起的乏氧性缺氧,因分流的静脉血没有经过肺循环进行气体交换,而直接掺入动脉血,所以氧疗效果不明显,因此其根本措施是阻断静脉血的分流。血液性缺氧、循环性缺氧的共同特点是PaO_2和动脉血氧饱和度正常,需要吸入高浓度氧来增加血浆内物理溶解的氧量,以改善对组织的供氧。CO中毒的患者,吸入高浓度氧后,氧可与CO竞争与血红蛋白结合,从而加速碳氧血红蛋白的解离和CO的排出,疗效明显,必要时应进入高压氧舱内吸氧。组织性缺氧主要是细胞利用氧障碍,吸氧的治疗效果差,治疗的根本措施是增强组织细胞利用氧的能力。

对于缺氧伴随呼吸衰竭的情况,应根据呼吸衰竭的类型,选择不同的吸氧措施。仅有缺氧但无CO_2潴留的患者,可吸入较高浓度的氧气(一般浓度不超过50%);既有缺氧又有CO_2潴留的患者,吸氧宜采用低浓度($30\%O_2$)和低流量($1 \sim 2L / min$)的原则,使PaO_2升到8kPa即可,以保持轻度缺氧对呼吸中枢的刺激。

3. 护理指导　对于缺氧的患者在给予氧疗时,应指导患者采取合理的体位、正确的吸氧方法,同时还要积极做好患者的思想、心理工作,解除精神压力,消除对缺氧的恐惧心理。

4. 预防氧中毒　临床上给缺氧患者进行氧疗时,要严格掌握适应证,根据具体情况合理控制吸氧的浓度、时间及流量等,严防氧中毒的发生。氧中毒是指长时间吸入高浓度或分压过高(超过0.5个大气压)的氧,引起中枢神经系统的损伤性反应。中枢神经系统中毒症状主要表现为视觉、听觉障碍、恶心、眩晕、抽搐、晕厥等神经症状,严重者可昏迷、死亡。肺部主要病理变化为肺充血、水肿、出血、肺泡透明膜形成,患者出现咳嗽、呼吸困难等临床表现。

(张国江)

一、名词解释

缺氧 低张性缺氧 等张性缺氧 淤血性缺氧 组织中毒性缺氧 发绀

二、填空题

1. 常用的血氧指标有_____、_____、_____、_____、_____。
2. 缺氧的类型主要有_____、_____、_____、_____、_____。
3. 由肠道引起的高铁血红蛋白血症称为_____。
4. 当毛细血管内脱氧血红蛋白大于_____ g/L 时，患者皮肤、黏膜呈现青紫色，称为发绀。
5. 急性缺氧初期，心率_____，心肌收缩力_____，心输出量_____，此为机体适应性反应。
6. 循环性缺氧可通过_____浓度吸氧来提高血浆中_____氧量，来增加组织供氧。

三、简答题

1. 各型缺氧患者的皮肤、黏膜各有什么特点？
2. 一氧化碳中毒可以引起哪种类型的缺氧？发生机制是什么？
3. 缺氧时心功能会出现什么变化？为什么？
4. 缺氧时中枢神经系统会出现哪些变化？

四、选择题

A₁ 型题

1. 关于缺氧的叙述，正确的是：
   A. 空气中氧气少　　　　　B. 氧的供应不足和利用障碍　C. 大气压低
   D. 呼吸不通畅　　　　　　E. 缺乏氧化酶
2. 严重贫血可引起：
   A. 循环性缺氧　　　　　　B. 低张性缺氧　　　　　　　C. 血液性缺氧
   D. 组织中毒性缺氧　　　　E. 低动力性缺氧
3. 乏氧性缺氧时皮肤黏膜的颜色常常为：
   A. 玫瑰红色　　　　　　　B. 樱桃红色　　　　　　　　C. 青紫色
   D. 苍白　　　　　　　　　E. 咖啡色
4. 下列可使血红蛋白变成高铁血红蛋白，失去结合氧的能力、导致缺氧发生的物质是：
   A. 硫酸盐　　　　　　　　B. 尿素　　　　　　　　　　C. 亚硝酸盐
   D. 肌酐　　　　　　　　　E. 乳酸
5. 静脉血短路（分流）流入动脉可造成：
   A. 血液性缺氧　　　　　　B. 缺血性缺氧　　　　　　　C. 淤血性缺氧

    D. 乏氧性缺氧　　　　　　　　E. 组织中毒性缺氧

6. 正常人进入高原或通风不良的矿井中发生缺氧的原因是：

    A. 吸入气的氧分压降低　　B. 肺气体交换障碍　　　　C. 循环血量减少

    D. 血液携氧能力降低　　　E. 组织血流量减少

7. 血氧容量正常，动脉血氧分压和氧含量正常，而动－静脉血氧含量差变小见于：

    A. 心力衰竭　　　　　　　　　B. 呼吸衰竭　　　　　　　C. 室间隔缺损

    D. 氰化物中毒　　　　　　　　E. 慢性贫血

8. 对缺氧最敏感的器官是：

    A. 心脏　　　　　　　　　　　B. 大脑　　　　　　　　　C. 肺

    D. 肾　　　　　　　　　　　　E. 胃肠道

9. 食用大量含有较多硝酸盐的不新鲜的蔬菜，引起的肠源性发绀，属于：

    A. 乏氧性缺氧　　　　　　　　B. 血液性缺氧　　　　　　C. 组织性缺氧

    D. 循环性缺氧　　　　　　　　E. 低动力性缺氧

10. 休克和心力衰竭时出现的缺氧属于：

    A. 乏氧性缺氧　　　　　　　　B. 组织性缺氧　　　　　　C. 循环性缺氧

    D. 血液性缺氧　　　　　　　　E. 等张性缺氧

11. 肺心病并发呼吸衰竭患者缺氧的典型表现是：

    A. 呼吸困难　　　　　　　　　B. 发绀　　　　　　　　　C. 意识障碍

    D. 肺功能　　　　　　　　　　E. 球结膜水肿

12. 对急性心肌梗死患者给予吸氧的主要目是：

    A. 改善心肌缺氧，减轻疼痛　　B. 预防心源性休克　　　　C. 减少心律失常

    D. 防止心力衰竭　　　　　　　E. 促进坏死组织吸收

A₂ 型题

13. 某患者血氧检查为：PaO_2 13.0kPa（98 mmHg），血氧容量 12ml/dl，动脉血氧含量 11.5ml/dl，动－静脉血氧含量差 4ml/dl，患下列哪种疾病的可能性最大：

    A. 哮喘　　　　　　　　　　　B. 肺气肿　　　　　　　　C. 慢性贫血

    D. 慢性充血性心力衰竭　　　　E. 严重维生素缺乏

14. 张某，男，45 岁，从上海到西藏 4500m 高原地区工作 3 天时，突然表现为头痛、咳嗽、咳血性泡沫痰、呼吸困难、发绀、肺部可听见湿性啰音、神志不清，诊断为高原肺水肿。其发病机制主要是：

    A. 吸入气氧分压降低　　　　B. 肺血管扩张

    C. 肺小动脉不均一性收缩　　D. 外周化学感受器受抑制

    E. 肺循环血量增加

15. 患者男，65 岁。3 年前被诊断为"肺心病"，近日因感冒后呼吸困难加重入院。护士对该患者所采取的氧疗方式正确的是：

    A. 间歇高流量给氧　　　　　B. 间歇低流量给氧

    C. 持续高流量给氧　　　　　D. 持续低流量给氧

    E. 高压给氧

第十单元　呼吸系统疾病

要点导航

1. 掌握：①慢性支气管炎的主要病变；②大叶性肺炎典型发展过程中各阶段的主要病变；③小叶性肺炎的病理变化；④肺硅沉着病的主要病变；⑤慢性肺源性心脏病的概念；⑥呼吸衰竭的概念、原因及发生机制。

2. 熟悉：①慢性支气管炎的结局及并发症；②大、小叶性肺炎的主要并发症；③肺硅沉着病的主要并发症；④慢性肺源性心脏病的病因、发病机制及病理变化；⑤呼吸衰竭时机体功能、代谢的变化。

3. 了解：①慢性支气管炎的病因、发病机制及临床病理联系；②大、小叶性肺炎的病因、常见诱因及发病机制；③肺硅沉着病的病因及发病机制；④慢性肺源性心脏病的临床病理联系；⑤鼻咽癌和肺癌的主要病变；⑥呼吸系统疾病病理与临床护理的关系。

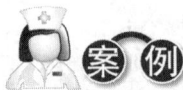

案例

患者，男，67岁，因反复咳嗽、咳痰20年，伴气促、心悸3年，下肢水肿2年，腹胀3个月入院。20年前感冒后发热、咳嗽、咳脓痰。以后每逢冬春季常咳嗽、咳白色泡沫痰，有时为脓痰，反复加重。3年来，在劳动或爬坡后常感心悸、呼吸困难。2年前开始反复下肢凹陷性水肿。3个月前受凉后发热、咳嗽加重，咳脓痰，心悸气促加剧并出现腹胀，不能平卧，急诊入院。

思考：1. 患者为什么会出现腹胀、心悸、气促等症状？

2. 该患者应给予哪些健康指导？

第一节　慢性支气管炎

慢性支气管炎（chronic bronchitis）是指支气管黏膜及其周围组织的慢性非特异性炎症，是一种多见于中老年人群的常见病，临床主要表现为长期反复咳嗽、咳痰，部分患者伴有喘息。临床上，患者每年累计发病 3 个月以上，持续 2 年以上，排除其他心、肺疾病即可诊断。晚期可出现一些严重的并发症。

一、病因和发病机制

本病是由多种因素长期综合作用引起的，常见的因素有以下几种。

1. 感染因素 呼吸道反复病毒感染和继发细菌感染是导致该病发生发展的重要原因。病毒以鼻病毒、腺病毒、呼吸道合胞病毒多见。常见的病原菌有流感嗜血杆菌和肺炎球菌、肺炎杆菌、奈瑟球菌等。

2. 理化因素 吸烟、长期接触工业粉尘、空气污染和寒冷刺激等，其中吸烟是最重要的致病因素，吸烟者比不吸烟者的发病率高 2~8 倍，吸烟越久，日吸烟量越大，发病率越高。

3. 过敏因素 部分患者是由于对某些物质如粉尘、药物、食物等过敏而发病，尤其是喘息性慢性支气管炎患者往往有过敏史。

二、病理变化

慢性支气管炎的病变为支气管黏膜及其周围组织的慢性非特异性炎症。病变从较大的支气管开始，逐渐波及较小的支气管和细支气管。基本病变是以黏液腺增生为特征的慢性炎症。

1. 肉眼观察 支气管黏膜增厚、粗糙、充血、水肿，支气管腔内有黏液或脓性分泌物。

2. 镜下观察 主要病变包括：①黏膜上皮纤毛粘连、倒伏，甚至脱失，上皮细胞变性、坏死脱落，再生的上皮细胞内杯状细胞增多，并可见鳞状上皮化生；②黏液腺增生、肥大，浆液性萎缩消失，可发生黏液腺化生；③黏膜下层充血水肿、淋巴细胞、浆细胞浸润；④管壁平滑肌断裂、萎缩（而喘息型患者，平滑肌束可增生、肥大），软骨可发生变性、萎缩，钙化或骨化（图 10 - 1）。

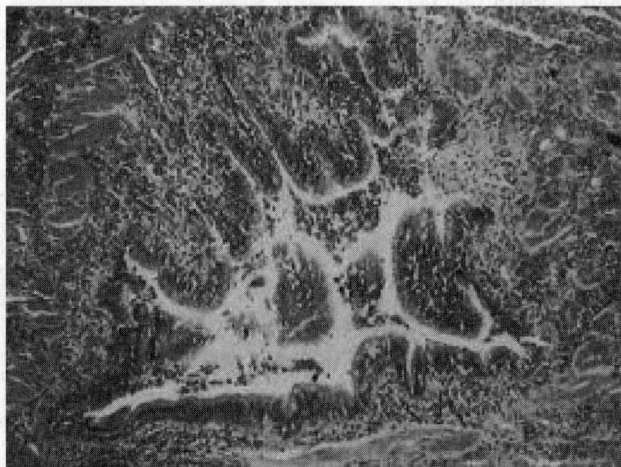

图 10 - 1 慢性支气管炎（晚期）

病变支气管壁增厚，黏膜下层大量淋巴细胞、浆细胞浸润，管壁内平滑肌增生、肥大

三、临床病理联系

患者因支气管黏膜的炎症和黏液分泌物增多，而出现咳嗽、咳痰症状。痰一般呈白色黏液泡沫状。合并化脓菌感染时，可出现黏液脓性痰。由于过敏性因素引起支气管痉挛，或黏液、渗出物形成黏液栓阻塞气道，引起喘息。由于小气道的阻塞和狭窄，可引起阻塞性通气障碍，导致呼气性呼吸困难，引起肺气肿。

四、结局及并发症

慢性支气管炎早期如能预防感冒，及时控制感染，避免反复发作，可阻止病变的发展，有利于病变组织的修复。如长期迁延不愈或反复发作，可引起慢性阻塞性肺气肿、支气管扩张、慢性肺源性心脏病等并发症。

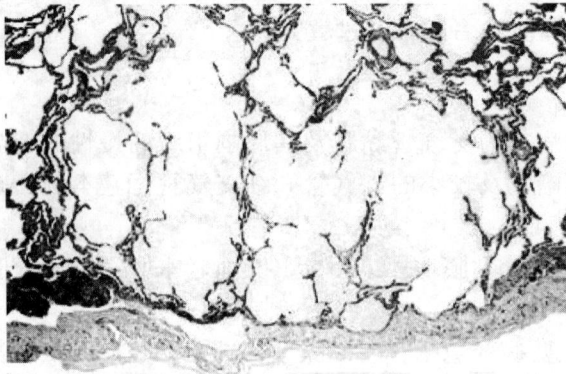

图 10 - 2　慢性阻塞性肺气肿
肺泡明显扩张，肺泡间隔变薄并断裂，相邻肺泡融合成较大囊腔

（一）慢性阻塞性肺气肿

肺气肿（pulmonary emphysema）是指呼吸性细支气管、肺泡管、肺泡囊和肺泡过度充气膨胀，并伴有肺泡间隔破坏，肺组织弹性减弱，功能减退的病理状态。

慢性支气管炎逐渐发展造成小、细支气管管壁增厚、管腔黏液栓阻塞，并可引起细支气管管壁弹性组织的破坏，细支气管自身的支撑作用减弱。吸气时由于胸内负压对肺组织的牵张作用，气道相对通畅；呼气时，小、细支气管失去支撑而塌陷，气体受阻于肺泡内，导致肺含气量增多，引起肺泡扩张，肺泡间隔变薄及断裂，相邻肺泡互相融合形成肺气肿。此外，中性粒细胞和单核细胞释放的弹性蛋白酶增多、活性增强与肺气肿的发生亦有关系。

肉眼观察：肺体积增大，边缘钝圆、呈灰白色、柔软而弹性差。切面肺组织呈明显的蜂窝状，可见扩大的肺泡囊腔，大者可超过1mm。镜下观察：肺泡扩张，肺泡间隔变薄并断裂，相邻的肺泡融合形成较大的囊腔（图10-2）。

临床上出现逐渐加重的呼气性呼吸困难、胸闷、发绀和呼吸性酸中毒。胸廓膨隆呈桶状，叩诊呈过清音。X线检查肺部透明度增加。

（二）支气管扩张症

支气管扩张症（bronchiectasis）是以支气管不同程度的持久性扩张，伴管壁纤维性增厚的一种慢性炎症性疾病。

慢性支气管炎时，由于支气管弹力纤维和平滑肌被破坏，削弱了支气管壁的弹性回缩能力，吸气时，在胸腔负压的牵拉下支气管扩张，呼气时支气管壁弹性减弱，不能充分回缩，久之即可导致支气管呈持久扩张状态。

肉眼观察：扩张的支气管数目不等，呈囊状和圆柱状扩张，扩张的支气管腔内含有黏液脓性渗出物。镜下观察：病变支气管扩张，支气管腔内有黏液或脓性分泌物，支气管壁的改变同慢性支气管炎的改变，并可见有不同程度的弹力纤维和平滑肌组织的破坏。

患者常出现咳嗽、咳大量脓痰及咯血等症状。

（三）支气管肺炎

慢性支气管炎时，炎症可从小、细支气管波及其周围所属肺泡，形成支气管肺炎，因其每个病灶的范围仅相当于一个肺小叶，故又可称为小叶性肺炎。

（四）慢性肺源性心脏病

见本单元第二节。

第二节　慢性肺源性心脏病

慢性肺源性心脏病（chronic cor pulmonale）是因为慢性肺疾病、胸廓畸形和肺血管病变引起的以肺动脉高压和右心室肥大、扩张为主要特征的心脏病，简称肺心病。

一、病因和发病机制

引起慢性肺源性心脏病的原因有：①各种慢性肺部疾病，如慢性支气管炎、慢性阻塞性肺气肿、支气管哮喘、支气管扩张症、肺硅沉着病、肺结核病、肺纤维化等；②胸廓疾病，如胸膜纤维化、胸廓畸形、严重的脊柱畸形等；③肺血管疾病，如肺小动脉的痉挛、硬化、肺动脉栓塞等。其发病机制是：上述各种肺部疾病均可引起肺泡壁毛细血管减少或肺小动脉痉挛收缩或肺小动脉管腔狭窄，导致肺循环阻力增高和肺动脉高压，引起右心室负荷加重，导致右心室肥大、扩张，晚期出现右心衰竭。由此可见，引起慢性肺源性心脏病发病的关键环节是肺循环阻力的增高及肺动脉高压。

二、病理变化和病理临床联系

（一）病理变化

1. 肺部病变　除肺的原发病变外，主要是肺小动脉的变化。镜下观察：肺小动脉中膜增生、肥厚，无肌型细动脉内膜下出现平滑肌束，肺小动脉内膜纤维组织增厚，肺小动脉炎及肺毛细血管的数量和容积减少。

2. 心脏的病变　主要表现为右心室的改变。肉眼观察：心脏重量增加，右心室肥厚，心腔扩张，心尖钝圆，肺动脉圆锥膨隆。通常以肺动脉瓣下2cm处右心室肌壁厚度超过5mm（正常约3～4mm）作为诊断肺心病的病理形态学标准。镜下观察：心肌细胞肥大、增宽、核增大着色深。

（二）临床病理联系

临床上除原发疾病表现外，逐渐出现呼吸衰竭及右心衰竭，表现为呼吸困难、发绀、心悸、肝大、全身淤血和下肢水肿等。严重时可发生肺性脑病。

第三节　肺　炎

肺炎（pneumonia）通常是指发生于肺组织的急性渗出性炎症，为呼吸系统的常见病、多发病。引起肺炎的主要原因是病原微生物，包括细菌、病毒、支原体、真菌及寄生虫等，其中以细菌和病毒较常见。根据病变累及的范围和部位不同，肺炎可分为大叶性肺炎、小叶性肺炎和间质性肺炎。

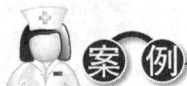

案　例

患者，男，20岁。酗酒后遭雨淋，于当天晚上出现寒战、高热、呼吸困难、胸痛，继而咳嗽，咳铁锈色痰。急送医院就诊，体检：触诊语颤增强，听诊，可闻及管状呼吸音，左肺下叶有大量湿啰音。血常规 WBC 17×10^9/L；X 线检查见左肺下叶有大片致密阴影。入院经抗生素治疗 3 天后，病情好转，各种症状逐渐消失；X 线检查，左肺下叶的大片致密阴影缩小 2/3 面积。患者于入院后第 7 天自感无症状出院。

思考：1. 患者发生了什么疾病？
　　　2. 患者为什么出现咳铁锈色痰、呼吸困难？
　　　3. 患者左肺下叶为什么会出现大片致密阴影？

一、大叶性肺炎

大叶性肺炎（lobar pneumonia）是以肺炎球菌为主要致病菌引起的、以肺泡内弥漫性纤维蛋白渗出为主的炎症性疾病。临床上起病急骤，表现为寒战、高热、咳嗽、咳铁锈色痰、胸痛和呼吸困难，外周血白细胞增多。本病多见于青壮年。

（一）病因和发病机制

本病最常见的病原菌是肺炎球菌，该病原菌正常时存在于上呼吸道黏膜。大叶性肺炎常有明显的诱因，如机体受寒、过度疲劳、醉酒、感冒、糖尿病、免疫功能低下时，使机体抵抗能力和呼吸道防御功能降低，肺炎球菌自上呼吸道侵入肺泡，使肺泡壁毛细血管通透性增高，浆液及纤维蛋白大量渗出，细菌在肺泡内迅速繁殖，并随炎性渗出物一起通过肺泡间孔或呼吸性细支气管向邻近肺组织蔓延，使炎症迅速波及一个肺段或整个肺大叶。

（二）病理变化及临床病理联系

大叶性肺炎病变多累及一侧肺组织，少数可累及两侧肺组织，以两肺下叶多见。病变特征是肺泡腔内大量纤维蛋白渗出。典型的病变发展过程大致可分为以下四期。

1. 充血水肿期　发病后 1~2 天。肉眼观察：病变肺叶肿胀、暗红色。镜下观察：肺泡壁毛细血管扩张、充血，肺泡腔内有大量浆液、少量细胞成分渗出。渗出物中可查到肺炎球菌。此期因毒血症，患者临床主要表现为寒战、高热等症状，外周血白细胞计数增高。因肺泡腔内有浆液渗出，咳稀薄泡沫痰，肺部听诊有湿性啰音，X线检查示：片状模糊阴影。

2. 红色肝样变期　发病后3~4天。肉眼观察：病变肺叶肿胀、暗红色，质地变实如肝（图10-3）。镜下观察：肺泡壁毛细血管扩张、充血，肺泡腔内有大量纤维蛋白、红细胞及少量其他细胞成分渗出。渗出物中仍可查到细菌。此期因肺泡腔内红细胞被巨噬细胞吞噬，血红蛋白被分解，形成含铁血黄素随痰液咳出，使痰液呈特征性的铁锈色；若病变范围较广，肺泡腔内大量渗出物充填，可影响肺的通气功能，可出现呼吸困难和发绀等缺氧症状，体检可发现肺实变体征，表现为叩诊呈浊音，触诊语颤增强；病变波及胸膜时，可引起胸膜纤维蛋白渗出而发生胸痛。此期X线检查可见大片致密阴影。

3. 灰色肝样变期　发病后5~6天。肉眼观察：病变肺叶肿胀、呈灰白色，质地变实如肝脏。镜下观察：肺泡壁毛细血管受压缺血，肺泡腔内有大量纤维蛋白、中性粒细胞及少量其他细胞成

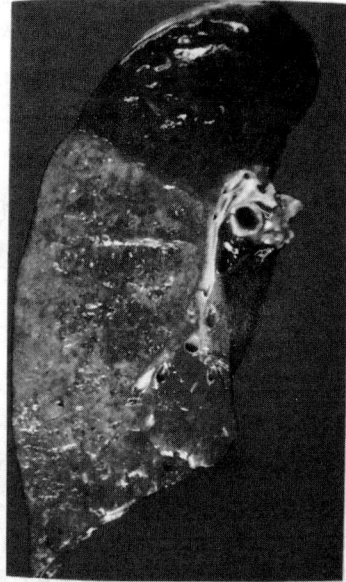

图10-3　大叶性肺炎（灰色肝样变期）
病变肺叶肿胀，色灰黄，质实如肝脏

分渗出（图10-4）。渗出物中查不到肺炎球菌。此期患者由于肺泡腔内大量纤维蛋白和中性粒细胞渗出，使肺泡壁毛细血管的受压闭塞，静脉血掺杂现象减轻，所以缺氧症状有所减轻，但肺实变体征更为明显。因肺泡腔内红细胞减少，中性粒细胞增多，所以铁锈色痰逐渐消失，取而代之为脓痰。胸痛可因胸膜纤维蛋白渗出的进一步增多而更加明显。此期肺实变体征和X线检查同红色肝样变期。

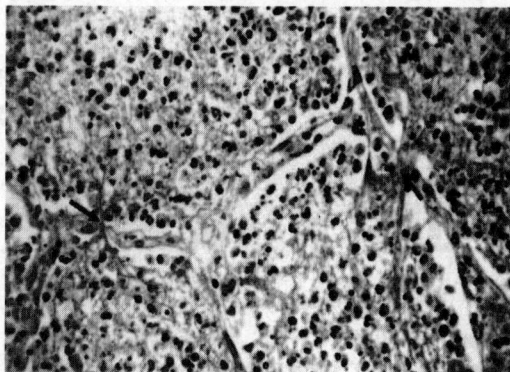

图10-4　大叶性肺炎（灰色肝样变期）
肺泡腔内充满渗出的纤维蛋白及中性粒细胞，箭头示相邻肺泡腔内纤维蛋白经肺泡间孔相互连接

4. 溶解消散期　发病后1周左右进入此期。肉眼观察：病变肺组织的体积、重量、质地逐渐恢复正常形态。镜下观察：肺泡壁毛细血管重新扩张充血，肺泡腔内有大量巨噬细胞渗出。第三期渗出的中性粒细胞崩解，释放蛋白溶解酶，使肺泡腔内渗出的

纤维蛋白溶解液化，崩解的细胞碎片由巨噬细胞吞噬降解，溶解后的渗出物逐渐被吸收或咳出，故此期患者痰量多且较稀薄。肺泡腔内的渗出物逐渐渐被吸收或咳出，肺泡腔逐渐恢复正常的空虚状态。临床上各种症状和肺实变体征逐渐消失，X线检查阴影逐渐减小，密度降低，直至消失。

上述大叶性肺炎的病理变化是一个连续的过程，各阶段无绝对的界限。临床上由于早期应用抗生素治疗，大叶性肺炎的病程可明显缩短，典型的四期病变发展过程并不常见。

（三）并发症

大叶性肺炎经过治疗大多能痊愈，少数可出现以下并发症。

1. 肺肉质变 由于肺泡腔内渗出的中性粒细胞数量过少，释放的蛋白溶解酶不足以完全溶解肺泡腔内的纤维蛋白，这些纤维蛋白被增生的肉芽组织取代即机化，使病变肺组织呈褐色肉样外观，称肺肉质变。

2. 肺脓肿、脓胸 当细菌毒力强，尤其是合并金黄色葡萄球菌感染时，易形成肺脓肿。脓肿破入胸膜腔，脓液流入胸膜腔内，形成脓胸。

3. 败血症或脓毒血症 严重感染时，细菌侵入血液，在血液中大量生长繁殖并产生毒素，形成败血症，若形成多发性栓塞性小脓肿时，即为脓毒血症。

4. 感染性休克 见于重症病例，表现为微循环衰竭及严重全身中毒症状。抢救不及时易引起死亡。是大叶性肺炎死亡的主要原因。

5. 胸膜肥厚、粘连 大叶性肺炎病变累及胸膜时，胸膜腔内可有大量纤维蛋白渗出，渗出的纤维蛋白不能被完全溶解吸收，可发生机化，则导致胸膜肥厚、粘连。

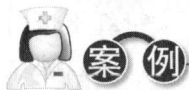

案例

患儿，男，3岁，因咳嗽、咳痰、气喘9天、加重3天入院。查体：体温39℃，脉搏165次/分，呼吸30次/分。患者呼吸急促、面色苍白，口唇青紫，鼻翼扇动。两肺背侧下部可闻及湿啰音。心率165次/分，心音低钝，心律齐。实验室检查：白细胞24×10^9/L，中性粒细胞0.83，淋巴细胞0.17。X线胸片：两肺下叶可见灶状阴影。临床诊断：小叶性肺炎、心力衰竭。入院后曾用抗生素及对症治疗，病情逐渐加重，治疗无效死亡。

尸检摘要：左右肺下叶背侧实变，切面可见粟粒大散在灰黄色病灶。局部病灶融合成蚕豆大，边界不整齐。镜下病变呈灶状分布，病灶中可见细支气管管壁充血水肿并有中性粒细胞浸润，管腔中充满大量中性粒细胞及脱落的上皮细胞。

思考：你是否同意临床诊断？根据是什么？死因是什么？

二、小叶性肺炎

小叶性肺炎（lobular pneumonia）是以肺小叶为病变范围的急性化脓性炎症。由于病灶多以细支气管为中心，并累及其周围所属肺泡，故又称支气管肺炎（bronchopneumonia）。本病多见于儿童、年老体弱、久病卧床者。常发生于冬春季及气温骤降时。

（一）病因及发病机制

小叶性肺炎常为多种细菌混合感染所致。常见的致病菌如肺炎球菌、葡萄球菌、铜绿假单胞菌、大肠杆菌、流感嗜血杆菌等。小叶性肺炎常继发于某些疾病基础上，如急性传染病、营养不良、恶病质、昏迷、麻醉、手术后、长期卧床、新生儿羊水吸入等情况下，由于机体抵抗力显著下降，呼吸道局部的防御功能受损，导致细菌侵入下呼吸道而发病。

（二）病理变化

1. 肉眼观察　两肺多发散在的小灶状实变区，尤以两肺下叶及背侧多见。病灶大小不等，形状不规则，呈暗红色或灰黄色，病灶直径在 0.5cm 左右（相当于一个肺小叶范围）（图 10-5），病灶中央或边缘可见小细支气管，切割或挤压肺组织时，可从小细支气管或肺泡腔内流出脓液。病情严重者，相邻病灶相互融合成片，形成融合性小叶性肺炎。

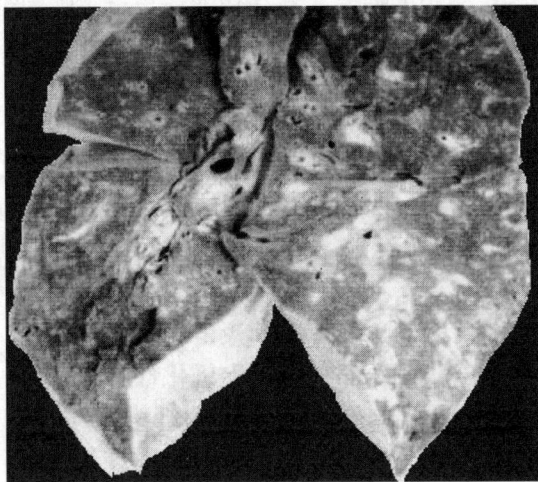

图 10-5　小叶性肺炎（肉眼观察）
肺切面散布大小不一、形状不规则灰黄色实变病灶

2. 镜下观察　病变呈灶状分布。病灶内的小、细支气管壁及其所属肺泡壁充血水肿，大量中性粒细胞浸润；细支气管腔及肺泡腔内大量中性粒细胞渗出。小细支气管黏膜上皮及肺泡上皮常有坏死、脱落（图 10-6）。病灶周围肺组织正常或有不同程度的代偿性肺气肿。

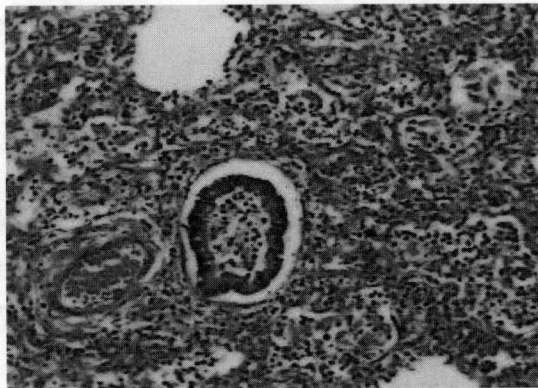

图 10-6　小叶性肺炎（镜下观察）
细支气管壁充血、水肿，细支气管腔及周围肺泡内充满脓性渗出物

（三）临床病理联系

1. 寒战、高热 由毒血症引起。

2. 咳嗽、咳痰、咳黏液脓性痰或脓性痰 由于支气管壁受炎症刺激，黏液分泌增多等引起。咳黏液脓性痰或脓性痰，与支气管及肺泡腔内的脓性渗出有关。

3. 肺实变体征不明显 因小叶性肺炎实变病灶较小且分散，故肺实变体征不明显。

4. 湿啰音 听诊可闻及湿啰音，这是病变区小细支气管及肺泡腔内有炎性渗出物，在吸气过程中，气流通过液体而产生的细碎水泡音。

5. 呼吸困难及发绀 由于小细支气管和肺泡腔内脓性渗出物，增加了气道阻力，病变范围较广时，可影响肺组织的通气、换气功能，导致呼吸困难和发绀。

6. 胸部 X 线检查 两肺多发散在的不规则小片状或斑点状模糊阴影，主要因小细支气管及肺泡腔内的炎性渗出物导致肺组织密度增高引起 。

（四）结局和并发症

小叶性肺炎经及时有效治疗多可痊愈，但因其发病人群机体抵抗力较低且病变范围广泛，故其并发症的发生远比大叶性肺炎多，且危险性大。小叶性肺炎常见的并发症有呼吸衰竭、心力衰竭、毒血症、脓毒血症、中毒性休克、肺脓肿、脓胸等。

三、间质性肺炎

间质性肺炎是以肺间质充血、水肿，淋巴细胞、单核细胞浸润为主的炎症性疾病。根据病因不同，又分病毒性肺炎和支原体性肺炎。

（一）病毒性肺炎

病毒性肺炎（viral pneumonia）是由上呼吸道病毒感染向下蔓延所致的间质性肺炎。可发生任何年龄，以儿童多见，婴儿和老年人病情较重。一般多为散发，偶可造成流行。

1. 病因和发病机制 引起病毒性肺炎的病毒种类很多，常见有流感病毒、副流感病毒、麻疹病毒、疱疹病毒和呼吸道合胞病毒等，可由一种病毒或多种病毒混合感染或继发细菌感染引起。病毒侵入肺的主要途径是飞沫吸入，在机体抵抗力下降时由上呼吸道向下蔓延致肺部感染 。

2. 病理变化和临床病理联系 肉眼观察：病变常不明显，仅表现为肺组织充血、轻度肿胀。镜下观察：主要表现为肺间质的急性渗出性炎症。可见支气管、小细支气管周围间质、小叶间隔及肺泡间隔等肺间质充血水肿，淋巴细胞和单核细胞浸润，肺间隔增宽。肺泡腔内多无渗出物或仅有少量浆液渗出。严重的病例肺泡腔内可有浆液、少量纤维蛋白、红细胞及巨噬细胞混合而成的渗出物，甚至肺组织出现成片坏死。有些病毒性肺炎，肺泡腔内浆液性渗出物浓缩成薄层红染膜状物，覆盖在肺泡内表面即透明膜形成。支气管上皮和肺泡上皮也可增生，并可形成多核巨细胞。有时在增生的上皮细胞和多核巨细胞的胞质及胞核内可检出病毒包涵体。检见病毒包涵体是组织学诊断病毒性肺炎的重要依据。

临床上表现为发热、剧烈咳嗽、呼吸困难和发绀。早期诊断，早期治疗，预后较好。病情严重者或伴有细菌感染时，可出现肺实变体征，预后较差。

（二）支原体肺炎

支原体肺炎（mycoplasmal pneumonia）是由肺炎支原体感染引起的一种肺间质的急性渗出性炎症。主要经飞沫传播，秋、冬季多发，儿童、青少年发病率较高。通常散发，偶尔流行。

肺炎支原体感染可引起整个呼吸道炎症。肉眼观察：病变呈灶状或节段性，多累及一个肺叶，以下叶多见，呈暗红色，切面可有红色泡沫液体溢出。镜下观察：肺泡间隔充血、水肿、增宽，淋巴细胞、浆细胞和单核细胞浸润，肺泡腔内无渗出物或仅有少量混有单核细胞的浆液渗出。小、细支气管及周围组织也有炎细胞浸润。严重的病例上皮细胞可坏死脱落。

临床上起病急，患者出现剧烈咳嗽，常无痰；听诊可闻及干、湿啰音；X线检查节段性阴影；痰、鼻分泌物及咽喉拭子可培养出肺炎支原体。自然病程约2周，本病预后良好。

第四节　肺硅沉着病

肺硅沉着病（silicosis）是由于长期吸入含游离二氧化硅的粉尘微粒引起的肺组织一种慢性职业性疾病，简称为硅肺，过去曾称矽肺。其主要病变特点是硅结节形成和肺间质广泛纤维化。患者多在接触硅尘10~15年后发病，病程进展缓慢，但即使脱离硅尘接触后，肺部病变仍继续发展。晚期患者可出现呼吸功能障碍，常并发慢性肺源性心脏病和肺结核病。

一、病因和发病机制

吸入大量游离的二氧化硅粉尘微粒是硅肺发病的主要原因。流行病学调查显示，长期从事开矿、采石、坑道作业及石英粉厂、耐火材料厂、陶瓷厂的一线工人易患本病。研究发现：本病的发病与吸入硅尘的数量、颗粒大小及形状密切相关。当吸入硅尘的数量超过接触者肺的清除能力时，易使硅尘沉积于肺内；一般认为硅尘微粒直径<5μm的易被吸入肺内，并引起相应病变，硅尘颗粒越小，致病力越强，其中以1~2μm的致病性最强；各种硅尘颗粒中，以四面体的石英结晶引起肺间质纤维化的作用最强。

硅尘微粒引起硅肺的发病机制目前认为主要与二氧化硅的性质和巨噬细胞有关。当硅尘被巨噬细胞吞噬后，可激活巨噬细胞；其中的二氧化硅成分与水聚合形成硅酸，硅酸可使巨噬细胞溶酶体膜通透性增高并发生破裂，释放出多种溶酶体酶，最终导致巨噬细胞崩解，同时释放出硅尘，游离的硅尘又可被其他巨噬细胞再吞噬。被激活和已崩解的巨噬细胞均可释放多种淋巴因子和炎症介质，引起肺组织的炎症、成纤维细胞的增生等反应，导致肺组织广泛纤维化。反复吸入的或沉积在肺内的或巨噬细胞破裂后再释放的硅尘，可使肺部病变不断加重。

二、病理变化

硅肺的基本病变是硅结节的形成和肺间质的弥漫性纤维化。

137

1. 硅结节 肉眼观察：肺组织切面上见境界清楚的圆形或椭圆形结节，直径3～5mm，色灰白，质硬，触之有砂砾感。镜下观察：早期由吞噬硅尘微粒的巨噬细胞聚集，形成细胞性结节；后期，随着成纤维细胞的增生、胶原纤维逐渐增多而转变成纤维性结节，纤维性结节内的胶原纤维可玻璃样变性，中央常可见到硬化的小血管。相邻的硅结节可相互融合形成较大结节，这类结节中央常因缺血、缺氧而发生坏死和液化，形成空洞。肺门淋巴结内也可有硅结节形成，使淋巴结肿大变硬。

2. 肺组织弥漫性纤维化 除上述硅结节病变外，肺组织内还可见范围大小不等的弥漫性纤维化病灶，边界不清，质地较韧。镜下观察：肺间质内纤维组织增生，增生的纤维组织与肺间质平行排列，增生的胶原纤维可发生玻璃样变性。晚期纤维化肺组织可达全肺的2/3以上。胸膜也因纤维组织增生而广泛增厚。

三、硅肺的分期和病变特点

根据肺内硅结节的数量、大小、分布范围及肺纤维化程度，将硅肺的发展过程分为三期。

Ⅰ期硅肺：病变主要局限于肺的淋巴系统以内。表现为肺门淋巴结肿大，其内见硅结节形成和纤维组织增生。肺组织内硅结节数量较少，主要分布于双肺中、下叶近肺门处，结节较小，直径一般为1～3mm。X线检查肺门阴影增大，密度增高，肺野内可见少量类圆形或不规则形小阴影。肺的重量、体积和硬度无明显改变。

Ⅱ期硅肺：硅结节的形成扩展到淋巴系统以外的肺组织。肺内硅结节数量增多、体积增大，伴有明显的肺间质纤维化。结节散在分布于双肺，但仍以中、下叶近肺门处较多。总的病变范围不超过全肺的1/3。X线检查肺野内见较多直径小于1cm的阴影，分布较广。肺的重量和硬度增加，体积增大，胸膜见增厚。

Ⅲ期硅肺：硅结节的形成更广泛，更严重。硅结节融合成团块，中央可有空洞形成。病灶周围肺组织常有肺气肿或肺不张。X线检查：肺内可出现直径超过2cm的阴影。肺门淋巴结肿大，密度更高，可见蛋壳样钙化。肺重量和硬度明显增加，质地变实，入水可下沉，切开时有砂砾感，团块中央可见硅肺空洞。

四、并发症

1. 肺结核 硅肺患者易并发肺结核病，是由于病变肺组织对结核杆菌的抵抗力和防御能力降低。硅肺病变越重者，肺结核病的并发率越高。这类患者结核病变的发展速度和累及范围均比单纯肺结核病患者更快、更广泛、更易形成空洞，导致大出血而死亡。

2. 慢性肺源性心脏病 因肺组织弥漫性纤维化，使肺毛细血管床减少、肺小动脉闭塞性脉管炎及缺氧引起肺小动脉痉挛，肺动脉压升高，最终发展为慢性肺源性心脏病。

3. 肺部感染和阻塞性肺气肿 硅肺患者因机体抵抗力降低，呼吸道防御能力减弱，故易继发严重的细菌和病毒感染。晚期患者常合并不同程度的阻塞性肺气肿，也可出现囊状肺泡或肺大泡，若破裂可形成自发性气胸。

第五节　呼吸系统常见肿瘤

一、鼻咽癌

鼻咽癌（nasopharyngeal carcinoma）是指鼻咽部上皮组织发生的恶性肿瘤。本病在我国主要分布于广东、广西、福建等省，特别是珠江三角洲和西江流域发病率最高。男性患者多于女性，发病年龄多在 40～50 岁之间。临床症状为鼻衄、鼻塞、耳鸣、听力减退、复视、偏头痛和颈部淋巴结肿大等。

（一）病因

尚未完全阐明，现有的研究表明鼻咽癌的发病与下列因素有关。

1. EB 病毒　免疫学研究表明，EB 病毒与鼻咽癌的关系密切。但其是否为直接因素及其促癌变机制尚不清楚。

2. 遗传因素　流行病学调查已表明鼻咽癌不仅有明显的地域性，部分病例还有明显的家族性，提示本病可能与遗传有关。

3. 化学致癌物质　某些致癌的化学物质，如亚硝胺类、多环芳烃类及某些微量元素如镍等，与鼻咽癌的发病有一定的关系。

（二）病理变化

鼻咽癌最常发生鼻咽顶部，其次是外侧壁和咽隐窝，也有的同时发生于顶部和侧壁两个部位。鼻咽癌早期局部表现可不明显，或表现为局部黏膜粗糙、略隆起，或形成隆起于黏膜面的小结节，随后可发展为结节型、菜花型、黏膜下浸润型和溃疡型，其中以结节型最多见，其次为菜花型。黏膜下浸润型患者常以颈部淋巴结肿大为最早出现的临床症状。

鼻咽癌绝大多数起源于鼻咽部黏膜鳞状上皮，少数来源于柱状上皮。鼻咽癌的组织学类型主要有两种，即鳞状细胞癌和腺癌。其中以低分化鳞状细胞癌最常见，其次为泡状核细胞癌。

1. 鳞状细胞癌　根据分化程度可分为分化性和未分化性两类。

分化性鳞状细胞癌是鼻咽癌最常见的组织学类型。可分为角化型和非角化型，角化型鳞状细胞癌又称为高分化鳞状细胞癌，其癌巢内细胞分层明显，可见清晰的似棘细胞的癌细胞和细胞内角化，似棘细胞的癌细胞间可见细胞间桥，癌巢中央有角化珠形成。非角化型鳞状细胞癌又称低分化鳞状细胞癌，其癌巢内细胞分层不明显，癌细胞有明显的异型性，无细胞间桥，无角化及角化珠形成。

未分化性鳞状细胞癌有两种形态学表现：一种为泡状核细胞癌，其癌细胞呈片状或不规则巢状分布，境界不如分化性鳞癌清晰；癌细胞胞质丰富，境界不清，常呈合体状；细胞核大，圆形或卵圆形，空泡状，有 1～2 个大而明显的核仁，核分裂象少见；癌细胞或癌巢间有较多淋巴细胞浸润；对放疗较敏感。另一类未分化性鳞状细胞癌的癌细胞小，胞质少，呈小圆形或短梭形，弥漫分布，无明显的巢状结构，光镜下难以与其他软组织恶性肿瘤相区别，须作免疫组织化学染色进行鉴别。

2. 腺癌　少见，主要来自鼻咽黏膜的柱状上皮。高分化者表现为管状腺癌或乳头状腺癌。低分化腺癌癌巢呈不规则的片块或条索，腺样结构不明显，癌细胞有明显的异型性。

（三）扩散途径

1. 直接蔓延　癌组织呈浸润性生长，向上蔓延可破坏颅底骨质侵入颅内，损伤第Ⅱ~Ⅵ对脑神经；向下侵犯梨状隐窝、会厌及喉上部；向外侧可破坏咽鼓管侵入中耳；向前可蔓延至鼻腔、眼眶、筛板，也可破坏硬、软腭；向后可破坏上段颈椎及颈髓。

2. 淋巴道转移　鼻咽癌早期即可发生淋巴道转移，癌细胞首先转移到颈深淋巴结，随淋巴液流动再转移到颈浅淋巴。患者常在胸锁乳突肌后缘上 1/3 处皮下出现无痛性结节，有半数以上患者以此作为首发症状就诊，而原发病灶的相关症状却不明显。颈淋巴结转移早期一般发生在同侧，后期可为双侧，相邻淋巴结同时受累时可融合成巨大肿块。肿大的淋巴结可压迫第Ⅳ~Ⅺ对脑神经和颈交感神经引起相应症状。

3. 血道转移　鼻咽癌晚期可沿血道转移至肝、肺、骨以及肾、肾上腺和胰等器官和组织。

（四）结局

鼻咽癌早期不易被发现，确诊时多半已达中、晚期，常有转移，故治愈率较低。本病的治疗以放疗为主，其疗效和预后与组织学类型有关。恶性程度高的低分化鳞癌和泡状核细胞癌对放疗敏感，但较易复发。

二、肺癌

肺癌（carcinoma of the lung）是呼吸系统常见的恶性肿瘤之一，在我国多数大城市肺癌的发病率和死亡率居恶性肿瘤的第一位或第二位。90% 以上患者发病年龄超过四十岁。由于女性吸烟者的不断增多，近年来肺癌发病的男女比例已上升到 1.5∶1。

（一）病因

目前认为主要与下列因素有关。

1. 吸烟　现已公认吸烟是肺癌致病的最危险因素之一。大量研究表明吸烟者肺癌的发病率比普通人高 20~25 倍，且与日吸烟量和吸烟时间的长短呈正相关。香烟燃烧形成的烟雾中含有某些化学性致癌物质，现已确定的致癌物质有 3，4 - 苯并芘、尼古丁、焦油、放射性元素钋及砷、镍等。

2. 空气污染　主要与交通工具尾气或工业废气密切相关，污染空气中存在着 3，4 - 苯并芘等多种致癌物质，其浓度与肺癌的发病率呈正相关。

3. 职业因素　长期接触放射性物质或吸入含石棉、镍、砷等化学性致癌粉尘的工人，肺癌发病率明显增高。

（二）病理变化

1. 大体类型　根据肿瘤在肺内的分布，可将肺癌分为中央型、周围型和弥漫型三个主要类型。

（1）中央型（肺门型）　本型肺癌临床最常见，约占肺癌总数的 60%~70%，发生于主支气管或叶支气管，在肺门部形成肿块。

（2）周围型　本型肺癌约占肺癌总数的 30%~40%，发生于肺段或其远端支气管，在肺周边部形成孤立的结节状或球形肿块，直径通常在 2~8cm 之间，与支气管的关系不明显。

（3）**弥漫型** 本型肺癌占肺癌总数的 2%～5%，发生于末梢肺组织，沿肺泡管及肺泡弥漫浸润性生长，形成多个粟粒大小、布满肺叶一部分或全肺叶的小结节，也可形成多个大小不等、散发于多个肺叶内的结节状肿块。

2. 组织学类型 目前将肺癌分为鳞状细胞癌、腺癌、腺鳞癌、小细胞癌、大细胞癌、肉瘤样癌等六个基本组织学类型。

（1）**鳞状细胞癌** 为肺癌中最常见的组织学类型，占肺癌手术切除标本的 60% 以上。其中 80%～85% 为在大体上属中央型。患者中绝大多数为中老年人，且多有吸烟史。根据分化程度，又可分为高分化、中分化、低分化鳞癌。高分化者有角化珠和细胞间桥；低分化者细胞异型性大，无角化珠及细胞间桥。中分化者介于上述两者之间。

（2）**腺癌** 发生率仅次于鳞状细胞癌，女性患者相对多见。通常发生于小细支气管上皮或肺泡上皮细胞，大多数大体上属周围型或弥漫性肺癌。镜下观察：高分化腺癌见癌细胞沿肺泡壁、肺泡管壁呈单层或多层生长、扩展，形似腺样结构，常有乳头形成；肺泡间隔大多未被破坏，肺泡轮廓存在。中等分化的肺腺癌的形态特征较明显，常有腺管或乳头形成及黏液分泌。低分化腺癌常无腺样结构，呈实性条索状，分泌现象少见，细胞异型性明显。

（3）**腺鳞癌** 少见，约占肺癌总数的 10% 左右。癌组织中有腺癌和鳞癌两种成分，且数量相当。

（4）**小细胞癌** 又称小细胞神经内分泌癌，约占全部肺癌的 10%～20%。患者多为中老年人，80% 以上为男性，与吸烟密切相关。其生长快、转移早，存活期多不超过 1 年，是肺癌中恶性程度最高的组织学类型。手术效果差，对放、化疗敏感。大体上多为中央型。镜下观察：癌细胞小，常呈圆形或卵圆形，像淋巴细胞，但较大；也可呈梭形或燕麦形，胞质少，似裸核呈弥漫分布或呈片状、条索状排列，称燕麦细胞癌。

（5）**大细胞癌** 又称大细胞未分化癌，约占肺癌总数的 15%～20%，半数发生于大支气管，肿块常较大。镜下观察：癌组织常呈实性团块、片状或弥漫分布；癌细胞体积大，胞质丰富，均质深染，也可呈颗粒状或胞质透明；核圆形、卵圆形或不规则形，染色深，异型性明显，核分裂象多见。

（6）**肉瘤样癌** 少见，高度恶性。癌组织分化差，根据其细胞形态特点又可分为多形性癌、梭形细胞癌、巨细胞癌、癌肉瘤等多种亚型。

（三）扩散途径

1. 直接蔓延 中央型肺癌常直接侵犯纵隔，心包及周围血管，或沿支气管向同侧甚至对侧肺组织蔓延。周围型肺癌可直接侵犯胸膜并侵入胸壁。

2. 转移 肺癌淋巴结转移较早，且扩散速度较快。中央型肺癌首先转移至支气管旁、肺门淋巴结，然后扩散至纵隔、锁骨上、腋窝及颈部淋巴结。周围型肺癌癌细胞可入胸膜下淋巴管，形成胸膜下转移灶并引起血性胸腔积液。血道转移常见于脑、肾上腺、骨等器官和组织。

（四）病理临床联系

肺癌早期症状不明显。患者因咳嗽、痰中带血、胸痛、咯血等症而就医时，肺癌多已进入中晚期。其症状和体征因肿瘤部位、大小及扩散范围而异。癌组织压迫支气管可引起远端肺组织局限性萎缩或肺气肿，因引流不畅可反复引起同一部位肺组织化脓性炎症或肺脓肿形成；癌组织侵入胸膜除引起胸痛外，还可出现血性胸水；癌组织侵入纵隔可压近上腔静脉，导致面、颈部水肿及颈胸静脉曲张；肺尖部肺癌可侵犯交感神经链，引起病侧眼睑下垂、瞳孔缩小或胸壁皮肤无汗；侵犯臂丛神经可引起上肢疼痛和肌肉萎缩等。

肺癌患者大多预后不良。对 40 岁以上，特别是长期吸烟者，出现咳嗽、气急、痰中带血和胸痛、刺激性干咳等症状时，应及时通过 X 线、痰液细胞学检查、肺纤维支气管镜检查及病理活检等方法，早期发现、早期诊断、早期治疗，对提高治愈率和生存率有重要意义。

第六节　呼吸衰竭

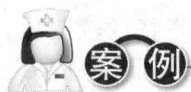

案例

患者，男，33 岁，因特发性肺间质纤维化伴气短入院。体检：体温 36.5℃，心率 104 次/分，呼吸 60 次/分。呼吸急促，面色青紫，两肺底有细湿啰音。肺活量 1000ml（正常成年男性 3500ml）。血气分析：PaO_2 58mmHg，$PaCO_2$ 39.5mmHg（正常 40mmHg），pH 7.40（正常 7.35~7.45）。

思考：1. 该患者发生了哪种类型呼吸衰竭？机制如何？

2. 患者为什么发生呼吸困难？

3. 该患者发生了哪种类型的酸碱平衡紊乱？

呼吸是指机体与外界进行气体交换的过程，完整的呼吸过程包括外呼吸、气体运输和内呼吸。

一、呼吸衰竭的概念

呼吸衰竭（respiratory failure）是指外呼吸功能障碍，导致动脉血氧分压低于 60mmHg，伴有或不伴有二氧化碳分压高于 50mmHg 的病理过程。

呼吸衰竭必定有 PaO_2 降低，根据是否出现 $PaCO_2$ 升高，可将呼吸衰竭分为低氧血症型（Ⅰ型呼吸衰竭）和低氧血症伴高碳酸血症型（Ⅱ型呼吸衰竭）。根据病程可分为急性呼吸衰竭和慢性呼吸衰竭。

二、呼吸衰竭的原因及发生机制

外呼吸包括肺通气和肺换气。肺通气是指肺泡与外界环境之间的气体交换过程，肺换气是指肺泡与血液之间的气体交换过程。呼吸衰竭是肺通气和（或）换气功能严重障碍的结果。

（一）肺通气功能障碍

肺通气是机体在呼吸中枢的调控下，通过呼吸肌的收缩和舒张，使胸廓和肺有节律的扩张和缩小来实现的。根据发生的机制不同，肺通气障碍可分为限制性通气不足和阻塞性肺通气不足。

1. 限制性通气不足 是指吸气时肺泡扩张受限引起的通气不足。其原因和机制有以下几个方面。

（1）呼吸肌活动障碍 导致呼吸肌收缩减弱的因素有：①中枢和周围神经的病变，如脑外伤、脑血管意外、脑炎、脑肿瘤、多发性神经炎等；②呼吸中枢抑制，如服用过量镇静催眠药、麻醉药等；③呼吸肌本身的功能障碍，如呼吸肌疲劳、低钾血症、缺氧等。

（2）胸廓和肺的顺应性降低 即胸廓和肺的弹性阻力增大，使胸廓和肺不易扩张。胸廓的顺应性降低见于严重的胸廓畸形、多发性骨折、胸膜纤维化等。肺的顺应性降低常见于肺纤维化（如肺结核、硅肺）、肺泡表面活性物质减少（如肺部炎症、肺水肿、肺过度通气、肺泡Ⅱ型上皮发育不全等）。

（3）胸腔积液和气胸 胸腔大量积液和气胸可压迫肺，限制肺的扩张。

2. 阻塞性肺通气不足 是指由于气道狭窄或阻塞使气道阻力增加引起的通气不足。影响气道阻力最主要的因素是气道内径。气道痉挛、黏膜水肿、肺组织弹性降低等均可增加气道阻力，导致阻塞性通气不足。常见原因有慢性支气管炎、阻塞性肺气肿、支气管哮喘、肿瘤压迫等。

肺通气不足时，既影响氧的吸入又减少二氧化碳的排出，导致 PaO_2 降低和 $PaCO_2$ 升高，发生Ⅱ型呼吸衰竭。

（二）肺换气功能障碍

包括弥散障碍和肺泡通气与血流比例失调。

1. 弥散障碍 是指由于肺泡膜面积减少或肺泡膜厚度增加所致的气体交换障碍。

（1）肺泡膜面积减少 正常人肺泡总面积约 $80m^2$，静息时参与换气的面积仅约 $40m^2$。由于肺泡膜的储备量大，因此，只有当肺泡膜减少一半以上时，才会发生换气功能障碍。肺泡膜面积减少常见于肺实变、肺不张、肺叶切除等。

（2）肺泡膜厚度增加 正常肺泡膜的厚度仅为 $1\mu m$，由于很薄，气体弥散很快。肺水肿、肺透明膜形成、肺纤维化和肺毛细血管扩张时，可使肺泡膜厚度增加，气体弥散距离增大，导致弥散速度减慢。

由于二氧化碳的弥散能力比氧大 20 倍，因此，单纯弥散障碍时，对二氧化碳的弥散影响很小，往往仅有 PaO_2 降低，$PaCO_2$ 升高不明显，多为Ⅰ型呼吸衰竭。

2. 肺泡通气与血流比例失调 正常静息状态下，肺泡每分钟通气量约为4L，每分钟血流量约为5L，两者比例约为0.8，此时气体交换率最高。当肺部病变造成严重的肺泡通气与血流比例失调时，可导致肺换气功能障碍。引起肺泡通气与血流比例失调的原因有以下两个方面。

（1）部分肺泡通气不足 见于慢性支气管炎、支气管哮喘、阻塞性肺气肿引起的气道阻塞，以及肺水肿、肺部炎症、肺纤维化等引起的限制性通气障碍。因病变肺泡通气明显减少，而血流未减少，甚至增多（如大叶性肺炎早期），通气与血流的比值显著降低，流经这部分肺泡的静脉血未经充分氧合便掺入肺静脉，这种情况类似动-静脉短路，故称为功能性分流又称为静脉血掺杂（图10-7A）。

（2）部分肺泡血流不足　肺动脉栓塞、弥散性血管内凝血、肺血管收缩等，可造成部分肺泡血流减少，而通气无相应减少，使通气与血流比值升高。此时肺泡腔内的气体不能与血液进行气体交换，称为死腔样通气（图10-7B）。

肺泡通气与血流比例失调时，血气变化特点是：PaO_2 降低，$PaCO_2$ 可以正常或降低，严重者也可升高。$PaCO_2$ 的变化取决于正常肺泡的代偿通气程度，若代偿通气很强，$PaCO_2$ 可低于正常；若肺组织损伤广泛，残存的正常肺泡不足以代偿时，即可引起 $PaCO_2$ 升高。因此，由肺泡通气与血流比例失调引起的呼吸衰竭可为Ⅰ型呼吸衰竭，严重时也可为Ⅱ型呼吸衰竭。

在呼吸衰竭发生机制中，单一因素导致的呼吸衰竭并不多见，往往是多种因素同时存在或相继发挥作用的结果。

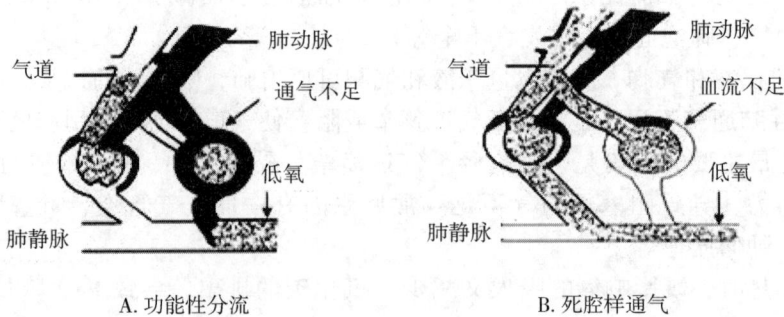

A. 功能性分流　　　　　　　　　　　B. 死腔样通气

图10-7　肺泡通气与血流比例失调示意图

三、呼吸衰竭时机体功能、代谢的变化

呼吸衰竭时，低氧血症和高碳酸血症是引起全身各系统功能和代谢变化的基础。

（一）酸碱平衡及电解质紊乱

可出现多种类型的酸碱失衡：①Ⅰ型呼吸衰竭时，因低氧血症可引起代谢性酸中毒，如患者代偿性通气过度，使二氧化碳排出过多，可合并呼吸性碱中毒；②Ⅱ型呼吸衰竭时，低氧血症和高碳酸血症并存，因此，可有代谢性酸中毒合并呼吸性酸中毒；③机体酸中毒常引起高钾血症。

（二）呼吸系统功能变化

1. PaO_2 和 $PaCO_2$ 的影响　①当 $PaO_2 < 60mmHg$ 时，可通过周围的化学感受器，反射性引起呼吸加深加快；$PaCO_2$ 轻度升高时，刺激中枢的化学感受器，使呼吸中枢兴奋，引起呼吸加深加快。②$PaO_2 < 30mmHg$ 或 $PaCO_2 > 80mmHg$ 时，则直接抑制呼吸中枢，使呼吸减弱。

2. 原发病变的影响　①阻塞性通气障碍时，胸外气道阻塞表现为吸气性呼吸困难，胸内气道阻塞表现为呼气性呼吸困难；②肺的顺应性降低所致限制性通气障碍时，呼吸浅而快；③中枢性呼吸抑制时，呼吸浅而慢或呼吸节律紊乱，如潮式呼吸、间歇样呼吸、抽泣样呼吸、叹气样呼吸等。其中以潮式呼吸最常见。

（三）循环系统功能变化

轻度 PaO_2 减低和轻度 $PaCO_2$ 升高，可反射性兴奋心血管中枢，使心率加快、心肌收缩性增强、心排血量增加，外周血管收缩，血压升高。同时，也可引起交感神经兴奋，使皮肤、内脏器官血管收缩，而心、脑血管不收缩，血液发生重新分配，保证了心、脑的血液供应。但严重缺氧和二氧化碳潴留可直接抑制心血管中枢和心脏活动，使血管扩张（肺血管除外），导致血压下降、心收缩力下降及心律失常等。缺氧和二氧化碳潴留可使肺小动脉收缩导致肺动脉高压，增加右心负荷，引起右心衰竭。

（四）中枢神经系统功能变化

中枢神经系统对缺氧最敏感，PaO_2 降至 60mmHg 时，可出现智力和视力减退，降至 40~50mmHg 以下时，就会引起一系列神经精神症状，如头痛、烦躁不安、精神错乱、嗜睡甚至惊厥、昏迷等。$PaCO_2$ 超过 80mmHg，可出现头痛、头晕、烦躁不安、言语不清、精神错乱、嗜睡、昏迷等，称为二氧化碳麻醉。

（五）肾功能变化

缺氧和二氧化碳潴留反射性交感神经兴奋，导致肾血管收缩，肾血流量减少，轻者尿中出现蛋白、红细胞及管型，严重者发生急性肾功能衰竭。

（六）消化系统功能变化

严重缺氧和二氧化碳潴留，使胃肠道血管收缩，胃酸分泌增多，故可出现胃肠黏膜糜烂、坏死、出血和溃疡形成。

考点提示

本章的主要考点为：慢性支气管炎的病变、常见并发症；慢性肺源性心脏病的概念、病因及发病机制；大、小叶性肺炎的病变及常见并发症；肺硅沉着病的主要病变及常见并发症；肺癌、鼻咽癌的病变及扩散；呼吸衰竭概念、病因及发病机制及呼吸衰竭时机体功能、代谢的变化。

护理应用

◦ 呼吸系统疾病与临床护理的联系 ◦

1. 临床观察　呼吸系统的各种疾病均有不同的症状和体征，临床上要密切注意观察患者咳嗽的性质；咳痰的量、性状和颜色的变化；是否有咯血、发绀；体温的变化；呼吸困难的程度；呼吸频率、节律的变化等。如慢性支气管炎的主要表现为长期反复咳嗽、咳痰且咳白色泡沫痰，早晚咳嗽较重，白天较轻；大叶性肺炎患者则咳铁锈色痰；小叶性肺炎则以脓痰为主；间质性肺炎则以干咳为主；肺癌患者除刺激性干咳外，还可有痰中带血等。肺炎时体温升高。呼吸衰竭时可有缺氧、发绀、呼吸困难、呼吸频率和节律的变化。

2. 护理措施　临床上对于呼吸系统的不同疾病要采取不同的护理措施。对于体温过高的，尤其是小儿患者，应采取有效措施降低体温；对于大量脓痰或黏液脓痰，不易咳出时，应采取雾化吸入或吸痰等措施，及时解除气道的阻塞；对于呼吸困难、缺氧、发绀的患者，应给予吸氧；对于平滑肌痉挛者，应及时给予解痉药物治疗；对于咯血者，应给予止血药物等。

3. 护理指导　通过上述学习，我们对呼吸系统常见疾病的病因、诱因及发病机制有所了解，应指导患者积极治疗原发病，消除各种致病因素，避免各种诱发因素。鼓励患者多参加运动和锻炼，增强机体抵抗力和免疫力。吸烟和空气污染是呼吸系统常见疾病和肿瘤的重要原因，医护人员应积极做好戒烟、减少空气污染的宣传指导工作。对于肿瘤患者应消除患者的恐惧心理，增强战胜肿瘤的信心。

（张国江）

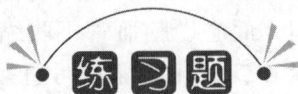

练习题

一、名词解释

肺肉质变　硅结节　呼吸衰竭　静脉血掺杂　死腔样通气　"二氧化碳麻醉"
肺性脑病

二、填空题

1. 慢性支气管炎的并发症有：_____、_____、_____、_____。
2. 引起慢性支气管炎的主要理化因素是_____，感染因素主要包括_____和_____，喘息型慢性支气管炎的发病主要与_____有关。
4. 小叶性肺炎患者由于支气管壁_____及支气管腔内_____刺激，常有咳嗽、咳痰的症状，因气流冲击细支气管及肺泡腔内的炎性渗出物，听诊可听到_____。
5. 大叶性肺炎的主要病原菌是_____，常见诱因有_____、_____、_____、_____、_____等。
6. 硅肺的基本病变包括_____和_____。
7. 肺癌的大体类型包括_____、_____、_____，其中最常见的是_____。
8. 肺泡通气障碍可引起 PaO_2 _____和 $PaCO_2$ _____，发生_____型呼吸衰竭；单纯弥散障碍时，往往仅有 PaO_2 _____，$PaCO_2$ _____不明显，多为_____型呼吸衰竭。

三、简答题

1. 简述小叶性肺炎的主要病理变化及病理临床联系。
2. 简述呼吸衰竭时机体呼吸系统、心血管系统及中枢神经系统等方面的功能变化。

四、选择题

A₁型题

1. 关于慢性支气管炎的病因，不正确的是：
   A. 感染　　　　B. 吸烟　　　　C. 过敏因素
   D. 精神因素　　E. 理化因素
2. 慢性支气管炎患者咳痰的病变基础是：
   A. 支气管壁充血、水肿　　B. 支气管黏液腺增生和肥大、分泌亢进
   C. 支气管黏膜上皮纤毛倒伏　　D. 支气管软骨萎缩、钙化
   E. 支气管黏膜腺体萎缩、化生
3. 慢性支气管炎最常见的并发症是：
   A. 慢性阻塞性肺气肿　　B. 支气管扩张　　C. 慢性肺源性心脏
   D. 肺脓肿　　E. 肺不张
4. 引起大叶性肺炎红色肝样变期患者出现呼吸困难的病变主要是肺泡腔内有：

A. 纤维蛋白和红细胞 B. 纤维蛋白和中性粒细胞

C. 浆液和红细胞 D. 浆液和中性粒细胞

E. 中性粒细胞

5. 引起大叶性肺炎最常见的病原体是：

A. 肺炎杆菌 B. 金黄色葡萄球菌 C. 肺炎球菌

D. 溶血性链球菌 E. 流感病毒

6. 大叶性肺炎灰色肝样变期肺泡腔内渗出物主要是：

A. 纤维蛋白和红细胞 B. 纤维蛋白和中性粒细胞

C. 浆液和红细胞 D. 浆液和中性粒细胞

E. 中性粒细胞

7. 大叶性肺炎患者咳痰的特点是：

A. 脓痰 B. 铁锈色痰 C. 白色泡沫痰

D. 痰中血丝 E. 白色黏痰

8. 大叶性肺炎肺肉质变是由于：

A. 肺泡内红细胞渗出过多 B. 肺泡内中性粒细胞渗出过少

C. 肺泡内纤维蛋白渗出过多 D. 肺泡内浆液渗出过少

E. 肺泡内浆液渗出过多

9. 小叶性肺炎的病变性质是：

A. 纤维素性炎 B. 浆液性炎 C. 化脓性炎

D. 出血性炎 E. 卡他性炎

10. 小叶性肺炎肺泡腔内主要渗出物是：

A. 单核细胞 B. 浆细胞 C. 红细胞

D. 中性粒细胞 E. 淋巴细胞

11. 下列不引起呼吸衰竭的是：

A. 肺顺应性增加 B. 呼吸系统疾病 C. 胸膜病变

D. 呼吸中枢抑制 E. 胸膜腔、呼吸肌病变

12. Ⅰ型呼吸衰竭患者机体酸碱平衡紊乱主要是：

A. 代谢性碱中毒 B. 呼吸性碱中毒 C. 代谢性酸中毒

D. 呼吸性酸中毒 E. 混合型碱中毒

13. 呼吸衰竭时，引起机体代谢、功能变化的基础是：

A. 呼吸中枢抑制 B. 低氧血症和高碳酸血症

C. 交感神经兴奋 D. 副交感神经兴奋

E. 支气管通气障碍

14. 慢性肺源性心脏病发病的关键环节是：

A. 肺动脉高压 B. 肺不张 C. 支气管阻塞

D. 肺部感染 E. 肺实变

15. 呼吸衰竭发生时，最早因缺氧发生损害的组织器官是：

A. 大脑 B. 心脏 C. 肝脏

D. 肾脏 E. 肺脏

16. 肺心病并发呼吸衰竭患者缺氧的典型表现是：

A. 呼吸困难 B. 发绀 C. 意识障碍

D. 肺功能下降 E. 球结膜水肿

17. 在冬季天气变化剧烈的时候，预防肺炎发生的重点关注人群是：

A. 有哮喘病史的患者

B. 有冠心病史的患者

C. 有慢性阻塞性肺疾病史的患者

D. 有高血压病史的患者

E. 有糖尿病史的患者

A₂型题

18. 患者慢性支气管炎 15 年，近出现呼吸困难、发绀、心悸、下肢水肿、肝大，可诊断为：

A. 支气管扩张症 B. 心肌炎

C. 慢性肺源性心脏病 D. 慢性阻塞性肺气肿

E. 肺脓肿

19. 患者反复咳嗽、咳脓痰、咯血近 10 年，X 线检查见大量支气管呈囊状和圆柱状扩张，并伴随阴影，可诊断为：

A. 肺气肿 B. 支气管哮喘 C. 小叶性肺炎

D. 支气管扩张症 E. 肺结核

20. 患者起病急骤，有高热、寒战、恶心、呕吐、咳嗽、咳痰呈铁锈色，有胸痛，可能的诊断是：

A. 肺炎球菌肺炎 B. 葡萄球菌肺炎 C. 肺炎支原体肺炎

D. 病毒性肺炎 E. 真菌性肺炎

21. 肺炎球菌肺炎患者出现神志模糊、烦躁、发绀、四肢湿冷、脉搏细速、呼吸浅快、尿量减少等症状，提示患者出现：

A. 胸膜炎 B. 心包炎 C. 脓胸

D. 感染性休克 E. 脑膜炎

22. 患者男，65 岁。3 年前被诊断为"肺心病"，近日因感冒后呼吸困难加重入院。护士对该患者所采取的氧疗方式正确的是：

A. 间歇高流量给氧 B. 间歇低流量给氧 C. 持续高流量给氧

D. 持续低流量给氧 E. 高压给氧

23. 患者男，65 岁。确诊慢性阻塞性肺疾病多年，加重 1 周入院。现痰多不易咳出，昼睡夜醒，头痛、烦躁，神志恍惚。晨间护理时发现患者神志淡漠，应考虑：

A. 呼吸性碱中毒 B. 痰液阻塞 C. 肺性脑病先兆

D. 休克早期 E. 脑疝先兆

第十一单元　心血管系统疾病

要点导航

1. 解释高血压病的概念；心力衰竭的概念、原因及诱因。

2. 了解动脉粥样硬化、高血压病、风湿病的病因及发生机制。

3. 掌握动脉粥样硬化的基本病变、冠状动脉粥样硬化的病变及冠心病的类型、缓进型高血压病的病变分期、风湿病的基本病变、心力衰竭早期机体的代偿反应及心力衰竭时机体功能和代谢的变化。

4. 熟悉风湿性心脏病的病变特点、亚急性感染性心内膜炎的病变及临床病理联系、二尖瓣狭窄和关闭不全时心脏及血流动力学变化、心力衰竭的发生机制。

心血管系统是由心脏、动脉、毛细血管和静脉组成的一个密闭的系统，血液在这个密闭的系统内周而复始地循环。正常的血液循环是保证物质代谢、维持内环境稳定和传递体液信息的物质基础。当心血管系统的各组织、器官的形态结构和（或）功能、代谢发生变化时，即可引起全身或局部血液循环障碍。目前，心血管系统疾病是危害人类健康和生命的主要疾病，在我国心血管系统疾病的发病率及死亡率占人体各种疾病的第一位。

案例

某心脏病患者，男，61岁，今晨突发性右侧肢体偏瘫。

思考：该患者可能患有那几种心血管系统的疾病？

分析：该患者可能患有①脑动脉粥样硬化？②高血压病？③风湿性心脏病？④亚急性感染性心内膜炎？这些心血管系统疾病是如何形成的？有何病理变化？

第一节　动脉粥样硬化

动脉硬化（arteriosclerosis）是指以动脉管壁增厚、变硬、弹性降低或管腔狭窄为主要病变特点的一类疾病。包括细动脉硬化（arteriolosclerosis）、动脉中层钙化（medialcalcification）和动脉粥样硬化（atherosclerosis，AS）三种类型。动脉粥样硬化是一种与脂质代谢异常和动脉管壁结构、功能改变有关的一种动脉疾病。病变主要累及大中动脉，其基本病变是动脉内膜下脂质沉积，粥样斑块形成，导致心、脑、肾等器官的缺血性改变和相应的临床表现。本病多见于中、老年人，是危害人类健康的最常见的心血管系统疾病。近年来，我国的发病率有明显上升趋势。

一、病因及发病机制

（一）致病因素（危险因素）

目前认为动脉粥样硬化的发病是由多种因素共同作用引起的，常见的危险因素有以下几项。

1. 高胆固醇血症（高脂血症）　高胆固醇血症和高三酰甘油血症是动脉粥样硬化发病的最重要因素，大量研究证实：血浆中胆固醇的浓度与动脉粥样硬化的发病率成正比。其依据是：①大多数动脉粥样硬化患者血胆固醇高于正常人；②高脂饮食的人群血胆固醇含量较高，其动脉粥样硬化发病率比低脂饮食人群高；③用高胆固醇食物喂养动物，可诱发动物患动脉粥样硬化；④某些伴有高胆固醇血症疾病（如糖尿病、肾病综合征等）的患者，其动脉粥样硬化的发病率较高；⑤控制和降低血浆胆固醇浓度可预防动脉粥样硬化的发生；⑥免疫组织化学已证实，粥样斑块中的脂质成分主要来自血浆脂蛋白。

知识链接

血浆脂蛋白的类型及其在动脉粥样硬化发病中的作用

血浆中的胆固醇多以脂蛋白形式存在，故高胆固醇血症实际上是高脂蛋白血症。脂蛋白按其分子密度可分为四类：即乳糜颗粒（CM），极低密度脂蛋白（VLDL）、低密度脂蛋白（LDL）和高密度脂蛋白（HDL）。其中低密度脂蛋白中含胆固醇最多，且分子较小，易于渗入动脉内膜；极低密度脂蛋白可降解为低密度脂蛋白。因此，低密度脂蛋白和极低密度脂蛋白是动脉粥样硬化发生的最重要因素。而高密度脂蛋白可逆向转运胆固醇，抑制胆固醇在动脉内膜下的沉积，并能竞争地抑制低密度脂蛋白与内皮细胞受体的结合，减少低密度脂蛋白进入内膜下，因而高密度脂蛋白具有抗动脉粥样硬化的作用。

2. 高血压　也是动脉粥样硬化发病的主要危险因素。大量资料已证实，高血压患者冠状动脉粥样硬化的发病率比血压正常者高 4 倍。高血压患者由于血流对血管壁的压力和冲击力较大，导致动脉内膜损伤和功能障碍，内皮损伤，通透性增高，使脂蛋白易于渗入内膜下。内皮损伤处血小板黏附，并趋化单核细胞迁入内膜，释放生长因子，刺激中膜平滑肌增生和内移，形成粥样硬化的病变。主动脉粥样硬化好发于主动脉后壁及其分支开口处，正是因为该处受血流冲击力较大之故。

3. 吸烟　长期大量吸烟可使：①血液中的低密度脂蛋白氧化，形成氧化的低密度脂蛋白，可促使血中单核细胞迁入内膜；②血液中一氧化碳浓度升高，引起血管内皮细胞损伤，有利于脂质的沉积和中膜平滑肌细胞的增生、内移；③烟草中的某些物质，也可促使平滑肌增生，参与硬化斑块的形成。

4. 糖尿病　糖尿病人群中动脉粥样硬化的发病率较高，这是由于：①糖尿病可继发高三酰甘油和高极低密度脂蛋白血症；②糖尿病可致低密度脂蛋白糖基化，促进血液中单核细胞迁入内膜；③糖尿病患者血液中高密度脂蛋白水平较低。这些因素均可促进动脉粥样硬化的发生。

5. 遗传因素 冠心病的发病有明显的家族聚集现象，这提示了遗传因素也是引起动脉粥样硬化的危险因素之一。家族性高胆固醇血症和家族性脂蛋白酯酶缺乏症等患者，由于低密度脂蛋白的受体基因突变和脂蛋白酯酶的基因缺陷等，均可导致血浆中低密度脂蛋白明显增高。此外，现已发现有多种已知基因对脂质代谢产生影响，这些基因的变异也是导致高脂血症的重要因素。

6. 其他因素 ①年龄：动脉粥样硬化的发病率和病变程度随年龄增长而增高。②性别：女性绝经期前，血中低密度脂蛋白低于同龄男性，而高密度脂蛋白高于同龄男性，故女性发病率较同龄男性低，这与雌激素水平较高有关，绝经期后，女性的发病率与同龄男性相比无明显差异。③肥胖：过度肥胖者常伴有高脂血症、高血压和糖尿病等。这些因素均可促进动脉粥样硬化的发生。

（二）发病机制

动脉粥样硬化的发病机制十分复杂，目前认为脂质渗入并沉积于动脉内膜是动脉粥样硬化发生的物质基础，而动脉壁的结构和功能的改变是动脉粥样硬化发生的重要条件。其发生机制主要有以下两个方面。

1. 脂质渗入和沉积 脂质代谢异常是动脉粥样硬化发病的始动性改变。高脂血症除可使内皮细胞通透性增高和功能障碍外，还可促进脂质的渗入和沉积。渗入和沉积的低密度脂蛋白，可被内皮细胞、平滑肌细胞、单核－吞噬细胞等释放的氧自由基，氧化修饰成为氧化的 LDL（ox－LDL）。ox－LDL 在动脉粥样硬化发病中的主要作用是：①对血液中的单核细胞具有较强的趋化性；②可与单核巨噬细胞特异性受体结合；③通过黏附分子，增加单核细胞的黏附；④刺激各种生长因子的产生；⑤对中膜平滑肌细胞产生趋化性。导致血中单核细胞迁入内膜，中膜平滑肌细胞增生并内移，摄取进入内膜下的脂蛋白形成泡沫细胞（图11-1），参与硬化斑块的形成。

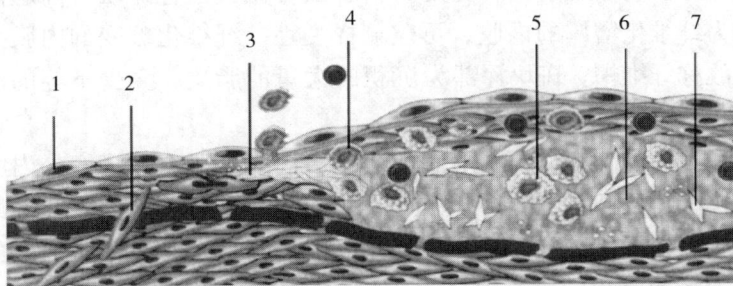

图11-1 泡沫细胞形成示意图
1. 内皮细胞 2. 增生内移的平滑肌细胞 3. 低密度脂蛋白
4. 单核细胞 5. 泡沫细胞 6. 粥样物质 7. 胆固醇结晶

2. 内皮细胞的损伤 高血压、高脂血症、吸烟等危险因素，均可损伤内皮细胞，导致：①内皮细胞膜透作用增强及内皮细胞连接破坏，使其通透性增高，低密度脂蛋白易于进入内膜下；②内皮细胞坏死脱落，内皮下胶原暴露，使血小板粘集；③内皮细胞崩解释放内皮细胞生长因子，吸引单核细胞迁入内膜和刺激中膜平滑肌细胞增生并内移，吞噬降解低密度脂蛋白，形成泡沫细胞，并产生胶原纤维、弹力纤维和细胞外基质，参与硬化斑块的形成。

二、病理变化

（一）基本病理变化

动脉粥样硬化主要累及大、中动脉，包括主动脉、冠状动脉、脑动脉、肾动脉和四肢动脉等，其中以累及冠状动脉和脑动脉引起的后果最为严重。按其基本病变进程可分为三个阶段。

1. 脂质斑纹期 为本病的早期病变。肉眼观察：动脉内膜面见有黄色的脂质斑点或条纹，平坦或略隆起。镜下观察：病变处内皮下可见少量脂质沉积和大量泡沫细胞聚集，泡沫细胞体积较大，圆形或椭圆形，胞质呈泡沫状（图 11－2）。泡沫细胞的来源：沉积于内膜下的单核细胞和动脉中层内移的平滑肌细胞。

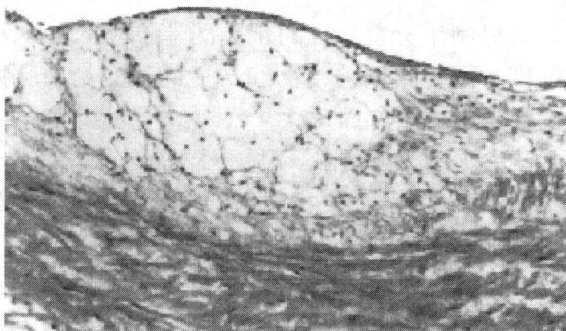

图 11－2　动脉粥样硬化（脂质斑纹期）

2. 纤维斑块期 随着沉积的脂质越来越多，脂质刺激斑块表面内膜纤维组织增生，使内膜纤维化增厚。肉眼观察：病变处内膜表面可见黄白色斑块，高起内膜。镜下观察：斑块表面为纤维化增厚的内膜，可玻璃样变性，纤维化玻变的内膜呈帽状覆盖在斑块的表面，故称纤维帽。斑块深部为沉积的大量的脂质、多少不等的泡沫细胞、平滑肌细胞。

3. 粥样斑块期 为动脉粥样硬化的晚期病变。肉眼观察：病变处内膜表面可见灰黄、灰白色斑块，明显隆起于内膜。切面可见斑块表面为灰白色的纤维帽，深层为淡黄色的粥样物质。镜下观察：斑块表面为纤维帽，斑块深层为淡粉红染色、无结构的粥样物质（坏死物和沉积的脂质混合而成），其中可见胆固醇结晶（石蜡切片中呈针状、梭形或多边形空隙）及钙盐沉积。斑块底部及边缘可见肉芽组织、少量泡沫细胞和淋巴细胞。严重者斑块深部动脉中膜长期受压，平滑肌呈不同程度的萎缩、弹力纤维破坏，导致动脉管壁变薄（图 11－3）。

（二）继发病理变化

是指在粥样斑块形成的基础上发生的继发性病变，常见有以下几种。

1. 斑块破裂 斑块表层纤维帽破裂，粥样物排入血流，随血流运行，可引起栓塞。

2. 粥样溃疡形成 斑块破裂，粥样物排除后，可形成粥样溃疡。

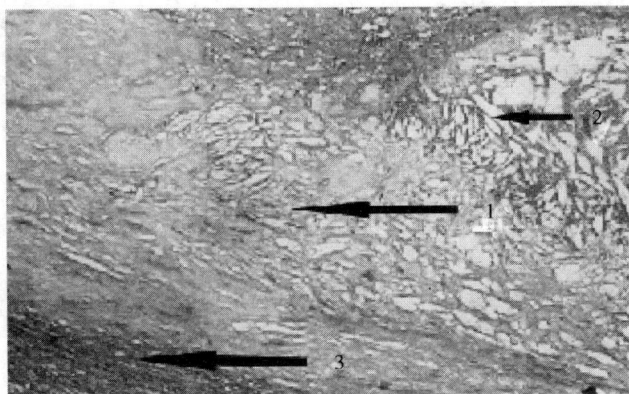

图 11－3　动脉粥样硬化（粥样斑块期）
1. 粥样物质　2. 胆固醇　3. 受压萎缩的肌层

3. 血栓形成　斑块表面内皮受损或溃疡形成，胶原暴露，易使血小板粘聚而形成血栓，导致管腔进一步狭窄甚至阻塞，引起局部缺血梗死，血栓脱落，可形成栓子，引起栓塞。

4. 斑块内出血　斑块边缘或底部毛细血管破裂出血，在斑块内形成血肿，使斑块迅速增大，导致管腔进一步狭窄甚至完全阻塞，引起相应供血区缺血坏死。

5. 斑块内钙化　陈旧性斑块内可有钙盐沉积，形成钙化，导致管壁变硬、变脆而易于破裂。

6. 动脉瘤形成　由于粥样斑块的压迫，病变处动脉中膜的平滑肌萎缩、变薄、弹性降低，在血流的冲击作用下，局部管壁向外膨出，形成动脉瘤，动脉瘤易破裂致大出血。

三、重要器官的动脉粥样硬化

（一）冠状动脉粥样硬化

详见本单元第二节。

（二）主动脉粥样硬化

病变主要累及主动脉后壁及其分支开口处，以腹主动脉最重，其次为胸主动脉、主动脉弓和升主动脉。受累的主动脉内膜表面凹凸不平，管壁变硬，弹性丧失（图 11－4）。由于主动脉管腔较大，一般不会引起管腔明显狭窄和明显的临床症状。病变严重者，可因中膜平滑肌受压萎缩，局部管壁变薄，在血流的作用，可继发动脉瘤形成，多见于腹主动脉，动脉瘤破裂可引起致命性大出血。若病变位于主动脉根部，可累及主动脉瓣，使瓣膜增厚、变硬、钙化，导致主动脉瓣膜病。

（三）脑动脉粥样硬化

病变主要累及基底动脉、大脑中动脉和 Willis 环（图 11－5）。病变局部管壁粥样斑块形成，使脑动脉管壁增厚、变硬、管腔狭窄。可导致以下情况。①脑萎缩：脑组织因长期供血不足而发生萎缩，表现为大脑皮质变薄、脑回变窄，脑沟增宽加深。患者表现为记忆力、定向力、判断力减退，甚至痴呆。②脑软化：斑块表面继发血栓形

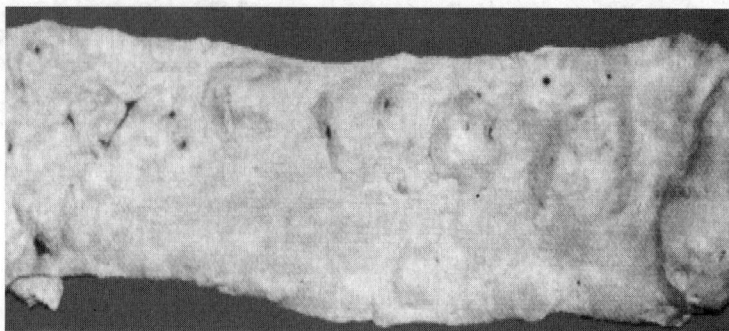

图 11 - 4　主动脉粥样硬化

成或斑块内出血，使脑动脉管腔完全阻塞，导致相应供血区脑组织缺血坏死，呈囊状软化灶，故称为脑软化。软化灶多位于内囊、尾状核、豆状核和丘脑等处。临床上出现偏瘫、失语甚至昏迷死亡。③脑出血：脑动脉在粥样硬化的基础上，继发动脉瘤形成。动脉瘤破裂引起脑出血，严重者可导致死亡。

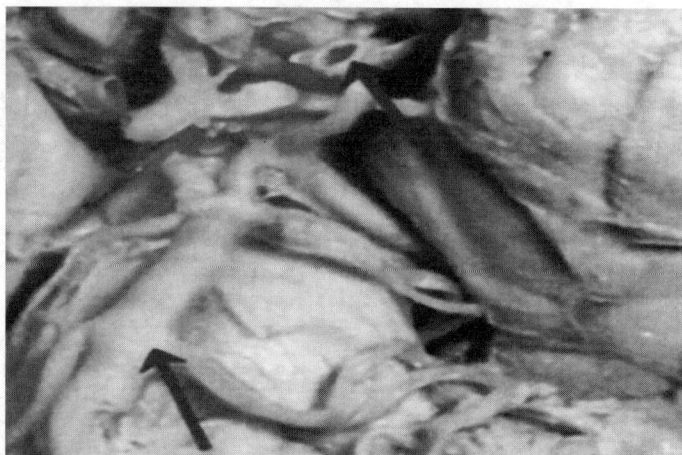

图 11 - 5　脑动脉粥样硬化

（四）肾动脉粥样硬化

病变最常见于肾动脉开口处及肾动脉主干近侧端，也可累及肾的小叶间动脉和弓形动脉。由于斑块形成，使肾动脉管壁增厚，管腔狭窄，引起相应肾组织慢性缺血，肾实质萎缩，间质纤维组织增生。若斑块表面继发血栓形成或斑块内出血，可使管腔完全阻塞，导致相应肾组织供血中断，引起肾贫血性梗死。梗死区机化后形成较大的凹陷性瘢痕，导致肾体积缩小、变形、变硬，称为动脉粥样硬化性固缩肾。

（五）四肢动脉粥样硬化

病变多发生于下肢动脉，当较大动脉（髂动脉、股动脉）硬化时，受累动脉管腔狭窄，肢体因供血不足，行走时发生疼痛，休息后可缓解，称为间歇性跛行。当病变处的动脉管腔完全阻塞，而又不能及时建立侧支循环时，则可引起下肢或足、趾坏疽。

第二节　冠状动脉粥样硬化及冠心病

案例

　　患者，男，68岁，几天前反复出现心前区阵发性疼痛，其发作与劳累或情绪激动有关，休息或口服血管扩张药物可以缓解。3h前突然出现心前区持续性疼痛，并向左肩、背及左臂放射，同时伴有大汗、呕吐，口服血管扩张药物不能缓解。

　　思考：1. 该患者应诊断为什么病？

　　　　　2. 该病有哪些类型？各型如何发生？有何病变特点及后果？

一、冠状动脉粥样硬化

　　冠状动脉粥样硬化最常累及左冠状动脉前室间支（左前降支），其次为右冠状动脉主干和后室间支，再次为左冠状动脉主干和左旋支。冠状动脉粥样硬化病变多呈灶性、节段性分布，斑块多呈新月形突入管腔，使管腔呈偏心性狭窄（图11-6）。冠状动脉粥样硬化的严重后果是引起冠状动脉管腔狭窄，并在此基础上发生痉挛、继发血栓形成、斑块内出血等改变，导致管腔进一步狭窄，甚至完全阻塞，引起心肌不同程度的缺血性病变。

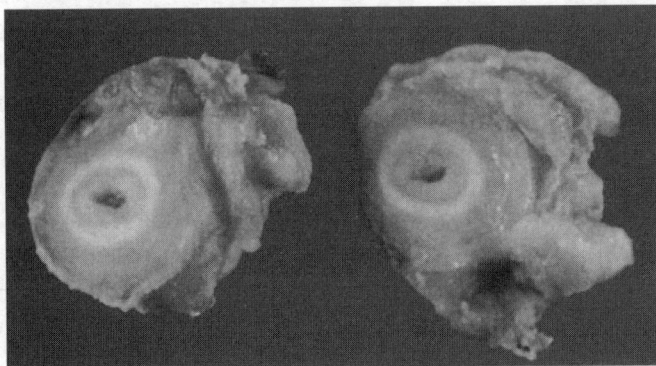

图11-6　冠状动脉粥样硬化

知识链接

◈ **冠状动脉粥样硬化的分级** ◈

　　临床上，根据冠状动脉管腔狭窄的程度，可分为四级：Ⅰ级≤25%；Ⅱ级26%~50%；Ⅲ级51%~75%；Ⅳ级≥76%。

二、冠状动脉粥样硬化性心脏病 （冠心病）

冠状动脉性心脏病 （coronary heat disease，CHD） 是指由于冠状动脉狭窄引起的缺血性心脏病，简称冠心病。导致冠心病最常见的原因是冠状动脉粥样硬化，故临床上常用冠心病作为冠状动脉粥样硬化性心脏病 （coronary artheroscleolic heart disease，CAHD） 的代名词。根据心肌缺血的速度、持续时间及程度的不同，可将冠状动脉粥样硬化性心脏病分为以下四类。

（一） 心绞痛 （anginc pectoris，AP）

心绞痛是指心肌短暂而急剧的缺血缺氧引起的以心前区或胸骨后阵发性疼痛为主要临床表现的一类综合征。疼痛时常伴有压迫感，可向左肩、左臂、左手尺侧放射，持续时间短，数秒到数分钟，一般不超过10min，经休息或口服硝酸酯剂后可缓解。

心绞痛的发生是在冠状动脉粥样硬化的基础上，继发冠状动脉短暂痉挛、心肌负荷增加、心肌耗氧量急剧增加，如情绪激动、暴饮暴食或体力活动等，导致心肌急性缺血缺氧，使局部酸性代谢产物和血管活性物质增多，刺激心内痛觉神经末梢，产生痛觉。刺激相应脊髓平面的脊神经，引起放射痛。

知识链接

◦ 心绞痛的类型 ◦

根据心绞痛发生的原因及疼痛程度不同，临床上可将其分为三型。①稳定型心绞痛：又称劳累性心绞痛，一般仅在过度体力活动、情绪激动或心肌需氧量增加时发作。主要病理变化为冠状动脉管壁明显增厚、变硬，管腔明显狭窄，横断面上可见斑块阻塞管腔75%以上，血流量明显减少，导致心肌缺血、缺氧。②不稳定型心绞痛：又称混合性心绞痛，在负荷增加或休息时均可发作，以发作频率及强度逐渐增加为特征。多数患者的病变为至少有一支冠状动脉的较大分支的近侧端高度狭窄。病变处心肌细胞在萎缩、变性、坏死的基础上，形成弥漫性心肌纤维化。③变异型心绞痛：又称自发性心绞痛，多无明显的诱因，常在休息或睡眠时发作。此型心绞痛多因已有明显狭窄的冠状动脉突然发生痉挛所致。

（二） 心肌梗死 （myocerdial infarclion，MI）

心肌梗死是指由于心肌严重而持续性缺血缺氧，引起局部组织缺血性坏死。临床上主要表现为剧烈而持久的心前区或胸骨后疼痛，可伴有发热、血沉加快、血清心肌酶 （如肌酸激酶、乳酸脱氢酶等） 增高、室性心律失常 （如室性早搏、心动过速等）、休克和心力衰竭等。心电图示：宽而深的 Q 波，弓背向上型的 ST 段抬高。

1. 原因和机制　在冠状动脉粥样硬化的基础上，并发心肌耗氧量增加、大失血、休克、斑块内出血、继发血栓形成等严重的继发改变，导致冠状动脉供血严重不足或中断，引起心肌局部组织细胞缺血性坏死。

2. 病变部位　心肌梗死的部位与粥样硬化的冠状动脉供血区一致，以左心室前壁、心尖部及室间隔前 2/3 最常见 （约占 40% ~ 50%），属左冠状动脉前室间支（左前降支）的供血区；其次是左心室后壁、室间隔后 1/3 （或右心室大部） （约占 30% ~ 40%），相当于右冠状动脉后室间支 （或右主干） 的供血区；再次为左心室侧后壁 （约占 15% ~ 20%），相当于左冠状动脉旋支的供血区（图 11 -7）。

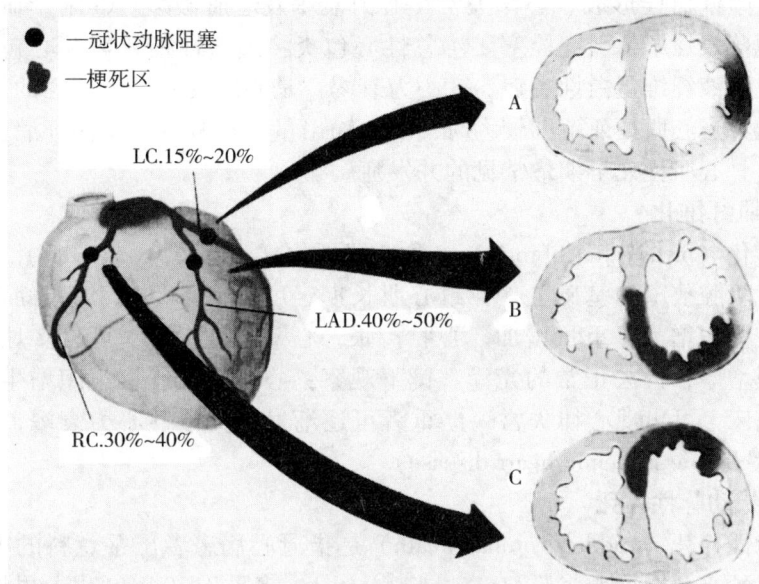

图 11 -7　心肌梗死的部位

A：示左冠状动脉旋支阻塞引起的左心室侧壁心肌梗死

B：示左冠状动脉前降支阻塞引起的左心室前壁、室间隔前 2/3 心肌梗死

C：示右冠状动脉后室间支阻塞引起的左心室后壁、室间隔后 1/3 心肌梗死

知识链接

心肌梗死的类型

　　根据梗死灶累及心肌的深度不同，可将心肌梗死分为三种病理类型。①薄层（心内膜下）梗死：指梗死仅累及心室壁内层1/3的心肌，梗死区呈多发散在的小灶状（<1.5cm），可波及肉柱和乳头肌。②厚层梗死：梗死灶超过心室壁厚度的内2/3以上，但尚未累及全层。③全层（透壁）梗死：梗死区累及心室壁全层，范围较大（2.5cm以上），梗死的部位多与阻塞的冠状动脉分支供血区一致，是最常见的典型的心肌梗死类型。

　　3. 病理变化　　心肌梗死属于贫血性梗死，其形态学变化为凝固性坏死的特点。

　　肉眼观察：一般心肌梗死 6h 后，方能肉眼辨认。梗死灶形态不规则，呈苍白色，6 ~ 8h 后呈灰黄色，干燥，质硬，无光泽（凝固性坏死）。3 ~ 4 天后梗死灶周围出现充血、出血带，呈暗红色。1 ~ 3 周后周围肉芽组织增生呈红色。2 ~ 8 周梗死灶机化，形成瘢痕，呈灰白色。

　　镜下观察：心肌缺血 6h 内，出现心肌纤维呈波浪状及嗜酸性增强。6 ~ 8h 后肌浆凝聚，横纹消失，核碎裂或溶解，发生凝固性坏死。3 ~ 4 天后梗死灶周围充血、出血，中性粒细胞浸润。1 ~ 3 周后肉芽组织长入病灶内，逐渐取代坏死组织。第 2 ~ 8 周肉芽组织逐渐成熟，形成瘢痕组织。

　　4. 结局及并发症　　心肌梗死尤其是透壁性梗死，易发生并发症，常引起严重的后果。心肌梗死的常见并发症如下。①心脏破裂：为心肌梗死的最严重的并发症。②室壁瘤：可继发附壁血栓形成、心律失常、心力衰竭及心脏破裂。③附壁血栓形成：血栓可机化或脱落成栓子，引起栓塞。④急性心包炎：透壁性梗死累及心包脏层，可引起心包积液或浆液纤维蛋白性炎症。⑤心力衰竭：是心肌梗死患者死亡的最常见原因。⑥心源性休克：当心肌梗死范围较大时，因心输出量明显减少，微循环灌流不足所致。⑦心律失常：是心肌梗死早期最常见的并发症。

（三）心肌纤维化

心肌纤维化（myocardial fibrosis）亦称心肌硬化（cardiac myosclersis）。是指在冠状动脉粥样硬化管腔狭窄的基础上，导致心肌长期轻度供血不足，引起心肌纤维化。肉眼观察：心脏体积增大，重量增加，心腔扩张，心壁厚度正常，可见多灶性的白色瘢痕区。心内膜增厚，失去正常的光泽。镜下观察：心肌间质纤维组织增生，相邻心肌细胞萎缩。临床上可出现心律失常，严重者可逐渐发展为慢性心力衰竭，称为慢性缺血性心脏病（chronic ischemic heart disease）。

（四）冠状动脉性猝死

冠状动脉性猝死（sudden coronarydeath）是指冠心病患者出乎意料的突发性死亡。是一种最常见的心源性猝死（sudden cardiacdeath），多见于39~49岁，男性多于女性。常在酗酒、吸烟、劳累、运动、激动等诱因作用下发生。其发生机制主要是在冠状动脉粥样硬化，管腔中到重度狭窄的基础上，继发血栓形成、斑块内出血或冠状动脉持久性痉挛等严重继发改变，使冠状动脉管腔完全阻塞，导致心肌急性严重缺血和心律紊乱所致。临床上，主要表现为患者突然昏倒，四肢抽搐，小便失禁，或突发性呼吸困难，口吐白沫，昏迷，甚至死亡。

第三节　高血压病

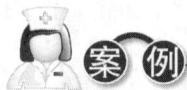

案 例

患者，男，65岁，因突然昏迷3h入院。患者10年前就有高血压病史，血压波动于180/100~260/110mmHg之间。近年来常感心悸，尤以体力活动时为著。近半个月来，常有头痛，头晕，四肢麻木等症状，今晨上厕所时，突然跌倒不省人事，右侧上下肢不能活动，并伴有大小便失禁，入院后经抢救无效死亡。

思考：1. 该患者患有什么病？

2. 该病是如何形成的？有何病变特点？

3. 患者死亡的原因是什么？

高血压（hypertension）是指体循环动脉血压高于正常的状态。根据世界卫生组织（WHO）的建议，正常成年人，安静状态下，收缩压≤140mmHg（18.6kPa），舒张压≤90mmHg（12.0kPa）。若成年人（40岁以下），安静状态下，收缩压>140mmHg（18.6kPa）和（或）舒张压>90mmHg（12.0kPa）者，即可诊断为高血压。高血压可分为两大类。①继发性高血压（secondary hypertension）是指继发于某些疾病基础上的血压升高，升高的血压仅为该疾病的症状之一，故又称为症状性高血压（symptomalic hypertension）。②原发性高血压（primary hypertension，PH）是指没有明显器质性病变为原因（由于血压调节机制失控引起）的血压升高，是一种独立的全身性疾病，又称高血压病（HD）。高血压病多发生于40岁以上的中、老年人，近年来，我国高血压病的发病率有明显上升趋势，男女发病率无明显差异。

一、病因及发病机制

高血压病的病因和发病机制非常复杂，一般认为是由多种因素综合作用所致。

1. 精神、心理因素　通过临床观察发现：不同职业的人群，高血压病的发病率有明显的差异。脑力劳动者、注意力高度集中者、长期处于紧张状态的职业者（如司机、会计、科研工作者等），其发病率较高。长期不良的社会心理状态（如抑郁、焦虑、恐惧等）也可引起高血压病。其发生机制是：长期过度精神紧张和不良刺激，导致大脑皮层的兴奋和抑制失平衡，失去对皮质下中枢的调控，使皮质下收缩血管中枢兴奋性增强，通过交感神经节后纤维分泌去甲肾上腺素增多，作用于细（微）小动脉管壁平滑肌α受体，导致全身细（微）小动脉痉挛收缩，外周阻力增加，血压升高。

2. 神经－内分泌因素　长期不良的精神因素刺激，还可引起内分泌的改变，从而引起血压升高。其发生机制是：长期精神因素的刺激，导致大脑皮质功能紊乱，皮质下中枢功能失调。①腺垂体分泌的促肾上腺皮质激素（ACTH）增多，促进肾上腺皮质分泌醛固酮增多，钠水潴留，血容量增加，血压升高。钠潴留还可使细（微）小动脉对缩血管物质的敏感性增高，细（微）小动脉易发生收缩，使外周阻力增加，引起血压升高。②交感－肾上腺髓质系统兴奋，儿茶酚胺类物质分泌增多，心肌收缩力增加，心输出量增多，血压升高。③肾素－血管紧张素系统兴奋：由于交感神经兴奋，肾细（微）小动脉收缩，肾缺血，刺激肾小球旁细胞，分泌肾素增多，肾素可催化血浆中的血管紧张素原转变为血管紧张素Ⅰ，后者被血管紧张素活化酶降解为血管紧张素Ⅱ。血管紧张素Ⅱ具有较强的缩血管作用，可使细（微）小动脉收缩，外周阻力增加，血压升高；同时，血管紧张素Ⅱ还可刺激肾上腺皮质球状带，使醛固酮分泌增多，促进肾小管对钠水的重吸收，体内钠水潴留，血容量增加，血压升高。

3. 遗传因素　高血压病患者有明显的遗传素质和家族史，双亲均有高血压病史的子女发病率为50%，单亲有高血压病史的子女发病率为25%，而双亲均无高血压病史的子女发病率仅为5%。分子生物学研究表明：某些基因的变异或遗传物质的缺陷与高血压病的发生有密切的关系。目前认为：高血压病是一种由多基因遗传缺陷的遗传易感性疾病。

4. 饮食因素　长期摄钠过多也是引起高血压病的危险因素，流行病学调查显示：高盐饮食的人群及地区，高血压病的发病率明显高于低盐饮食的地区；减少钠摄入或增加其排泄，可降低高血压病的发病率。此外，钾和钙的摄入减少也可增加钠的升压作用。长期摄钠过多引起血压升高的机制是：一方面钠水潴留，血容量增加，心输出量增多，血压升高。另一方面钠潴留还可使细（微）小动脉对缩血管物质的敏感性增高，细（微）小动脉易发生收缩，外周阻力增加，引起血压升高。

🔊 **护理应用**

低盐饮食

　　世界卫生组织（WHO）在预防高血压病的措施中，建议每人每天的摄盐量应控制在5g以下。临床上，对于高血压病患者的饮食疗法，护理工作者应做好宣传、指导工作。对于高血压病患者，除可通过限制每天的摄盐量外，还可通过应用排钠利尿剂，增加Na^+的排泄，降低血管壁对加压物质的敏感性和减少血容量，以达到降低血压的目的。

　　5. 其他因素　过度肥胖，大量吸烟，年龄增长等也是高血压病的危险因素。

二、高血压病的类型、分期及病理变化

　　高血压病可分为缓进型高血压（benign hypertension）和急进型高血压（malignant hypertension）两型。

　　（一）缓进型高血压

　　缓进型高血压又可称为良性高血压，占高血压病的95%，多见于中老年人，起病隐匿，进展缓慢，病程较长，其基本病变是全身细小动脉痉挛和硬化。按其病变进展可分为三期。

　　1. 功能障碍期　此期的病变特点是：全身细（微）小动脉间歇性痉挛收缩，而动脉管壁、心、脑、肾等组织、器官尚无器质性病变。当各种刺激因素作用时，细（微）小动脉痉挛收缩，血压升高；当刺激因素消失，痉挛解除后，升高的血压可恢复正常。临床主要表现为波动性血压升高，当血压升高时，可伴有轻度头痛、头晕等症状，经休息或治疗后，血压可降至正常水平。

　　2. 动脉病变期　此期的主要病变特点是：在全身细（微）小动脉间歇性痉挛收缩的基础上，全身细（微）小动脉发生硬化，心、脑、肾等器官可有轻度的器质性病变。临床表现为持续性血压升高，休息后不能恢复正常水平，可出现明显头痛、眩晕、耳鸣、乏力、失眠等症状。

　　（1）细（微）动脉硬化　主要是通过细（微）动脉管壁玻璃样变性，导致管壁增厚、变硬，管腔狭窄。其发生机制是细（微）动脉（指管径≤0.3mm的动脉，如脾小体中央动脉、肾小球入球动脉等）反复痉挛收缩，内皮细胞及基底膜缺氧受损，通透性增高，血浆蛋白漏入内膜下沉积；同时内皮细胞和中膜平滑肌细胞分泌细胞外基质增多，与沉积的血浆蛋白混合，形成玻璃样变性。镜下观察：细（微）动脉管壁增厚，结构破坏，呈均匀、红染的半透明状，管腔狭窄（图11-8）。

　　（2）小动脉硬化　是由于小动脉（指管径为0.3~1mm的动脉，如肾弓形动脉、小叶间动脉、脑小动脉等）管壁长期承受高血压的作用，其内膜胶原纤维和弹力纤维增生，中膜平滑肌细胞增生肥大，使小动脉管壁增厚、变硬，管腔狭窄，而导致小动脉硬化。

　　3. 器官病变期　为原发性高血压的后期阶段。此期主要病变是由于全身细（微）小动脉硬化，管腔狭窄，导致各器官供血不足，发生器质性病变。此期的主要临床表现除血压持续升高外，还可伴有心、脑、肾等生命重要器官受损的表现。

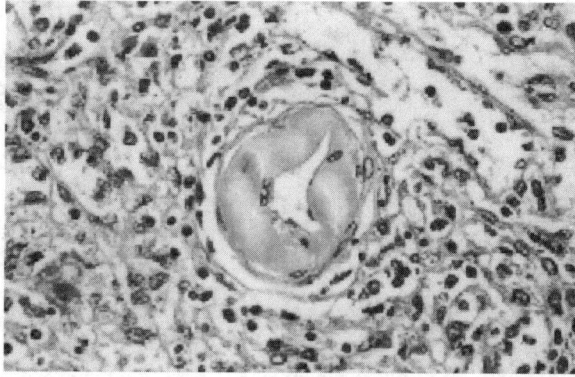

图 11 -8　微动脉玻璃样变性

（1）心脏的病变　早期主要表现为左心室向心性肥大。由于细（微）小动脉硬化，血管外周阻力持续增高，左心室压力负荷加重而逐渐发生代偿性肥大，心脏重量增加，可达400g以上，左心室肥大，肌壁明显增厚可达1.5～2.5cm（正常＜1.2cm），左心室内的乳头肌及肉柱增粗，而左心室腔并不扩张，称为向心性肥大（concentric hypertrophy）（图11 -9）。晚期，由于肥大心肌细胞相对或绝对的供血不足，心肌缺血缺氧而收缩力减弱，左心室逐渐失代偿，发生肌源性扩张，甚至导致左心衰竭。上述由高血压病引起的心脏病变统称为高血压性心脏病（hypertensive heart diaease）。

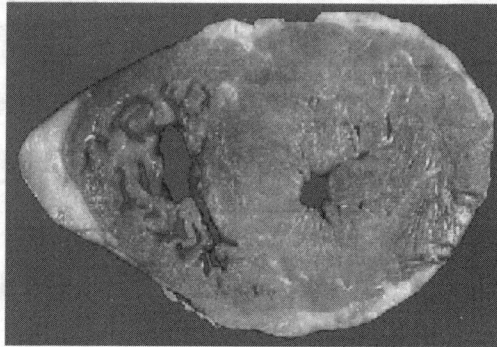

图 11 -9　左心室向心性肥大

（2）肾脏的病变　由原发性高血压引起的肾脏病变称为原发性固缩肾。肉眼观察：两肾对称性体积缩小，重量减轻，质地变硬，表面呈均匀细颗粒状，切面皮质变薄，皮髓质分界不清，可见硬化的小动脉，肾盂周围脂肪组织增多（图11 -10）。镜下观察：由于肾细小动脉硬化，肾组织缺血，肾小球发生纤维化玻璃样变，所属肾小管萎缩、消失，间质纤维组织增生（该处肾表面凹陷），细小动脉硬化及淋巴细胞浸润。相对正常肾小球因功能代偿而肥大，所属肾小管代偿性扩张（该处肾表面隆起）（图11 -11）。

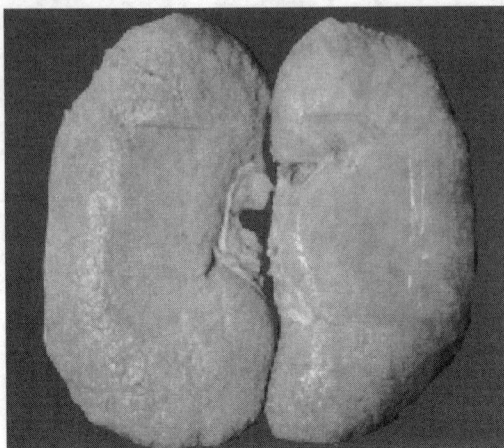

图 11 – 10　原发性固缩肾（大体）

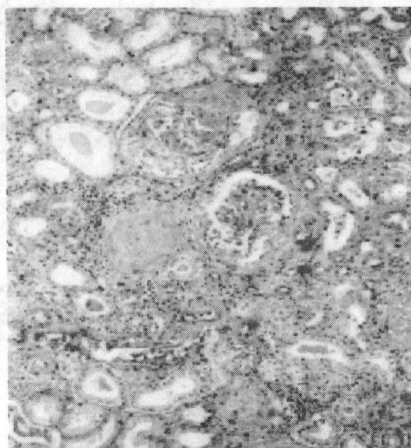

图 11 – 11　原发性固缩肾（镜下）

（3）脑的病变　由于脑细小动脉硬化，引起脑组织一系列的缺血性病变和并发症。

1）高血压脑病（hypertensive encephalopathy）：由于脑细小动脉痉挛、硬化，使局部脑组织缺血，毛细血管通透性增高，引起急性脑水肿和颅内压增高。临床上出现以中枢神经功能障碍为主要表现的综合征，称为高血压脑病。主要临床表现为血压骤升，伴剧烈头痛、呕吐、抽搐、甚至昏迷等。

2）脑软化（cerebra softening）：因脑细小动脉痉挛和硬化，导致脑组织缺血、梗死和液化，称为脑软化。软化灶多位于壳核、丘脑、脑桥和小脑，常为多发性小灶状。镜下观察：坏死区呈疏松淡粉染的筛网状（图 11 – 12）。后期坏死液化的脑组织被吸收，由胶质瘢痕修复。

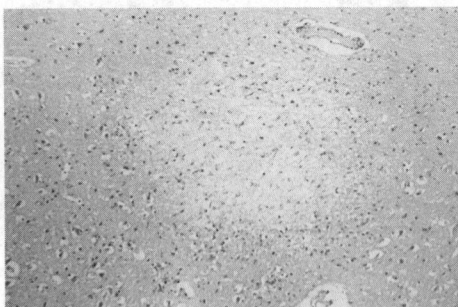

图 11 – 12　脑软化灶形成

3）脑出血（cerebral hemerrhage）：是高血压病最严重的致命性并发症。最常发生于基底节、内囊，其次是大脑髓质、脑桥及小脑。出血范围较大，出血区脑组织被破坏，形成血肿，有的血肿可破入侧脑室，致侧脑室积血（图 11 – 13）。引起脑出血的原因有：①细小动脉硬化，管壁脆性增加，血压升高时可破裂出血；②硬化的脑血管壁弹性降低，在血流作用下，局部向外膨出形成微小动脉瘤，当血压升高时，导致微小动脉瘤破裂出血；③由于豆纹动脉从大脑中动脉呈直角分出，受血流冲击力量较大，且管壁病变较重，因此，易致管壁破裂出血。

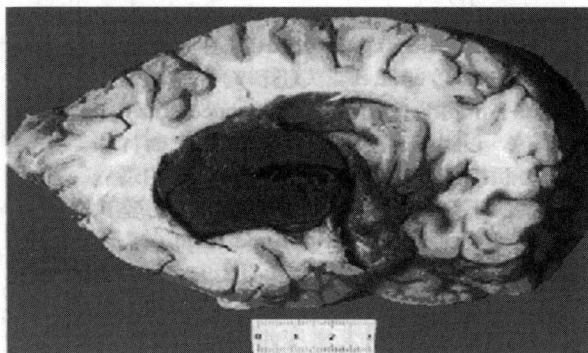

图 11 - 13　高血压病脑出血

脑出血的临床表现因出血的量、速度和部位不同而不同，患者常表现为呼吸加深，脉搏细速，反射消失，大小便失禁以至昏迷等。若出血累及内囊，则可引起对侧肢体偏瘫和感觉丧失；若出血波及左侧颞叶则可引起失语；若出血累及脑桥，可引起同侧面神经瘫痪及对侧肢体瘫痪；若出血破入侧脑室则发生昏迷，甚至死亡。晚期血肿可被溶解吸收，胶质瘢痕修复或形成囊腔。

（4）视网膜病变　高血压病患者视网膜中央动脉也可发生痉挛、硬化、出血等改变，反映了高血压病患者心、脑血管的变化。眼底镜检查：早期可见眼底动脉变细迂曲，反光增强，呈银丝状（痉挛），动静脉交叉处形成静脉压迹（硬化）。晚期可有视神经乳头水肿，视网膜出血。临床表现为视力减退，视物模糊以至失明。

（二）急进型高血压

急进型高血压又可称为恶性高血压，约占原发性高血压的 1% ~ 5%，多数起病即为急进型，少数可由缓进型高血压转变而来。多见于中、青年。起病急，进展快，预后差，早期即可出现心、脑、肾等器官的器质性病变。主要病变特点为细（微）小动脉管壁纤维蛋白样坏死。临床上，患者血压明显升高，常超过 230/130mmHg（30.7/17.3kPa），并有持续性蛋白尿、血尿及管型尿，患者多于一年内死于尿毒症、脑出血或心力衰竭。

第四节　风湿病

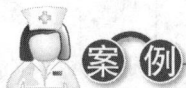

🏥 案例 ---

患者，女，57 岁，年轻时曾反复咽痛、发热、咳嗽、大关节肿胀、疼痛。随年龄增长，病情反复发作，并逐渐加重，前几年查体：心尖部可闻及收缩期和舒张期杂音。

思考：1. 患者年轻时所患疾病是什么？

2. 该疾病如何发生？有何病变特点？

3. 几年前患者发展成为什么病？

风湿病（rheumatism）是一种与 A 族乙型溶血性链球菌感染有关的变态反应性疾

病。病变主要累及全身结缔组织，尤以心脏、血管、关节、皮肤、浆膜和脑等部位多见，其中以累及心脏引起的后果最为严重。其基本病变以胶原纤维的纤维蛋白样坏死和风湿性肉芽肿形成为特点。临床上常有风湿性心脏病、关节炎、皮疹、皮下小结和小舞蹈病等局部表现。活动期除局部表现外，常伴有发热、血沉加快、抗链球菌溶血素 "O" 抗体滴度增高等全身反应，故又可称为风湿热（rheumatic fever）。本病多见于儿童，常反复发作，晚期可导致慢性风湿性心瓣膜病。

一、病因及发病机制

目前认为风湿病的发病与 A 族乙型溶血性链球菌感染有关。其主要根据是：①多数患者在本病发病前的 2~3 周内，有溶血性链球菌感染史，如扁桃体炎、咽峡炎等；②患者血中抗链球菌溶血素 "O" 抗体滴度增高；③本病的发病率与链球菌的易感条件（地区、季节等）相一致；④应用抗生素控制和治疗链球菌感染可降低本病的发病率和复发率。但本病的发生并非由链球菌感染直接引起，其依据有：①本病的发病多在链球菌感染后的 2~3 周，这正是抗体形成所需要的时间；②患者的血液和病灶中从未检出过链球菌；③本病的病变性质亦非链球菌感染引起的化脓性炎症。

关于风湿病的发病机制，目前有多种学说，但大家比较公认的发病机制有以下两种学说。

（1）交叉免疫学说 由于人体结缔组织中某些蛋白质和黏多糖成分与链球菌的菌壁蛋白质（M 抗原）、黏多糖（C 抗原）等抗原具有共同抗原性，故链球菌抗原刺激机体产生的抗体，既可与链球菌反应，同时也可与结缔组织发生交叉免疫反应（Ⅲ型变态反应），形成抗原 - 抗体复合物，并激活补体等炎症介质，导致结缔组织损伤，形成风湿病变（图 11 - 14）。

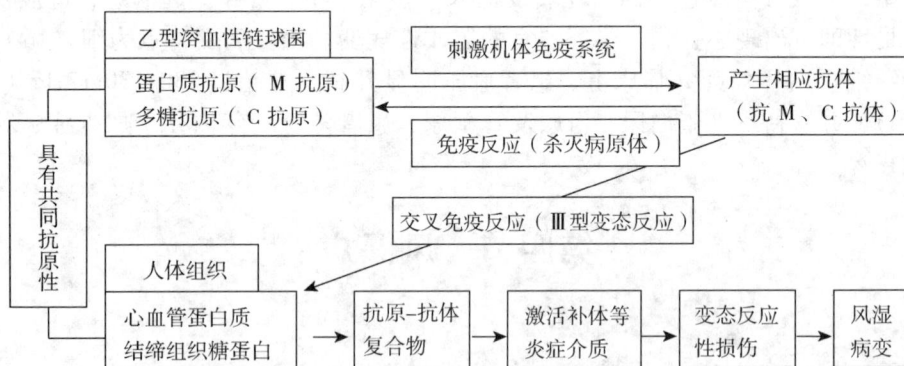

图 11 - 14 风湿病的病因及发病机制示意图

（2）自身免疫学说 链球菌感染人体后，细菌的某些蛋白质和黏多糖成分与人体结缔组织中的某些成分结合，改变了人体结缔组织中的某些成分，这些改变的成分可作为自身抗原，刺激机体免疫系统，产生自身抗体，自身抗体与自身抗原在结缔组织中结合，形成抗原抗体复合物，损伤结缔组织，引起风湿病变。

二、基本病理变化

风湿病是一种变态反应性炎症性疾病。按其病变发展过程可分为三期。

1. 变质渗出期 为风湿病的早期改变,病变以变质、渗出为主。其病变特点是:结缔组织基质中大量黏多糖积聚,发生黏液变性,胶原纤维肿胀,断裂,崩解,与基质中沉积的黏多糖混合,形成红染无结构的颗粒状或网状坏死物,其形态和染色反应均与纤维蛋白相似,故称为纤维蛋白样坏死。坏死灶周围有浆液、纤维蛋白和炎细胞(淋巴细胞、中性粒细胞、单核细胞等)渗出。本期约持续1个月。

2. 增生期(肉芽肿期) 此期的病变以增生为主。其病变特点是:在变质、渗出性病变的基础上,形成风湿性肉芽肿,称为风湿小体(又称Aschoff body)。风湿小体是风湿病的特征性病变,是诊断风湿病的主要依据。典型风湿小体的结构:中央为红染无结构的纤维蛋白样坏死物,周边围绕不等量的风湿细胞,外周有少量成纤维细胞、单核细胞和淋巴细胞围绕,形成境界清楚的结节状病灶(图11-15)。风湿细胞(又称Aschoff cell)是由巨噬细胞吞噬纤维蛋白样坏死物转变而来的,其体积较大,呈圆形或多边形,胞质丰富,略嗜碱性,单核、双核或多核,核大,圆或椭圆形,核膜厚,核染色质集中于核的中央,切面呈枭眼状(横切)或毛虫状(纵切)。本期约持续2~3个月。

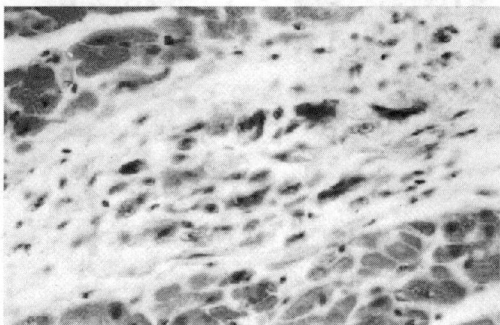

图11-15 风湿性肉芽肿(风湿小体)

3. 纤维化期(愈合期) 为风湿病的后期病变,其病变特点是:风湿小体纤维化。风湿小体中的纤维蛋白样坏死物逐渐被吸收,风湿细胞和成纤维细胞逐渐转变为纤维细胞,并产生胶原纤维,使风湿小体逐渐纤维化而瘢痕愈合。此期约持续2~3个月。

本病常反复发作,每次发作病程约持续4~6个月,受累组织器官因纤维化和瘢痕形成,可导致受累器官结构破坏和功能障碍。

三、各器官的风湿性病变

(一)风湿性心脏病

风湿性心脏病(rheumatic heart disease)可累及心脏各层,引起风湿性心内膜炎(rheumatic endocarditis),风湿性心肌炎(rheumatic myocarditis)和风湿性心外膜炎(rheumatic pearicarditis),若累及心脏全层,称为风湿性全心炎(rheumatic pancarditis)。

1. 风湿性心内膜炎 病变可累及心脏各处的心内膜,但主要累及心瓣膜,尤以二尖瓣受累最常见,其次为二尖瓣和主动脉瓣联合受累,三尖瓣和肺动脉瓣很少累及,瓣膜周围的心内膜及腱索亦可受累。

病变早期：受累瓣膜内的结缔组织发生黏液样变性和纤维蛋白样坏死，伴浆液渗出和炎细胞浸润，使瓣膜肿胀增厚。病变瓣膜的闭锁缘由于瓣膜启、闭的摩擦和血流冲击，内皮细胞受损脱落，胶原暴露，血小板粘集，在瓣膜闭锁缘上形成赘生物，称为疣状赘生物（verrucos vegetatio）。肉眼观察：赘生物呈灰白色，半透明，粟粒大小，半球状，单行排列于闭锁缘上（图11-16），与瓣膜粘着牢固，不易脱落。镜下观察：赘生物为白色血栓，由纤维蛋白、血小板构成（图11-17），赘生物的基底部可见小灶状的纤维蛋白样坏死，少量炎细胞浸润，成纤维细胞和呈栅栏状排列的风湿细胞。

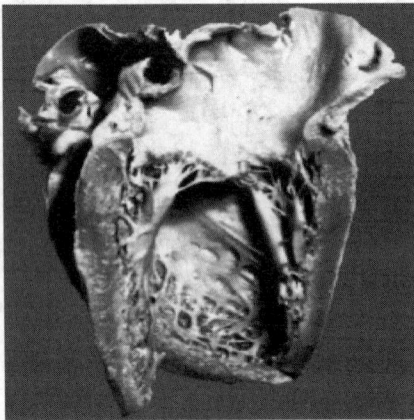

图11-16　风湿性心内膜炎（大体）　　图11-17　风湿性心内膜炎（镜下）

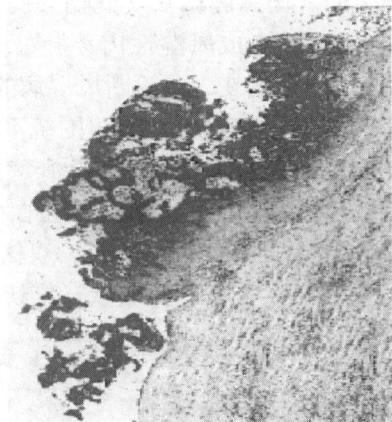

病变后期：赘生物反复形成机化，使瓣膜增厚、变硬、变形、卷缩，瓣叶粘连，腱索增粗缩短，导致慢性风湿性心瓣膜病（详见第六节）。若病变累及心房、心室内膜，可引起内膜灶状增厚及附壁血栓形成。

临床上，由于瓣膜狭窄或关闭不全，引起血流动力学改变，可出现心脏杂音，心房、室肥扩张，肺和全身淤血等表现。

2. 风湿性心肌炎　病变主要累及心肌间质的结缔组织。

病变早期：心肌间质的结缔组织发生黏液样变性和纤维蛋白样坏死，随后在冠状血管分支周围形成典型的风湿小体（图11-18）。风湿小体常见于左心室后壁、室间隔、左心房及左心耳等处。

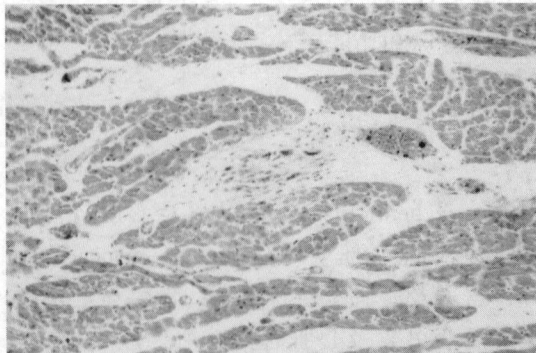

图11-18　风湿性心肌炎

病变后期：风湿小体纤维化，形成梭形瘢痕。小数儿童患者，病变以渗出为主，心肌间质明显充血、水肿，弥漫性炎细胞浸润，伴心肌细胞变性，称弥漫性间质性心肌炎。

临床上，由于风湿小体和瘢痕形成，不同程度的心肌变性，影响心肌收缩力，出现心率加快，第一心音低钝和心律紊乱（传导束受累）等表现。弥漫性间质性心肌炎常导致急性充血性心力衰竭。

3. 风湿性心外膜炎 病变主要累及心外膜（心包脏层）。病变早期：以浆液或浆液纤维蛋白渗出为主，心外膜中偶见风湿小体形成。大量浆液渗出时，心包腔内可有大量体液积聚，形成心包积液。大量纤维蛋白渗出时，渗出的纤维蛋白随心脏收缩、舒张牵拉形成绒毛状，称为绒毛心（Corvillosum）（图11-19，11-20）。晚期，浆液和纤维蛋白被溶解吸收，若纤维蛋白渗出过多，不能完全溶解吸收，可发生机化，导致心包脏、壁两层纤维性粘连，严重者引起缩窄性心包炎。

临床上，由于心包大量积液，叩诊左、右心界明显扩大，听诊心音遥远，X线检查示心影呈烧瓶状。由于纤维蛋白的渗出（绒毛心）可有心前区疼痛，听诊可闻及心包摩擦音。缩窄性心包炎可致慢性心功能不全。

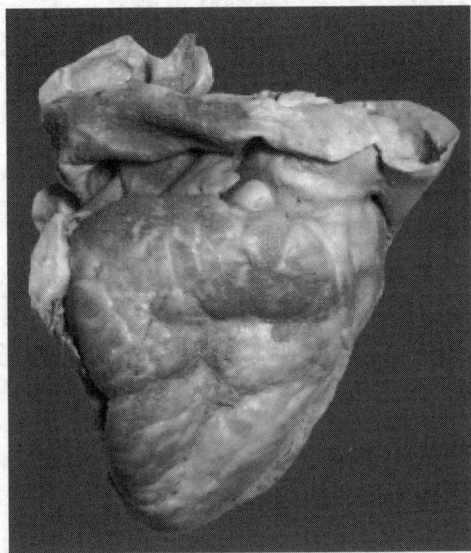
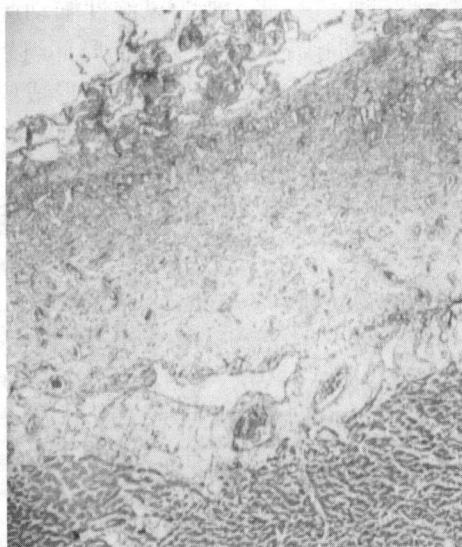

图11-19 风湿性心外膜炎（绒毛心）　　图11-20 风湿性心外膜炎（镜下）

（二）风湿性关节炎

风湿病患者约有75%可发生风湿性关节炎（rheumatic arthritis）。病变主要累及膝、踝、肩、肘、腕等大关节。常反复发作，各关节同时或先后受累，呈游走性。病变关节滑膜腔内可有浆液或浆液纤维蛋白渗出，滑膜及周围组织充血、水肿，胶原纤维纤维蛋白样坏死和少量风湿小体形成。临床表现为关节局部红、肿、热、痛和功能障碍。风湿性关节炎预后良好，急性期后，渗出物可完全被吸收，愈合后一般不引起关节变形。

（三）风湿性皮肤病变

风湿病活动期，皮肤可出现环形红斑及皮下结节，具有诊断意义。

1. 环形红斑 主要为渗出性病变。多见于躯干和四肢皮肤，直径约 3cm，边缘呈淡红色环形红晕，中心皮肤色泽正常。镜下观察：病变处真皮浅层血管扩张充血，血管周围组织水肿，淋巴细胞和单核细胞浸润。环形红斑常于 1~2 天内自行消退。

2. 皮下结节 主要为增生性病变。多见于四肢大关节附近伸侧面皮下，结节呈圆形或椭圆形，直径 0.5~2cm，质硬、活动、无压痛。镜下观察：结节中央为纤维蛋白样坏死，周围可见呈栅栏状排列的风湿细胞、成纤维细胞及淋巴细胞为主的炎细胞浸润。结节数周后逐渐纤维化，形成瘢痕。

（四）风湿性动脉炎

风湿性动脉炎（rheumatic arteritis）病变主要累及冠状动脉、肾动脉、肠系膜动脉、脑动脉和肺动脉及其分支。急性期，病变主要是血管壁结缔组织发生黏液样变性和纤维蛋白样坏死，伴有淋巴细胞等炎细胞浸润，可有风湿小体形成。病变后期，病灶纤维化形成瘢痕，导致管壁增厚、变硬，管腔狭窄，甚至完全闭塞，有时可并发血栓形成。病变累及冠状动脉可引起冠心病。

（五）风湿性脑的病变

风湿性脑病变主要累及大脑皮质、基底节、丘脑及小脑皮质。多见于 5~15 岁儿童，女性较多。病变主要为风湿性脑动脉炎和由血管病变引起的脑皮质下脑炎。镜下观察：除脑动脉有风湿病变外，局部组织充血、水肿，脑血管周围淋巴细胞浸润，神经细胞变性及胶质细胞增生，甚至形成胶质结节。当病变累及锥体外系统时，可出现肢体及头面部不自主运动，称为小舞蹈症。

第五节 感染性心内膜炎

感染性心内膜炎（infective endoearditis，IE）是由病原微生物直接感染心内膜引起的炎症性疾病。病原微生物中以细菌最多见，故又可称为细菌性心内膜炎（baeterical endocarditis）。本病可分为急性感染性心内膜炎和亚急性感染性心内膜炎两类，以后者多见。

一、急性感染性心内膜炎

急性感染性心内膜炎（acute infective endocarditis）是由毒力较强的病原菌感染引起的，心内膜急性化脓性炎症，并伴有赘生物的形成。常单独累及正常的二尖瓣或主动脉瓣。临床上，患者可有败血症，栓塞、梗死等表现。

（一）病因及发病机制

急性感染性心内膜炎最常见的致病菌为金黄色葡萄球菌，其次是溶血性链球菌，脑膜炎双球菌、肺炎球菌等。当机体抵抗力降低时，病原菌由局部化脓性病灶（如化脓性骨髓炎、痈、产褥热等）入血，并在血液中大量繁殖，产生毒素，引起败血症，病原菌随血流直接侵袭心内膜，引起心内膜急性化脓性炎症。

（二）病理变化

病变多累及正常的心瓣膜，可单独累及二尖瓣或主动脉瓣，病变以瓣膜的闭锁面为重。肉眼观察：瓣膜闭锁面上组织坏死脱落形成溃疡，溃疡表面可见较大的赘生物，呈灰黄或灰绿色，质地松脆，与瓣膜粘连不牢固，易脱落形成栓子，引起动脉栓塞，由于栓子中含有细菌，故可导致相应器官的败血性梗死和多发性小脓肿。严重者可有瓣膜穿孔和腱索断裂。镜下观察：赘生物主要由化脓性渗出物、血小板、纤维蛋白、细菌菌落等构成。瓣膜溃疡底部为坏死组织，可见大量中性粒细胞浸润及少量肉芽组织。

（三）病理临床联系

本病起病急，发展迅猛，约50%病例于数日或数周内死亡。近年来由于抗生素的广泛应用，死亡率已明显下降。急性期由于瓣膜穿孔，腱索断裂，可导致急性瓣膜关闭不全而猝死，含菌栓子可致心、脑、肾、脾等器官败血性梗死或多发性小脓肿。病变瓣膜愈合和赘生物反复形成、机化，导致慢性心瓣膜病。

二、亚急性感染性心内膜炎

亚急性感染性心内膜炎（subacute infective endocarditis，SIE）是由毒力较弱的细菌直接感染心内膜引起的炎症性疾病。临床上多呈亚急性经过。因其致病菌主要为细菌，故又称为亚急性细菌性心内膜炎。

（一）病因及发病机制

亚急性感染性心内膜炎的致病菌主要为毒力较弱的草绿色链球菌（约占75%），其次肠球菌、肺炎球菌、革兰阴性杆菌，立克次体、真菌亦可致病。病原体多由局部感染病灶（如扁桃体炎、骨髓炎、牙周炎等）入血；也可由拔牙、扁桃体摘除、静脉导管术及腹部、泌尿道等手术时入血，引起菌血症，细菌随血流运行感染心内膜。亚急性感染性心内膜炎常发生于已有病变的瓣膜上，多数病例发生于风湿性心内膜炎的基础上，少数病例发生于先天性心脏病或修补术后的瓣膜上。病程较长，可达数周或1~2年。

（二）病理变化

病变主要累及心瓣膜，特别是已有病变的二尖瓣和（或）主动脉瓣，也可累及左心其它部位的心内膜。肉眼观察：其病变特点是在原已有病变的瓣膜上形成赘生物。赘生物较大，呈菜花状、息肉状或鸡冠状突出于瓣膜表面，色灰黄或灰绿色，干燥质脆，易脱落形成栓子，引起动脉栓塞（图11-21）。病变瓣膜明显增厚、变形，严重者瓣膜可形成溃疡、穿孔和腱索断裂。镜下观察：赘生物由血小板、纤维蛋白、坏死组织、炎细胞和细菌菌落构成。赘生物底部可见肉芽组织和炎细胞浸润，有时还可见原有的心瓣膜病变。

（三）病理临床联系

1. 心瓣膜病表现　由于病变瓣膜增厚、变硬、粘连、卷缩，腱索、乳头肌增粗缩短等，造成瓣膜口狭窄和（或）关闭不全，临床上可在相应部位听到相应的杂音，但杂音的强弱和性质随赘生物的改变而变化，杂音的改变是本病的特点之一。瓣膜穿孔或腱索断裂可导致急性瓣膜关闭不全，引起急性心力衰竭。

2. 动脉栓塞　瓣膜上的赘生物脱落入血，随血流运行，可引起各器官（脑、肾、脾等）动脉栓塞或梗死。因栓子内的细菌毒力较弱，一般不会引起栓塞性小脓肿形成，栓塞多见于脑动脉，其次是肾动脉、脾动脉和冠状动脉。

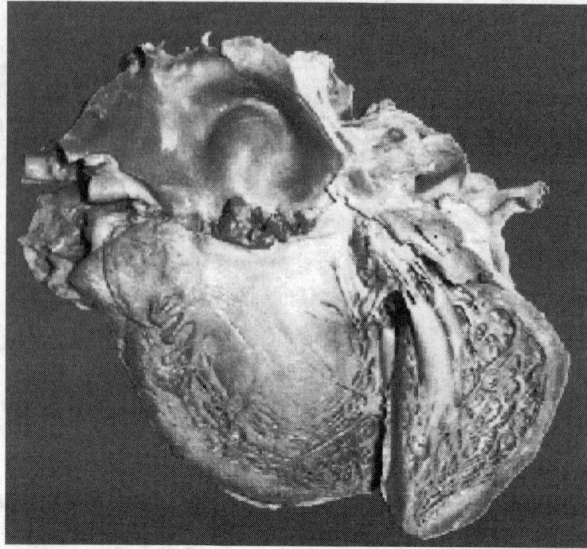

图 11 – 21 亚急性感染性心内膜炎

3. 败血症 因赘生物内的细菌不断侵入血流，并在血液中生长繁殖，释放毒素，引起败血症。临床上，患者可出现发热，皮肤黏膜和眼底小出血点，肝、脾肿大，末梢血液中白细胞增多，血沉加快和血细菌培养阳性等表现。由于皮下小动脉炎，患者可于指、趾腹侧面等处，出现红色压痛的小结，称 Osler 小结，临床上有诊断意义。

4. 肾小球肾炎 由于病原菌释放的抗原入血，引起免疫反应，形成抗原抗体复合物，导致弥漫性肾小球肾炎，也可因肾小球毛细血管内微血栓形成，而引起局灶性肾小球肾炎。

第六节 慢性心瓣膜病

慢性心瓣膜病（chronic valvuar vitium of the heart）是指由于各种疾病损伤或先天发育异常而造成的心瓣膜的器质性病变。病变最常累及二尖瓣，其次是主动脉瓣或二尖瓣和主动脉瓣同时受累。其病变特点是瓣膜增厚变硬，粘连变形，导致瓣膜口狭窄和（或）关闭不全，引起心脏及血流动力学改变。

瓣膜口狭窄是指瓣膜开放时不能充分张开，导致血流通过障碍。其病变基础是相邻瓣叶粘连，瓣膜增厚、僵硬，或瓣膜环硬化和缩窄。瓣膜口关闭不全是指瓣膜关闭时不能充分闭合，导致部分血液返流。其病变基础是瓣膜增厚、变硬、卷曲、缩短，腱索增粗和缩短，或瓣膜穿孔和腱索断裂。

瓣膜口的狭窄和关闭不全可单独发生，也可合并存在。若同一瓣膜口的狭窄和关闭不全并存，称为瓣膜双病变；若两个以上瓣膜同时或先后受累，称为联合瓣膜病。

慢性心瓣膜病主要是由风湿性心内膜炎和感染性心内膜炎反复发作引起的，其次是由动脉粥样硬化或梅毒性主动脉炎累及主动脉瓣所致，少数病例是由于心瓣膜钙化或先天性发育异常引起。

一、二尖瓣狭窄

二尖瓣狭窄（mitral stenosis）是指二尖瓣增厚、僵硬，瓣叶粘连，瓣膜口缩小，不能充分开放，导致血流通过障碍。多数由风湿性心内膜炎反复发作所致，少数可由亚急性细菌性心内膜炎引起。正常人二尖瓣膜口开放面积约为 $5cm^2$，瓣膜口狭窄时可缩小到 $1\sim2cm^2$，甚至 $0.5cm^2$。根据其狭窄的程度可分为三种类型：①隔膜型，瓣膜轻度增厚，尚有弹性，瓣叶间轻度粘连，瓣膜口轻度狭窄；②增厚型，瓣膜明显增厚，弹性减弱，瓣叶间明显粘连，瓣膜口明显狭窄；③漏斗型，瓣膜极度增厚，弹性完全丧失，瓣叶间广泛粘连，瓣膜口高度狭窄呈鱼口状（图 11 - 22）。

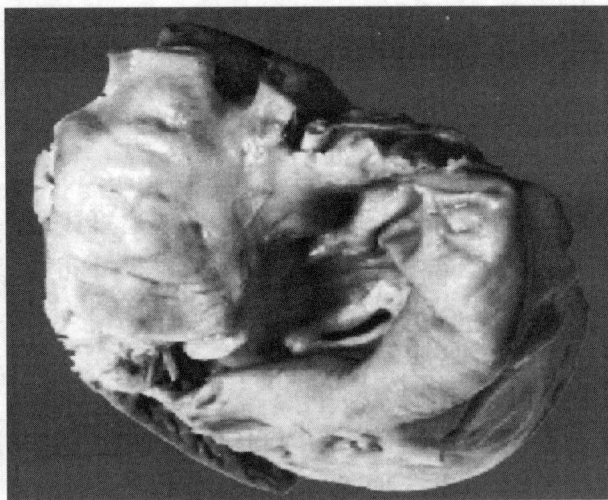

图 11 - 22　二尖瓣狭窄（从心房面观）

（一）血液动力学改变

二尖瓣狭窄时，由于瓣膜口的狭窄，使左心房内血液流入左心室受阻，导致舒张末期部分血液滞留于左心房，同时左心房还要接纳肺静脉回流的血液，使左心房内血容量增多，负荷加重，发生代偿性肥大，随病变进一步加重，左心房逐渐失代偿，发生扩张。由于左心房内血液淤积，内压增高，使肺静脉血回流受阻，导致肺淤血水肿。由于肺静脉压升高，反射性引起两肺小动脉痉挛，而致肺动脉压升高，右心室压力负荷增加而发生代偿性肥大，久之右心室失代偿，发生扩张，瓣膜环扩大，导致三尖瓣相对关闭不全，右心室的部分血液返流至右心房，使右心房血容量增多，负荷加重，发生代偿性肥大扩张，晚期右心房失代偿，引起体循环淤血。

（二）病理临床联系

二尖瓣狭窄时，在左心室舒张期，左心房内的血液通过狭窄的二尖瓣口进入左心室，形成涡流和震动，因此，在二尖瓣听诊区（心前区）可闻及舒张期的隆隆样杂音；由于左心房、右心房、右心室均肥大扩张，而左心室变化不大，因此，X 线检查显示：心脏呈"梨形"。由于左心房血量增多，压力增高，肺静脉回流受阻，引起肺淤血、水肿，患者可出现呼吸困难、发绀、咳嗽、咳痰（粉红色泡沫痰）和咯血等表现；因缺氧，面部小血管扩张，双侧面颊部潮红，称为二尖瓣面容；晚期由于右心衰竭，体循环静脉回流受阻，引起全身淤血，患者可出现颈静脉怒张，肝、脾淤血肿大，胃肠道淤血、双下肢水肿及浆膜腔积液等表现；由于左心房肥大，心电图显示：P波增宽且有切迹，呈"二尖瓣型P波"。

二、二尖瓣关闭不全

二尖瓣关闭不全（mitral insufficiency）是由于二尖瓣增厚、变硬、卷曲、缩短，腱索融合、增粗、缩短，或瓣叶穿孔，使瓣膜口不能完全闭合，导致部分血液返流（图11-23）。二尖瓣关闭不全常与二尖瓣狭窄并存，二尖瓣关闭不全多数由风湿性心内膜炎所致，少数由亚急性细菌性心内膜炎所致。

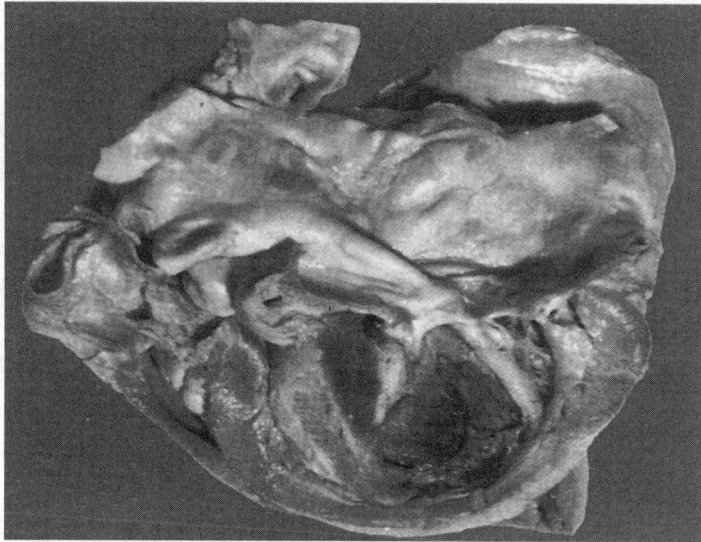

图11-23　二尖瓣关闭不全

（一）血液动力学改变

二尖瓣关闭不全时，在左心室收缩期，由于二尖瓣口不能完全闭合，导致左心室内的部分血液逆流至左心房，使左心房血量增多，负荷加重而发生代偿性肥大，晚期左心房明显扩张。当左心室舒张时，左心房内增多的血液注入左心室，使左心室血量增多，负荷增加而发生代偿性肥大、扩张。由于左心室的代偿能力较强，因此，患者在较长一段时间内不出现左心衰竭的表现。晚期，随着病情的加重，左心房、左心室可逐渐发生失代偿，形成左心衰竭。患者可表现为肺淤血、水肿，肺动脉高压，右心室和右心房相继发生代偿性肥大、扩张，晚期导致右心衰竭和体循环淤血。

（二）病理临床联系

二尖瓣关闭不全时，在左心室收缩期，左心室内的部分血液返流至左心房，产生涡流冲击瓣膜，因此，在二尖瓣听诊区（心尖区）可闻及收缩期的吹风样杂音，杂音可向左腋下及左肩胛下区传导；由于左、右心房和心室均肥大扩张，因此，X线检查显示心脏呈"球形"；晚期，患者可出现左、右心衰竭的症状和体征。但因左心室衰竭出现的较晚，故肺淤血的症状出现较晚。心电图显示：左心室肥大及非特异性ST-T改变，左心房肥大，P波双峰及增宽。

三、主动脉瓣狭窄

主动脉瓣狭窄（aortic valve stenosis）是由于主动脉瓣增厚、变硬，瓣叶间粘连，或瓣叶钙化，导致的瓣膜口不能充分张开，血流通过受阻。多数由风湿性心内膜炎累及主动脉瓣所致，少数可由先天性发育异常、梅毒性主动脉炎或主动脉粥样硬化引起。

（一）血液动力学改变

主动脉瓣狭窄时，由于主动脉瓣膜口不能完全张开，导致左心室收缩时，射血阻力增加，压力负荷增大，导致左心室代偿性肥大、扩张。晚期，左心室失代偿，发生明显扩张，使二尖瓣瓣膜环扩大，致相对关闭不全。当左心室收缩时，左心室内的部分血液返流至左心房，使左心房内血量增多，负荷加重而发生代偿性肥大、扩张。晚期发生左心衰竭。左心衰竭后可相继引起肺淤血、水肿，肺动脉高压，右心室、右心房肥大扩张，最终导致右心衰竭和体循环淤血。

（二）病理临床联系

主动脉瓣狭窄时，在左心室收缩期，血液通过狭窄的主动脉瓣膜口，产生涡流，因此，在主动脉瓣听诊区可闻及喷射性收缩期吹风样杂音，并可向颈部传导，伴有收缩期震颤；由于左心室明显肥大扩张，X线检查显示心脏呈"靴形"；由于心输出量减少患者可出现血压下降，脉压差减少；严重者可因心、脑动脉供血不足，出现相应的症状和体征；晚期，患者也可有左、右心力衰竭的表现，心电图显示左心室肥大，伴ST－T非特异性改变。

四、主动脉瓣关闭不全

主动脉瓣关闭不全（aortic valve insufficiency）是由于主动脉瓣增厚、变硬、卷缩、弹性丧失，或瓣膜环扩张，导致瓣膜口不能完全闭合，引起血液返流。主动脉瓣关闭不全多由风湿性心内膜炎累及主动脉瓣所致，少数由亚急性细菌性心内膜炎、主动脉粥样硬化和梅毒性主动脉炎累及主动脉瓣所致。

（一）血液动力学改变

主动脉瓣关闭不全时，在左心室舒张期，由于主动脉瓣膜口不能完全闭合，导致主动脉内的部分血液返流入左心室，使左心室内血量增多，负荷加重，左心室发生代偿性肥大扩张，久之，左心室发生明显扩张，使二尖瓣相对关闭不全。在左心室收缩时，左心室内的部分血液返流入左心房，使左心房血量增多，负荷加重，引起左心房代偿性肥大、扩张。晚期左心衰竭后相继出现肺淤血、水肿，肺动脉高压，右心代偿性肥大、扩张，最终导致右心衰竭和体循环淤血。

（二）病理临床联系

主动脉瓣关闭不全时，由于主动脉瓣膜口不能完全闭合，使主动脉内的部分血液返流入左心室，因此，在主动脉瓣听诊区可闻及舒张期叹气样杂音，并向心尖区传导；由于主动脉内的血液返流入左心室，使舒张压明显降低，而脉压差增大，患者可出现水冲脉、毛细血管搏动症和枪击音；由于冠状动脉供血不足可致心绞痛；由于左心室肥大，X线检查显示心脏呈"靴形"和主动脉弓突出；左、右心力衰竭的症状和体征同二尖瓣狭窄；心电图显示左心室肥大及ST－T非特异性改变。

第七节 心力衰竭

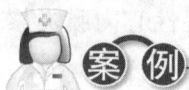

案例

患者，女，61岁，患有慢性风湿性心瓣膜病多年。近几年活动后有明显的心慌、气喘。前几天患者出现明显的呼吸困难，咳粉红色泡沫状痰及双下肢水肿等表现。入院后给予抗生素、利尿剂及激素等治疗，病情无明显好转，入院后第5天出现室颤、面色苍白、四肢湿冷、动脉血压下降、第一心音减弱，经抢救无效死亡。

思考：1. 近几天患者出现什么问题？

2. 导致患者死亡的原因是什么？

心力衰竭（heart failure）是指在各种致病因素的作用下，心脏的收缩和（或）舒张功能（泵功能）发生障碍，使心输出量明显减少，不能满足机体代谢需要的全身性病理过程。心力衰竭又可称为心泵功能衰竭。

心功能不全（cardiac insufficiency）是指从心功能减弱到心力衰竭整个发展过程，可分为代偿阶段和失代偿阶段。代偿阶段时患者可不出现明显的临床症状和体征；失代偿阶段患者可出现明显的临床症状和体征。心力衰竭是指心功能不全的晚期阶段，即失代偿阶段，所以心力衰竭与心功能不全仅有心功能降低程度上的差异，没有本质上的区别，二者可以通用。

一、心力衰竭的原因及诱因

（一）心力衰竭的原因

心力衰竭的基本原因包括心肌受损和心脏负荷过重两个方面。

1. 心肌受损 主要指心肌结构受损和心肌缺血缺氧。

（1）心肌结构受损 主要见于心肌本身的病变，如心肌梗死、心肌炎、心肌病、心肌纤维化等，因心肌细胞变性、坏死，结构受损，使心肌舒缩功能障碍。

（2）心肌缺血缺氧 常见于冠心病、休克、维生素 B_1 缺乏、严重贫血等。因心肌缺血缺氧，均可导致心肌能量代谢障碍、酸中毒等，引起肌舒缩功能障碍。

2. 心脏负荷过重 心脏负荷包括容量负荷和压力负荷。容量负荷是指心室舒张末期心室腔内充盈血量的多少。因容量负荷是心室在收缩前所承受的负荷，故又称为前负荷；压力负荷是指心室收缩时所承受的来自大动脉根部和动脉血压的阻抗负荷，因压力负荷是在心室收缩后承受的负荷，故又称后负荷。

（1）容量负荷（前负荷）过重 是指心室舒张末期心室腔内充盈血量过多。常见于瓣膜口关闭不全、房间隔（室间隔）缺损等。慢性贫血、维生素 B_1 缺乏、甲状腺功能亢进等疾病时，因循环血量代偿性增加，静脉回流量增多，也可引起容量负荷过重。

（2）压力负荷（后负荷）过重 是指心室收缩时所承受的阻力过大。常见于高血压、瓣膜口狭窄（主动脉瓣和肺动脉瓣）、肺动脉高压、肺气肿等。

此外，缩窄性心包炎、心包填塞等，因心脏的舒张受限，心室充盈不足，致心输出量减少，也可引发心力衰竭。

（二）心力衰竭的诱因

据统计约90%心力衰竭的发病都可找到诱因，常见的诱因如下。

1. 感染　严重的感染是心力衰竭发生的重要诱因，如肺炎、重型病毒性肝炎、风湿病活动期等。感染诱发心力衰竭的机制是：①病原体释放的内毒素可直接损伤心肌细胞，抑制心肌舒缩；②感染时，心率加快，心肌耗氧量增加，使心肌细胞缺血缺氧；③感染合并发热时，机体代谢率增加，心脏负荷过重；④肺部严重感染时，有效通气量减少，导致缺氧，引起两肺小动脉痉挛，导致右心负荷过重。

2. 心律失常　由于心律失常，导致心室充盈不足或房室舒缩不协调，使心输出量明显减少而诱发心力衰竭。心率过快一方面使心脏舒张期缩短，心室充盈不足，导致心输出量和冠状动脉供血减少，诱发心力衰竭。同时心率过快还可使心肌耗氧量增加。

3. 水电解质紊乱　严重水钠潴留时，可使血容量增加，加重心脏负荷，诱发心力衰竭。血钾浓度过高或过低，可影响心肌电生理功能，导致心肌兴奋性减低，收缩性减弱；传导性降低，引起严重的心律失常而诱发心力衰竭。

4. 酸碱平衡紊乱　酸中毒时，由于H^+的增多，可抑制Ca^{2+}的转运，竞争Ca^{2+}与肌钙蛋白的结合，使心肌收缩性降低而诱发心力衰竭。

5. 妊娠与分娩　妊娠期时，血容量的增加、心率的加快、心输出量的增加等，均可加重心脏负荷。分娩时，由于宫缩疼痛、精神紧张、腹内压增高等，使交感－肾上腺髓质系统兴奋，回心血量增加；同时外周血管收缩，阻力增加，均可加重心脏负荷而诱发心力衰竭。

6. 其他　甲状腺功能亢进、严重贫血、洋地黄中毒、大出血、输液过多过快、过度疲劳、情绪激动、寒冷、暴饮暴食等均可诱发心力衰竭。

二、心力衰竭的分类

1. 按心力衰竭发生的部位分类

（1）左心衰竭　多见于高血压性心脏病、冠心病、心瓣膜病、心肌病等，是由于左心室受损或负荷过重所致。患者可出现心输出量减少和肺循环淤血的表现。

（2）右心衰竭　多见于慢性肺源性心脏病、三尖瓣关闭不全、肺动脉瓣狭窄及某些先天性心脏病等，使右心室负荷过重所致。患者可出现体循环淤血的表现。

（3）全心衰竭　某些疾病可使左、右心室同时或相继发生衰竭，也可由一侧心力衰竭逐渐发展而引起另一侧心力衰竭。如左心衰竭时，肺静脉回流受阻，肺淤血水肿，引起肺动脉高压，导致右心室后负荷加重，引起右心衰竭。

2. 按心力衰竭发病的速度分类

（1）急性心力衰竭　多见于急性心肌梗死、心肌炎等。起病急，进展快，心输出量在短时间内明显减少，机体的各种功能来不及代偿。

（2）慢性心力衰竭　多见于慢性肺源性心脏病、慢性心瓣膜病、高血压病等。起病隐匿，进展缓慢，机体的各种代偿反应较明显，多在较长时间的代偿后才发生。

3. 按心输出量的高低分类

（1）低输出量性心力衰竭（low output heart failure）　是指患者的心输出量低于正

常。多见于高血压性心脏病、冠心病、心肌炎、慢性心瓣膜病等。

（2）高输出量性心力衰竭（high output heart failure） 是指患者发病时其心输出量的绝对值正常或高于正常，但较其发病前有所下降。此类心力衰竭多继发于原来处于高循环动力状态的某些疾病，如严重贫血、甲状腺功能亢进、维生素 B_1 缺乏等。

4. 按心力衰竭病情严重程度分类

（1）轻度心力衰竭 相当于Ⅰ级或Ⅱ级心功能状态。Ⅰ级心功能状态是指在休息或轻体力活动时，不出现心力衰竭的症状、体征；Ⅱ级心功能状态是指体力活动轻度受限，休息时无症状，活动时可出现乏力、心悸及呼吸困难等症状。

（2）中度心力衰竭 相当于Ⅲ级心功能状态，即体力活动明显受限，休息时无症状，轻度体力活动时，即出现心悸、气急、乏力、呼吸困难或心绞痛等症状。

（3）重度心力衰竭 相当于Ⅳ级心功能状态，即休息时也有心力衰竭的症状，不能从事任何体力活动，病情危重。

三、心力衰竭时机体的代偿反应

心力衰竭的早期，由于心输出量的减少，机体可出现一系列的代偿反应。完全代偿是指心输出量虽然有所减少，但程度很轻，仍能满足机体代谢需要，患者暂时不出现心力衰竭的临床表现。不完全代偿是指心输出量已减少，但仍能满足机体在安静状态下的代谢需要，此时已出现轻度心力衰竭的临床表现。失代偿是指心输出量明显减少，不能满足机体安静状态下的代谢需要，出现明显的心力衰竭表现。机体的代偿反应主要取决于心力衰竭发生的速度。慢性心力衰竭早期，机体的各种代偿反应较明显，而急性心力衰竭时，机体各种代偿反应往往来不及发挥，患者在短时间内即表现出失代偿的症状和体征。例如高血压病患者，在出现左心衰竭之前，很长一段时间内保持代偿状态。急性心肌梗死并左心衰竭时，患者在短时间内即出现严重的失代偿状态。心力衰竭时，机体的代偿作用主要包括心脏代偿和心外代偿。

（一）心脏代偿反应

1. 心率加快 是在心力衰竭早期即可出现的一种快速代偿反应。其发生机制是：在心力衰竭早期，由于心输出量减少，导致动脉血压下降或心房、心室血容量增多及压力升高，引起交感神经兴奋，心率增快。心率一定范围内加快，可通过提高每分心输出量，发挥代偿作用。但心率加快（成人 >180 次/分），一方面使心肌的耗氧量增加；另一方面心率过快，舒张期过短，心室充盈严重不足，导致心输出量明显减少和冠状动脉严重供血不足，而丧失代偿意义。

2. 心肌收缩能力增强 心力衰竭早期，导致心肌收缩能力增强的机制主要有以下两方面。①交感神经兴奋，儿茶酚胺类物质分泌增多，通过作用于心肌细胞膜上的 β_1 受体，使心肌收缩能力增加。②心肌紧张源性扩张：是指伴有心肌收缩能力增强的心室腔的扩张。根据 Frank – Starling 定律，当肌节长度小于 $2.2\mu m$ 时，心肌收缩力随着肌节长度增加而增加；当肌节长度达到 $2.2\mu m$ 时，肌节中粗、细肌丝处于最佳重叠状态，有效横桥的数目最多，心肌的收缩力最大；当肌节长度超过 $2.2\mu m$ 时，粗、细肌丝不能有效重叠，心肌收缩力不但不增强，反而会下降甚至丧失。生理情况下，心肌肌节初长度约为 $1.7 \sim 2.1\mu m$，当心室腔发生扩张，使肌节初长度适当拉长（肌节长度

≤2.2μm）时，心肌收缩能力随肌节初长度的增加而增强，以提高心输出量，故心肌紧张源性扩张具有重要的代偿意义。

3. 心肌肥大　是慢性心力衰竭时一种持久而有效的代偿方式。心肌肥大可分为向心性肥大和离心性肥大。

向心性肥大（concentric hypertrophy）是由于长期压力负荷（后负荷）过重引起的，以肌壁增厚为主，而心室腔扩张不明显的心肌肥大。多见于高血压性心脏病早期、慢性肺源性心脏病早期等。其特点是心肌纤维呈并联性增生，肌纤维变粗。

离心性肥大（eccentric hypertrophy）是由于长期容量负荷（前负荷）过重引起的，以心室腔扩张为主，肌壁增厚不明显的心肌肥大。常见于瓣膜关闭不全、慢性严重贫血等。其特点是心肌纤维呈串联性增生，肌纤维变长。

无论是向心性肥大，还是离心性肥大均可增加心肌的收缩力，维持心输出量，具有重要的代偿意义。但心肌过度肥大时，可因不同程度的缺氧或心肌初长度过长（肌节长度 >2.2μm），导致心肌收缩能力降低，失去代偿意义。

（二）心外代偿反应

心力衰竭早期，机体除了心脏的代偿反应外，还有一系列的心外代偿，以改善组织细胞的缺血缺氧状态。

1. 血容量增加　心力衰竭早期，由于心输出量减少，肾血流减少；肾素、血管紧张素Ⅱ等缩血管物质增多；前列腺素 E_2（PGE_2）等扩张血管物质的合成和释放减少；均可使肾小球滤过率下降。肾血流重新分配（大量血流从皮质肾单位转入近髓肾单位）、肾素 - 血管紧张素 - 醛固酮系统活性增强、利钠激素的合成和分泌减少等，均可使肾小管对钠、水的重吸收增加。血容量的增加，可维持心输出量，而发挥代偿作用。

2. 血流重新分布　心力衰竭早期，由于交感 - 肾上腺髓质系统兴奋，儿茶酚胺类物质分泌增多，可使皮肤、肌肉、内脏器官的前阻力血管收缩，组织细胞缺血缺氧，但心、脑血管不收缩，保证心、脑等重要脏器的血供。

3. 红细胞增多　心力衰竭早期，由于心输出量减少，可促使肾脏合成促红细胞生成素增多，促进骨髓造血功能，增加血液红细胞数量和携氧能力，改善组织细胞的缺血缺氧。但红细胞过多，可使血液黏度增大，加重心脏负荷或形成血栓。

4. 组织细胞利用氧的能力增强　心力衰竭早期，由于组织细胞氧供减少，可通过调整自身功能、代谢来进行代偿。如线粒体数量增多、细胞色素氧化酶活性增强、血红蛋白含量增多等，以增强组织细胞利用氧的能力。

四、心力衰竭的发生机制

目前认为心力衰竭的发病机制非常复杂，是多种因素共同作用的结果。心肌舒缩功能障碍和心室各部舒缩活动不协调是导致心力衰竭的基本机制。

（一）心肌收缩功能障碍

心肌收缩功能障碍，是导致心力衰竭的主要原因。当心肌结构破坏、心肌能量代谢障碍或心肌兴奋 - 收缩脱耦联，均可导致心肌收缩功能降低。

1. 心肌结构破坏　当心肌缺血、心肌炎、心肌病时，均有心肌结构的破坏，表现为心肌细胞发生变性、坏死，引起心肌收缩功能降低，严重者引起心力衰竭。临床上，急性心肌梗死是引起心肌细胞坏死的最常见原因，当心肌梗死范围较大时，可使心肌收缩功能明显降低而发生心力衰竭。

2. 心肌能量代谢障碍

心肌收缩是一个主动耗能过程，其能量主要来源于ATP。心肌的能量代谢包括能量的生成、储存和利用三个环节，其中任一环节受到干扰或破坏，均可导致心肌的收缩功能障碍。

（1）心肌能量生成障碍　心肌收缩时所需的能量几乎全部来自脂肪酸和葡萄糖的有氧氧化。①在心肌严重缺血时，如冠心病、休克、严重贫血等，由于心肌缺血、缺氧，氧化代谢障碍，ATP的生成减少，使心肌的收缩功能障碍；②心肌过度肥大时，心肌供血供氧相对不足，ATP的生成减少，心肌收缩功能障碍；③维生素B_1缺乏时，丙酮酸氧化脱羧障碍，也可使ATP生成不足，导致心肌的收缩功能障碍。

（2）心肌能量储存障碍　ATP是心肌能量的主要储存形式。当甲状腺功能亢进、心肌过度肥大时，心肌能量储存明显减少，不能满足心肌收缩时的能量需求，也可导致心肌的收缩功能障碍。

（3）心肌能量利用障碍　在心肌细胞兴奋－收缩耦联过程中，心肌细胞生成和储存的ATP，在肌球蛋白头部横桥ATP酶的作用下水解，为心肌收缩供能。当心肌过度肥大时，因收缩蛋白结构发生变异，肌球蛋白头部横桥ATP酶活性降低，ATP水解减少，不能为粗细肌丝滑行提供足够的能量，肌节无法缩短，故心肌的收缩功能减弱。

3. 心肌兴奋－收缩耦联障碍　当心肌细胞兴奋时，通过Ca^{2+}的转运，引起心肌收缩蛋白和调节蛋白改变，引起肌节缩短，形成心肌细胞的收缩，即心肌细胞的兴奋－收缩耦联过程。Ca^{2+}在心肌细胞的兴奋（电活动）和收缩（机械活动）耦联过程中，发挥着极为重要的中介作用。

（1）肌浆网对Ca^{2+}的转运功能障碍　肌浆网对Ca^{2+}的转运功能障碍主要包括以下几点。①肌浆网对Ca^{2+}摄取能力减弱：当心肌细胞缺血缺氧时，ATP生成不足，肌浆网对Ca^{2+}摄取能力下降，使肌浆网中Ca^{2+}浓度过低。②肌浆网对Ca^{2+}的储存减少：也可使肌浆网中Ca^{2+}浓度过低，导致Ca^{2+}与肌钙蛋白结合减少，心肌细胞不产生收缩，引起心肌兴奋－收缩耦联障碍。

（2）Ca^{2+}内流障碍　常见于心肌过度肥大、酸中毒、高血钾时。由于心肌过度肥大，导致心肌细胞膜上的β－受体密度减少，同时去甲肾上腺素合成减少，导致Ca^{2+}内流受阻；酸中毒时，H^+可抑制钙通道的开放，使Ca^{2+}内流延缓；高血钾时，因细胞外液的K^+浓度明显增高，可竞争性抑制Ca^{2+}的内流。由于Ca^{2+}内流受阻，使心肌兴奋－收缩耦联障碍。

（3）Ca^{2+}与肌钙蛋白结合障碍　H^+与肌钙蛋白的亲和力比Ca^{2+}与肌钙蛋白的亲和力大，所以H^+与Ca^{2+}有竞争结合肌钙蛋白的作用，因此，酸中毒时，由于H^+竞争性与肌钙蛋白上的Ca^{2+}结合位点结合，此时即使肌浆网中Ca^{2+}浓度很高，也无法与肌钙蛋白结合，引起心肌细胞兴奋－收缩耦联障碍。

（二）心室舒张功能障碍

心输出量的多少不仅取决于心肌的收缩功能，同时还取决于心室的舒张功能与顺应性。若心室的舒张功能障碍或顺应性降低，导致心室充盈血量不足，同样也可使心输出量减少，引起心力衰竭。

1. Ca²⁺复位延缓 生理状态下，当心肌收缩完毕后，肌浆网中的 Ca^{2+} 迅速移出肌浆网，使肌浆网中 Ca^{2+} 浓度迅速降低，Ca^{2+} 与肌钙蛋白解离，肌钙蛋白恢复收缩前的构型，心室舒张。在心肌缺血缺氧时，因 ATP 生成减少，肌浆网和肌膜上的钙泵功能降低，不能迅速将肌浆网内的 Ca^{2+} 移出肌浆网，导致 Ca^{2+} 复位延缓，Ca^{2+} 与肌钙蛋白蛋白仍处于结合状态，心肌无法充分舒张，导致心室舒张功能障碍。

2. 肌球－肌动蛋白复合体解离障碍 心肌舒张时，首先是 Ca^{2+} 从肌钙蛋白上分离下来，然后肌球－肌动蛋白复合体解离，肌动蛋白恢复收缩前的构型，其"作用点"重新被向肌球蛋白掩盖，细肌丝向外滑行，肌节延长，恢复到收缩前的位置。这是一个耗能的过程，当 ATP 缺乏时，肌球－肌动蛋白复合体的解离障碍，导致心室舒张功能降低。

3. 心室舒张的势能 心室的舒张势能主要来自心室收缩时形成的动能，心室收缩越好，舒张势能就越大，越有利于心室的舒张。心力衰竭时，由于心肌收缩性减弱，导致心室收缩末期心室几何构型改变不明显，心室舒张势能减小，心室不能充分舒张。此外，冠心病、高血压病、心律失常等，均可因冠状动脉供血不足或心室内压增大，而影响心室的舒张。

4. 心室顺应性降低 心室顺应性（ventricular compliance）是指心室在单位压力变化下所引起的容积的改变。当心肌肥大（肌壁增厚），心肌间质充血水肿、炎细胞浸润，心肌间质增生、纤维化，心包炎，心包填塞或胸内压增高等，均可引起心室顺应性降低，影响心室的舒张功能。

（三）心脏各部位舒缩活动不协调

生理状态下，心脏各部位的舒缩功能在神经－体液的调节下，保持高度的协调和稳定。但在某些疾病时，如冠心病、高血压性心脏病、心肌炎、甲状腺功能亢进、严重贫血、肺心病、心脏传导阻滞等，均可使心脏各部位的舒缩活动在时间上和空间上产生不协调，引起严重的心律失常，导致心脏各部位舒缩活动不协调，使心输出量减少，引起心力衰竭。

五、心力衰竭时机体功能和代谢的变化

心力衰竭时，机体在功能和代谢上出现一系列的变化，这些变化的病理生理学基础是：心力衰竭时，由于心脏的收缩和（或）舒张功能障碍，导致心输出量明显减少和静脉淤血。

（一）心血管系统的变化

1. 心输出量减少 正常成人心输出量为 3.5～5.5L/min。低心输出量性心力衰竭时，其心输出量明显减少，常低于 2.5L/min。高心输出量性心力衰竭时，其心输出量较心力衰竭前的高水平状态有所降低，但其绝对值仍接近或高于正常值。心力衰竭晚期，心脏的储备能力和代偿能力丧失。心指数和心脏射血分数明显降低。

知识链接

❧ 心指数与心脏射血分数 ❧

1. **心指数** 是指每分心输出量与体表面积的比值。其正常值为2.5～3.5L/(min·m²)。心力衰竭时，由于心输出量明显减少，心指数可明显降低，可低于2.5 L/(min·m²)。

2. **心脏射血分数** 是指每搏输出量与心室舒张末期容积的比值。正常值为0.56～0.78，它是反映心功能尤其是心脏射血功能的常用指标。心力衰竭时，由于心肌收缩功能障碍，导致每搏输出量减少和心室舒张末期容积增大，引起心脏射血分数明显降低，可低于0.3 。

2. 动脉血压的变化 急性心力衰竭时，由于心输出量明显减少，可引起动脉血压降低，严重者可引起心源性休克，组织器官供血不足的表现。慢性心力衰竭时，机体通过增加外周阻力、水钠潴留等代偿反应，维持动脉血压正常。

3. 心脏肌源性扩张 是指不伴有心肌收缩能力增强的心室腔扩张。心力衰竭晚期，由于心输出量明显减少，心室舒张末期心室腔内残余血量过多，压力升高，导致心室腔过度扩张，心肌细胞过度拉长，超过心肌细胞弹性回缩的能力，此时，心肌细胞的收缩能力不但不增高，反而降低。所以心脏的肌源性扩张没有任何代偿意义，是心力衰竭晚期失代偿的表现形式。

4. 静脉淤血 心力衰竭时，由于心输出量明显减少，心室舒张末期心室腔内残余血量增多，压力升高，导致静脉回流受阻，引起静脉淤血、水肿。左心衰竭时，由于肺静脉回流受阻，引起肺淤血、水肿，患者可表现出不同程度的呼吸困难、缺氧、紫绀等。右心衰竭时，因上、下腔静脉回流受阻，可引起体循环静脉淤血、水肿，患者可表现为颈静脉怒张，肝、脾淤血肿大，胃肠道及双下肢淤血、水肿，胸、腹水形成等。

知识链接

❧ 发 绀 ❧

发绀也称紫绀，是由于动脉血氧分压降低，导致氧合血红蛋白减少，还原血红蛋白增多，超过50g/L时，可导致皮肤黏膜如口唇、鼻翼、趾指甲、耳廓、牙床等处呈紫蓝色。心力衰竭时，由于心输出量的减少和静脉淤血，尤其是左心衰竭时，肺淤血、水肿，导致氧合血红蛋白减少，同时组织细胞摄氧量增加，使血中还原血红蛋白多，产生紫绀。

（二）呼吸系统的变化

心力衰竭时，呼吸系统最主要的变化是呼吸困难，尤其是左心衰竭时，由于肺静脉回流受阻，肺淤血、水肿较重，故呼吸困难表现的较明显。在左心衰竭的基础上合并右心衰竭时，由于体循环和肺循环速度均减慢，缺氧程度有所减轻，故患者呼吸困难较单纯左心衰竭时有所减轻。

（1）**劳力性呼吸困难** 见于心力衰竭的早期和轻度左心衰竭的患者，呼吸困难仅发生于体力活动时，休息后即可缓解。其发生机制是：①体力活动时机体需氧增加，但已衰竭的心脏（尤其是左心衰竭）不能提供与之相适应的心输出量，使机体缺氧加重，由于缺氧，刺激呼吸中枢，使呼吸加深加快，产生"气急"的症状。②体力活动时，由于心率加快，心室舒张期缩短，使心输出量减少同时左心室充盈血量减少，加重肺淤血。③体力活动时，由于血液循环速度加快，回心血量增多，使肺淤血加重，引起呼吸困难。

（2）夜间阵发性呼吸困难（paroxysmal nocturnal dyspnea）　是左心衰竭的典型表现。患者夜间熟睡后，突感气闷被惊醒，立即坐起，并深快呼吸，可伴有频繁咳嗽，严重者可伴有哮鸣音，称为心源性哮喘（cardiac asthma）。其发生机制是：①熟睡平卧后，膈肌上移，胸腔容积减少，不利于呼吸运动进行；②熟睡后，迷走神经兴奋性增强，支气管平滑肌痉挛、收缩，口径变小，通气量减少；③熟睡后，中枢神经系统处于相对抑制状态，对缺氧的敏感性降低，只有当肺淤血比较严重，PaO_2下降到一定程度时，才能刺激呼吸中枢，使患者突感气闷而被惊醒，并被迫采取坐位。

（3）端坐呼吸（orthopnea）　见于严重左心衰竭的患者。患者因平卧时呼吸困难加重而被迫采取坐位或半卧位，以减轻呼吸困难的状态，称为端坐呼吸。端坐位可减轻呼吸困难的机制是：①端坐位时，因重力作用，双下肢静脉血回流减少，回心血量减少，使肺淤血、水肿减轻；②端坐位时，膈肌下移，胸腔容积增大，有助于呼吸运动的进行，增加肺的通气量。尤其是心衰伴有腹水和肝脾肿大时，采取端坐位时，可使被挤压的胸腔得到舒缓，患者呼吸困难的表现有所减轻。

（三）其他系统的变化

1. 中枢神经系统的变化　中枢神经系统对缺氧的耐受性较差，当缺氧时间稍长或缺氧程度较重时，均可引起中枢神经系统发生不可逆性损伤。心力衰竭的早期，由于机体的代偿反应，血流重新分配，保证脑的血液供应；心力衰竭晚期，由于心输出量明显减少，导致脑供血不足，患者可出现中枢神经系统功能紊乱的症状，表现为乏力、头痛、眩晕、失眠、记忆力减退、烦躁不安、嗜睡，甚至昏迷等。

2. 泌尿系统的变化　心力衰竭时，由于心输出量减少和交感 - 肾上腺髓质系统兴奋，使肾血流量减少，导致肾小球滤过率降低和肾小管对水钠重吸收增强，尿量减少。

3. 消化系统的变化　右心衰竭时，由于体循环静脉回流受阻，使肝淤血肿大，压痛，或肝功能异常，长期肝淤血可纤维化，形成肝硬化、腹水等。右心衰竭时，胃肠道淤血、水肿，可引起食欲降低，恶心、呕吐、腹痛、腹胀、腹泻等。

（四）代谢的变化

1. 水电解质紊乱

（1）钠水潴留　其发生的机制是：①心力衰竭时，心输出量减少，肾血流量减少，肾小球滤过率降低，使钠、水潴留；②肾血流量减少，肾素 - 血管紧张素 - 醛固酮系统活性增高，引起肾小管对钠、水重吸收增加；③心力衰竭时，肝淤血，肝功能降低，对醛固酮及抗利尿激素的灭活功能降低，使钠、水潴留。

（2）低钠血症　心力衰竭时，由于患者对水的潴留超过对钠的潴留，同时因长期低盐饮食和排钠利尿剂的使用，均可引起低钠血症。

2. 酸碱平衡紊乱　心力衰竭时，由于心输出量的减少和静脉淤血，导致组织细胞缺血、缺氧，使有氧代谢减弱，无氧酵解增加，酸性代谢产物生成增多。同时心力衰竭时，因肾功能降低，导致酸性代谢产物排除减少，引起代谢性酸中毒。酸中毒时，细胞外液 H^+ 移入细胞内，细胞内的 K^+ 移出细胞外，导致细胞外液 K^+ 浓度增加，引起高钾血症。

六、心力衰竭的防治原则

（一）积极预防和治疗原发疾病，消除诱因

是预防和治疗心力衰竭的基础。

（二）改善心肌的舒缩功能

选用正性肌力药物，如洋地黄类制剂、多巴胺等，增强心肌的收缩功能，提高心输出量；应用钙拮抗剂、β-受体阻断剂、硝酸酯类等改善心肌的舒张功能。

（三）减轻心脏负荷

通过合理使用血管扩张剂和利尿剂、保证充分的休息和睡眠、控制钠盐的摄入等措施，减轻心脏负荷。

（四）纠正水、电解质及酸碱平衡紊乱

心力衰竭时常可伴有水、电解质及酸碱平衡紊乱。水、电解质及酸碱平衡紊乱可加重或诱发心力衰竭，因此纠正水、电解质及酸碱平衡紊乱是防治心力衰竭的基本原则之一。

考点提示

本章的主要考点有：动脉粥样硬化基本病变及继发改变，冠心病的类型及病变，高血压病概念，缓进型高血压病分期及各期病变特点，风湿病基本病变，风湿性心脏病病变，亚急性感染性心内膜炎病变及临床病理联系，二尖瓣狭窄和关闭不全时心脏、血流动力学的改变及临床表现，心力衰竭概念、原因及诱因，心脏的代偿反应，心力衰竭的发生机制及机体功能和代谢的变化。

护理应用

⌒ 心血管系统疾病与临床护理的联系 ⌒

1. 临床观察　对冠心病患者应密切观察胸痛的部位、性质、持续的时间、有无放射痛、心率及节律的变化；对于高血压病患者应注意观察血压、神志、意识、尿量的变化，避免高血压危象的出现；对于风湿病患者应注意观察体温、皮肤的变化及关节疼痛的特点；对于感染性心内膜炎患者应注意观察体温、血细胞、皮肤、黏膜、肝、脾的变化；对于心力衰竭的患者应注意观察有无缺氧、发绀、呼吸困难的程度、血气的变化特点等。

2. 护理措施　对于冠心病、高血压病患者应积极避免各种诱发因素，做好患者的心理疏导工作，保持患者良好的心态，解除各种不良的精神刺激、缓解各种压力，避免情绪激动。对于高血压病患者病房内要保持安静，避免强光刺激。督促、指导患者按医嘱进行治疗。定期的进行复查等。对于心肌梗死和高血压危象的患者还应做好心电监护工作。对于心力衰竭的患者除积极治疗原发病，避免各种诱因外，还应注意改善心功能，减轻心脏负荷。

3. 护理指导　对于高血压病、动脉粥样硬化患者，应低盐低脂饮食；让患者养成良好的生活习惯，不饮酒、不吸烟；加强体育运动和锻炼；限制热量的摄入；保持体重，避免过度肥胖；对于心力衰竭的患者应严格控制钠盐的摄入量；对于风湿病、感染性心内膜炎的患者应加强营养，增强机体抵抗力。此外，护理工作者还应增强心血管系统疾病患者战胜疾病的自信心。

（黄晓红）

练习题

一、名词解释

动脉粥样硬化　冠心病　心绞痛　心肌梗死　冠状动脉性猝死　高血压病
高血压脑病　风湿小体　感染性心内膜炎　慢性心瓣膜病　心力衰竭
向心性肥大　离心性肥大　心脏紧张源性扩张　心脏肌源性扩张

二、填空题

1. 缓进型高血压病的病变分期_____、_____、_____。
2. 动脉粥样硬化的基本病变可分为_____、_____、_____。
3. 心肌梗死好发部位是_____、_____、_____。
4. 冠心病的类型有_____、_____、_____、_____。
5. 风湿病的病变特点是_____、_____、_____。
6. 二尖瓣狭窄时心脏首先发生改变是_____。
7. 心力衰竭的原因有_____、_____。
8. 心力衰竭的诱因有_____、_____、_____、_____。
9. 心力衰竭早期，心脏的代偿反应有_____、_____、_____。
10. 心力衰竭早期，心外的代偿反应有_____、_____、_____、_____。
11. 心力衰竭的发生机制有_____、_____。
12. 导致心肌收缩功能障碍的因素有_____、_____、_____。
13. 左心衰竭时，呼吸困难的表现形式有_____、_____、_____。

三、简答题

1. 简述动脉粥样硬化的基本病理变化及继发改变。
2. 简述冠心病的类型及各型病变特点。
3. 简述心肌梗死的发生机制、病变特点及其常见并发症。
4. 简述缓进型高血压各期的病变特点及其后果。
5. 简述风湿病的基本病理变化。
6. 简述亚急性感染性心内膜炎和风湿性心内膜炎的区别。
7. 简述二尖瓣狭窄和关闭不全时心脏、血液动力学改变及病理临床联系。
8. 简述心力衰竭的发生机制。
9. 简述心力衰竭时心血管系统的变化。

四、选择题

A₁型题

1. 冠状动脉粥样硬化时，最常受累的冠状血管是：
   A. 右冠状动脉主干　　　　B. 左冠状动脉主干　　　　C. 左冠状动脉前降支

D. 右冠状动脉后支　　　　　　E. 左冠状动脉旋支

2. 动脉粥样硬化时，在沉积脂质的周围主要有：

    A. 单核细胞　　　　　　B. 上皮样细胞　　　　　C. 泡沫细胞

    D. 多核巨细胞　　　　　E. 浆细胞

3. 心肌梗死的好发部位是：

    A. 左室侧壁　　　　　　　　　　B. 左室后壁

    C. 左室后壁及室间隔后 1/3　　　D. 心尖部、左室前壁及室间隔前 2/3

    E. 右室前壁及室间隔前 2/3

4. 在冠状动脉粥样硬化的基础上，引起心肌严重而持久的缺血缺氧可导致：

    A. 心肌纤维化　　　　　B. 心肌梗死　　　　　　C. 心绞痛

    D. 浆液性心肌炎　　　　E. 虎斑心

5. 缓进型高血压病患者，导致血压持续性升高的主要原因是：

    A. 细、小动脉痉挛　　　B. 细、小动脉硬化　　　C. 肾素的作用

    D. 左心室肥大　　　　　E. 儿茶酚胺的作用

6. 高血压性心脏病早期心脏的主要改变是：

    A. 左心室扩张　　　　　B. 左心室向心性肥大　　C. 右心室肥大

    D. 弥漫性心肌纤维化　　E. 右心室扩张

7. 缓进型高血压病时，脑出血的最常见部位是：

    A. 小脑　　　　　　　　B. 间脑　　　　　　　　C. 延髓

    D. 内囊、基底节　　　　E. 脑桥

8. 缓进型高血压病早期，左室肌壁增厚的主要原因是：

    A. 化生　　　　　　　　B. 肥大　　　　　　　　C. 变质

    D. 增生　　　　　　　　E. 再生

9. 高血压病脑出血时，最易破裂的血管是：

    A. 小脑后动脉　　　　　B. 脊髓前动脉　　　　　C. 豆纹动脉

    D. 大脑前动脉　　　　　E. 大脑后动脉

10. 高血压病患者最常累及的血管是：

    A. 全身小静脉　　　　　B. 全身细、小动脉　　　C. 全身大动脉

    D. 全身中等动脉　　　　E. 全身中、小型静脉

11. 缓进型高血压病最具特征性的动脉管壁病变是：

    A. 动脉粥样硬化　　　　B. 动脉中层钙化　　　　C. 小动脉的内膜炎

    D. 细小动脉硬化　　　　E. 细动脉的纤维蛋白样坏死

12. 风湿病可累及全身各处的结缔组织，其中以累及什么部位引起的后果最为严重：

    A. 脑　　　　　　　　　B. 关节　　　　　　　　C. 血管

    D. 皮肤　　　　　　　　E. 心脏

13. 关于风湿病的病因和发病机制，下列哪项是错误的？

    A. 与 A 族溶血性链球菌感染有关

    B. 患者的血液或病灶中可培养出链球菌

    C. 体内有抗链球菌溶血素"O"的抗体

    D. 不是由链球菌感染直接引起

E. 抗原抗体在结缔组织内反应导致组织损伤

14. 风湿病的特征病变是：

    A. 纤维蛋白样坏死   B. 黏液样变性   C. 风湿小体形成

    D. 玻璃样变性   E. 纤维化及瘢痕形成

15. 典型的风湿小体不包括下列哪种成分：

    A. 风湿细胞   B. 泡沫细胞   C. 纤维蛋白样坏死

    D. 成纤维细胞   E. 淋巴细胞

16. 风湿性心内膜炎最常累及的瓣膜是：

    A. 二尖瓣   B. 三尖瓣和主动脉瓣

    C. 二尖瓣和主动脉瓣   D. 二尖瓣和三尖瓣

    E. 主动脉瓣

17. 风湿性心外膜炎的病变属于：

    A. 变质性炎   B. 化脓性炎   C. 卡他性炎

    D. 浆液纤维蛋白性炎   E. 出血性炎

18. 风湿性心内膜炎瓣膜上的赘生物为：

    A. 透明血栓   B. 葡萄球菌   C. 混合血栓

    D. 草绿色链球菌   E. 白色血栓

19. 亚急性感染性心内膜炎最常累及的心瓣膜是：

    A. 二尖瓣   B. 三尖瓣   C. 二尖瓣和主动脉瓣

    D. 二尖瓣和肺动脉瓣   E. 三尖瓣和主动脉瓣

20. 有关亚急性感染性心内膜炎的描述中，哪一项是错误的？

    A. 赘生物中常有细菌   B. 赘生物不易脱落   C. 肝脾肿大、贫血

    D. 广泛性血管炎   E. 脑栓塞

21. 下述关于慢性心瓣膜病的描述中，哪一项是错误的？

    A. 多由风湿性和亚急性细菌性心内膜炎引起

    B. 表现为心瓣膜狭窄和关闭不全

    C. 狭窄和关闭不全不能同时存在

    D. 二尖瓣最常受累

    E. 可以同时累及两个瓣膜

22. 关于二尖瓣狭窄的描述中，哪一项是错误的？

    A. 左心室肥大、扩张   B. 右心室肥大、扩张   C. 左心房肥大、扩张

    D. 右心房肥大、扩张   E. 肺淤血、水肿

23. 关于二尖瓣关闭不全的描述中，哪一项是错误的？

    A. 是风湿性心内膜炎的后果

    B. 可引起左心房和左心室肥大、扩张

    C. 常引起肺淤血、水肿、肺动脉高压

    D. X线片心脏呈靴形心

    E. 在心尖部可听到收缩期吹风样杂音

24. 关于主动脉瓣狭窄的描述中，哪一项是错误的？

    A. 多由风湿性心内膜炎引起   B. 常伴有三尖瓣的病变

C. 左心室肥大、扩张　　　　　D. 动脉收缩压降低、脉压差变小

E. 在主动脉瓣听诊区可闻及收缩期杂音

25. 二尖瓣狭窄时，由于血液动力学的变化，首先引起：

    A. 左心室肥大扩张　　　　B. 左心房肥大扩张　　　　C. 右心房肥大扩张

    D. 右心室肥大扩张　　　　E. 肺动脉扩张

26. 主动脉瓣狭窄时主要引起：

    A. 右心室容量负荷过重　　　B. 左心室压力负荷过重　　C. 心肌结构损害

    D. 心肌能量代谢障碍　　　　E. 右心室压力负荷过重

27. 主动脉瓣关闭不全时主要引起：

    A. 左心室容量负荷增加　　　B. 右心室容量负荷增加

    C. 左心室压力负荷增加　　　D. 右心室压力负荷增加

    E. 心肌代谢障碍

28. 下列不引起左室肥大的心脏疾病是：

    A. 主动脉瓣狭窄　　　　　B. 二尖瓣狭窄　　　　　C. 主动脉瓣关闭不全

    D. 高血压病　　　　　　　E. 二尖瓣关闭不全

29. 下列可使心脏前负荷增加的疾病是：

    A. 瓣膜狭窄　　　　　　　B. 瓣膜关闭不全　　　　　C. 肺动脉高压

    D. 肺纤维化　　　　　　　E. 心肌缺血缺氧

30. 引起左心室前负荷增加的疾病有：

    A. 高血压病　　　　　　　B. 肺动脉高压　　　　　C. 二尖瓣狭窄

    D. 主动脉瓣狭窄　　　　　E. 主动脉瓣关闭不全

31. 引起左心室后负荷增加的疾病有：

    A. 心率加快　　　　　　　B. 高血压病　　　　　　C. 肺动脉高压

    D. 室间隔缺损　　　　　　E. 心肌梗死

32. 心力衰竭早期，下列哪种变化没有代偿意义？

    A. 心率加快　　　　　　　B. 心肌肌源性扩张　　　　C. 心肌离心性肥大

    D. 心肌紧张源性扩张　　　E. 心肌向心性肥大

33. 急性心力衰竭时，不可能出现下列哪种代偿反应？

    A. 心率加快　　　　　　　B. 紧张源性扩张　　　　C. 交感神经兴奋

    D. 血液重新分配　　　　　E. 心肌肥大

34. 慢性心力衰竭时，心脏最重要的代偿方式是：

    A. 心脏紧张源性扩张　　　B. 心率加快　　　　　　C. 心肌肥大

    D. 交感神经兴奋　　　　　E. 血液重新分配

35. 下列哪一项不是右心衰竭的特点？

    A. 双下肢水肿　　　　　　B. 胸腔积液　　　　　　C. 肝、脾淤血

    D. 肺淤血、水肿　　　　　E. 胃肠道淤血、水肿

36. 左心衰竭时，临床上最突出的表现是：

    A. 颈静脉怒张　　　　　　B. 反复咳血　　　　　　C. 呼吸困难

    D. 肝脾肿大　　　　　　　E. 下肢水肿

37. 左心衰竭时发生呼吸困难的主要机制是：

    A. 肺动脉高压   B. 肺淤血、水肿   C. 缺氧刺激呼吸中枢

    D. 呼吸中枢兴奋   E. 平卧时静脉回流加速

38. 下列哪一种疾病可引起低输出量性心力衰竭：

    A. 高血压性心脏病   B. 贫血   C. 维生素 B_1 缺乏症

    D. 动 – 静脉吻合支开放   E. 甲状腺功能亢进

39. 下列哪一种疾病可引起高心输出量性心力衰竭：

    A. 高血压病   B. 心肌病   C. 心瓣膜病

    D. 甲亢   E. 冠心病

40. 心肌紧张源性扩张时：

    A. 心肌收缩力减弱   B. 心肌收缩力不变   C. 心肌收缩力加强

    D. 心搏出量减少   E. 心肌耗氧量降低

41. 下列哪一项不是左心衰竭的临床表现？

    A. 劳力性呼吸困难   B. 肝脾肿大   C. 心源性哮喘

    D. 端坐呼吸   E. 夜间阵发性呼吸困难

42. 心力衰竭早期，患者可出现心率加快，其原因是：

    A. 交感神经兴奋

    B. 副交感神经兴奋

    C. 迷走神经兴奋

    D. 肾素 – 血管紧张素 – 醛固酮系统激活

    E. 以上都不是

A₃/A₄ 型题

患者，男，68 岁，几天前反复出现心前区阵发性疼痛，其发作与劳累、情绪激动有关，休息或口服血管扩张药物可以缓解。3h 前突然出现心前区持续性疼痛，并向左肩、背及左臂放射，同时伴有大汗、呕吐，口服血管扩张药物不能缓解。

43. 根据临床临床表现，该患者应诊断为：

    A. 高血压性心脏病   B. 冠心病   C. 肺心病

    D. 心肌纤维化   E. 冠状动脉性猝死

44. 患者几周前反复出现心前区疼痛，应诊断为

    A. 心绞痛   B. 心肌梗死   C. 心肌纤维化

    D. 胸膜炎   E. 心包炎

45. 患者 3h 前突然出现心前区疼痛，应诊断为

    A. 心绞痛   B. 心肌紧张源性扩张   C. 心肌纤维化

    D. 冠状动脉性猝死   E. 心肌梗死

患者，男，60 岁，因突然昏迷 3h 入院。患者 10 年前血压波动于 180/100～260/110mmHg 之间。近年来常感心悸，尤以体力活动时为著。近半个月来，常有头痛、头晕、四肢麻木等症状，今晨上厕所时，突然跌倒不省人事，右侧上下肢不能活动，并伴有大小便失禁，入院后经抢救无效死亡。

46. 根据临床病史，10 年前该患者应诊断为：

    A. 冠心病   B. 高血压病   C. 风湿性心脏病

    D. 感染性心内膜炎   E. 心瓣膜病

47. 该患者近年来常感心悸，尤以活动时为著，可能是因为
    A. 高血压脑病   B. 原发性固缩肾   C. 高血压性心脏病
    D. 风湿性心脏病   E. 心瓣膜病

48. 该患者心脏的主要表现为：
    A. 右心室肥大扩张   B. 右心房肥大扩张   C. 左心室肥大扩张
    D. 左心房肥大扩张   E. 左心室向心性肥大

49. 该患者近半个月来，常有头痛，头晕，四肢麻木等症状，是由于：
    A. 冠状动脉供血不足   B. 脑动脉供血不足   C. 肾动脉供血不足
    D. 四肢动脉供血不足   E. 视网膜动脉供血不足

50. 患者今晨突然跌倒不省人事，右侧上下肢不能活动，伴有大小便失禁，是由于：
    A. 急性心力衰竭   B. 脑栓塞   C. 脑出血
    D. 脑软化   E. 脑梗死

51. 该患者的病变部位最可能位于：
    A. 左侧大脑半球   B. 右侧大脑半球   C. 胼胝体
    D. 内囊、基底节   E. 小脑

52. 该患者死亡的主要原因是：
    A. 脑萎缩   B. 脑出血   C. 脑软化
    D. 脑梗死   E. 高血压性心脏病

患者，女，57岁，年轻时曾反复咽痛、发热、咳嗽、大关节肿胀、疼痛。随年龄增长，病情反复发作，并逐渐加重，前几年查体：心尖部可闻及收缩期和舒张期杂音。

53. 根据临床病史，该患者年轻时应诊断为：
    A. 咽喉炎   B. 肺炎   C. 关节炎
    D. 风湿病   E. 心内膜炎

54. 本病的发病与下列哪种病原体感染有关?
    A. 葡萄球菌   B. 溶血性链球菌   C. 大肠杆菌
    D. 流感病毒   E. 肺炎球菌

55. 本病的特征性病变是：
    A. 化脓性炎症   B. 纤维蛋白性炎症   C. 卡他性炎症
    D. 肉芽肿性炎症   E. 变质性炎症

56. 该患者的病变部位是：
    A. 二尖瓣   B. 主动脉瓣   C. 三尖瓣
    D. 肺动脉瓣   E. 心内膜

57. 近几年，患者心尖部可闻及收缩期和舒张期杂音，是由于：
    A. 主动脉瓣关闭不全   B. 二尖瓣狭窄   C. 二尖瓣关闭不全
    D. 主动脉瓣狭窄   E. 二尖瓣狭窄合并二尖瓣关闭不全

患者，女，61岁，患有慢性风湿性心瓣膜病多年。近几年活动后有明显的心慌、气喘。前几天患者出现明显的呼吸困难，咳粉红色泡沫状痰及双下肢水肿等表现。入院后给予抗生素、利尿剂及激素等治疗，病情无明显好转，入院后第5天出现室颤、面色苍白、四肢湿冷、动脉血压下降、第一心音减弱，经抢救无效死亡。

58. 患者出现心悸、呼吸困难、咳粉红色泡沫状谈、双下肢水肿是因为：

    A. 并发支气管炎   B. 并发大叶性肺炎   C. 并发急性肾炎

    D. 并发心力衰竭   E. 并发呼吸衰竭

59. 患者出现皮肤湿冷、血压下降、第一心音减弱说明已发生了：

    A. 中毒性休克   B. 心源性休克   C. 神经性休克

    D. 脑血管病变   E. EIC

60. 该患者的主要死亡原因是

    A. 风湿性心脏病   B. 急性心力衰竭伴心源性休克

    C. 心瓣膜病   D. 高血压性心脏病

    E. 冠心病

B_1 型题

    A. 球形心   B. 梨形心   C. 左室向心性肥大

    D. 靴形心及脉压差增大   E. 靴形心及脉压差变小

61. 二尖瓣狭窄常出现：

62. 二尖瓣关闭不全常出现：

63. 主动脉瓣狭窄常出现：

64. 主动脉关闭不全常出现：

    A. 风湿性心内膜炎   B. 风湿性心外膜炎   C. 冠心病

    D. 高血压病   E. 亚急性细菌性心内膜炎

65. 瓣膜闭锁缘上形成小疣状赘生物：

66. 瓣膜上形成形状不规则的易脱落的赘生物：

67. 心肌梗死：

68. 左心室向心性肥大：

第十二单元　消化系统疾病

要点导航

1. 解释肝硬化、假小叶、早期胃癌、早期肝癌、肝性脑病的概念。

2. 掌握消化性溃疡的病变及并发症；病毒性肝炎的基本病变；门脉性和坏死后性肝硬化的病理变化；消化系统常见肿瘤的病理变化；肝性脑病的发生机制。

3. 熟悉慢性胃炎的类型及各型病变特点；消化性溃疡的临床病理联系；肝硬化的临床病理联系；消化系统肿瘤的扩散及临床病理联系；肝性脑病的原因及诱因。

4. 了解慢性胃炎、消化性溃疡、病毒性肝炎、肝硬化、消化系统常见肿瘤的病因、发病机制。

第一节　慢性胃炎

案例

患者，男，38 岁，间歇性上腹部饱胀不适 3 年余，近 1 月来症状加重，食欲减退，有时嗳气，心情烦乱。近 2 日粪便潜血试验（＋）。胃酸正常，血清抗壁细胞抗体阴性。纤维胃镜检查：胃窦部可见血管网。

思考：患者所患疾病是什么？有何病理变化。

胃炎的发生多是由于正常胃黏膜的屏障功能被破坏而引起的。可分为急性胃炎和慢性胃炎，其中以慢性胃炎多见。慢性胃炎通常是指胃黏膜的慢性非特异性炎症，是消化系统的常见病和多发病，其发病率占胃病的首位。

一、病因和发病机制

慢性胃炎的常见病因如下。

1. 幽门螺杆菌感染　细菌主要存在于胃黏膜上皮表面和腺腔内的黏液中（图 12 - 1），可伴有中性粒细胞浸润。幽门螺杆菌感染可降低胃黏膜局部的屏障功能。

2. 长期慢性刺激　如长期酗酒、喜食辛辣食物、长期服用水杨酸类食物、大量吸

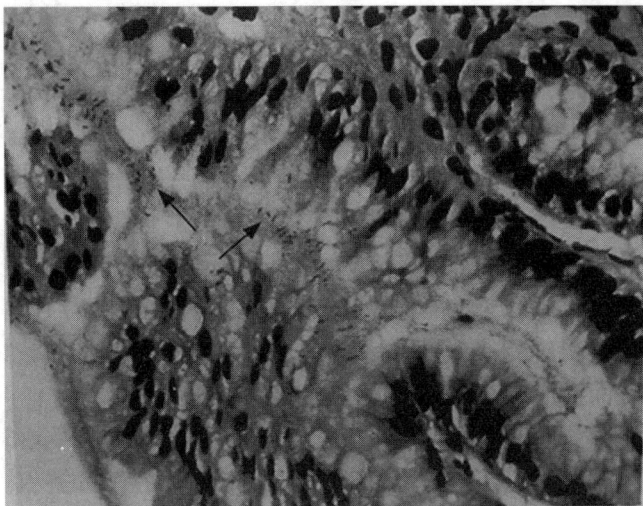

图 12 - 1　幽门螺杆菌

烟等，使胃黏膜局部的屏障功能被破坏。

3. 自身免疫性损伤　部分萎缩性胃炎的患者血中可查到抗壁细胞微粒体抗体和内因子抗体，故这些患者的发病与免疫反应有关，属于自身免疫性疾病。

4. 胆汁反流　胆汁反流入胃，可破坏胃黏膜的屏障功能。

二、类型和病理变化

（一）慢性浅表性胃炎

慢性浅表性胃炎（chronic superficial gastritis）是慢性胃炎中最常见的类型。病变可发生胃的任何部位，但以胃窦部最多见，胃镜检出率可高达20%～40%。

胃镜检查：病变处黏膜充血、水肿，表面可有灰白或灰黄色黏液分泌物覆盖，可伴有点状出血或糜烂。镜下观察：病变处黏膜浅层充血、水肿、点状出血和上皮坏死脱落，并可见淋巴细胞、浆细胞浸润，固有腺体保持完整。本型胃炎多数可治愈，少数可转变为慢性萎缩性胃炎。

（二）慢性萎缩性胃炎

慢性萎缩性胃炎（chronic atrophic gastritis）的特征性病变是黏膜固有层腺体萎缩伴肠上皮化生。可分为A、B两型。A型患者少见。其发病与自身免疫有关，患者血中可找到抗内因子抗体和抗壁细胞抗体。常伴有恶性贫血，病变主要累及胃底和胃体，胃酸明显减少，甚至缺乏。此型与癌变关系不密切。B型患者较多见，我国慢性萎缩性胃炎多为此型。其发病与自身免疫无关，主要是局部的刺激因素。病变主要累及胃窦部，胃酸减少不明显，此型与癌变关系密切。

胃镜检查：①病变处胃黏膜萎缩变薄，皱襞减少、变浅，甚至消失，与正常胃黏膜分界清楚；②病变处的黏膜下血管分支及走行清晰可见；③病变处胃黏膜呈灰黄色或灰绿色，失去正常胃黏膜的橘红色外观；④病变严重者，可见有糜烂和点状出血。

镜下观察：病变处腺上皮萎缩，腺体小而少，少数腺体可扩张成囊状。A型患者表现为胃底和胃体部的固有腺中的壁细胞和主细胞萎缩或消失，可有类似幽门腺的黏

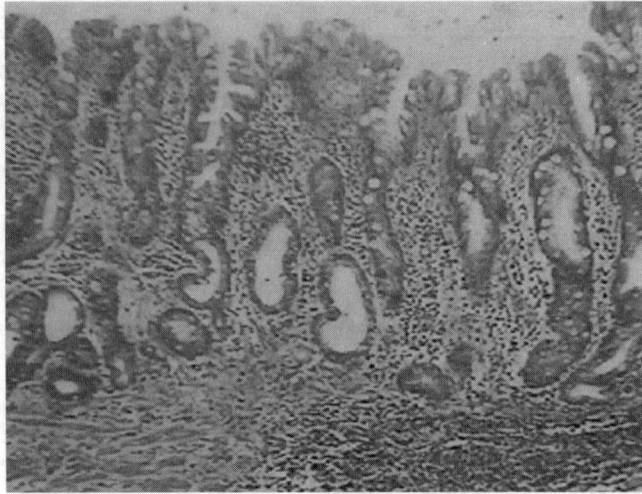

图 12 - 2 慢性萎缩性胃炎

液细胞所取代，称为假幽门腺化生；B 型患者表现为胃窦部的黏液腺萎缩、消失，可被肠黏膜的杯状细胞、潘氏细胞所取代，发生肠上皮化生，其中尤其是大肠上皮化生的癌变率较高。A、B 型胃黏膜固有层内有淋巴细胞、浆细胞浸润，并可见淋巴滤泡形成（图 12 - 2）。

患者可出现上腹部不适、疼痛及消化不良症状，少数患者可伴有贫血，胃酸分泌减少、缺乏或分泌增多，少数患者可发生癌变。

（三）慢性肥厚性胃炎

慢性肥厚性胃炎（chronic hypertrophic gastritis）病变发生在胃体和胃底部。胃镜观察：可见胃黏膜增生、肥厚，皱襞肥大加深似脑回状。皱襞表面可见横裂、糜烂和溃疡。镜下观察：可见黏膜肥厚，腺体增生肥大，腺管延长，可见增生的腺体穿破黏膜肌层，黏膜固有层炎性细胞浸润不显著。患者常有胃酸分泌增多，继发溃疡形成，上腹烧灼感，返酸及胃区疼痛等。

第二节 消化性溃疡

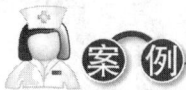

案例

患者，男性，26 岁，驾驶员。反复发作上腹部疼痛 4 年，近 1 周忙于春运，疼痛加剧，并伴有恶心、反酸。体检：体温 36.7℃，脉搏 90 次/分，呼吸 22 次/分，血压 118/78mmHg。心肺无异常，腹软，未见胃、肠型及胃肠蠕动波，上腹部偏右侧有轻度压痛，无反跳痛和腹肌紧张，背部第 11 胸椎旁（右侧）有轻微压痛。

思考：该患者应诊断为什么病？有何病理变化？

消化性溃疡（peptic ulcer）又可称为溃疡病，是消化系统常见病、多发病之一，多见于成年人。男性多于女性。以胃和十二指肠黏膜形成慢性溃疡为主要病变特点，其中十二指肠溃疡比胃溃疡多见，两者之比约为4:1。临床上患者有周期性的上腹部疼痛、反酸、嗳气等症状，呈慢性经过，易反复发作。

一、病因和发病机制

消化性溃疡的病因和发病机制比较复杂，目前认为是多种因素共同作用的结果。有关因素如下。

1. 胃液的消化作用　正常情况下，胃黏膜表面有黏液膜覆盖，以防止胃液对胃黏膜的消化作用，此即胃黏膜的屏障功能。当胃液分泌过多或胃黏膜屏障功能被破坏，均可使胃液对胃壁的消化作用增强，胃黏膜因自我消化而形成溃疡。

2. 神经内分泌功能失调　由于长期的精神紧张、情绪激动等不良因素的刺激，引起大脑皮质及皮质下中枢的功能紊乱，使胃酸分泌增多，导致溃疡形成。若迷走神经兴奋性增高，胃酸分泌增多，空腹状态下，高浓度胃酸进入十二指肠，引起十二指肠黏膜被胃液消化，形成十二指肠溃疡。若迷走神经兴奋性降低，胃肠蠕动减弱，食物排空减慢，食物在胃内滞留刺激胃窦部，使胃泌素分泌增多，胃酸分泌增加，加之食物的蠕动磨擦，形成胃溃疡。虽然胃溃疡和十二指肠溃疡两者都有胃酸分泌的增多，但其发病机制不完全相同。

3. 幽门螺杆菌感染　近年来研究发现幽门螺杆菌感染与消化性溃疡有密切的关系。消化性溃疡的患者中，约有75%～85%的病例可在胃黏膜表面或腺腔内查到幽门螺杆菌。幽门螺杆菌感染可通过破坏胃黏膜的屏障功能，促进胃酸分泌，有利于血管内血栓形成等途径，导致胃、十二指肠黏膜缺血、坏死、糜烂、溃疡形成。

4. 其他因素　长期使用解热镇痛类的药物，可刺激胃黏膜，影响胃黏膜的血液循环，有利于溃疡的形成；长期大量吸烟者，可引起胃黏膜血管痉挛、收缩，形成溃疡。另外，溃疡病的发病还与遗传因素有关，属多基因遗传易感性疾病。据报道：O型血的人群胃溃疡病的发病率较其他血型高。

二、病理变化

1. 溃疡的好发部位　胃溃疡多位于胃小弯近幽门侧，尤其以胃窦部最多见。十二指肠溃疡多位于十二指肠球部。

2. 溃疡的数目　多数人为单发，少数人可多发。若胃和十二指肠同时发生溃疡者，称为复合性溃疡；若胃或十二指肠内有两个或两个以上溃疡，称为胃或十二指肠多发性溃疡。

3. 肉眼观察　溃疡形态规则，呈圆形或椭圆形，直径一般都在2cm以内（十二指肠溃疡直径多在1cm之内），溃疡边缘整齐，溃疡常较深，可深达肌层甚至穿透浆膜层，底部平坦干净，溃疡周围黏膜皱襞向溃疡口集中（图12－3）。

4. 镜下观察　溃疡底部由内向外可分为四层结构（图12－4）。

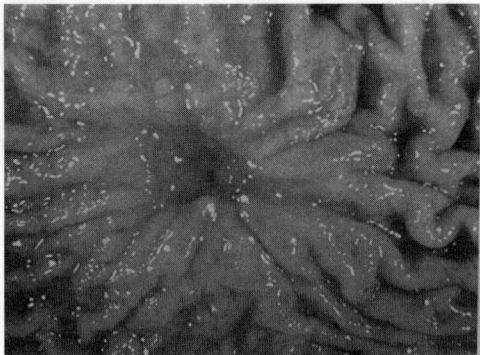

图 12 – 3　胃消化性溃疡（大体）

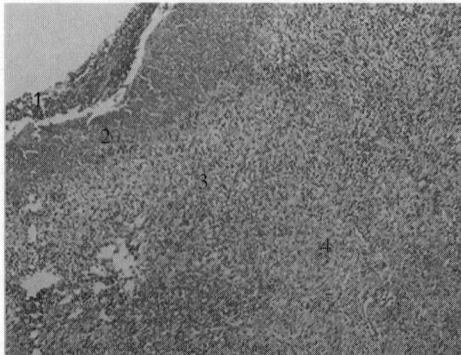

图 12 – 4　胃消化性溃疡（光镜）
1. 渗出层　2. 坏死层　3. 肉芽组织层　4. 瘢痕层

（1）渗出层　为溃疡表面渗出的纤维蛋白和中性粒细胞。

（2）坏死层　由红染无结构的坏死组织构成，其内可见崩解的细胞核碎片和炎症细胞。

（3）肉芽组织层　由大量新生的毛细血管、成纤维细胞和多少不等的炎细胞组成。

（4）瘢痕层　由多量胶原纤维及少量的纤维细胞构成。位于溃疡底部的瘢痕组织中的中小动脉，因炎性刺激而形成增殖性的动脉内膜炎，使管壁增厚、管腔狭窄或有血栓形成，这种改变可使溃疡底部供血不足，导致溃疡不易愈合，但却能防止溃疡底部血管破裂出血。溃疡底部的神经纤维常发生变性、断裂，神经纤维的断端可呈球形增生，形成创伤性神经纤维瘤，是引起溃疡病患者疼痛的原因之一。

三、病理与临床联系

1. 上腹部节律性疼痛　消化性溃疡患者呈周期性上腹部疼痛，疼痛与饮食有明显的关系。胃溃疡的疼痛出现在餐后半小时至 2 小时之内，下次餐前消失，称为饱食痛，与进食后胃酸分泌过多，刺激溃疡底及神经末梢有关。十二指肠溃疡疼痛一般在饥饿或午夜时，持续到下次进餐后停止，因此称为饥饿痛或夜间痛，与饥饿或午夜时迷走神经兴奋性增高，胃酸分泌增多有关，进食后胃酸被中和，疼痛缓解。

2. 上腹部饱胀不适、嗳气　由于幽门梗阻，食物在胃内滞留、发酵，产气增多及消化不良。

3. 反酸、呕吐　由于幽门梗阻及胃逆蠕动，使酸性胃内容物向上反流入食管和口腔所致。

4. X 线钡餐检查　溃疡呈龛影。

四、结局及并发症

1. 愈合　多数溃疡通过适当治疗后，渗出物及坏死组织吸收，肉芽组织增生，瘢痕形成而愈合。

2. 并发症

（1）出血　出血是最常见的并发症，约 1/3 的溃疡病患者可发生出血，轻者呈大便潜血试验阳性。溃疡底较大血管破裂，可出现呕血、黑便，甚至休克、死亡。

知识链接

◎ 大便隐血试验 ◎

大便隐血试验是测定消化道出血的一种方法，主要用于检测肉眼不可见的少量出血。也叫邻甲联苯胺法（OB）。

（2）穿孔　因消化性溃疡常较深，故易发生穿孔。十二指肠溃疡穿孔更常见。急性穿孔者，因胃、十二指肠内容物溢入腹腔，可引起急性腹膜炎。慢性穿孔，在穿孔前胃和肠壁已与周围组织粘连，可形成穿透性溃疡和局限性腹膜炎。

（3）幽门梗阻　由于溃疡局部充血、水肿，炎症刺激引起的幽门括约肌痉挛引起的幽门梗阻，称为功能性幽门梗阻；由于溃疡底部瘢痕组织收缩造成的幽门梗阻，称为机械性幽门梗阻。

（4）癌变　胃溃疡的癌变率一般不超过1%，十二指肠溃疡几乎不发生癌变。

第三节　病毒性肝炎

案例

患者，男，28岁，因右上腹不适、乏力、伴恶心、厌油腻食物一周，近两天发现尿黄而就诊。查体：巩膜及皮肤黄染，心肺无异常，肝大肋下约2cm、质软、有触痛，脾未触及。肝功能检查：丙氨酸转氨酶280U/L，血胆红素124.8μmol/L，尿中胆红素、尿胆原阳性。病原学检测HBsAg、抗-HBc及HBeAg均阳性。

思考：该患者所患何病？其病理变化是什么？

病毒性肝炎（viral hepatitis）是由肝炎病毒引起的以肝细胞变性、坏死为主要病变特点的一种传染病。在我国，乙型肝炎病毒携带者约有1.2亿人，其中约有3000万人逐渐发展成慢性肝炎、肝硬化和肝癌。临床上可出现肝区疼痛、乏力、食欲不振等症状。

一、病因及发病机制

（一）病因

病毒性肝炎是由肝炎病毒引起的。肝炎病毒可分为甲型（HAV）、乙型（HBV）、丙型（HCV）、丁型（HDV）、戊型（HEV）、庚型（HGV）六种类型，各型肝炎病毒的特点见表12-1。

表 12 – 1　各型肝炎病毒的特点

肝炎病毒	病毒类型	潜伏期	传播途径	转为慢性肝炎
甲型（HAV）	RNA	2～6 周	肠道	无
乙型（HBV）	DNA	4～26 周	接触、输血、注射、胎盘	5%～10%
丙型（HCV）	RNA	2～26 周	同上	>50%
丁型（HDV）	RNA	4～7 周	同上	<5%
戊型（HEV）	RNA	2～8 周	肠道	无
庚型（HGV）	RNA	不详	输血、注射	无

（二）发病机制

目前研究认为：甲型肝炎的发病机制主要是由 HAV 在肝内生长、繁殖，直接损伤肝细胞，一般不形成病毒携带状态，也很少转为慢性。乙型肝炎的发病机制主要是由 HBV 通过细胞免疫反应，引起肝细胞的损伤，多呈慢性经过。机体细胞免疫反应的强弱决定了乙型肝炎的病变程度，从而表现出不同类型的乙型肝炎。在感染的乙型肝炎病毒数量和毒力相同的情况下，若机体细胞免疫反应正常，则发展为普通型病毒肝炎；若机体细胞免疫反应过强，则发展为重型病毒性肝炎；如机体细胞免疫功能不足时，则形成慢性病毒性肝炎。若机体细胞免疫功能缺陷，则成为无症状的病毒携带者。

二、基本病理变化

各型病毒性肝炎的病理变化基本相同，都以肝细胞的变性坏死为主，同时伴有不同程度的炎细胞浸润、肝细胞的再生和间质反应性增生。

（一）肝细胞变性、坏死

1. 肝细胞变性

（1）胞质疏松化和气球样变　为最常见的一种变性，是由于肝细胞受损后，细胞内水分增多所致。早期肝细胞肿大，胞质疏松呈网状、半透明，称胞质疏松化。随病变进一步发展，肝细胞进一步胀大呈气球状，胞质几乎完全透明，称为气球样变（图12 –5）。

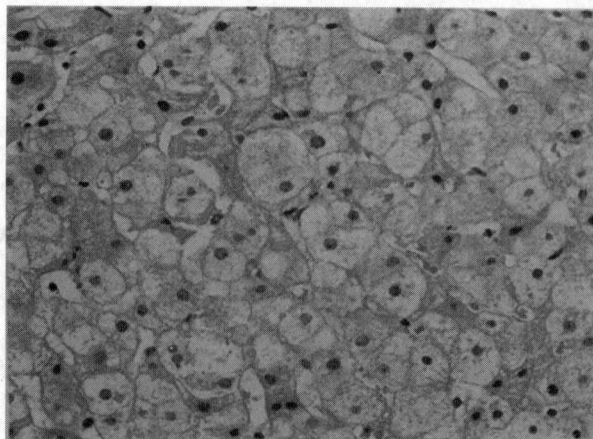

图 12 –5　肝细胞气球样变

（2）嗜酸性变 多累及单个或几个肝细胞，散在于肝小叶内。肝细胞胞质浓缩，嗜酸性增强，呈均匀红染。

2. 肝细胞坏死

（1）嗜酸性坏死 是由嗜酸性变进一步发展而来，胞质浓缩红染，胞核固缩、碎裂、溶解，以至消失。形成均匀红染、半透明的圆形小体，即嗜酸性小体。嗜酸性坏死多为单个或几个肝细胞坏死（细胞凋亡）。

（2）溶解性坏死 最多见，常由高度气球样变发展而来。此时胞核固缩、碎裂、溶解、消失，最后细胞解体。溶解坏死可累及少数几个肝细胞，也可累及大片肝细胞，根据病变累及范围不同，溶解坏死又可分为以下几种类型。①点状坏死：肝小叶内散在的灶状肝细胞坏死，每个坏死灶仅累单个或几个肝细胞。②碎片状坏死：为小片状肝细胞溶解坏死，多位于肝小叶周边部的肝细胞界板处。③桥接坏死：为中央静脉与汇管区之间，或两个中央静脉之间出现的带状肝细胞坏死。④大片状坏死：肝细胞坏死累及整个或大部分肝小叶，仅在汇管区周边残留少量肝细胞。⑤亚大片状坏死：肝细胞坏死仅累及肝小叶的 1/3 ~ 1/2。

（二）炎细胞浸润

在肝小叶内的坏死区或汇管区内常有程度不等的炎性细胞浸润。浸润的炎细胞主要是淋巴细胞、单核细胞，有时也可见少量浆细胞及中性粒细胞等。

（三）间质反应性增生

1. 枯否细胞增生 这是肝内单核 - 吞噬细胞系统的炎性反应。增生的细胞呈梭形或多角形，胞质丰富，突出于窦壁或脱落入窦内成为游走的吞噬细胞。

2. 间质纤维组织增生 间叶细胞具有多向分化的潜能，可分化为组织细胞参与炎细胞浸润。大量纤维组织增生，可使某些病毒性肝炎发展成为肝硬化。

3. 小胆管增生 慢性病毒性肝炎时，汇管区可见小胆管的增生。在肝细胞内及小胆管内可见胆汁淤积。

（四）肝细胞再生

再生的肝细胞体积较大，胞质丰富红染，核大深染，可有双核或多核。

三、类型、各型病变特点及临床病理联系

病毒性肝炎按临床病理特点可分为普通型和重型两大类。普通型又可分为急性和慢性两类。急性普通型肝炎又分为黄疸型和无黄疸型。慢性普通型肝炎按病情又分为轻、中、重三型。重型肝炎又分为急性和亚急性两种（图 12 - 6）。

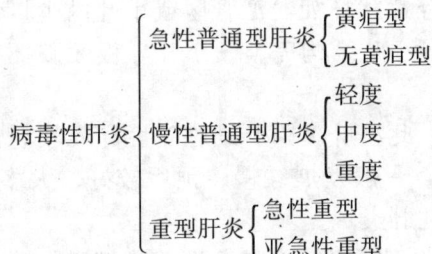

$$
\text{病毒性肝炎}\begin{cases}
\text{急性普通型肝炎}\begin{cases}\text{黄疸型}\\\text{无黄疸型}\end{cases}\\
\text{慢性普通型肝炎}\begin{cases}\text{轻度}\\\text{中度}\\\text{重度}\end{cases}\\
\text{重型肝炎}\begin{cases}\text{急性重型}\\\text{亚急性重型}\end{cases}
\end{cases}
$$

图 12 - 6 病毒性肝炎的分类

（一）急性（普通型）病毒性肝炎

临床上最多见。可分为黄疸型和无黄疸型两种。我国以无黄疸型居多，其中多为乙型肝炎。黄疸型的病变比无黄疸型病变重，病程较短。

1. 病理变化 镜下观察：肝细胞广泛的变性，以胞质疏松化和气球样变最为普遍。坏死轻微，肝小叶内可有散在的点状坏死（图12-7）。严重者可见嗜酸性小体。由于点状坏死灶内的肝细胞索网状纤维支架保持完整而不塌陷，所以该处通过肝细胞的再生，可完全恢复原来的结构和功能。汇管区及肝小叶内也有轻度的炎性细胞浸润。黄疸型者坏死灶稍多、稍重，毛细胆管管腔中有胆栓形成。肉眼观察：肝脏体积增大，重量增加，被膜紧张，质地较软，表面光滑。

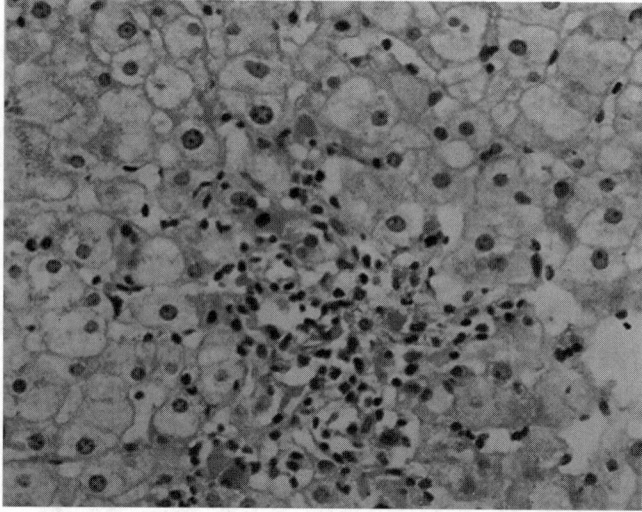

图12-7 急性普通型病毒性肝炎

2. 临床病理联系 临床上患者可有肝大、肝区疼痛或压痛。同时还可有血清转氨酶及黄疸等肝功能异常的表现。

结局：急性肝炎大多在半年内可逐渐恢复。少数病例可发展为慢性肝炎。极少数可恶化为重型肝炎。

（二）慢性（普通型）病毒性肝炎

病毒性肝炎病程持续在半年以上者即为慢性病毒性肝炎。其中乙型肝炎占绝大多数（80%）。按病变程度不同，可将慢性病毒性肝炎分为轻度、中度和重度三种。

（1）轻度慢性肝炎 镜下观察：肝细胞变性、坏死较急性普通型肝炎时减轻，可见肝细胞点状坏死，偶见碎片状坏死。汇管区或小叶内少量慢性炎性细胞浸润。汇管区内少量纤维组织增生。肝小叶结构完整，小叶界板无破坏。肉眼观察：肝体积轻度增大，表面光滑。

临床病理联系及结局：此型肝炎因肝细胞变性坏死较急性轻，故可有轻度的临床表现和轻度的肝功能异常。一般发展缓慢，预后较好，大多数经适当治疗可以恢复，少数可发展成中、重度慢性肝炎。

（2）中度慢性肝炎 此型肝炎病变较急性普通型重。镜下观察：肝细胞变性坏死较严重，可见较多的碎片状坏死，少量的桥接坏死。坏死区及汇管区内中度炎细胞浸润。间质反应性增生及肝细胞再生较明显，但大多数肝小叶正常结构存在。肉眼观察：肝体积略大，表面光滑。

临床病理联系及结局：因本型肝炎的病变较急性普通型重，故其临床表现及肝功能异常较急性普通型重。此型肝炎经适当治疗，可以恢复，部分患者可恶化为重度慢性肝炎。

（3）重度慢性肝炎 此型肝炎病变更广泛、更严重。镜下观察：肝细胞广泛变性，坏死较严重。可见大量的碎片状坏死和桥接坏死。明显的桥接坏死是本型肝炎的病变特点。坏死区及汇管区内重度炎细胞浸润。间质反应性增生和肝细胞再生明显。小叶周边部坏死区纤维组织增生呈星芒状向小叶内伸展，穿插、分割、包绕变性坏死的肝细胞团，形成假小叶结构（图12-8），发展成肝硬化。肉眼观察：肝脏体积、重量改变不明显、质地变硬，肝脏的表面散在小结节。

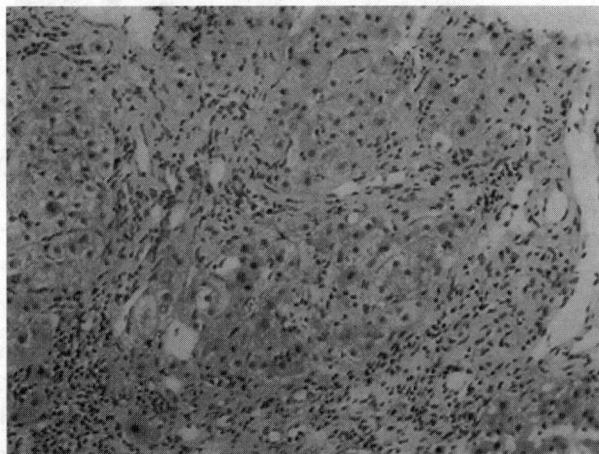

图12-8 慢性病毒性肝炎（重度）

临床病理联系及结局：此型肝炎多为乙型、丙型肝炎。因肝细胞变性坏死较严重，故临床上有明显的全身中毒症状和肝功能异常。因此型肝炎有假小叶形成，故可发展成为肝硬化，有的患者可发展成为重型肝炎。

3. 重型病毒性肝炎 本型肝炎病情严重。根据病史和病变不同可分为急性重型和亚急性重型两类。

（1）急性重型肝炎 临床上较少见。起病急，病变发展迅猛，病死率高。临床上又称为暴发型肝炎。

病理变化：①镜下观察：肝细胞坏死严重而广泛。肝索解离，肝细胞溶解，出现弥漫性的大片状坏死。坏死多自小叶中央开始，向四周扩延，仅小叶周边部残留少数变性的肝细胞。小叶内及汇管区有大量炎细胞浸润。残存的肝细胞再生现象不明显。②肉眼观察：肝体积明显缩小，重量减轻（600~800g），质地柔软，表面被膜皱缩。切面呈灰黄色或红褐色，故又称急性黄色（或红色）肝萎缩。

临床病理联系及结局：本型肝炎由于大量肝细胞的迅速溶解坏死，可导致严重的肝功能异常（如黄疸、出血倾向等）和肝功能衰竭，患者大多10天内死亡，死亡的主要原因是肝功能衰竭，其次为上消化道大出血、急性肾功能衰竭和 DIC 等。晚期还可导致肾功能衰竭，形成肝肾综合征。本型肝炎如能度过急性期，部分患者可发展为亚急性重型肝炎。

（2）亚急性重型肝炎　多数是由急性重型肝炎发展而来，也可开始病变就比较缓和呈亚急性经过，少数病例可能由急性普通型肝炎恶化而来。本型病程稍长，可达数月。

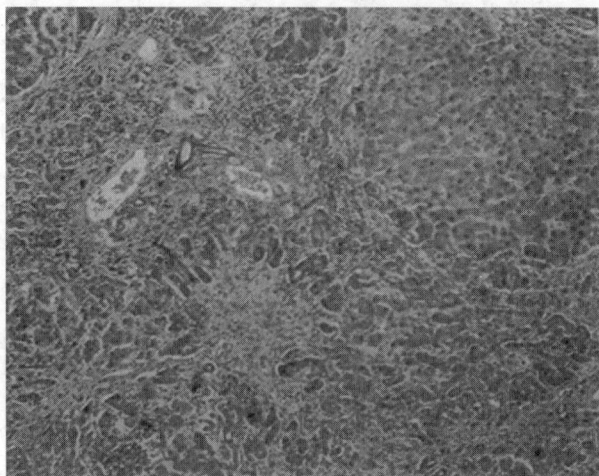

图 12 - 9　亚急性重型病毒性肝炎

病理变化：①镜下观察：肝细胞呈大片状或亚大片状坏死，与急性重型肝炎相比除肝细胞坏死略轻微外，有明显的肝细胞再生，由于坏死区网状纤维支架塌陷和胶原纤维化，使再生的肝细胞失去原有的依托呈不规则的结节状。小叶内外有大量的慢性炎细胞浸润。小叶周边部小胆管增生，并可有胆汁淤积形成胆栓。由于间质纤维组织增生，使原有的肝小叶结构破坏，假小叶形成。肉眼观察，肝脏体积缩小，被膜皱缩，质地略硬，表面及切面呈黄绿色（亚急性黄色肝萎缩），可见大小不等的结节（图 12 - 9）。

此型肝炎如能及时治疗有停止进展的可能，但很难彻底治愈。病程迁延较长（如 1 年）者，则逐渐发展为坏死后性肝硬化。病情进展者可发生肝功能衰竭死亡。

第四节　肝硬化

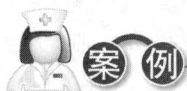

案例

患者，男性，45 岁。间歇性乏力、纳差 8 年，乙肝病史 15 年。6h 前突然恶心、呕吐，呕出物为胃内容物含暗红色血块物，量约 1500ml。体检：体温 37.5℃，脉搏 108 次/分，血压 80/60mmHg。神志清，面色灰暗，巩膜黄染，右侧颈部可见一蜘蛛痣。心肺无异常。肝肋下未及，脾肋下 4cm，腹部可见轻度腹壁静脉曲张，移动性浊音阳性。双手肝掌明显，双下肢有凹陷性水肿。神经系统检查未见异常。辅助检查：A/G 25/35。

思考：患者所患疾病是什么？有何病理变化。

肝硬化是指在各种原因引起的肝细胞变性坏死的基础上，继而肝内纤维组织增生和肝细胞结节状再生，这三种病变反复交错进行，导致正常肝小叶结构被破坏和血液循环被改建，假小叶形成，使肝脏变形、变硬而形成肝硬化。本病早期可无明显症状，晚期可出现不同程度的门静脉高压和肝功能障碍的表现。

肝硬化分类：①按病因分：病毒肝炎性肝硬化、酒精性肝硬化、胆汁性肝硬化、淤血性肝硬化、寄生虫性肝硬化等。②按病理形态分：小结节性肝硬化、大结节性肝硬化、大小结节混合型肝硬化、不全分割型肝硬化等。③我国结合肝硬化的病因、病变特点及临床表现将肝硬化分为：门脉性肝硬化、坏死后性肝硬化、胆汁性肝硬化、淤血性肝硬化和寄生虫性肝硬化等。我国分类中，除坏死后性肝硬化相当于大结节型肝硬化和大小结节混合型肝硬化外，其余类型均相当于小结节型肝硬化。其中以门脉性肝硬化最常见，其次为坏死后性肝硬化，其他类型的肝硬化较少。

一、门脉性肝硬化

（一）病因和发病机制

1. 病毒性肝炎 是我国肝硬化的主要原因。重度慢性病毒性肝炎，尤其乙型和丙型肝炎是门脉性肝硬化的主要原因。

2. 慢性酒精中毒 在欧美国家因长期酗酒引起的肝硬化可占总数的60%～70%，故慢性酒精中毒是欧美国家门脉性肝硬化的主要原因。最近几年，我国因慢性酒精中毒引起肝硬化的发病率有明显上升趋势。

3. 营养缺乏 动物实验发现：如喂养动物的食物长期缺乏胆碱或蛋氨酸，可诱发动物发生肝细胞脂肪变性，通过肝脂肪变发展为肝硬化。

4. 毒物中毒 某些化学毒物（如四氯化碳、砷、磷）对肝有破坏作用，长期作用可引起肝细胞广泛变性、坏死，形成肝硬化。

上述各种因素首先引起肝细胞弥漫变性、坏死，导致网状纤维支架破坏和塌陷，网状纤维胶原化，间质纤维组织增生，坏死区周围肝细胞通过再生修复，如果病因持续作用，增生的纤维组织互相连接、穿插、分割、包绕变性、坏死和再生的肝细胞团，使正常肝小叶结构被破坏和肝血液循环被改建，假小叶形成，使肝脏变形、变硬而形成肝硬化。

（二）病理变化

肉眼观察：早期肝体积和重量正常或略增大，质地正常或稍硬。晚期肝体积缩小，重量减轻，质地变硬，肝脏表面及切面弥漫性分布的小结节，结节大小一致，直径在0.5cm左右，最大结节直径不超过1.0cm。结节间的纤维间隔比较薄，且厚薄均匀，结节呈灰白色或黄褐色（脂肪变）或黄绿色（淤胆）。

镜下观察：肝小叶正常结构被破坏，有增生的纤维组织互相连接、穿插、分割、包绕变性、坏死和再生的肝细胞团，形成的圆形、椭圆形的假小叶取代（图12-10）。假小叶特点：①假小叶内肝细胞索排列紊乱，失去正常的放射状排列。②假小叶内的中央静脉缺如、偏位或多个，有时还可见被包绕进来的汇管区。③假小叶内的肝细胞有的变性、坏死，还有再生的。再生的肝细胞排列紊乱，呈结节状，细胞体积较大，胞质红染，核大深染，可见双核或多核。④假小叶周围为增生的纤维组织，其内可见有小胆管增生和慢性炎细胞浸润。

由于肝细胞坏死、纤维组织增生和假小叶形成，破坏并改建了肝内血管系统，导致异常吻合支的形成和血管网的减少。

（三）临床病理联系

1. 门脉高压症　是由于肝内纤维组织增生和假小叶形成，导致肝内正常血液循环被改建所致。引起门脉高压的原因有：①假小叶形成和肝实质纤维化压迫中央静脉及肝窦，使门静脉血回流受阻，门静脉压力升高；②假小叶形成和肝实质纤维化压迫小叶下静脉，使肝静脉回流受阻，也可引起门静脉压力升高；③肝动脉与门静脉间形成异常吻合支，使压力高的肝动脉血流入门静脉，使门静脉压力增高。

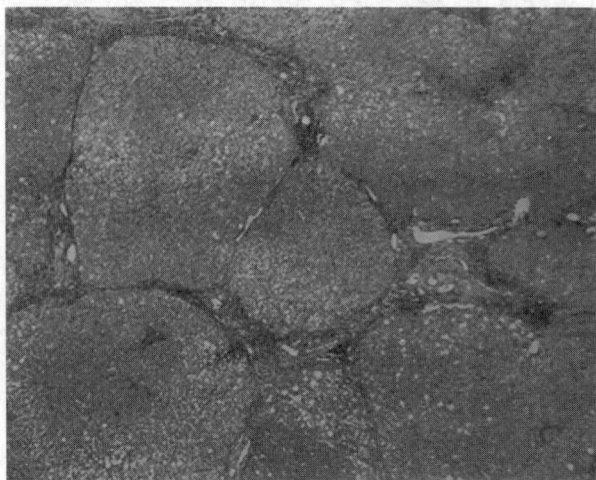

图 12 - 10　门脉性肝硬化（假小叶）

门脉高压症有以下表现。

（1）脾肿大　由于门静脉压力升高，脾静脉回流受阻，引起脾脏淤血性肿大，常继发脾功能亢进，导致血细胞的破坏增加，严重时可引起贫血。

（2）胃肠道淤血　由于门脉高压，胃肠静脉回流受阻，引起胃肠道淤血、水肿。患者表现为食欲不振，消化不良。

（3）腹水形成　肝硬化患者晚期，腹腔内出现淡黄色清亮液体积聚，称为腹水或腹腔积液，属于漏出液。腹水形成原因：①因门静脉压力增高，使肠系膜上、下静脉回流受阻，肠及肠系膜的毛细血管内压增高，加之缺氧，血管壁的通透性增加，导致血浆液体漏入腹腔；②因肝细胞变性、坏死，合成白蛋白减少，导致低蛋白血症，使血浆胶体渗透压降低；③因肝细胞变性、坏死，肝脏

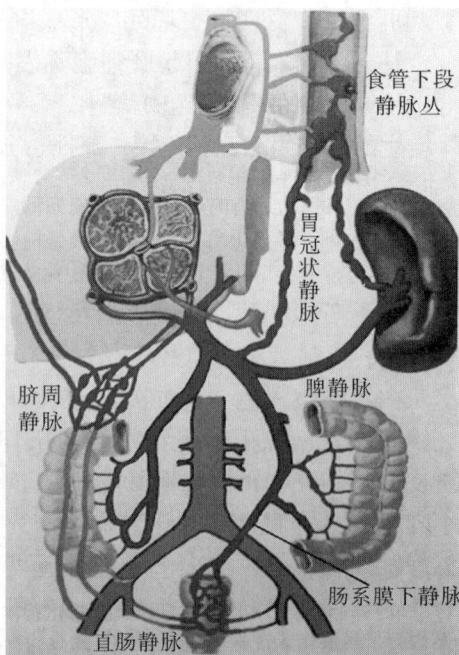

图 12 - 11　门静脉高压时侧支循环示意图

对激素的灭活作用降低，血中醛固酮、抗利尿素水平升高，引起水、钠潴留，形成腹水；④由于小叶中央静脉及小叶下静脉受压，使肝窦内压升高，肝内淋巴液生成增多，且回流受阻，大量淋巴液漏入腹腔形成腹水。

（4）侧支循环形成　当门静脉压升高时，门静脉与体循环静脉之间的吻合支开放，形成侧支循环，使部分门静脉血通过侧支循环绕过肝脏直接入上、下腔静脉回右心房。由于大量的门静脉血进入侧支循环，可使这些侧支循环途中的静脉丛扩张、迂曲（曲张）。主要的侧支循环如下。①食管下段静脉丛曲张：曲张的静脉丛位于食管下段黏膜浅层，并突入食管腔内，可因食物粗糙、腹内压增高等因素，导致突然破裂，引起上消化道大出血，是导致肝硬化患者死亡的常见原因之一。②直肠静脉丛（痔静脉丛）曲张：直肠静脉丛位于直肠下段黏膜层内，便秘或腹内压增高时，可破裂导致便血，长期便血可引起贫血。③腹壁及脐周围静脉丛曲张，患者腹壁上扩张的静脉丛可呈"海蛇头"样改变（图12-11）。

知识链接

侧支循环通路

①门静脉血经胃冠状静脉、食管静脉丛、奇静脉入上腔静脉，引起食管下段静脉丛曲张；②门静脉血经肠系膜下静脉、直肠静脉丛、髂内静脉进入下腔静脉，引起直肠静脉丛（痔静脉丛）曲张；③门静脉血经脐静脉、脐周围静脉，而后向上经腹壁上静脉进入上腔静脉，向下经腹壁下静脉进入下腔静脉，引起脐周围静脉丛曲张。

2. 肝功能障碍　是由于肝细胞变性、坏死所致。肝功能障碍的临床表现如下。

（1）血浆蛋白降低　因肝细胞变性、坏死，蛋白质合成减少，尤其是白蛋白合成减少明显，白蛋白与球蛋白比值降低或倒置。

（2）出血倾向　患者表现出容易出血的特点，可有鼻衄、牙龈出血、黏膜、浆膜出血及皮下瘀斑等。主要是由于：①肝细胞损伤，合成凝血因子减少；②脾功能亢进，使凝血因子破坏过多。

（3）黄疸　因肝细胞变性、坏死及胆汁淤积，使胆红素代谢障碍，引起血浆胆红素浓度增高，导致患者皮肤、黏膜、巩膜被黄染。

（4）对激素灭活功能减弱　肝细胞变性、坏死，导致雌激素等灭活减少，血浆中雌激素水平升高，可引起末梢小动脉扩张，形成蜘蛛痣和肝掌，多见于面部、颈部、前臂和手掌。男性患者可出现睾丸萎缩、乳房发育、性功能减退等；女性患者可出现月经失调、闭经、不孕等。

（5）血清酶活性改变　肝细胞变性、坏死时，胞质内的酶可释放入血，导致血浆中谷丙转氨酶、谷草转氨酶等增高。

（6）肝性脑病　由于肝细胞变性、坏死，导致鸟氨酸循环障碍；或由于侧支循环的建立，使肠道内吸收的氨未经鸟氨酸循环或绕过了肝脏，导致血氨浓度增高，高浓度的血氨对中枢神经系统有一系列的毒性作用，引起肝性脑病。也是肝硬化患者常见的死亡原因之一。

(四) 结局及并发症

门脉性肝硬化时，因肝组织被增生的纤维组织改建，不易从形态结构上完全恢复正常，但是由于肝有强大代偿能力，只要及时治疗，可使疾病处于相对稳定状态。此时肝细胞的变性、坏死基本消失，成纤维细胞的增生也可停止。但如病变持续发展，晚期可出现肝功能衰竭。患者可因上消化道大出血、肝昏迷而死亡。此外，部分患者可合并肝癌及感染等。

二、坏死后性肝硬化

坏死后性肝硬化是在肝细胞发生大片坏死的基础上形成的，大部分为乙型、丙型肝炎，多由亚急性重型肝炎转变而来。

肉眼观察：肝脏体积缩小，重量减轻，质地变硬。表面有较大（直径 >1cm）或大小不等的结节，最大结节直径可达6cm。结节间纤维间隔比较厚，且厚薄不均匀，肝脏变形变硬（图12–12）。

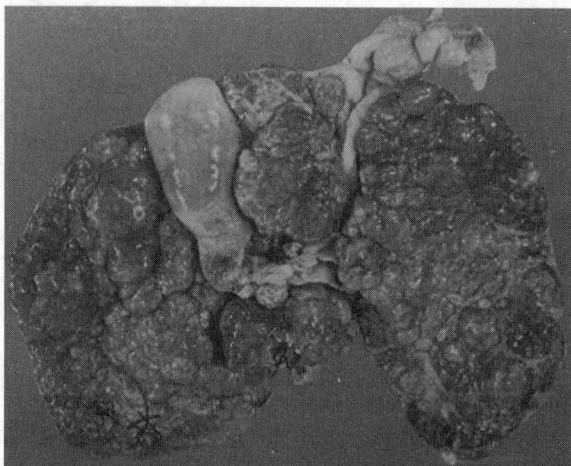

图12–12　大小结节混合型肝硬化

镜下观察：肝小叶呈灶状、带状甚至整个小叶坏死，代之以纤维组织增生，形成间隔，将原来的肝小叶分割为大小不等的假小叶。假小叶内肝细胞常有不同程度的变性、坏死和胆色素沉着。假小叶间的纤维间隔较宽阔且厚薄不均，其中慢性炎细胞浸润、小胆管增生均较显著。

本型肝硬化病程较短，肝功能障碍明显，门脉高压征较轻且出现较晚，癌变率高。

第五节　消化系统肿瘤

一、食管癌

食管癌是食管黏膜上皮或腺体发生的恶性肿瘤。发病年龄多在40岁以上，男性多于女性，有明显的地域性。本病在我国华北及河南省林县等地区高发。

（一）病因

病因不清，可能与下列因素有关。

1. 饮食习惯　饮酒、吸烟及食用过热、过硬或粗糙食物，引起食管黏膜损伤。

2. 化学致癌物质　在我国高发区调查发现：当地某些粮食及食品中含有一定量的亚硝胺及其前身物质。目前认为亚硝胺具有强烈致癌作用。

3. 微量元素　高发区土壤中缺钼、锌、铜等微量元素。钼是硝酸盐还原酶成分，缺乏钼可促进癌的发生。

4. 遗传因素　食管癌有明显的家族聚集倾向，说明其发病可能与遗传有一定的关系。

（二）病理变化

食管癌主要发生于食管的三个生理狭窄处，其中以中段最多见，下段次之，上段最少。可分为早期食管癌和中晚期食管癌两类。

1. 早期食管癌　是指癌组织仅局限于黏膜层或黏膜下层，未侵及肌层，且无食管旁淋巴结转移。此期临床上尚无明显症状。钡餐检查，食管基本正常或呈管壁轻度局限性僵硬。5 年存活率在 90% 以上，预后较好。镜下观察：几乎全是鳞状细胞癌。可为原位癌、黏膜内癌或黏膜下癌，癌组织未侵及肌层，无淋巴结转移。肉眼观察：病变局部可无明显改变，或呈斑块状、糜烂或乳头状。

2. 中晚期食管癌　是指癌组织侵达食管肌层，并有淋巴结转移。此期患者出现明显的临床症状，如进行性吞咽困难等。肉眼形态可分为四型（图 12 - 13）。

（1）髓质型　肿瘤在食管壁内浸润性生长，使食管壁均匀增厚，管腔变窄。切面癌组织为灰白色，质地较软似脑髓组织，表面可形成浅表溃疡。

（2）蕈伞型　肿瘤为卵圆形或扁平状肿块，如蘑菇状突入食管腔内。此型浸透肌层者较其他类型少见。

（3）溃疡型　肿瘤表面形成溃疡，溃疡外形不整，边缘隆起，底部凹凸不平，深达肌层。

（4）缩窄型　此型少见，癌组织在食管壁内浸润生长，累及食管全周，形成明显的环形狭窄，近端食管腔明显扩张。癌组织内伴纤维组织增生，质地较硬。

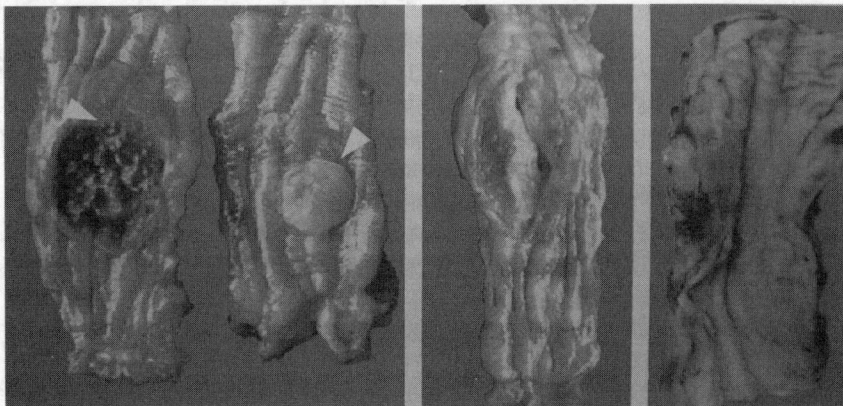

图 12 - 13　食管癌大体类型

1. 溃疡性　2. 蕈伞型　3. 髓质型　4. 缩窄型

镜下观察：组织学上有鳞状细胞癌、腺癌、小细胞癌、腺鳞癌等类型。其中以鳞状细胞癌最多见，约占食管癌的90%，腺癌次之。

（三）扩散

1. 直接浸润 癌组织穿透食管壁直接侵入邻近器官。上段食管癌可侵入喉、气管和颈部软组织；中段食管癌可侵入支气管、肺；下段食管癌常侵入贲门、膈肌、心包等处。受浸润的器官可发生相应的合并症，如大出血、化脓性炎及脓肿、食管-支气管瘘等。

2. 淋巴道转移 为食管癌的主要转移方式。上段食管癌常转移到颈部及上纵隔淋巴结；中段食管癌多转移到食管旁及肺门淋巴结；下段食管癌常转移到食管旁、贲门及腹腔淋巴结。

3. 血道转移 主要见于晚期患者，以转移到肝及肺为最常见。

（四）临床病理联系

早期食管癌临床可无症状或症状轻微，部分患者可有咽食时胸骨后疼痛、哽噎感、烧灼感，症状时隐时现，随病变加重而逐渐加重，患者出现进行性的吞咽困难是食管癌中晚期的典型症状。病情严重者因不能进食而出现恶病质，甚至衰竭死亡。

二、胃癌

胃癌是发生在胃黏膜上皮和腺上皮的恶性肿瘤，是消化系统最常见的恶性肿瘤，好发年龄40~60岁。男性多于女性。

（一）病因

一般认为，胃癌的发生是多种因素相互作用的结果。

1. 饮食与环境因素 大量食用熏制的鱼、肉等食品，喜吃热食，食用滑石粉处理过的大米等饮食习惯与胃癌的发生有一定的关系。另外，胃癌高发区，水、土及饮食中维生素C含量较低；某些化学致癌物质（如亚硝酸盐、黄曲霉毒素等）的存在，均与胃癌的发病有一定的关系。

2. 胃部疾病 部分慢性萎缩性胃炎、慢性胃溃疡病患者，尤其是伴有肠上皮化生者，易发生癌变。

3. 幽门螺杆菌感染 幽门螺杆菌感染可引起胃黏膜上皮的异型增生，目前被认为是胃癌发生的主要危险因素。

4. 遗传因素 胃癌的发病有明显的家族聚集倾向，胃癌的发生可能与遗传易感性有关。

（二）病理变化

胃癌的好发部位为胃窦部，尤以小弯侧多见。根据胃癌的病理变化、进展程度分为早期胃癌和进展期（晚期）胃癌两大类。

1. 早期胃癌 是指癌组织仅限于黏膜层或黏膜下层，可有少数局部淋巴结转移。判断早期胃癌的标准不是以其面积大小而定，而是以其侵犯的深度而定。自纤维胃镜活检开展以来，早期胃癌的诊断率明显提高，术后5年存活率达85%~90%。早期胃癌的肉眼形态可分为三种类型（图12-14）。

（1）隆起型（Ⅰ型） 肿瘤明显隆起于胃黏膜表面，有时可呈息肉状。

（2）表浅型（Ⅱ型）　　肿瘤表面较平坦，隆起不明显。此型又可细分为：①表浅隆起型（Ⅱa型）；②表浅平坦型（Ⅱb型）；③表浅凹陷型（Ⅱc型），又名癌性糜烂。

（3）凹陷型（Ⅲ型）　　肿瘤形成溃疡，溃疡仍局限于黏膜下层。此型最为多见。

组织学分型：早期胃癌以管状腺癌最多见，其次为乳头状腺癌，未分化型癌最少见。

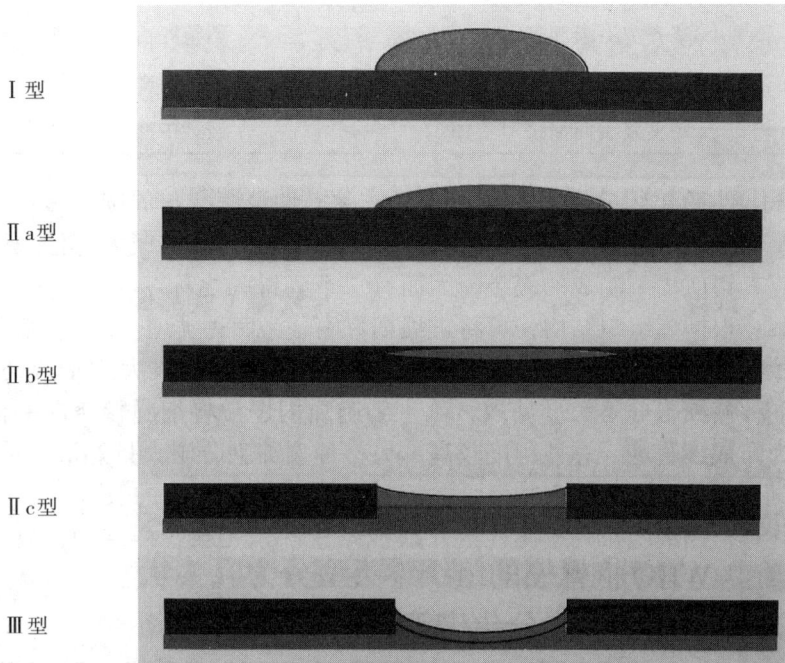

图 12 - 14　早期胃癌大体分类示意图

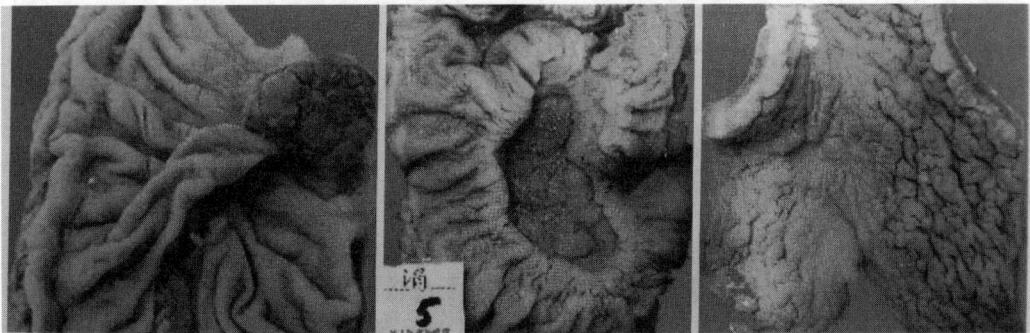

图 12 - 15　进展期胃癌大体分型

2. 进展期胃癌　　癌组织浸润可达肌层甚至浆膜均属进展期胃癌，或称之为中晚期胃癌。癌组织浸润越深，预后越差。肉眼形态可分为三个类型（图 12 - 15）。

（1）息肉型　　癌组织向黏膜表面生长，呈息肉状或蕈状突入胃腔内。

（2）溃疡型　　癌组织表面坏死脱落，形成溃疡。溃疡型胃癌的溃疡与良性胃消化性溃疡的大体形态鉴别（表 12 - 1）。

表 12 – 1　良、恶性溃疡的肉眼形态鉴别

鉴别点	良性溃疡（溃疡病）	恶性溃疡（溃疡型胃癌）
外形	规则呈圆形或椭圆形	不规则形、火山口状
大小	直径 <2cm	直径常 >2cm
深度	较深（底部低于黏膜）	较浅（底部有时高于胃黏膜）
边缘	整齐、不隆起	不整齐、隆起
底部	平坦	凹凸不平，有坏死出血
周围黏膜	黏膜皱襞向溃疡口集中	皱襞中断或增粗呈结节状肥厚

（3）浸润型　癌组织向胃壁内呈局限性或弥漫性浸润，与周围正常组织无明显边界。当弥漫浸润时，可致胃壁增厚、变硬，胃腔缩小，黏膜皱襞大部消失。典型的弥漫浸润型胃癌其胃似皮革制成的囊袋，因而有"革囊胃"之称。

镜下观察：根据癌组织结构，可将进展期胃癌分为四种类型。①乳头状腺癌：癌细胞形成乳头状结构，向管腔内突起。②管状腺癌：癌细胞构成大小不等的腺管结构。③黏液癌：一种癌细胞分泌大量黏液，位于细胞质内，常将细胞核挤向一侧，形似戒指，故称之为印戒细胞癌，恶性程度较高；另一种癌细胞分泌大量黏液，位于细胞外，形成"黏液湖"。此型因癌组织含大量黏液，肉眼上呈半透明的胶冻状，故也称胶样癌。④低分化癌：癌细胞排列成实性的片块或条索状，无腺管样结构，故又可称为实体癌。本型胃癌恶性程度较高。

知识链接

❧ 胃癌分型 ❧

除上述分型外，也有根据胃癌细胞形态和胃癌组织中黏液性质将胃癌分为肠型和弥漫型两大类。肠型胃癌中唾液酸黏液及硫酸黏液多见，而弥漫型胃癌中中性黏液多见。肠型胃癌多见于老年患者，恶性度较低，组织学上多为乳头状腺癌或腺管状腺癌。弥漫型胃癌多见于青年人，恶性度较高，组织学上多为黏液癌及未分化癌。临床上，许多胃癌的组织学结构不是单一类型，在同一胃癌标本中往往有两种组织类型同时存在。

（三）扩散途径

1. 直接扩散　浸润到胃浆膜层的癌组织，可直接扩散至邻近器官和组织，如肝、胰及大网膜等。

2. 淋巴道转移　为胃癌转移的主要途径，首先转移到局部淋巴结，其中以胃小弯侧的胃冠状静脉旁淋巴结及幽门下淋巴结最为多见。由前者可进一步扩散到腹主动脉旁淋巴结、肝门处淋巴结而达肝内；由后者可到达胰头上方及肠系膜根部淋巴结。转移到胃大弯淋巴结的癌可进一步扩散到大网膜淋巴结。晚期，癌细胞可经胸导管转移到锁骨上淋巴结，且以左锁骨上淋巴结多见。

3. 血道转移　多见于胃癌晚期，常经门静脉转移到肝，其次可转移至肺、骨及脑等。

4. 种植性转移 癌细胞浸润至胃浆膜后，可脱落到腹腔，种植于腹壁及盆腔器官表面形成转移瘤。胃黏液腺癌种植性转移到双侧卵巢，在卵巢形成转移性黏液癌，称为 Krukenberg 瘤。

（四）临床病理联系

早期胃癌患者临床症状不明显。随病变进展，可出现胃部不适、疼痛、食欲降低、呕血、便血、消瘦等一系列临床表现。癌组织侵蚀胃壁大血管，可引起消化道大出血和黑便，位于幽门、贲门部位的癌组织，可引起消化道梗阻症状，晚期可出现转移及恶病质。

三、大肠癌

大肠癌是来源于大肠黏膜上皮和腺体的恶性肿瘤。其发病率在消化道恶性肿瘤中仅次于胃癌。近年来，我国发病有逐渐上升的趋势，发病年龄以 40 岁以上多见，男女比为 2:1。

（一）病因与发病机制

大肠癌的发生与饮食因素和遗传因素密切相关。尤其是在长期食入高脂肪、低纤维、少消化残渣饮食的人群中，大肠癌的发病率较高。可能与食物在肠道内长时间存留和肠道内细菌分解某些物质（如胆汁酸、中性类固醇代谢产物等），形成致癌物质有关。另外，大肠癌还与遗传因素有关。调查发现，患有家族性多发性息肉病患者，大肠癌发生率较高。此外，慢性溃疡性结肠炎、大肠腺瘤等也与大肠癌的发病有关。

（二）类型和病理变化

大肠癌的好发部位：以直肠最多见（50%），其次为乙状结肠（20%），两者可占全部病例的 2/3 以上。再次是盲肠、升结肠、降结肠、横结肠。

肉眼观察：大肠癌可分为四型。

1. 隆起型 此型多发生在右侧大肠，肿瘤突向肠腔内呈扁平息肉状或菜花状，表面常有出血、坏死及溃疡形成。

2. 溃疡型 此型较多见。肿瘤表面形成明显的较深溃疡，直径常在 2cm 以上，形状不规则，呈火山口状，溃疡边缘隆起。

3. 浸润型 肿瘤向肠壁深层弥漫浸润，常累及肠管全周，使肠壁增厚，表面常无明显溃疡。有时肿瘤伴纤维组织增生，可使肠管周径缩小，形成环状狭窄。

4. 胶样型 此型较少见。肿瘤外观呈半透明胶冻状。

镜下观察：大肠癌绝大多数为腺癌。其中以高分化腺癌，如管状腺癌和乳头状腺癌多见，其次为低分化腺癌和黏液癌，而未分化癌和鳞状细胞癌等较少见。

（三）扩散途径

1. 局部扩散 当癌组织浸润到浆膜后，可直接蔓延至邻近器官，如前列腺、膀胱、腹膜等。

2. 淋巴道转移 是大肠癌的主要转移途径。癌组织侵犯肠壁较深时，可发生淋巴道转移，首先沿淋巴管转移至附近的淋巴结。如直肠癌首先转移到直肠旁淋巴结，结肠癌先转移至结肠旁、结肠上或结肠末端淋巴结，然后再向远处淋巴结播散。

3. 血道转移 大肠癌晚期可经血道转移到肝、肺、肾、骨等处，其中以肝最多见。

4. 腹腔种植性转移 大肠癌组织侵及浆膜层，癌细胞可脱落，种植于腹壁大网膜及盆腔器官表面，形成转移瘤。

（四）临床病理联系

大肠癌的临床表现因发生的部位、累及的范围及病程长短不同而不同。左侧大肠癌：因肠腔较小且肿瘤多为浸润型，引起肠壁环形狭窄，故早期易出现梗阻症状，表现为腹痛、腹胀、便秘、大便带鲜血等。右侧大肠癌：因肠腔较宽，肿瘤多沿盲肠及升结肠的一侧壁生长、蔓延，常无梗阻症状。但肿物体积常较大，故常于右下腹部触及包块。大肠癌早期症状可不明显，晚期可出现贫血、消瘦、腹部不适、大便次数增多、变形和血便等症状。

> **知识链接**
>
> #### ❧ 大肠癌与癌胚抗原（CEA）❧
>
> 大肠癌组织可产生一种糖蛋白，作为抗原引起患者的免疫反应，此种抗原称为癌胚抗原（CEA）。CEA广泛存在于内胚层起源的消化系统的癌细胞中（如胃、小肠、大肠、肝、胰等处的癌），也存在于正常胚胎的消化道上皮组织中。在正常人血清中也可有微量存在。因此，血清中检出CEA并不能作为确诊大肠癌的根据。但测定CEA有助于观察患者癌组织的消长，例如切除肿瘤后CEA水平下降，以后CEA再度上升则提示癌组织复发或转移。

四、原发性肝癌

原发性肝癌是由肝细胞或肝内胆管上皮细胞发生的恶性肿瘤，简称肝癌。我国发病率较高，属于消化系统常见恶性肿瘤之一。发病年龄多在40岁以上，男性多于女性。

（一）病因

1. 病毒性肝炎 尤其是乙型肝炎和丙型肝炎与肝癌关系密切。肝癌病例 HBsAg 阳性率可高达81.82%。在 HBV 阳性的肝癌患者可见 HBV 基因整合到肝癌细胞 DNA 中。因此，认为 HBV 是肝癌发生的重要因素。据报道，在日本约有70%、在西欧约有65%~75%的肝癌患者，血中可查到 HCV 抗体。

2. 肝硬化 据统计，肝硬化发展为肝癌一般需经7年左右。其中以坏死后性肝硬化为最多，门脉性肝硬化次之。

3. 真菌及其毒素 黄曲霉菌、青霉菌、杂色曲霉菌等都可引起实验性肝癌。其中以黄曲霉毒素 B_1 最为重要。用该霉菌或其毒素或被其污染的食物均可诱发动物肝癌。在肝癌高发区，食物被黄曲霉菌污染的情况往往也较严重。

4. 亚硝胺类化合物 从肝癌高发区南非居民的食物中已分离出二甲基亚硝胺。在我国，肝癌高发区水、土壤、食物中亚硝胺类化合物的前身物质（硝酸盐和亚硝酸盐）明显高于肝癌低发区。此类化合物还可引起消化系统其他肿瘤如食管癌等。

5. 寄生虫感染 研究发现华支睾吸虫可寄生在肝内胆管，刺激胆管上皮细胞增生，进而发展为胆管细胞性肝癌。

（二）类型及病理变化

1. 早期肝癌 是指单个瘤结节直径在 3cm 以内，或 2 个瘤结节直径和在 3cm 以内的原发性肝癌，又称小肝癌（图 12-16）。瘤结节呈球形或分叶状，灰白色，质较软，与周围组织界限清楚，切面无出血坏死。

2. 中晚期肝癌 肝脏体积明显增大，重量增加，癌结节可局限于肝脏的一叶，常以右叶多见，也可弥散于全肝，多合并肝硬化。有时硬变的再生结节与癌结节肉眼不易区别。肉眼观察可分为三型。

（1）巨块型 肿瘤形成巨大的肿块，直径5cm以上，有的可达10cm以上，多位于肝右叶内甚至占据整个右叶。肿瘤质地较软，中心部常有出血坏死。瘤体周边常有散在的大小不等的卫星状瘤结节。

（2）结节型 最多见，肿瘤形成多个散在的瘤结节，圆形或椭圆形，大小不等，直径由数毫米至数厘米，有的相互融合形成较大的结节。被膜下的瘤结节向表面隆起，致肝脏表面凹凸不平。

（3）弥漫型 较少见，癌组织形成无数的小结节弥漫分布于肝脏，似肝硬化结节，故肉眼上不易与肝硬化区别。

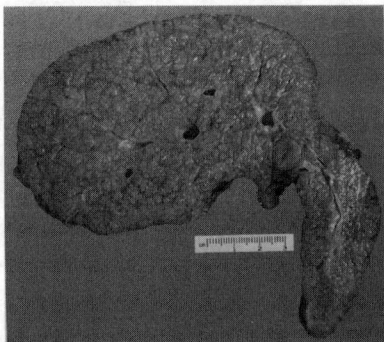

图 12-16 小肝癌（单个结节直径小于3cm的结节）

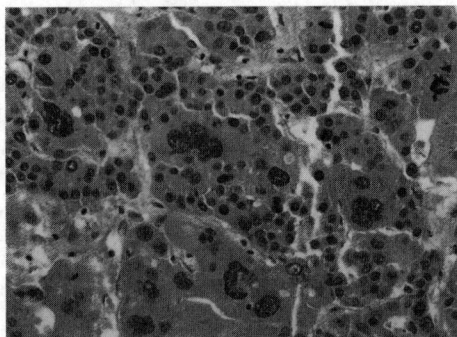

图 12-17 低分化肝细胞性肝癌

3. 镜下观察 肝癌组织学类型有三种。

（1）肝细胞性肝癌 最多见，是由肝细胞发生的肝癌。其分化较好者癌细胞类似肝细胞。分化差者癌细胞异型性明显，常有巨核及多核瘤细胞（图12-17）。

（2）胆管上皮癌 较为少见，是由肝内胆管上皮发生的癌。其组织结构多为腺癌或单纯癌。有时继发于华支睾吸虫病。

（3）混合性肝癌 具有肝细胞性肝癌及胆管上皮癌两种结构，最少见。

（三）扩散方式

1. 肝内蔓延和转移 肝癌首先在肝内蔓延和转移，癌组织常沿门静脉播散，在肝内形成转移癌结节，还可逆行蔓延至门静脉主干，形成较大的癌栓，有时可阻塞管腔引起门静脉高压。

2. 肝外转移 常通过淋巴道转移至肝门淋巴结、上腹部淋巴结和腹膜后淋巴结。晚期可通过血道转移到肺、肾上腺、脑及骨等处。侵出肝表面的癌细胞可脱落，种植于腹膜及腹腔、盆腔器官表面，形成种植性转移。

（四）临床病理联系

早期肝癌临床上可无明显的症状和体征，随病变进展，可出现进行性消瘦，肝区疼痛、肝迅速增大，黄疸及腹水等表现。原发性肝癌预后不良，平均存活期仅为7个月。

第六节 肝性脑病

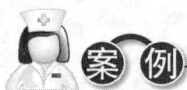

案例

患者，男，49 岁。以神志不清 1 天入院。近 1 年来患者常感腹胀，食欲减退，齿龈出血，仍能坚持工作。3 天前因食物中毒，剧烈呕吐、腹泻后，出现淡漠寡言，夜间烦躁不安，昨日突然意识不清。有慢性肝炎史 10 年。体检：一般情况差，神志不清，呼气中有腥臭味。巩膜黄染，颈部蜘蛛痣 2 枚。心肺无异常。腹软隆起，肝脾未触及，移动性浊音阳性。有扑翼样震颤，腱反射亢进，肌张力增高。

思考：该患者所患疾病是什么？其发病机制如何？

一、肝性脑病的概念

肝性脑病是指因严重急性或慢性肝疾病所引起的、以中枢神经系统功能障碍为主要特征的神经精神综合征。它包括从轻度的精神、神经症状，到陷入深度昏迷的整个过程。早期有性格改变；进一步发展，可发生精神错乱，行动异常，定向障碍，两手有扑翼样震颤；严重时发展为嗜睡，昏迷。因此又有肝昏迷之称。

知识链接

性格改变、定向障碍、扑翼样震颤的表现

性格改变的表现：欣快或沉默少言，烦躁不安或表情淡漠。

定向障碍的表现：什么时候、什么地点、是谁分辨不清。

扑翼样震颤的表现：让患者平举双上肢，两手呈扑翼样抖动。

二、肝性脑病的原因和分类

（一）肝性脑病的病因

1. 急性肝坏死 急性重型肝炎、急性肝中毒（如氟烷、四氯化碳）等，引起急性肝坏死。

2. 慢性肝病 慢性肝炎、肝硬化、肝癌晚期、门体静脉分流手术后的患者，均可因肝功能严重损害和门体分流致肝性脑病。

（二）肝性脑病的分类

目前主要有三种分类方法。

1. 按原因不同分类 ①内源性肝性脑病：多见于重型病毒性肝炎或急性肝中毒等引起的肝细胞广泛坏死的肝脏疾病。②外源性肝性脑病：多见于肝硬化晚期有门脉高压或门－体静脉分流术后的患者，因侧支循环的建立，使肠道吸收来的毒性物质经侧支循环绕过了肝脏，未经肝脏的解毒功能，直接进入体循环，引起的肝性脑病。

2. 按发生速度分 ①急性肝性脑病：起病急，进展快，短时间内出现昏迷。多见于严重的急性肝脏疾病。②慢性肝性脑病。起病缓慢，病史长，常在较长时间的神经精神症状之后，再出现昏迷。多见于慢性肝脏疾病。

3. 按肝脏的异常和神经精神症状的不同可将肝性脑病分为三种类型 ①A 型为急性肝衰竭相关的肝性脑病：常在肝功能衰竭后两周内出现肝性脑病。②B 型为门体旁路相关的肝性脑病：不伴有肝脏疾病。③C 型为肝硬化伴门脉高压或门体分流相关的肝性脑病：是肝性脑病中最为常见的类型。

> 📢 **知识链接**
>
> ### ⚬ 肝性脑病的临床分期 ⚬
>
> 临床上，按神经精神症状的轻重不同，将肝性脑病分为四期：一期（前驱期），可有轻微的神经精神症状，轻微的扑翼样震颤；二期（昏迷前期），一期症状加重，可出现嗜睡、表情淡漠、轻度的定向障碍，明显的人格障碍和明显的扑翼样震颤；三期（昏睡期），表现为明显的精神错乱、定向障碍、语言混乱、嗜睡但能被唤醒；四期（昏迷期），呈昏迷状态，且不能被唤醒，对各种刺激无反应，无扑翼样震颤。

三、肝性脑病的发生机制

肝性脑病的发病机制至今尚不清楚。多数学者认为：肝性脑病的发生是脑组织代谢紊乱和功能障碍所致。目前，较为公认的学说有：氨中毒学说，假性神经递质学说，血浆氨基酸失衡学说，γ - 氨基丁酸学说。

（一）氨中毒学说

正常人血氨浓度不超过 $59\mu mol/L$，临床上多数肝性脑病的患者血氨水平明显高于正常，有的高于正常人的 2～3 倍以上，而且经临床观察：血氨增高的程度与患者的神经精神症状严重程度相平行。给动物注入氯化铵可引起中枢神经系统功能障碍。临床采用降血氨的治疗措施后，可使中枢神经系统症状明显好转，提示血氨的升高，是肝性脑病发生的一个重要因素（图 12－18）。

1. 血氨升高的原因

（1）氨生成增多 血氨主要来自肠道产氨，少数来自肾、肌肉和脑。产氨增多的原因如下。①食物蛋白分解：肝硬化时，由于门静脉高压，使门静脉回流受阻，导致胃肠黏膜淤血水肿，食物的消化和吸收发生障碍，使肠道细菌生长活跃，细菌分解未经充分消化的蛋白质及尿素，使氨的生成明显增多，特别是在高蛋白饮食或上消化道出血后，肠道产氨明显增多。②尿素分解：肝硬化晚期，因肝肾综合征所致肾功能衰竭，而发生氮质血症，尿素从血液中弥散至肠腔增多，经肠道细菌尿素酶分解，产氨明显增多并吸收入血，引起血氨升高。③肌肉分解：肝性脑病患者早期狂躁不安，使肌肉收缩加剧，分解代谢增强，肌肉产氨增多。

此外，当肠道内 pH 值降低时，可减少肠道内氨的吸收。故临床上常用乳果糖在肠道内被细菌分解，产生乳酸、醋酸，降低肠腔的 pH 值，减少氨的吸收，以降低血氨。

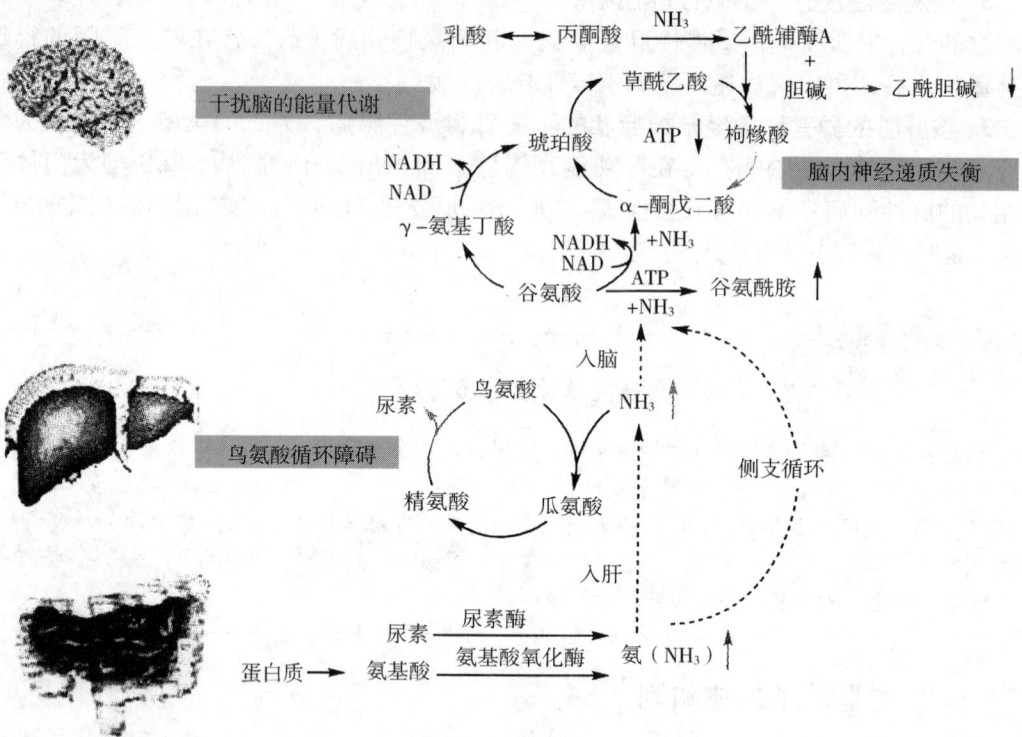

图 12 - 18　血氨升高引起肝性脑病的机制

（2）氨清除减少　体内的氨主要经肝脏鸟氨酸循环，合成无毒的尿素，经肾排出体外。导致氨清除减少的原因如下。①鸟氨酸循环障碍：因能量代谢障碍，ATP 供给不足以及肝内某些参与鸟氨酸循环的酶系统受损害，导致鸟氨酸循环障碍，尿素合成减少，血氨升高。②侧支循环建立：肝硬化时，由于门静脉高压和侧支循环建立，使肠道吸收来的氨，经侧支循环绕过肝脏，未经鸟氨酸循环，直接进入体循环，使血氨升高。

📢 知识链接

⚬ 鸟氨酸循环 ⚬

　　肠道产生的氨，随门静脉血入肝脏，在肝细胞内经鸟氨酸循环，合成尿素而解毒。2分子氨经鸟氨酸循环生成1分子尿素，最终消耗4分子的ATP。

2. 氨对脑组织的毒性作用

（1）干扰脑细胞能量代谢　①消耗了大量的 α - 酮戊二酸：α - 酮戊二酸是三羧酸循环的重要中间产物，故可以使 ATP 生成减少。②消耗了大量的还原性辅酶Ⅰ（NADH），NADH 是呼吸链递氢过程中的重要物质，其大量被消耗，可使 ATP 的生成减少。③氨还可以抑制丙酮酸脱羧酶的活性，妨碍丙酮酸的氧化脱羧过程，使乙酰辅酶 A 生成减少，影响三羧酸循环，使 ATP 产生减少。④氨和谷氨酸结合，形成谷氨酰胺时，消耗了大量的 ATP。

（2）改变了脑内神经递质　大量实验证实，血氨升高可直接影响脑内神经递质的含量及神经传递。血氨升高在引起脑细胞能量代谢障碍的同时，也引起脑内谷氨酸、乙酰胆碱等兴奋性神经递质减少，而谷氨酰胺、γ-氨基丁酸等抑制性神经递质增加，从而造成中枢神经系统功能障碍。

（3）氨对神经细胞膜的抑制作用　血氨升高，高浓度的氨可与钾离子竞争性进入神经细胞内，导致神经细胞内钾离子浓度降低；氨还可直接干扰神经细胞膜上的 Na^+ – K^+ – ATP 酶的活性，影响了神经细胞膜内外 Na^+ 和 K^+ 的分布，引起神经细胞膜的静息膜电位、兴奋性和传导性发生改变，导致神经细胞功能障碍。

（二）假性神经递质学说

食物中的蛋白质在肠道内被消化分解成氨基酸，其中芳香族的氨基酸如苯丙氨酸、酪氨酸在肠道内被细菌释放的氨基酸脱羧酶作用下，形成苯乙胺和酪胺。当肝功能严重障碍或门–体分流术后，苯乙胺和酪胺未经肝脏的解毒或绕过肝脏进入体循环，使血中苯乙胺和酪胺浓度升高。苯乙胺和酪胺随血液循环进入脑内，在脑细胞内的 β – 羟化酶作用下，形成苯乙醇胺和羟苯乙醇胺。苯乙醇胺和羟苯乙醇胺的化学结构与正常神经递质去甲肾上腺素和多巴胺相似（图 12 – 19），但其生物活性极低，当其取代正常神经递质时，其生理效应明显降低，故称其为假性神经递质。

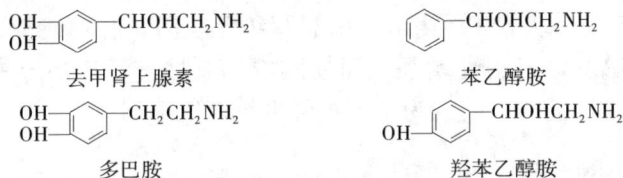

图 12 – 19　正常和假性神经递质的化学结构式

脑干网状结构中的上行激动系统能激动整个大脑皮质的活动，维持其兴奋性，使机体处于觉醒状态，上行激动系统在脑干网状结构中多次更换神经元，所经过的突触很多。突触在传递信息时，所需要的生理性神经递质主要有去甲肾上腺素和多巴胺。当脑干网状结构中假性神经递质增多时，可竞争性取代正常神经递质而被神经末梢摄取、储存和释放。因假性神经递质生物活性远不及正常神经递质，致使脑干网状结构上行激动系统功能失常，传至大脑皮质的兴奋冲动受阻，以致大脑功能发生抑制，出现意识障碍乃至昏迷。如果锥体外系中的神经递质被假性神经递质所取代，则可出现扑翼样震颤（图 12 – 20）。

（三）血浆氨基酸失衡学说

肝功能障碍时，芳香族氨基酸降解能力降低；肝脏的糖异生作用障碍，芳香族氨基酸转为糖的能力降低。这些均使血中芳香族氨基酸含量增高。芳香族氨基酸增多，即苯丙氨酸和酪氨酸增多，可抑制正常神经递质生成。增多的苯丙氨酸和酪氨酸生成苯乙醇胺和羟苯乙醇胺，因此大量假性神经递质代替正常神经递质，易发生昏迷，故血浆氨基酸失衡学说是对假性神经递质学说的补充和发展。此外，由于肝功能障碍，对胰岛素灭活减少，血浆胰岛素水平升高，胰岛素可促进肌肉、脂肪细胞对支链氨基酸的摄取和利用，使血浆中支链氨基酸浓度降低，导致血浆氨基酸失衡。

（四）γ–氨基丁酸（GABA）学说

γ–氨基丁酸是中枢神经系统最主要的抑制性神经递质，几乎分布于脑的所有部

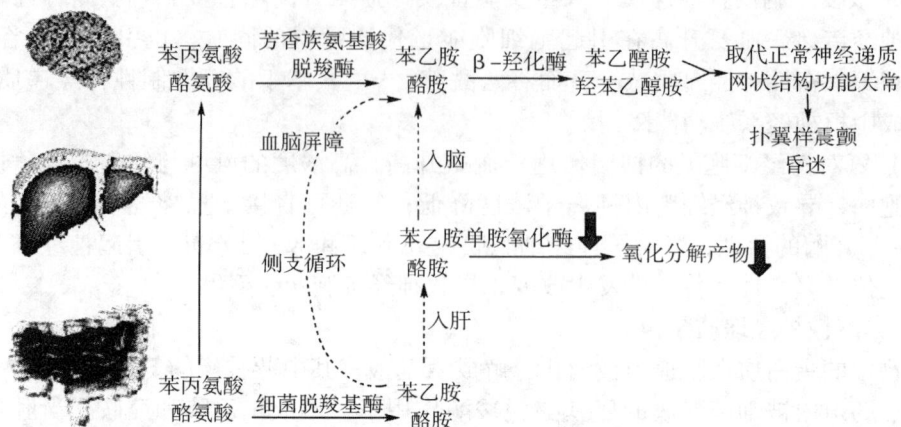

图 12 - 20　假性神经递质的来源与其引起肝性脑病的机制

位。正常情况下，肠道内合成的 γ - 氨基丁酸被吸收入血，经门静脉血到肝，由转氨酶分解解毒，故不能透过血脑屏障进入脑内。严重肝病时，肠道合成的 γ - 氨基丁酸经门体分流或未经肝脏的解毒作用进入血脑屏障，与突触后神经元的 γ - 氨基丁酸受体结合，此时 Cl^- 通道开放，大量 Cl^- 内流，引起超级化阻滞。肝功能障碍时，因 γ - 氨基丁酸产生增多和血脑屏障通透性增强，而使脑内抑制性神经递质 γ - 氨基丁酸明显增多，超级化抑制效应增强，而表现为中枢神经系统功能障碍。

四、肝性脑病的诱因

凡能导致体内毒性物质生成增多、或能提高脑对毒性物质敏感性以及使血脑屏障通透性增高的因素，均可成为肝性脑病的诱因。常见的诱因如下。

1. 消化道出血　上消化道出血是肝硬化患者最常见的合并症，也是肝性脑病的重要诱因。肝硬化后期因门脉高压，胃底和食管下段静脉丛曲张、破裂，可引起大出血，使肠道内的蛋白质明显增多，导致血氨及其他毒性物质明显增高，加之，上消化道大出血造成血容量降低，可加重肝脏损害和脑功能障碍，而诱发肝性脑病。

2. 感染　①血中毒性物质增多：严重肝脏疾病并发感染时，分解代谢增强，可导致血浆氨基酸失衡和产氨增多。②呼吸性碱中毒：感染常伴有发热，可引起过度通气而发生呼吸性碱中毒，碱中毒可促进肠道氨的生成与吸收，使血氨升高。③血脑屏障的通透性增高：使氨和芳香族氨基酸容易进入脑内。

3. 药物应用不当

（1）镇静剂和麻醉剂　长期使用这类药物时，因肝功能障碍，对这类药物的代谢和清除能力降低，容易在体内蓄积，对中枢神经系统可产生抑制作用，易诱发肝性脑病。

考点提示

本节主要考点为：慢性胃炎的类型，萎缩性胃炎的病理变化，消化性溃疡的病理变化及并发症，病毒性肝炎的基本病理变化、类型及各型病变特点，门脉性肝硬化、坏死后性肝硬化的病理变化及临床病理联系，消化系统常见肿瘤的病变及扩散，肝性脑病的概念、原因、发生机制及常见诱因。

（2）利尿剂　肝硬化后期，常因腹水形成而长时间使用排钾利尿剂，可引起低钾性碱中毒，促使肠道内氨吸收入血，使血氨升高。同时利尿剂也可使循环血量减少，导致肾血流量减少，发生功能性肾衰竭，引起氮质血症，使血氨增多。

4. 便秘　患者便秘时，因粪便长时间在肠道内停留，使肠道内的氨生成、吸收增多，诱发肝性脑病。

5. 大量放腹水　使血容量突然减少，发生肾前性氮质血症，同时可引起低钾性碱中毒、低氧血症等，均可诱发肝性脑病的发生。

6. 其他　高蛋白饮食、外科手术、酗酒等，均可诱发肝性脑病。

护理应用

◎ 消化系统疾病与临床护理的联系 ◎

1. 临床观察　密切观察肝硬化和肝性脑病患者原发肝病的状况及有无上消化道出血、休克、脑水肿、感染、扑翼样震颤等迹象。

2. 护理措施　对于肝硬化腹水的患者尽量采取平卧位，大量腹水者宜取半卧位，应避免腹内压骤增的因素，限制水钠摄入，准确记录出入量，定期测量腹围、体重，观察腹水消退情况。对于病毒性肝炎的患者，应做好传染期的隔离工作。①甲型、戊型肝炎实施消化道隔离，自发病之日起隔离期3周；②乙型、丙型、丁型肝炎实施血液和体液的隔离；③患者的分泌物、排泄物及血液污染物须进行严格消毒处理；④对病毒携带者进行管理；⑤医护人员进行有创检查或操作时，应注意做好自我防护，一旦出现针刺伤，应按职业暴露作进一步处理。

3. 护理指导　指导和帮助患者合理调整饮食、纠正不良饮食习惯和不良嗜好。如不要过快、过热、过硬饮食，避免亚硝胺、黄曲霉毒素含量较高的食物，戒烟、戒酒等，以降低消化系统肿瘤的发病率。指导慢性胃炎患者的饮食：应以高热量、高蛋白、高维生素、易消化食物为基本原则；而肝性脑病患者的饮食：应以高热量、高维生素、暂停蛋白质、减少脂肪摄入、维持水、电解质平衡为原则。另外，还应教会患者心理放松技巧，找出不利于健康的心理社会因素，指导患者保持良好的心理状态。安心养病，自觉遵守并接受有关的隔离制度和措施。

（宋俊华）

练习题

一、名词解释

假幽门腺化生　肝硬化　假小叶　肝性脑病　嗜酸性小体　点状坏死　碎片状坏死
桥接坏死　大片状坏死　早期胃癌　小肝癌　Krukenberg 瘤　革囊胃

二、填空

1. 消化性溃疡的并发症有：_____、_____、_____、_____。

2. 肝硬化患者后期可出现：_____、_____两大临床症状。

3. 肝硬化侧支循环有：_____、_____、_____。

4. 病毒性肝炎的基本病变有：_____、_____、_____、_____。

5. 中晚期食管癌的肉眼分型有：_____、_____、_____、_____。

6. 进展期胃癌的肉眼分型有：_____、_____、_____。

7. 中晚期肝癌的大体分型有：_____、_____、_____。

8. 血氨升高的原因有：_____、_____。

9. 血氨升高对脑的毒性作用有：_____、_____、_____。

10. 假性神经递质是指：_____、_____。

11. 肝性脑病的常见诱因有：_____、_____、_____、_____、_____。

三、简答题

1. 消化性溃疡由内向外分为哪四层结构，请绘图说明。

2. 病毒性肝炎肝细胞坏死的类型。

3. 何谓假小叶？其结构特点如何？

4. 简述门脉性肝硬化的临床病理联系。

5. 简述肝性脑病的发生机制学说。

四、选择题

A₁ 型题

1. 关于慢性萎缩性胃炎的描述，下列哪项错误？

   A. B 型与自身免疫无关   B. A 型与自身免疫有关

   C. B 型血中有抗内因子抗体   D. A 型血中有抗壁细胞抗体

   E. A 型血中有抗内因子抗体

2. 我国门脉性肝硬化最主要的病因是：

   A. 酒精中毒   B. 营养缺乏   C. 药物中毒

   D. 病毒性肝炎   E. 华支睾吸虫

A₂ 型题

3. 一患者起病急，病情进展迅速，肝体积显著缩小，色黄，质地柔软，镜下肝细胞广泛大量坏死，有多量单个核炎细胞浸润，应诊断为：

   A. 肝坏死   B. 肝萎缩   C. 重型肝炎

   D. 急性重型肝炎   E. 急性普通型肝炎

A₃ 型题

张先生，49 岁。以神志不清 1 日入院。近 1 年来患者常感腹胀，食欲减退，齿龈出血，仍能坚持工作。3 日前食物中毒剧烈吐泻后，出现淡漠寡言，夜间烦躁不安，昨日突然意识不清。有慢性肝炎史 10 年。体检：一般情况差，神志不清，呼气中有腥臭味。巩膜黄染，颈部蜘蛛痣 2 枚。心肺无异常。腹软隆起，肝脾未触及，移动性浊音阳性。有扑翼样震颤，腱反射亢进，肌张力增高。

4. 该患者可能发病机制除外：

   A. 氨中毒学说   B. 假性神经递质学说   C. 血浆氨基酸失衡学说

D. γ - 氨基丁酸学说　　　　　E. 谷氨酰胺学说

5. 对于该患者处理措施中错误的是哪一项：

A. 防治便秘，减少毒物吸收

B. 饮食流质，防止上消化道出血

C. 慎用镇静剂、麻醉剂、利尿剂

D. 高蛋白、高维生素饮食

E. 放腹水不宜过多、过快，防止电解质紊乱

第十三单元　泌尿系统疾病

要点导航

1. 掌握常见类型肾小球肾炎、肾盂肾炎的病理变化及临床病理联系；肾功能衰竭的概念、原因及发生机制。

2. 熟悉膀胱癌及肾细胞癌的病理变化及临床病理联系；急性、慢性肾功能衰竭时功能和代谢的变化；尿毒症的概念。

3. 了解肾小球肾炎、肾盂肾炎的病因、发病机制；尿毒症的发生机制及功能、代谢的变化。

第一节　肾小球肾炎

案例

患儿，男，9岁。因尿量减少3天，伴眼睑浮肿入院，3周前有咽喉肿痛史。查体：面色苍白，眼睑浮肿，双侧扁桃体红肿。24h尿量为500ml，尿比重为1.020，尿蛋白（＋＋＋），红细胞少许，颗粒管型（＋）。

思考：1. 该患儿应诊断为什么病？

2. 该病如何发生？

3. 该病有哪些类型？

肾小球肾炎是一组以肾小球损伤为主要病变特点的变态反应性疾病，可简称为肾炎。原发性肾小球肾炎是原发于肾脏的独立性疾病，继发性肾小球肾炎是由其他疾病引起，或是全身疾病的一部分，如系统红斑狼疮、糖尿病等。本节主要介绍原发性肾小球肾炎。

一、病因和发病机制

肾小球肾炎的病因和发病机制尚未完全明了，研究表明大多数肾小球肾炎是由免疫机制引起的，抗原抗体反应是肾小球损伤的主要原因。能引起肾炎的抗原物质很多，根据来源分为内源性和外源性两大类。内源性抗原包括肾小球抗原（肾小球基底膜抗原、足突细胞抗原、系膜细胞和内皮细胞的细胞膜抗原）和非肾小球抗原（核抗原、DNA、肿瘤抗原、免疫球蛋白和甲状腺球蛋白等）。外源性抗原包括细菌、病毒、寄生虫、真菌等生物性病原体的成分及药物、异种血清等。它们主要通过以下两种方式引起肾小球肾炎。

1. 原位免疫复合物形成 由肾小球内固有的或植入到肾小球的抗原成分刺激机体产生相应的抗体，抗体随血液循环到达肾小球，与肾小球内固有的或植入的抗原成分发生反应，形成免疫复合物，引起肾小球损伤。

2. 循环免疫复合物沉积 由非肾小球性的可溶性抗原，刺激机体产生的相应抗体，抗体与抗原在血液循环中发生反应，形成免疫复合物，随血液流经肾脏，沉积于肾小球基底膜，引起肾小球病变。

二、肾小球肾炎的分类

（一）临床分类

临床上，根据起病缓急程度、病史长短、临床症状不同，可将肾小球肾炎分为：急性、急进性、慢性、隐匿性肾小球肾炎和肾病综合征五类。

（二）病理分类

根据病变特点不同，可将肾小球肾炎分为：轻微病变性肾小球肾炎、局灶性/阶段性肾小球肾炎、弥漫性肾小球肾炎、未归类的肾小球肾炎四类。其中弥漫性肾小球肾炎又可分为：①弥漫性毛细血管内增生性肾小球肾炎；②新月体性肾小球肾炎；③膜性肾小球肾炎；④膜性增生性肾小球肾炎；⑤系膜增生性肾小球肾炎⑥弥漫性硬化性肾小球肾炎六种类型。

三、常见类型、病变及临床病理联系

（一）弥漫性毛细血管内增生性肾小球肾炎

弥漫性毛细血管内增生性肾小球肾炎临床上又称为急性肾炎。是临床上最常见的一种肾炎类型，患者起病急，进展快，症状体征明显，预后好，多数经彻底治疗，半年内可恢复正常。多见于儿童，也可发生于成年人，儿童预后比成年人好。其发病与A族乙型溶血性链球菌感染有关。多由循环免疫复合物沉积引起。

1. 病理变化 肉眼观察：双侧肾脏体积增大，重量增加，包膜紧张，表面充血呈暗红色，称大红肾（图13-1）。有的肾脏表面及切面有散在粟粒大小的出血点，又称蚤咬肾。镜下观察：肾小球毛细血管内皮细胞和系膜细胞增生、肿胀，肾小球内可见中性粒细胞、单核细胞渗出。使肾小球体积增大，细胞数量增多，并压迫肾小球毛细血管壁，使肾小球毛细血管管腔狭窄或闭塞（图13-2）。肾小管因缺血上皮细胞发生变性、坏死、脱落。肾小管腔内可见蛋白质、红细胞、白细胞及凝聚而形成的各种管型。肾间质充血、水肿，并有少量中性粒细胞浸润。

2. 临床病理联系 主要表现为急性肾炎综合征。①尿的变化：出现少尿、无尿、血尿、蛋白尿和管型尿。血尿常为主要表现，可为肉眼血尿或镜下血尿。②水肿：患者出现轻到中度水肿，早期以眼睑等疏松部位较明显，严重时遍及全身。水肿的主要原因是水钠潴留。③高血压：与水、钠潴留引起血容量增加有关。严重高血压可导致心力衰竭及高血压脑病。此类肾炎多数预后良好，少数患者尤其是成年人可迁延不愈，发展为慢性肾炎。

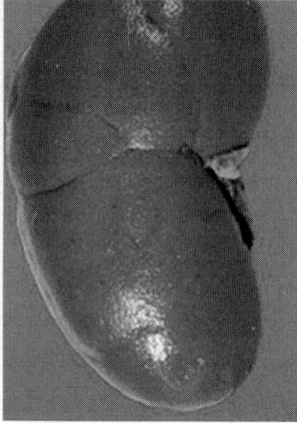

图 13 - 1　弥漫性毛细血管内增生性
肾小球肾炎（大体）

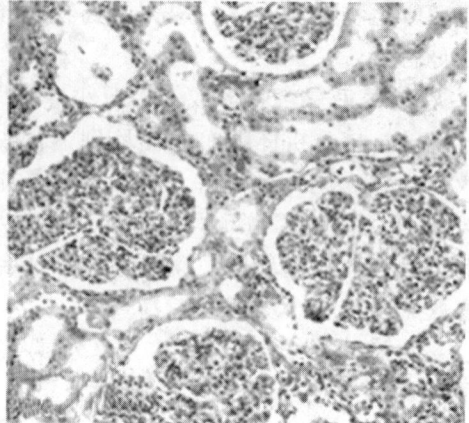

图 13 - 2　弥漫性毛细血管内增生性
肾小球肾炎（镜下）

（二）弥漫性新月体性肾小球肾炎

弥漫性新月体性肾小球肾炎临床上又称急进性肾小球肾炎，较少见。起病急，进展快，病情重，预后差，死亡率高。多见于青壮年，其发病既可由原位免疫复合物形成引起，也可由循环免疫复合物沉积所致，部分患者还可因细胞免疫或非免疫机制所引起。肾小球基底膜损伤较严重。

1. 病理变化　肉眼观察：双侧肾脏弥漫性体积增大，呈苍白色，表面常可见出血点，切面皮质增厚。镜下观察：肾小囊壁层上皮细胞增生，在肾小囊内层层堆积，形成新月体或环状体（图 13 - 3），同时可伴有纤维蛋白和炎细胞（中性粒细胞、淋巴细胞、单核细胞）渗出。新月体和环状体逐渐纤维化、玻璃样变，阻塞肾小囊，压迫肾小球，致使肾小球缺血，纤维化和玻璃样变。所属肾小管因缺血上皮细胞变性坏死。肾间质充血、水肿，炎细胞浸润。

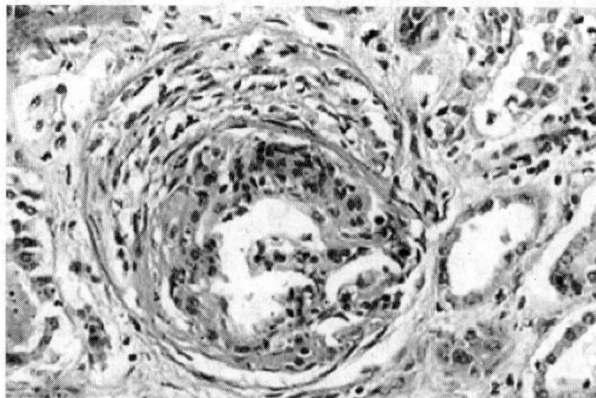

图 13 - 3　新月体性肾小球肾炎

2. 临床病理联系　弥漫性新月体性肾小球肾炎可出现一系列临床表现，统称为急进性肾炎综合征。①尿的变化：患者可在短时间内出现少尿、无尿，是因为新月体或环状体压迫肾小球，导致肾小球缺血，滤过率明显降低所致，患者也可有血尿、蛋白尿和管型尿，且以血尿为著，患者早期即可出现明显的血尿，是因为肾小球毛细血管基底膜严重损伤所致。②水肿：患者可出现轻度水肿，原因是少尿、无尿，导致水钠潴留所致。③高血压：与水、钠潴留引起血容量增加有关。④氮质血症：因少尿、无尿，非蛋白氮在体内潴留，导致血浆非蛋白氮增高。⑤急性肾功能衰竭和尿毒症：因少尿、无尿，大量代谢产物堆积，引起全身中毒症状，形成急性肾功能衰竭和尿毒症。

（三）弥漫性膜性肾小球肾炎

弥漫性膜性肾小球肾炎是引起成人肾病综合征的最常见原因。其病变特点是肾小球毛细血管基底膜弥漫性增厚，主要临床表现为肾病综合征，故又称为膜性肾病。常由多种抗原引起，包括内源性的抗原和外源性抗原。多见于 40 岁左右的中年人，男性多于女性。

1. 病理变化　肉眼观察：双侧肾脏弥漫性体积增大，重量增加，颜色呈苍白色，又称"大白肾"（图 13 - 4）。切面皮质增厚，皮髓质分界不清。镜下观察：肾小球基底膜呈均匀一致的弥漫性增厚，呈车轨状（图 13 - 5）。电镜下观察：早期肾小球毛细血管基底膜弥漫性增生、增厚。中期基底膜外侧呈钉状或梳齿状增生，穿插在免疫复合物之间。晚期钉状或梳齿状突起的外侧相互融合，将免疫复合物包绕于基底膜内，使基底膜弥漫增厚，压迫肾小球毛细血管，导致肾小球缺血，纤维化、玻璃样变性。基底膜内的免疫复合物溶解，致使基底膜呈虫蚀状缺损，通透性明显增高。

2. 临床病理联系　弥漫性膜性肾小球肾炎临床上主要为肾病综合征的表现，即出现"三高一低"的表现：①大量蛋白尿：是由于肾小球基底膜严重损伤，通透性增加所致。②低蛋白血症：因大量蛋白质随尿液排出，导致血浆蛋白降低。③高度水肿：由于血浆蛋白降低，导致血浆胶体渗透压降低；或继发醛固酮和抗利尿激素分泌增多，水钠潴留，引起高度水肿。④高脂血症：因低蛋白血症，刺激肝脏合成脂类物质增多所致。

临床上，弥漫性膜性肾小球肾炎起病缓慢，病史长。部分患者经积极治疗，病情可得到控制或缓解，大多数患者蛋白尿持续阳性，少数患者可死于肾功能衰竭和尿毒症。

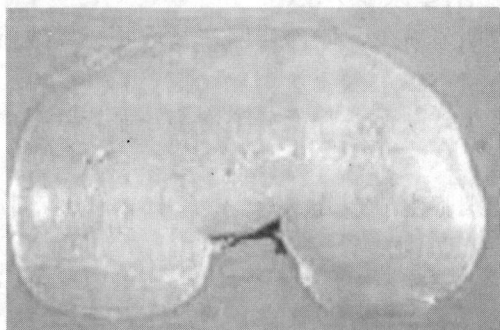

图 13 - 4　弥漫性膜性肾小球肾炎（大白肾）

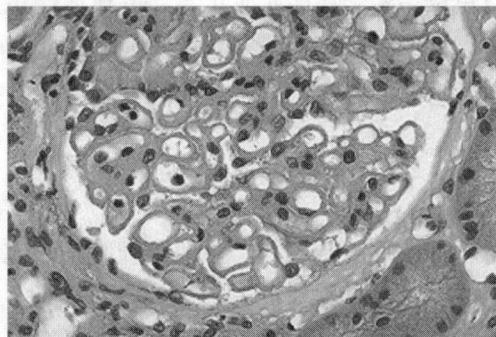

图 13 - 5　弥漫性膜性肾小球肾炎（镜下）

（四）弥漫性硬化性肾小球肾炎

弥漫性硬化性肾小球肾炎为各种不同类型肾小球肾炎的最后阶段，临床上又称为慢性肾炎。因大多数肾小球发生纤维化和玻璃样变性而硬化，故又有慢性硬化性肾小球肾炎之称。多见于成年人。病史较长，可达十几年甚至更长。临床表现多样且轻重不等。

1. 病理变化 肉眼观察：两侧肾脏对称体积缩小，重量减轻，呈灰白色，质地变硬，表面呈细颗粒状，切面皮质变薄，皮髓质界限不清，称为颗粒性固缩肾（图13-6）。小动脉壁增厚、变硬，断面上呈哆开状。肾盂周围脂肪增多。镜下观察：早期肾小球的变化多种多样，可保留其原来类型肾小球肾炎的病变。晚期大部分肾小球纤维化、玻璃样变性，所属肾小管萎缩或消失，间质纤维组织明显增生（图13-7），使病变肾小球相互靠拢、集中，称为肾小球集中现象。少数残存的肾单位发生代偿性肥大，表现为肾小球体积增大，肾小管扩张，在萎缩和扩张的肾小管内可见红染的蛋白管型，似甲状腺滤泡，称为甲状腺滤泡样结构。间质内可有淋巴细胞、浆细胞浸润。间质内小动脉硬化，管壁增厚，管腔狭窄。

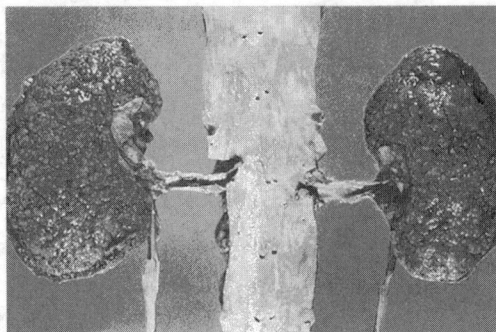

图13-6 弥漫性硬化性肾小球肾炎（大体）

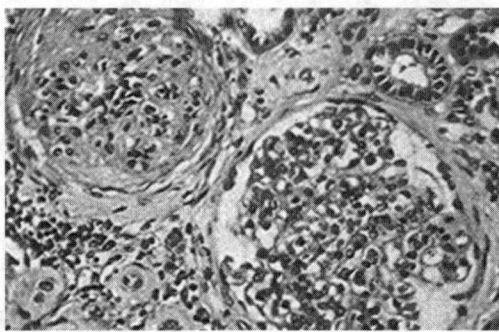

图13-7 弥漫性硬化性肾小球肾炎（镜下）

2. 临床病理联系

（1）尿的变化 由于大量肾单位功能丧失，流经肾脏的血液全部转向少数残存的肾单位，血流速度快，血流量大，肾小管来不及重吸收，尿液浓缩功能障碍，导致多尿（24h尿液量超过2000ml）、夜尿（夜间尿量增多，超过白天尿量）、尿比重降低且固定（尿比重低于1.020）。晚期，大多数肾单位被破坏，可导致少尿或无尿。因残存肾单位结构和功能相对正常，故血尿、蛋白尿及管型尿不明显。

（2）氮质血症 随病变发展，残存肾单位明显减少，体内代谢产物堆积，导致血浆非蛋白氮增多，形成氮质血症。

（3）高血压 因大多数肾单位纤维化，肾小球缺血，肾素分泌增多，血管紧张素增多，血管收缩，血压升高。

（4）贫血 ①因大多数肾单位破坏，促红细胞生成素分泌减少；②体内代谢产物堆积抑制骨髓造血等，导致红细胞生成减少，引起贫血。

此外，患者还可出现代谢性酸中毒，钾、磷、钙等电解质紊乱，晚期患者还可出现尿毒症等。

慢性肾炎病程进展的速度差异很大，晚期预后较差。患者可因尿毒症或由高血压引起的心力衰竭和脑出血而死亡。

第二节 肾盂肾炎

案例

患者，女，36岁。因尿频、尿急、尿痛伴发热2天入院。查体：体温39℃，乏力，全身不适，急性面容，血中性粒细胞增高，有明显的尿频、尿急、尿痛。尿液检查示：大量中性粒细胞，少量蛋白、红细胞。

思考：1. 该患者应诊断为什么病？

2. 该病是如何发生的？

3. 有何病变特点？

肾盂肾炎是由细菌感染直接引起的肾盂和肾间质的化脓性炎症，是肾脏的常见疾病之一。肾盂肾炎可分为急性和慢性两种。本病可发生于任何年龄，以20~40岁的女性多见。男女之比约为1:(9~10)。

一、病因、感染途径和发病机制

肾盂肾炎最常见的致病菌是大肠埃希菌，其他为变形杆菌、产气杆菌、肠球菌和葡萄球菌等，也可由其他细菌或真菌感染引起。常通过以下两种途径发生。

（一）感染途径

1. 上行性感染 为常见的感染途径。多由大肠埃希菌感染引起。细菌自尿道口进入，沿尿道、膀胱、输尿管或其周围淋巴管上行到肾盂、肾盏，然后再累及肾间质。

2. 血源性感染 较少见。多由金黄色葡萄球菌感染所致。病原体由体内某处感染灶侵入血流而至肾脏，首先在肾小球毛细血管内形成栓塞，引起肾小球炎症，炎症自肾小球波及到肾间质，然后蔓延到肾盏、肾盂。常为双侧。

（二）诱因

1. 尿路阻塞 是最常见的诱因。由于尿路结石、前列腺肥大、妊娠子宫及肿瘤等压迫，引起尿路狭窄或阻塞，导致尿液潴留。由于尿液潴留，使尿液对泌尿道的冲洗作用减弱，局部黏膜抵抗力减弱，同时尿液又是细菌生长繁殖的良好培养基，有利于细菌大量生长繁殖，引起感染。

2. 泌尿道黏膜的损伤 膀胱镜检查、导尿或其他泌尿道手术等，均可引起泌尿道黏膜损伤，有利于细菌的侵入，尤其是长期留置导尿管是诱发本病的重要因素。

3. 尿液反流 输尿管畸形、膀胱三角区发育不全或下尿路阻塞的患者，排尿时尿液自膀胱、输尿管反流入肾盏、肾盂，有利于细菌随尿液反流入肾盏肾盂，引起感染。

此外，慢性消耗性疾病、糖尿病、长期大量使用肾上腺皮质激素的患者，由于机体抵抗力降低，均易诱发本病。

二、类型、病理变化及临床病理联系

(一)急性肾盂肾炎

1. 病理变化 肉眼观察：肾脏体积增大，颜色鲜红，表面可见散在的、大小不等的、稍隆起的黄白色脓肿（图13-8），周围有充血出血带环绕。切面髓质内有黄色条纹向皮质延伸，病变严重处，可互相融合形成脓肿。肾盂黏膜充血、水肿，其表面可有脓性渗出物覆盖。严重时肾盂内可有积脓。镜下观察：肾间质内大量中性粒细胞浸润，并形成脓肿。肾盂黏膜充血、水肿，中性粒细胞浸润或渗出（图13-9）。脓肿可破入肾小管，导致肾小管腔内出现大量中性粒细胞，形成白细胞管型。肾小球很少受累。

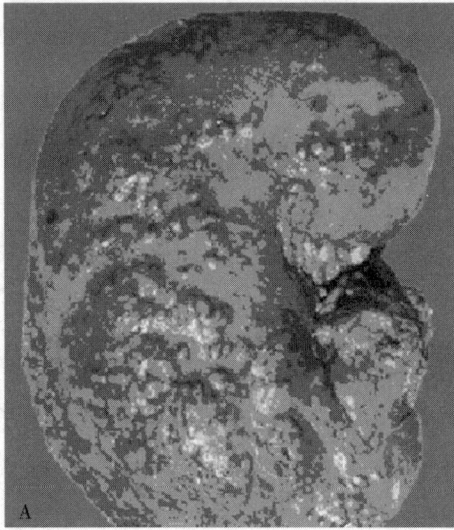

图13-8　急性肾盂肾炎（大体）　　　图13-9　急性肾盂肾炎（镜下）

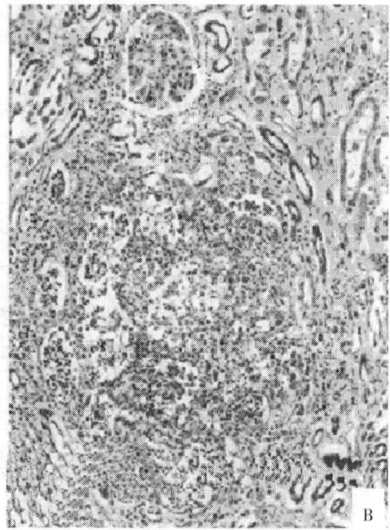

2. 临床病理联系 起病急，进展快，临床症状明显。患者常出现发热、寒战、血中白细胞增多等全身症状。局部表现为腰部酸痛和肾区叩击痛，尿液检查显示：脓尿、蛋白尿和菌尿，尿液细菌检查阳性。

急性肾盂肾炎一般预后较好。及时治疗，大部分病例可在短期内痊愈。如治疗不及时、不彻底，反复发作，迁延不愈可转为慢性肾盂肾炎。

(二)慢性肾盂肾炎

为肾盂、肾间质的慢性化脓性炎症，是慢性肾功能衰竭的常见原因之一。

1. 病理变化 肉眼观察：可累及一侧或两侧肾脏，肾脏体积缩小，且不对称，质地硬，表面有不规则的凹陷性瘢痕。切面皮质变薄，皮髓质界限不清，肾乳头萎缩，肾盂和肾盏变形，肾盂黏膜粗糙。镜下观察：一侧或两侧肾组织内可见多发散在的病灶区。病灶内大多数肾小球纤维化、玻璃样变性，所属肾小管萎缩消失，间质纤维组织增生，慢性炎细胞浸润。病灶之间为正常的肾单位或代偿肥大的肾单位，肾小球肥大，肾小管扩张。在萎缩或扩张的肾小管腔内，可见有均质红染的蛋白管型，形似甲状腺滤泡。

2. 临床病理联系　本病起病缓慢，病程长。患者早期表现为多尿、夜尿。病变进一步发展可引起低钾血症、低钠血症、代谢性酸中毒等，晚期可引起高血压，氮质血症和尿毒症等。慢性肾盂肾炎急性发作时，临床表现同急性肾盂肾炎。

第三节　泌尿系统常见肿瘤

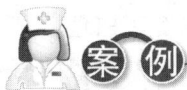

案例

患者，男，61 岁，因无痛性血尿 10 天入院。膀胱镜检查示：膀胱三角区见一菜花状肿物，突入膀胱腔，表面呈小乳头状，质地脆，触之易出血。

思考：①该患者应诊断为什么病？②该病有何病变及临床表现？

一、膀胱移行细胞癌

膀胱癌是指来源于膀胱黏膜上皮、腺体的恶性肿瘤。是泌尿系统最常见的恶性肿瘤。主要包括移行细胞癌、鳞状细胞癌和腺癌，其中以移行细胞癌最常见。膀胱移行细胞癌约占膀胱癌的 90%，多发生于 50～70 岁之间，男性发病率是女性的 2～3 倍。其发病与苯胺染料等化学物质、病毒感染、吸烟及膀胱黏膜慢性炎症等刺激有关。

（一）病理变化

膀胱移行细胞癌多发生于膀胱侧壁和膀胱三角区近输尿管开口处。

1. 肉眼观察　肿瘤可单发或多发，大小不等，直径从数毫米至数厘米。可呈乳头状、息肉状、菜花状，底部有蒂与膀胱壁相连，也可沿膀胱壁浸润性生长，呈扁平状或斑块状。肿瘤表面可有出血、坏死及溃疡形成。

2. 镜下观察　膀胱移行细胞癌根据肿瘤细胞分化程度及组织结构不同，可分为三级。

（1）移行细胞癌 I 级　癌细胞排列成乳头状，分化较好，异型性小，核分裂象少。癌组织可向周围及深部浸润。

（2）移行细胞癌 II 级　癌细胞部分排列成乳头状，部分排列成不规则的片巢，癌细胞分化中等，异型性较明显，核分裂象多，细胞层次较多，极向紊乱。癌组织可侵达肌层。

（3）移行细胞癌 III 级　癌细胞排列成不规则的片巢，无乳头状结构。癌细胞分化低，异型性明显，核分裂象多，极向消失。癌组织可侵处膀胱壁至周围组织或器官。

（二）临床病理联系

膀胱癌最常见的临床表现是无痛性血尿，是由于肿瘤组织表面出血、溃疡形成所致。由于肿瘤侵犯膀胱壁，或继发感染，可刺激膀胱壁，引起膀胱刺激征，表现为尿频、尿急、尿痛。肿瘤阻塞或压迫输尿管开口，可引起肾盂肾炎、肾盂积水，甚至积脓。该肿瘤的预后与肿瘤的分化程度和浸润范围有密切关系。

二、肾细胞癌

肾细胞癌简称肾癌，起源于肾小管上皮细胞，是泌尿系统常见的恶性肿瘤。多发生于 40 岁以后，男性发病率是女性的 2～3 倍。肥胖、吸烟和接触工业化学物质是肾癌的危险因素，此外遗传因素及基因突变在肾癌的发生中也起一定的作用。

1. 病理变化　肉眼观察：多发生于一侧肾的上极或者下极。一般单发，直径约为 3～15cm。在肿瘤周围常形成纤维性假包膜而边界清楚。切面呈淡黄色或者灰白色，往往出血、坏死或者钙化而呈红、黄、灰白等多彩外观，质软而脆。肿瘤较大时，常有肿瘤小突起伸向周围肾实质，并可沿髓质小管、集合管而蔓延到盏、肾盂以及输尿管。镜下观察：癌组织结构多样，癌细胞排列条索状、团块状、腺状或者乳头状。癌组织主要由透明细胞和颗粒细胞构成。透明细胞呈圆形或者多边形，胞膜清晰，胞质丰富且清亮透明。

2. 临床病理联系　早期常无症状或者仅有发热、乏力、体重减轻等非典型症状，常到肿瘤体积较大时才被发现。肾癌的典型的临床表现为血尿、腰痛和肾区肿块三联症。肾癌容易转移。转移最常发生于肺和骨，也可发生于局部淋巴结、肝、肾上腺和脑。

第四节　肾功能衰竭

知识链接

⌒ 肾脏的生理功能 ⌒

肾脏的生理功能主要有：①泌尿功能，通过泌尿功能排出体内的代谢产物和毒性物质；②调节水、电解质和酸碱平衡，维持机体内环境的相对稳定；③内分泌功能，可分泌肾素、促红细胞生成素、1,25-二羟基维生素D$_3$等多种生物活性物质，参与机体各种代谢活动。

肾功能衰竭是指在各种病因的作用下，引起肾脏功能障碍，导致体内各种代谢产物及毒性物质潴留，水、电解质和酸碱平衡紊乱及内分泌功能障碍的全身性病理过程。

肾功能衰竭与肾功能不全没有本质上的区别，仅有程度上的差异。肾功能不全是指从肾功能出现改变到肾功能完全衰竭的整个发展过程。而肾功能衰竭是指肾功能不全的晚期阶段。二者在临床上是通用的。根据发病缓急和病程长短，可将肾功能衰竭分为急性和慢性两种。

一、急性肾功能衰竭

（一）急性肾功能衰竭的概念

急性肾功能衰竭（acute renal failure ARF）是指在各种原因引起的急性肾脏泌尿功能障碍，导致机体内环境出现严重紊乱的全身性病理过程。根据尿量的不同，可分为少尿型和非少尿型两种，以少尿型多见，主要表现为少尿或者无尿、氮质血症、水中毒、高钾血症和代谢性酸中毒等。少数患者尿量无明显减少，称为非少尿型急性肾功能衰竭。

（二）急性肾功能衰竭的原因

急性肾功能衰竭的原因主要包括肾前性、肾性和肾后性三大类因素。

1. 肾前性因素 较常见，多见于各种休克早期和心力衰竭时。由于有效循环血量减少和肾血管强烈收缩，导致肾血液灌流量和肾小球滤过率显著降低，出现尿量减少和氮质血症等。但肾小管结构和功能尚属正常，肾脏并未发生器质性病变，故又称功能性急性肾功能衰竭。

2. 肾性因素 较少见，是由于各种原因或由肾前性因素未能及时消除引起的肾实质的器质性病变，导致的急性肾功能衰竭。常见的原因主要包括以下几点。①急性肾小管坏死：如持续性肾缺血和急性肾中毒，均可引起急性肾小管坏死，导致急性肾功能衰竭。②肾小球、肾间质、肾血管的病变：如急性肾小球肾炎、急性肾盂肾炎、肾动脉栓塞等，引起急性肾功能衰竭。③急性肾小管阻塞：如异型输血、严重挤压伤等，导致血红蛋白、肌红蛋白阻塞肾小管，也可引起急性肾功能衰竭。

3. 肾后性因素 常见于双侧尿路结石、前列腺肥大、肿瘤等引起的尿路梗阻。使肾小管扩张，内压增高，影响肾小球、肾小管的功能，引起急性肾功能衰竭。

（三）急性肾功能衰竭的发生机制

不同原因引起的急性肾功能衰竭的发病机制不尽相同。现将少尿型急性肾功能衰竭的发病机制归纳如下。

1. 肾小球因素 肾血流减少和肾小球病变，均可使肾小球滤过率下降，导致少尿或无尿。

（1）肾血流减少（肾缺血）①肾灌流压下降：当动脉血压低于 50 ~ 70mmHg 时，肾血流量明显减少，肾小球滤过率降低。②肾血管收缩：是休克、毒物等引起急性肾功能衰竭的病发机制。交感肾上腺髓质系统兴奋，血中儿茶酚胺类物质增多；激肽和前列腺素合成减少；内皮素合成增加。这些因素导致入球小动脉收缩，肾血流量减少，肾小球滤过率降低。

（2）肾小球病变 急性肾小球肾炎、狼疮性肾炎等，肾小球损伤，滤过膜面积减少、增厚，导致肾小球滤过率降低。

2. 肾小管因素

（1）肾小管阻塞 肾缺血、肾毒物引起急性肾小管坏死时，肾小管上皮细胞脱落碎片、异型输血时的血红蛋白、挤压综合征时的肌红蛋白等，均可在肾小管内形成各种管型，阻塞肾小管管腔，使原尿不易通过，引起少尿。同时，肾小管管腔内压升高，有效滤过压降低，导致肾小球滤过率降低。

（2）原尿回漏 在持续肾缺血和肾毒物作用下，肾小管上皮细胞变性、坏死、脱落，原尿经受损的肾小管壁回漏入周围肾间质，除可造成尿量减少外，还可引起肾间质水肿，压迫肾小管，造成囊内压升高，使肾小球滤过率减少，出现少尿。

总之，急性肾衰竭的发病机制较为复杂，可能是多种因素共同或先后作用的结果。在急性肾衰竭的初期和功能性急性肾功能衰竭时，肾血流灌注不足起重要作用。在急性肾衰竭的持续期，肾小管的病变可能更为重要。

(四) 机体功能、代谢的变化

少尿型急性肾衰竭的发展过程可分少尿期、多尿期和恢复期三个阶段。

1. 少尿期 少尿期是病情最危重阶段，内环境严重紊乱。持续几天到几周，持续愈久，预后愈差。

（1）尿的变化 ①少尿、无尿：是由于肾缺血、肾小管阻塞或原尿回漏，导致尿量减少。②尿比重降低：由于肾小管损伤，重吸收功能降低，尿比重降低，且固定于 $1.010 \sim 1.012$。③尿钠升高：因肾小管重吸收功能降低，对原尿中的钠离子重吸收减少。④蛋白尿、管型尿：因肾小球滤过功能障碍和肾小管上皮细胞坏死、脱落所致。

（2）水中毒 导致水中毒的原因有：①肾脏排水减少；②机体代谢增强，内生水合成增多；③因输液过多等引起的水潴留。水中毒时，细胞外液渗透压降低，水向细胞内移动，导致细胞内水肿。可引起脑水肿、肺水肿、稀释性低钠血症等。脑水肿严重者可形成脑疝，是引起急性肾功能衰竭死亡的主要原因之一。

（3）氮质血症 由于尿量减少，非蛋白氮排出减少，同时，因蛋白质分解代谢增强，非蛋白氮生成增多，导致血浆非蛋白氮浓度超过正常值。

（4）代谢性酸中毒 体内分解代谢加强，酸性物质生成增多而又不能排出，从而引起代谢酸中毒。

（5）高钾血症 是急性肾功能衰竭患者死亡的最主要原因。引起高血钾的主要原因有：①尿量减少，钾排出减少；②摄入含钾食物过多；③输入大量含钾的库存血；④酸中毒，细胞内钾向细胞外移动；⑤组织破坏，分解代谢增强，钾释放增多。高血钾可导致严重的心律紊乱或心脏骤停。

2. 多尿期 当尿量增加到 400ml/d 以上时，表示患者已进入多尿期。随着肾功能的恢复，尿量逐渐增多，可达每日 3000ml 以上。引起多尿的原因：①肾血流量及肾小球滤过率逐渐恢复；②新生的肾小管上皮细胞重吸收功能尚未完全恢复正常；③肾小管阻塞解除，肾间质水肿消退；④少尿期储存于体内的代谢产物开始经肾脏大量排出，形成渗透性利尿。多尿期早期，由于肾功能尚未彻底恢复，氮质血症、高钾血症和酸中毒并不能立即得到改善。后期，由于水、电解质大量排出，易发生脱水、低钾血症和低钠血症。多尿期持续 1~2 周，可进入恢复期。

3. 恢复期 尿量开始减少并逐渐恢复正常，血中非蛋白氮含量下降，水、电解质和酸碱平衡紊乱得到纠正。但肾小管功能需要数月，甚至更长时间才能完全恢复。少数患者由于肾小管上皮细胞和基底膜损伤严重，可出现肾组织纤维化，而转变为慢性肾功能衰竭。

非少尿型急性肾功能衰竭，肾脏病变和临床表现较轻，病程较短，预后较好。其主要特点是：尿量减少不明显，尿比重低且固定，尿钠含量降低，可有氮质血症等。由于尿量减少不明显，故易被漏诊。

二、慢性肾功能衰竭

(一) 慢性肾功能衰竭的概念

慢性肾功能衰竭（chronic renal failure，CRF）是指各种慢性肾脏疾病晚期，随着肾单位进行性破坏，残存肾单位逐渐减少，导致体内代谢产物潴留、水电解质和酸碱平衡紊乱及肾脏内分泌功能障碍的全身性病理过程。

（二）慢性肾功能衰竭的原因和发生机制

1. 原因 凡能造成肾实质渐进性破坏的疾病，均可引起慢性肾功能衰竭。如慢性肾小球肾炎、慢性肾盂肾炎、肾结核、肾肿瘤、肾小动脉硬化、高血压性肾硬化、尿路结石、前列腺肥大等。

2. 发生机制 关于慢性肾功能衰竭的发病机制，目前尚不十分清楚。认为与健存肾单位逐渐减少、肾小球过度滤过、矫枉失衡及肾小管－肾间质损伤有关。

（1）健存肾单位学说 认为肾脏疾病晚期，大多数肾单位被破坏，健存的肾单位日渐减少，肾功能日渐降低，最终导致肾功能衰竭。

（2）肾小球过度滤过学说 认为慢性肾脏疾病晚期，大多数肾单位被破坏，健存的肾单位血流量多，血流速度快，出现过度滤过现象，使健存肾单位长期负荷过重而发生功能衰竭。

（3）矫枉失衡学说 认为慢性肾脏疾病晚期，大多数肾单位被破坏，肾小球滤过率降低，使体内某些溶质潴留，机体通过分泌某些调节因子，促进体内潴留溶质的排泄，在这矫枉过程中又引起了新的不平衡。

（4）肾小管－肾间质损伤学说 认为慢性肾脏疾病晚期，肾小管、肾间质损伤纤维化，导致肾小管功能丧失，引起慢性肾功能衰竭。

（三）慢性肾功能衰竭的发展过程

由于肾脏具有强大的代偿储备能力，引起慢性肾功能衰竭的各种疾病导致肾功能衰竭是一个缓慢而渐进的过程。

1. 代偿期 肾实质轻度受损，肾脏能维持内环境稳定，无临床症状。内生肌酐清除率在正常值的30%以上，血液生化指标无异常。但肾脏储备能力降低，在感染和水、钠、钾负荷突然增加时，会出现内环境紊乱。

2. 肾功能不全期 肾实质损伤加重，肾脏已不能维持内环境稳定，可出现多尿、夜尿、轻度氮质血症和贫血等。内生肌酐清除率降至正常值的25%～30%。

3. 衰竭期 肾实质严重受损，临床表现明显，出现明显的氮质血症、酸中毒、高磷血症、低钙血症、严重贫血、多尿、夜尿等，可伴有部分尿毒症的中毒症状。内生肌酐清除率降至正常值的20%～25%。

4. 尿毒症期 临床上出现明显的水、电解质和酸碱平衡紊乱以及多系统功能障碍，并出现一系列尿毒症症状。内生肌酐清除率降至正常值的20%以下。

（四）慢性肾功能衰竭时机体功能和代谢的变化

1. 尿的变化 早期患者常出现多尿、夜尿，低比重固定尿或等渗尿，尿中可出现蛋白质、红细胞、白细胞、管型等。晚期，由于肾单位大量破坏，肾小球滤过率极度减少，则出现少尿。

2. 氮质血症 晚期肾单位大量破坏和肾小球滤过率降低，非蛋白氮排出减少，可出现氮质血症。

3. 水、电解质和酸碱平衡紊乱 可引起钠水潴留或低钠血症。低钾血症或高钾血症。高镁血症、高磷血症、低钙血症。因酸性代谢产物排出减少，可引起代谢性酸中毒。

4. 肾性高血压　慢性肾功能衰竭的患者，常可出现血压升高。是因为：①水钠潴留，血容量增多；②肾素－血管紧张素增多，血管收缩，外周阻力升高；③肾脏形成的降压物质减少。

5. 肾性贫血　慢性肾功能衰竭时，导致贫血的原因有：①肾脏分泌促红细胞生成素减少；②体内潴留的毒性物质抑制骨髓造血功能；③体内潴留的毒性物质损伤红细胞，引起溶血；④体内潴留的毒性物质还可抑制肠道对铁和蛋白等造血原料的吸收。

此外，慢性肾功能衰竭时还可引起肾性骨营养不良、出血倾向、尿毒症等。

三、尿毒症

尿毒症（uremia）是急性和慢性肾功能衰竭发展到严重的阶段，除水、电解质和酸碱平衡发生紊乱及某些内分泌功能失调外，还可出现内源性毒性物质蓄积而引起的一系列自身中毒症状。

（一）发生机制

肾功能衰竭患者体内蓄积大量代谢产物或毒性物质，多数可引起尿毒症症状。比较公认的尿毒症毒素有：大分子毒性物质如甲状旁腺激素、胃泌素等；中分子毒性物质，多为细胞和细菌的裂解产物等；小分子毒性物质如尿素、肌酐、胺类、胍类等。这些毒性物质的蓄积，均对机体有一定的毒性作用。

（二）尿毒症对机体的影响

1. 神经系统　尿毒症时神经系统的主要表现为尿毒症脑病和周围神经病变两种形式。前者表现为头痛、头昏、烦躁不安、理解力和记忆力减退等。后者表现为乏力、足部发麻、腱反射减弱或者消失，最后可发生麻痹。其中中枢神经系统的功能紊乱是尿毒症的主要表现。

2. 心血管系统　主要表现为充血性心力衰竭和心律紊乱，晚期可出现尿毒症心包炎。

3. 呼吸系统　可出现酸中毒固有的深大呼吸。因尿素经唾液酶分解生成氨，故呼出气可有氨味。患者严重时发生尿毒症肺炎、肺水肿、纤维性胸膜炎或肺钙化等病变。

4. 免疫系统　常并发免疫功能障碍，以细胞免疫功能障碍为主。

5. 皮肤变化　患者常出现皮肤瘙痒、干燥、脱屑和颜色改变等。尿素随汗液排出，在汗腺开口处形成细小的白色结晶，称为尿素霜。

6. 代谢障碍　糖代谢障碍，约半数病例伴有葡萄糖耐量降低；蛋白质代谢障碍，患者常出现消瘦、恶病质、低蛋白血症等负氮平衡的体征。脂肪代谢障碍，患者血中三酰甘油含量，出现高脂血症。

> **考点提示**
>
> 本章的主要考点有：常见类型肾小球肾炎的病理变化及临床病理联系，肾盂肾炎的病因及感染途径，急性肾盂肾炎的病理变化及临床病理联系，膀胱移行细胞癌和肾细胞癌的病变，急性和慢性肾功能衰竭的原因、发生机制、机体功能和代谢的变化。

护理应用

泌尿系统疾病与临床护理的联系

1. 临床观察　对于肾小球肾炎的患者，临床应注意密切观察尿量、尿质、尿颜色的变化，并注意有无腰痛、眼睑水肿的变化；对于肾盂肾炎患者，除观察尿的变化外，还应注意观察体温的变化，有无寒战、头痛、乏力及膀胱刺激征。对于泌尿系统肿瘤患者应注意有无血尿，有无排尿困难，有无贫血、消瘦等全身衰竭的表现。对于肾功能衰竭的患者，除密切观察尿的变化、水肿的部位、程度外，还应密切监测肌酸、肌酐、尿素氮和电解质的变化。

2. 护理措施　对于水肿的患者，给予利尿剂，以减轻水肿；对于有高血压的患者应给予降压药，对于有感染的患者应适当应用抗生素，对于肾功能衰竭的患者，应积极治疗原发病，纠正水、电解质、酸碱平衡紊乱，必要时进行透析。

3. 护理指导　指导患者合理饮食，对于泌尿系统疾病应提倡低蛋白、低磷（两低），高热量、高必须氨基酸（两高），适当的矿物质和微量元素（两适当）的饮食。指导患者规律生活，劳逸结合，及时就医。指导患者提高机体免疫力和抵抗力，避免泌尿道感染。

（刘德俊）

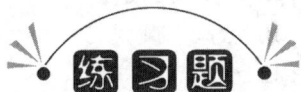

一、名词解释

大红肾　肾小球肾炎　肾盂肾炎　氮质血症　尿毒症肾功能衰竭（急性、慢性）

二、填空题

1. 绝大多数肾炎是通过_____反应机制而发病。

2. 肾盂肾炎的感染途径主要有_____性感染和_____性感染两种，其中以_____最为常见。

3. 肾细胞癌典型的临床表现为_____、_____、_____三联症。

4. 急性肾炎综合征包括_____、_____、_____。

5. 急进性肾炎综合征的临床表现_____、_____、_____、_____。

6. 肾病综合征的临床表现有_____、_____、_____、_____。

7. 膀胱癌的好发部位_____、_____。

三、简答题

1. 简述急性肾功能衰竭少尿期机体功能和代谢的变化？

2. 简述急性肾功能衰竭多尿的原因？

3. 简述慢性肾功能衰竭的原因和发生机制？

4. 简述慢性肾功能衰竭的发展过程。

5. 简述慢性肾功能衰竭时机体功能和代谢的变化。

四、选择题

A₁/A₂ 型题

1. 急性肾小球炎最主要病变是：

    A. 肾小球系膜细胞和内皮细胞增生

    B. 肾小球炎症细胞浸润

    C. 肾小管上皮细胞变性

    D. 肾小球毛细血管纤维素样变性

    E. 肾小囊上皮细胞增生

2. 急性肾小球肾炎主要与下列哪种感染有关：

    A. 病毒   B. 金黄色葡萄球菌   C. A 族乙型溶血性链球菌

    D. 草绿色链球菌   E. 真菌

3. 慢性肾盂肾炎最具特征的肉眼改变是：

    A. 肾体积缩小   B. 肾质地变硬   C. 肾颜色苍白

    D. 肾表面充血   E. 肾表面有不规则的凹陷性瘢痕

4. 急性肾盂肾炎尿液检查具有诊断意义的是：

    A. 血尿   B. 脓尿、菌尿   C. 管型尿、血尿

    D. 蛋白尿   E. 少尿

5. 肾盂黏膜充血水肿，大量中性粒细胞浸润，肾间质大量中性粒细胞浸润，并形成大小不等的脓肿，肾小管腔内充满脓细胞，应诊断为：

    A. 急性肾盂肾炎   B. 慢性肾盂肾炎   C. 硬化性肾小球肾炎

    D. 急性肾小球肾炎   E. 膜性肾病

6. 肾盂肾炎是一种：

    A. 变态反应性疾病

    B. 主要发生在肾小球的化脓肿性炎

    C. 肾盂和肾间质的化脓性炎

    D. 肾盂和肾间质的纤维蛋白性炎

    E. 肉芽肿性炎

7. 引起肾盂肾炎的最常见的致病菌是：

    A. 链球菌   B. 葡萄球菌   C. 变性杆菌

    D. 大肠埃希菌   E. 铜绿假单胞菌

8. 引起肾后性肾功能衰竭的原因是：

    A. 汞中毒   B. 急性间质性肾炎   C. 输尿管结石

    D. 肾结核   E. 肾缺血

9. 硬化性肾小球肾炎的大体特点是：

    A. 蚤咬肾   B. 颗粒性固缩肾   C. 大白肾

    D. 大红肾   E. 多囊肾

10. 硬化性肾小球肾炎的病变特点是：

A. 肾小球周围纤维化，球囊壁层上皮细胞增生

B. 肾小球毛细血管基底膜弥漫性增厚

C. 肾小球系膜细胞增生

D. 大量肾小球纤维化、玻璃样变

E. 肾小球毛细血管内皮细胞显著增生

11. 急性肾衰竭少尿期，患者最常见的电解质紊乱是：

　　A. 高钠血症　　　　　B. 高钾血症　　　　　C. 高钙血症

　　D. 低钾血症　　　　　E. 低钠血症

12. 弥漫性新月体性肾小球肾炎的病变特点是：

　　A. 肾小球毛细血管内皮细胞增生

　　B. 肾小囊壁层上皮细胞增生

　　C. 系膜细胞增生

　　D. 肾小囊脏层上皮细胞增生

　　E. 肾小球纤维化，玻璃样变性

13. 弥漫性膜性肾小球肾炎的病变特点是：

　　A. 基底膜弥漫增厚　　　B. 新月体形成　　　　C. 毛细血管内皮细胞增生

　　D. 肾小球纤维化　　　　E. 系膜细胞增生

14. 肾病综合征的临床表现中不包括下列哪一项：

　　A. 大量蛋白尿　　　　　B. 高度水肿　　　　　C. 低蛋白血症

　　D. 高脂血症　　　　　　E. 血尿

15. 某急性肾功能衰竭患者，少尿期第 5 天突发室颤死亡，患者最可能的死因是：

　　A. 代谢性酸中毒　　　　B. 水中毒　　　　　　C. 氮质血症

　　D. 高钾血症　　　　　　E. 高钠血症

A_3/A_4 型题

患儿，男，9 岁。因尿量减少 3 天，伴眼睑浮肿入院，3 周前有咽喉肿痛史。查体：面色苍白，眼睑浮肿，双侧扁桃体红肿。24h 尿量为 500ml，尿比重为 1.020，尿蛋白（＋＋＋），红细胞少许，颗粒管型（＋）。

16. 该患儿应诊断为什么病？

　　A. 肾小球肾炎　　　　　B. 肾盂肾炎　　　　　C. 肾肿瘤

　　D. 肾功能衰竭　　　　　E. 风湿病

17. 该病发生的主要机制是：

　　A. 循环免疫复合物沉积　　B. 原位免疫复合物形成

　　C. 细菌感染直接引起　　　D. 致癌物作用

　　E. 结核菌感染

18. 该病的病变性质属于：

　　A. 变质性炎症　　　　　B. 增生性炎症　　　　　C. 纤维蛋白性炎症

　　D. 化脓性炎症　　　　　E. 出血性炎症

患者，女，36 岁。因尿频、尿急、尿痛伴发热 2 天入院。查体：体温 39℃，乏力，全身不适，急性面容，血中性粒细胞增高，有明显的尿频、尿急、尿痛。尿液检查示：大量中性粒细胞，少量蛋白、红细胞。

19. 该患者应诊断为什么病？
    A. 膀胱肿瘤　　　　　　B. 肾盂肾炎　　　　　　C. 肾小球肾炎
    D. 肾功能衰竭　　　　　E. 肾结核
20. 该病是如何发生的？
    A. 循环免疫复合物沉积　B. 原位免疫复合物形成
    C. 细菌感染直接引起　　D. 致癌物作用
    E. 结核菌感染
21. 该病的病变性质属于：
    A. 化脓性炎症　　　　　B. 增生性炎症　　　　　C. 纤维蛋白性炎症
    D. 变质性炎症　　　　　E. 浆液性炎症

第十四单元　女性生殖系统和乳腺疾病

要点导航

1. 掌握慢性子宫颈炎、子宫内膜增生症、子宫内膜异位症、子宫颈癌及乳腺癌的病理变化。

2. 熟悉滋养层细胞疾病、宫颈上皮内瘤变、卵巢肿瘤的病理变化。

3. 了解慢性子宫颈炎、子宫内膜增值症、子宫内膜异位症、子宫颈癌、乳腺癌、滋养细胞疾病的病因、发病机制及临床病理联系。

第一节　慢性子宫颈炎

案例

患者，女，36岁，近一个月来，白带明显增多，伴下腹部坠胀感和腰部酸痛。妇科检查：宫颈黏膜局部呈鲜红色，湿润，表面呈颗粒状。

思考：根据临床症状、体征，该患者应诊断为什么病？哪一种类型？

慢性子宫颈炎（chronic cervicitis）是妇科最常见的疾病，多数由急性子宫颈炎症未及时治愈或反复发作而形成。临床上主要表现为白带增多，偶为血性白带，伴有下腹部坠胀、腰骶部酸痛等症状。

一、病因和发病机制

慢性子宫颈炎常由葡萄球菌、链球菌和肠球菌感染引起。目前由人类乳头状瘤病毒（HPV）、淋球菌及沙眼衣原体感染引起的逐渐增多。常见的诱发因素有：分娩、流产或手术操作等造成的宫颈损伤、宫颈口松弛和宫颈管黏膜外翻；阴道内酸性环境改变，对细菌的抑制作用减弱；宫颈分泌物较多及月经过多，有利于病原菌的生长繁殖；产褥期或经期不注意卫生等。

二、病理变化

慢性子宫颈炎的基本病理变化是子宫颈黏膜充血、水肿，固有膜纤维组织增生，伴有较多淋巴细胞、浆细胞和单核细胞浸润，子宫颈上皮细胞出现变性、坏死、增生及化生等变化。根据临床病理特点分为以下几种类型。

（一）子宫颈糜烂（erosion of the cervix）

是慢性子宫颈炎中最常见的一种类型，可分为真性糜烂和假性糜烂两种类型，临床上以后者多见。当子宫颈阴道部表面的部分鳞状上皮坏死脱落，形成表浅缺损时，称为真性糜烂。当子宫颈管黏膜的柱状上皮增生，并向子宫颈阴道部延伸，覆盖了原鳞状上皮缺损区域时，由于柱状上皮薄，黏膜下方充血的毛细血管显而易见，糜烂区似无上皮被覆，边界清楚，称为假性糜烂。早期子宫颈糜烂，表面光滑，称为单纯性糜烂。如柱状上皮向表面呈乳头状增生，称为乳头状糜烂（图14-1）；柱状上皮化生成为鳞状上皮重新覆盖病变处，称为糜烂愈合；增生的鳞状上皮向黏膜下腺体延伸并取代之，称为腺体的鳞状上皮化生。损伤、修复过程反复进行，局部上皮可通过非典型增生恶变为鳞状细胞癌。

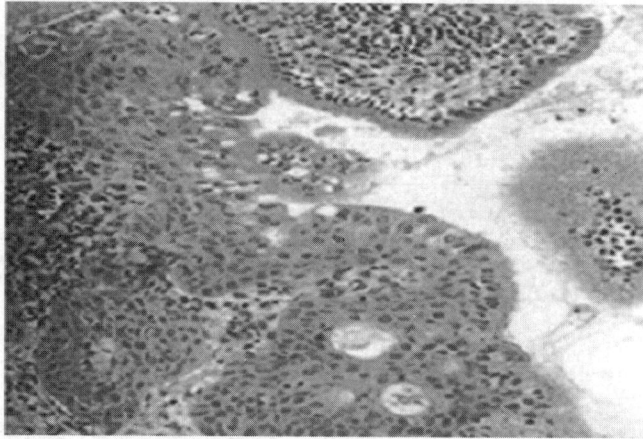

图14-1　慢性子宫颈炎（乳头状糜烂伴鳞状上皮化生）

（二）子宫颈息肉（cervical polyp）

子宫颈黏膜上皮、腺体及间质纤维组织呈局限性增生，形成向表面突起的底部带蒂的肿块，称为子宫颈息肉。息肉可单发或多发，淡粉红色，直径数毫米至数厘米不等，质软，湿润，易出血。子宫颈息肉为良性病变，极少恶变。

（三）子宫颈腺体囊肿（cervical glandular cyst）

子宫颈腺体开口被增生的纤维组织压迫，或被黏液及化生的鳞状上皮阻塞，使腺腔内黏液潴留，腺体扩张成囊状，称为子宫颈腺体囊肿，又称纳博特囊肿。囊肿常为多发，呈灰白色，囊内含透明黏稠分泌物。

（四）子宫颈肥大（cervical typertrophy）

长期慢性炎症刺激，子宫颈纤维组织和腺体明显增生，致使子宫颈肥大。子宫颈质地较硬，黏膜光滑、表面呈苍白色。

上述慢性子宫颈炎的各种病变类型可单独出现，也可两种或两种以上类型同时出现，如子宫颈糜烂常合并有子宫颈息肉形成。

第二节 子宫内膜增生症

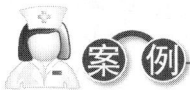

案例

患者，女，48岁，停经35天（正常月经周期30天，经期4天），阴道不规则流血7天，月经量多且伴有血块。刮宫检查示：刮出肥厚子宫内膜约10g。病理检查报告示：子宫内膜单纯性增生。

思考：什么是子宫内膜增殖症？有哪些类型？

子宫内膜增生症（endometrial hyperplasia）是由于内源性或外源性雌激素增高引起的子宫内膜腺体或间质增生，临床主要表现为功能性子宫出血。从月经初潮到闭经之间的任何年龄妇女均可发病，但以青春期和更年期妇女多见。子宫内膜增生、不典型增生和子宫内膜癌，无论是形态学还是生物学都为一连续的演变过程，病因和发生机制也极为相似。

（一）病因及发病机制

本病的发病与雌激素水平过高而孕激素缺乏有关。青春期时因下丘脑－垂体－卵巢调节功能尚不稳定，导致垂体分泌的促卵泡生成素与促黄体生成比例失衡，引起卵巢的卵泡持续发育而不排卵，使雌激素分泌增多，刺激子宫内膜过度增生，形成子宫内膜增生症。绝经期妇女因卵巢功能减退，卵泡对垂体分泌的促性腺激素的反应性降低，卵泡闭锁而无排卵。此时虽雌、孕激素分泌减少，但两者比例明显失调，引起子宫内膜过度增生。

（二）病理变化

1. 肉眼观察 子宫内膜呈弥漫性或局限性增生增厚，严重者子宫内膜可呈乳头状或息肉状突入宫腔内。

2. 镜下观察 根据子宫内膜腺体和细胞增生和分化程度不同，可分为以下几种类型。

（1）单纯性增生 以往称为轻度增生或囊性增生，腺体数量增加，部分腺体扩张成囊。衬覆腺体的上皮一般为单层或假复层，细胞呈柱状，无异型性，细胞形态和排列与增殖期子宫内膜相似（图14－2）。约1%的单纯性增生的患者可进展为子宫内膜腺癌。

（2）复杂性增生 以往称腺瘤性增生，腺体明显增生，数量明显增多，排列紧密，形成背靠背现象。腺体结构复杂且不规则，由于腺上皮细胞增生，可向腺腔内呈乳头状或向间质内出芽样生长，但增生的腺上皮细胞无异型性。内膜间质明显减少。约3%的复杂性增生的患者可发展为子宫内膜腺癌。

（3）非典型增生 在复杂性增生的基础上，伴有上皮细胞的异型增生。表现为细胞体积增大，核浆比例增加，核染色质浓聚，核仁明显，可见多少不等的核分裂象。细胞层次增多，极向消失。此型属癌前病变。重度不典型增生有时和高分化子宫内膜

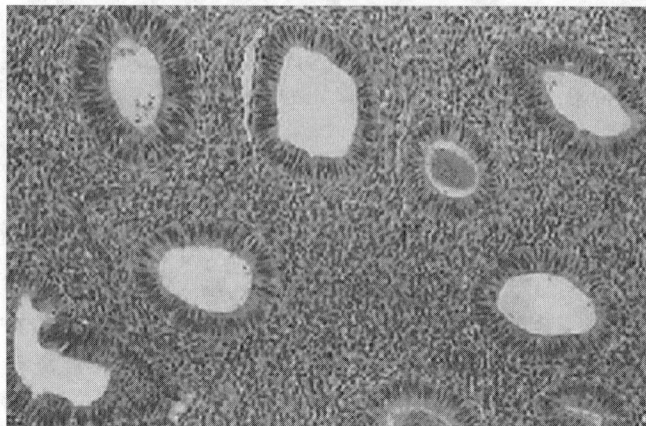

图14-2 子宫内膜单纯性增生

腺癌较难鉴别，若有间质浸润则应归属为癌，往往需经子宫切除后全面检查才能确诊。约1/3的非典型增生患者在五年内可发展为子宫内膜腺癌。

第三节 子宫内膜异位症

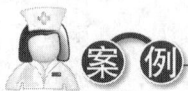

案例

患者，女，36岁，有痛经史多年。近几天左下腹隐隐作痛。B超检查示：左侧卵巢见一5cm×4cm大小的囊肿。手术完整切除囊肿。病理检查：囊性肿物一个，体积5cm×5cm×4cm，表面不光滑，切面囊壁厚0.5cm，囊内为咖啡色黏稠液体。

思考：1. 导致患者痛经的最可能的疾病是什么？

2. 患者卵巢上的囊肿应诊断为什么病？

子宫内膜异位症（endometriosis）是指子宫内膜腺体和间质出现于子宫内膜以外的部位。根据子宫内膜异位的部位不同，可分为子宫内和子宫外子宫内膜异位症。如子宫内膜腺体及间质异位于子宫肌层中，称为子宫内子宫内膜异位症。若子宫内膜弥漫异位于子宫肌层者，称为子宫腺肌病；若子宫内膜局限异位于子宫肌层者，称为子宫腺肌瘤。子宫外子宫内膜异位症约80%发生于卵巢，其余依次发生于以下组织或器官：子宫阔韧带、直肠子宫陷窝、盆腔腹膜、腹部手术瘢痕、脐部、阴道、外阴和阑尾等。子宫内膜异位症的临床症状和体征以子宫内膜异位的位置不同而表现不一，患者常表现为痛经或月经不调。

（一）病因及发病机制

目前认为本病的病因及发生机制有以下几种学说：①体腔上皮化生学说，认为异位的子宫内膜是由体腔上皮化生而来；②种植学说，认为异位的子宫内膜来自月经期脱落的子宫内膜经输卵管反流入腹腔或经血播散而成；③移植学说，认为异位的子宫内膜是因手术操作移植于手术切口。

（二）病理变化

1. 肉眼观察 子宫内子宫内膜异位症时，子宫肌层可弥漫性增厚（子宫腺肌病）或局部形成结节（子宫腺肌瘤），结节大小不等，呈球形，切面呈灰白色，质地韧，编织状，似平滑肌瘤，但常见散在的大小不等的腔隙，与周围组织分界尚清。子宫外子宫内膜异位症常形成暗红色或紫红色结节，质地较软，因出血后机化可与周围器官发生纤维性粘连。如发生在卵巢，因反复出血，可致卵巢体积增大，形成囊腔，囊内含黏稠的咖啡色液体，称巧克力囊肿。

2. 镜下观察 子宫内子宫内膜异位症时，可在子宫肌层内（距子宫内膜基底层至少2～3mm以上）见有子宫内膜的腺体和间质，周围平滑肌细胞增生（图14－3）。子宫外子宫内膜异位症时，在异位的组织或器官内，可见与正常子宫内膜相似的子宫内膜腺体、子宫内膜间质及含铁血黄素。有时可见增生的纤维组织和吞噬含铁血黄素的巨噬细胞。

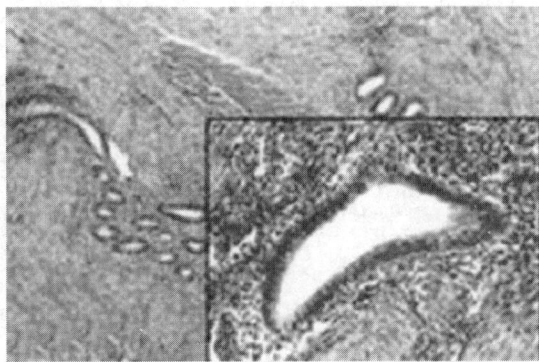

图14－3 子宫内子宫内膜异位症

第四节 子宫颈癌

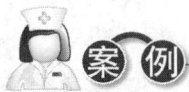

案例

患者，女，41岁，近几个月，白带增多，发黄，有异味，并伴有接触性出血，下腹部坠胀痛。妇科检查：子宫颈外口可见一菜花状肿物，体积约2cm×2cm×1cm，阻塞子宫颈口，肿物质地较脆，触之易出血。

思考：1. 根据临床症状、体征，该患者最有可能是什么病？

2. 该病的病变如何？

3. 该病发生的有关因素有哪些？

子宫颈癌（cervical carcinoma）是女性生殖系统常见的恶性肿瘤之一，多见于40～60岁妇女。

（一）病因及发病机制

子宫颈癌的病因尚未完全明了，目前认为其发病与早婚、早育、多产、宫颈撕裂、局部感染、包皮垢的刺激等因素有关。流行病学调查发现：性生活过早和性生活紊乱是子宫颈癌发病的重要因素。近年来的研究表明：人类乳头瘤病毒（HPV）感染也是子宫颈癌的主要致病因素之一。其发生机制是在各种因素的不断刺激，反复损伤和修复过程，导致鳞状上皮及柱状上皮下的贮备细胞发生异常增生和癌变，形成子宫颈癌。

（二）病理变化

子宫颈癌多发生在子宫颈外口鳞状上皮和柱状上皮交界处。

1. 肉眼观察 子宫颈癌可分为三型。

（1）糜烂型 病变处黏膜潮红、粗糙或呈颗粒状、质脆、触之易出血。在组织学上多属原位癌和早期浸润癌。

（2）外生菜花型 最常见，癌组织主要向子宫颈表面呈乳头状、菜花状生长，肿物表面常有坏死或溃疡形成。

（3）内生浸润型 癌组织主要向子宫颈深部浸润生长，使子宫颈管壁增厚、变硬。早期表面较光滑，晚期可形成突起的结节或溃疡。此型早期不易被发现，易漏诊。晚期肿物阻塞宫颈管，易继发感染，引起宫颈管内积脓。

2. 镜下观察 子宫颈癌组织学上以鳞状细胞癌居多（图14-4），约占90%，其次为腺癌。

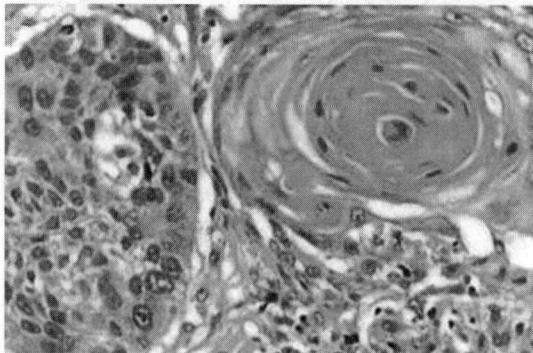

图14-4 子宫颈鳞状细胞癌

（三）蔓延和转移

1. 直接蔓延 癌组织向上可浸润破坏整段子宫颈，但很少侵犯子宫体；向下累及阴道穹窿和阴道壁；向两侧侵及宫旁和盆壁组织；晚期向前可侵及膀胱，向后侵及直肠。

2. 淋巴道转移 是子宫颈癌最常见和最重要的转移途径，首先转移至子宫旁淋巴结，然后依次转移至闭孔、髂内、髂外、腹股沟及骶前淋巴结，晚期可转移至锁骨上淋巴结。

3. 血道转移 很少见，晚期可通过血道转移至肺、骨、肝等器官。

（四）临床病理联系

早期子宫颈癌常无自觉症状，与子宫颈糜烂不易区别。随病变进展，因癌组织侵蚀血管，可引起不规则阴道流血和接触性出血。因癌组织坏死继发感染，同时由于癌组织刺激宫颈腺体分泌亢进，使白带增多并有特殊腥臭味。晚期因癌组织侵犯盆腔神经，可出现下腹部及腰骶部疼痛。癌组织压迫或侵犯膀胱时，可引起尿频、排尿困难或子宫膀胱瘘。癌组织侵及直肠时，可导致腹泻、里急后重或子宫直肠瘘。

📢 **知识链接**

❧ 子宫颈上皮非典型增生、子宫颈原位癌及子宫颈上皮内瘤变 ❧

1. **子宫颈上皮非典型增生** 属癌前病变。是指子宫颈鳞状上皮部分被不同程度异型增生的细胞所取代。异型增生的细胞表现为细胞大小不一，形态不规则，核大深染，核浆比例增大，核分裂象增多，细胞极性紊乱。病变由基底层逐渐向表层发展。依据其病变程度不同分为三级。Ⅰ级：异型增生的细胞局限于鳞状上皮的下1/3。Ⅱ级：异型增生的细胞累及鳞状上皮层的下1/3至2/3。Ⅲ级：异型增生的细胞超过上皮全层下2/3，但还未累及上皮全层。

2. **子宫颈原位癌** 是指异型增生的细胞累及子宫颈鳞状上皮全层，但病变仅局限于上皮层内，未突破基底膜。原位癌的癌细胞可由表面沿基底膜蔓延至子宫颈腺体内，取代部分或全部腺上皮，但仍未突破腺体的基底膜，称为原位癌累及腺体。原位癌累及腺体仍然属于原位癌的范畴。

3. **子宫颈上皮内瘤变** 目前，将子宫颈上皮非典型增生到原位癌的这一连续的癌前病变过程，统称为子宫颈上皮内瘤变（CIN）。子宫颈上皮内瘤变可分为三级（图14-5）。①子宫颈上皮内瘤变Ⅰ级：异型增生的细胞局限于鳞状上皮的下1/3，相当于非典型增生Ⅰ级②子宫颈上皮内瘤变Ⅱ级：异型增生的细胞局限于鳞状上皮的下2/3，相当于非典型增生Ⅱ级。③子宫颈上皮内瘤变Ⅲ级：异型增生的细胞超过鳞状上皮的下2/3或达全层，相当于非典型增生Ⅲ级和原位癌。子宫颈上皮内瘤变级别越高，癌变率越高，癌变的速度越快。

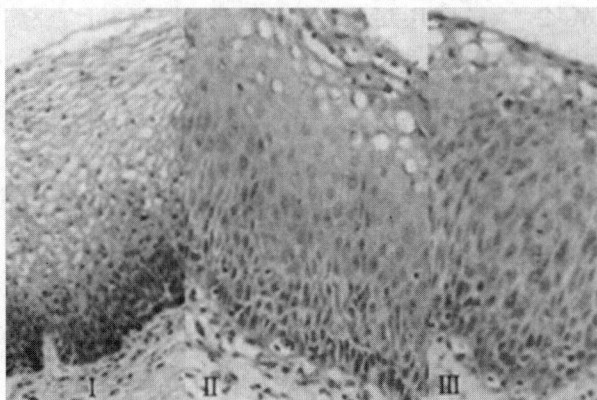

图14-5 宫颈上皮内瘤变Ⅰ级、Ⅱ级、Ⅲ级

第五节 滋养层细胞疾病

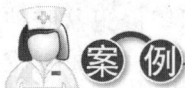

案例

患者，女，24 岁，葡萄胎刮宫术后 6 个月，出现阴道不规则流血 10 天，伴咳嗽、咯血 5 天入院。X 线检查示：双肺多发斑片状阴影。实验室检查：血 HCG 明显增高，尿妊娠试验强阳性。入院后第 9 天，患者突然出现胸闷、气短、紫绀，伴大咯血，经抢救无效死亡。

思考：1. 什么是葡萄胎？怎么形成的？有何病变？

2. 葡萄胎刮宫术后出现阴道不规则流血，应考虑为什么病？

3. 患者为什么会出现咳嗽、咯血的症状？

滋养层细胞疾病包括葡萄胎、侵袭性葡萄胎及绒毛膜上皮癌，其共同特点为滋养层细胞异常。患者血清和尿液中绒毛膜促性腺激素（HCG）含量高于正常妊娠，可作为临床诊断、随访观察和疗效评价的辅助指标。

一、水泡状胎块

又称葡萄胎（hydatidiform mole），是胎盘绒毛的一种良性病变。可发生于育龄期的任何年龄，以 20 岁以下和 40 岁以上女性多见。其发病与妊娠有关，经产妇多于初产妇。可分为完全性葡萄胎和不完全性葡萄胎两种。其病变特点是绒毛间质高度水肿，滋养层细胞增生。目前多数人认为葡萄胎的发生机制是由于染色体异常，导致胚胎死亡或不能发育，胎盘绒毛水肿变性而来。少数人认为葡萄胎的滋养叶细胞增生，并具有一定的侵袭性，应属于肿瘤性增生。

（一）病理变化

肉眼观察：病变局限于宫腔内，不侵入肌层。胎盘绒毛高度水肿，形成大小不等透明或半透明状的薄壁水泡，内含清亮液体，水泡状物之间有细蒂相连成串，形似葡萄，故此得名葡萄胎。

镜下观察：葡萄胎多数为完全性葡萄胎，少数为部分性葡萄胎，完全性葡萄胎有以下三个特点。①绒毛间质高度水肿：绒毛间质细胞间距增宽，其内充满淡粉染的水肿液。②绒毛间质血管消失：绒毛间质大部分血管消失，有时可见少量无功能的毛细血管（其内无红细胞）。③滋养层细胞有不同程度增生：增生的细胞包括合体滋养层细胞和细胞滋养层细胞，两者以不同比例混合存在，并有轻度异型性（图 14-6）。部分性葡萄胎仅有绒毛间质水肿，滋养层细胞轻度增生，绒毛间质毛细血管部分或全部消失。

（二）临床病理联系和结局

子宫体积明显增大，超过正常妊娠月份。患者血、尿中 HGH 水平超过正常妊娠水平，故尿妊娠试验呈强阳性。因宫内胎儿已死亡，故无胎心音和胎动，增生的滋养层

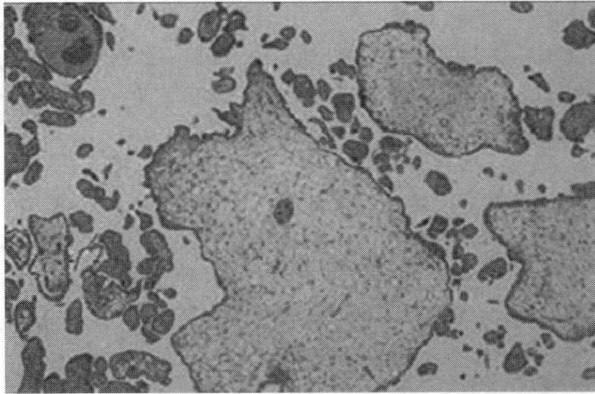

图 14 - 6　葡萄胎（显微镜下）

细胞有较强的侵袭血管的能力，故可致阴道出血。

葡萄胎经彻底清宫，绝大多数能痊愈。约 10% 的患者可转变为侵蚀性葡萄胎，约 2.5% 的患者可恶变为绒毛膜上皮癌。

二、侵袭性葡萄胎

侵蚀性葡萄胎（invasive mole）又称恶性葡萄胎，多继发于葡萄胎之后，但也有一开始即为侵蚀性葡萄胎者。其生物学行为介于葡萄胎与绒毛膜上皮癌之间。

（一）病理变化

肉眼观察：子宫肌层内有局限性水泡状绒毛浸润，侵蚀并破坏肌层静脉，形成紫蓝色出血坏死结节（图 14 - 7），也可穿透子宫壁累及宫旁组织，甚至向远处转移。镜下观察：子宫壁肌层破坏伴出血，其中可见完整的水泡状结构，滋养层细胞增生明显并有一定异型性。

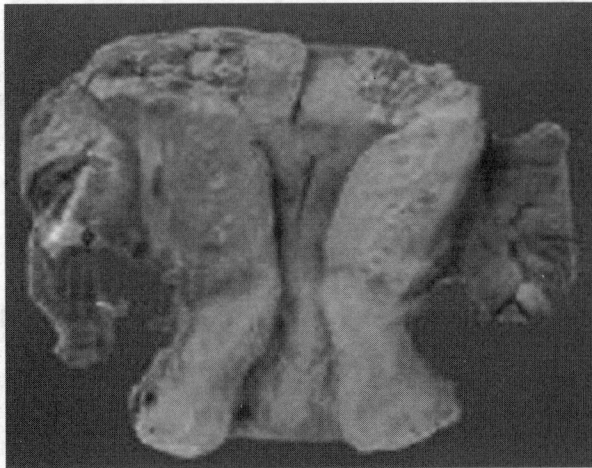

图 14 - 7　侵袭性葡萄胎

（二）临床病理联系

患者尿妊娠试验阳性，阴道持续或间断性不规则出血，并可发生大出血或继发感染。可沿血道逆行转移到阴道壁，形成单个或多个暗红色结节，少数可发生肺、脑等远处器官转移。多数转移的患者，通过化疗可治愈。

三、绒毛膜癌

是滋养层细胞的高度恶性肿瘤。绝大多数与妊娠有关，约 50% 继发于葡萄胎，25% 继发于自然流产，20% 发生于正常分娩后，5% 发生于早产和异位妊娠。多见于 30 左右的青年女性。发病机制不详。

（一）病理变化

1. 肉眼观察　肿瘤多位于子宫底部，形成单个或多个、大小不等的结节，呈蓝紫色或暗红色，质地较软，常突入子宫腔内，癌组织可同时侵入深肌层（图 14 - 8），甚而穿透子宫壁达浆膜外，形成暗红色出血性结节。

2. 镜下观察　癌组织由分化不良的细胞滋养层细胞和合体滋养层细胞两种瘤细胞组成，细胞异型性明显，核分裂象易见。肿瘤细胞混杂排列，呈片状或条索状，无绒毛结构，这是与侵蚀性葡萄胎鉴别的重要依据。癌组织自身无间质血管，靠侵袭宿主血管获得营养，故癌组织和周围正常组织内常有大片状的出血坏死（图 14 -9）。

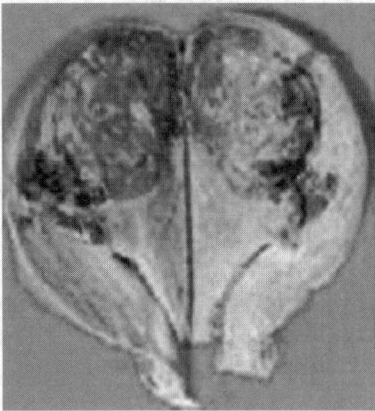

图 14 -8　绒毛膜上皮癌（大体）　　　　图 14 -9　绒毛膜上皮癌（镜下）

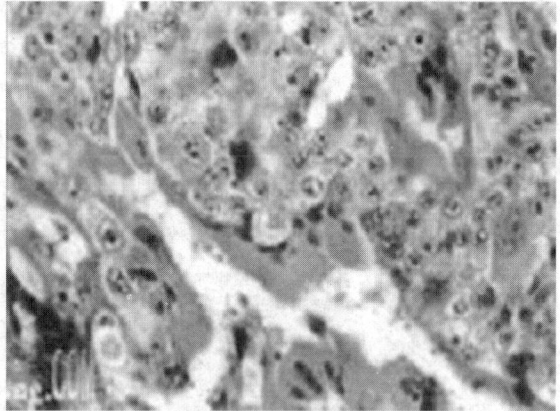

（二）扩散

绒毛膜上皮癌侵袭破坏血管能力很强，除在局部破坏蔓延外，极易经血道转移，以肺和阴道壁最常见，其次为脑、肝、肾等。阴道壁常形成暗红色血肿样结节。

（三）临床病理联系

多数患者在葡萄胎清宫术后或足月产后数天至数月发生，出现持续性阴道不规则出血，子宫增大，血或尿中 HCG 持续升高。患者因长期阴道出血，可发生贫血。血道转移至不同部位症状不同，如转移到肺可有咳血，转移到脑可有头痛、呕吐、瘫痪和昏迷等。转移到肾可出现血尿等症状。

第六节　卵巢肿瘤

案例

　　患者，女，43岁，查体发现右侧附件区有一肿物，质地较软。B超检查示：右侧卵巢囊性肿物一个，体积约 8cm×7cm×5cm。病理检查：囊性肿物一个，体积 8cm×7cm×5cm，切面见有多个大小不等的囊腔，囊内为淡黄色清亮液体，囊内壁可见散在少量的小乳头，囊壁厚 0.3cm。

　　思考：1. 该患者右侧卵巢肿物最有可能为什么肿瘤？

　　　　　2. 诊断依据是什么？

　　卵巢肿瘤种类繁多，形态结构较复杂，变化多样，依照其组织学发生可分为三大类。

　　1. 上皮性肿瘤　浆液性肿瘤、黏液性肿瘤、子宫内膜样肿瘤、透明细胞肿瘤及移行细胞肿瘤。

　　2. 性索－间质肿瘤　颗粒细胞—卵泡膜细细胞瘤、支持细胞－间质细胞瘤。

　　3. 生殖细胞肿瘤　畸胎瘤、无性细胞瘤、内胚窦瘤及绒毛膜癌。

　　卵巢上皮性肿瘤是最常见的卵巢肿瘤，占所有卵巢肿瘤的90%，可分为良性、恶性和交界性，交界性卵巢上皮肿瘤是指细胞形态和生物学行为界于良性和恶性之间的肿瘤，属低度恶性或潜在恶性的肿瘤。

　　卵巢上皮性肿瘤多数来源于覆盖在卵巢表面的生发上皮细胞。依据上皮细胞的类型可分为浆液性、黏液性和子宫内膜样。

一、浆液性肿瘤

　　卵巢浆液性肿瘤是卵巢最常见的一类肿瘤，其中浆液性腺癌占全部卵巢癌的40%。良性和交界性肿瘤多发于30~40岁的女性，而囊腺癌患者则年龄偏大。

　　1. 肉眼观察　典型的浆液性囊腺瘤呈单个或多个囊状，表面光滑。切面为单房囊状或由纤维分隔的多房囊状，囊内含有清凉液体，可混有少量黏液，囊壁较薄。囊内壁光滑或呈乳头状突起（称为乳头状囊腺瘤）。若乳头细长密集，或呈实性细颗粒状，则多为恶性。

　　2. 镜下观察　良性囊腔有单层立方或矮柱状上皮衬覆，具有纤毛，与输卵管上皮相似，虽有乳头形成，但一般乳头较宽，细胞形态较一致，无异型性。交界性囊壁上皮细胞层次增加，达2~3层，乳头增多，细胞有异型性，但无破坏性间质浸润。浆液性囊腺癌除细胞层次增加多，超过三层外，最主要的特征是：伴有明显的癌细胞破坏性间质浸润，呈树枝状分布或呈未分化的特点，常可见砂粒体。

　　浆液性肿瘤的生物学行为取决于肿瘤的分化程度和分布范围。浆液性肿瘤可以在卵巢的表面生长，少数情况下可原发在腹膜部位。交界性肿瘤也可起源于腹膜或由卵巢向腹膜表面延伸，一般较局限，临床上可无症状，或逐渐扩散，在许多年以后产生肠梗阻或其他并发症。癌则可向软组织浸润，形成大的腹腔内肿块，病情明显恶化。卵巢内的交界性囊腺瘤和癌的五年生存率分别是100%和75%。

二、黏液性肿瘤

黏液性肿瘤占卵巢肿瘤的25%，其中80%是良性，交界性和恶性各占10%。发病年龄与浆液性肿瘤相同。

1. 肉眼观察 肿瘤由单个或多个大小不一的囊腔组成，腔内充满灰白色、半透明的黏稠液体，较少形成乳头，多为单侧，少数为双侧。大约5%的黏液性囊腺瘤和20%的黏液性囊腺癌可发生于双侧卵巢。如肿瘤组织内有较多乳头和实性区域，或有出血、坏死及包膜浸润，则可能为恶性。

2. 镜下观察 黏液性囊腺瘤的囊壁被覆单层高柱状上皮，核位于细胞的基底部，核的上部充满黏液，无纤毛。交界性肿瘤含有较多的乳头结构，细胞层次增加，一般不超过三层，细胞有轻至中度异型性，核分裂象增多，但无间质和被膜破坏性浸润。囊腺癌上皮细胞有明显的异型性，形成复杂的腺体和乳头结构，可有出芽、搭桥及实性巢状区，如能查见明显的间质破坏性浸润，则可诊断为癌。

黏液性囊腺癌的预后主要取决于临床分期，一般比浆液性囊腺癌预后好。

第七节　乳腺疾病

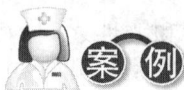

案例

患者，女，56岁，右侧乳腺无痛性包块1年余。查体：肿物位于右侧乳头外上象限深部，肿物体积约5cm×4.5cm×3.5cm，质地较硬，与周围组织粘连，固定不活动，乳头轻度凹陷，表面皮肤略呈"橘皮样"外观。

思考：1. 该患者应诊断为什么病？

2. 该病有何病理变化？

3. 为何出现上述临床表现？

一、乳腺增生性疾病

（一）纤维囊性乳腺病

纤维囊性乳腺病是一组非肿瘤性病变，以末梢导管和腺泡扩张、间质纤维组织和导管上皮不同程度增生为特点，是乳腺常见疾病之一，多发于25～45岁之间的女性。其发病机制目前认为与卵巢内分泌功能紊乱有关，常由雌激素过多，孕激素不足所致。

根据病理变化不同可分为非增生型和增生型两种类型。

1. 非增生型纤维囊性乳腺病 肉眼观察：常为双侧，病变呈多发小灶状分布，边界不清，囊肿的大小及数量不等，相互聚集的小囊肿和增生的纤维组织相间。囊内可含有灰白色半透明的液体。镜下观察：囊肿被覆的上皮多为扁平上皮，也可为柱状或立方上皮。囊壁周围纤维组织增生，囊腔内偶见钙化。

2. 增生型纤维囊性乳腺病　除囊肿形成和间质纤维组织增生外，增生型的纤维囊性乳腺病往往有末梢导管和腺泡上皮的增生。表现为上皮层次增多，可形成乳头突入囊内，乳头顶部相互吻合，构成筛状结构。此型囊肿因伴有上皮增生，尤其是有上皮异型增生时，可形成乳腺癌，故增生型纤维囊性乳腺病应视为癌前病变。

（二）硬化性腺病

硬化性腺病是乳腺增生性疾病之一，主要特征为小叶中央或小叶间的纤维组织增生，使小叶腺泡受压而扭曲变形，一般无囊肿形成。

肉眼观察：病变局部呈灰白色，质地硬，与周围组织界限不清。镜下观察：终末导管及腺泡数目增加，小叶体积增大，轮廓尚存。小叶中央或小叶间纤维组织呈不同程度的增生，腺泡受压而扭曲，病灶周围的腺泡扩张。腺泡外层的肌上皮细胞明显可见。

二、乳腺癌

乳腺癌（carcinoma of the breast）是乳腺导管上皮及腺泡上皮发生的恶性肿瘤。常发生在 40 到 50 岁妇女。男性乳腺癌少见，约占 1% 左右。

（一）病因及发病机制

乳腺癌的病因及发病机制尚未完全明了，可能与雌激素水平增高、纤维囊性乳腺病、遗传因素、环境因素、病毒感染和长时间接触放射线等因素有关。

（二）病理变化

乳腺癌约半数以上发生在乳腺外上象限，其次为乳腺中央区，其他部位较少见。乳腺癌形态结构复杂，类型繁多，根据有无浸润可分为非浸润性癌（原位癌）和浸润性癌两种类型。

1. 非浸润性癌　指癌组织仅局限于导管和腺泡上皮细胞内，基底膜完整，又称原位癌，依据其形态结构可分为导管内原位癌和小叶原位癌。

（1）导管内原位癌　多发生于乳腺的中、小导管。远较小叶原位癌多见，约占所有乳腺癌的 15% ~30% 。

肉眼观察：局部可扪及大小不等的肿块，质地较硬，边界尚清楚，多位于乳头下乳晕周围。切面可见扩张的导管内有灰白色或灰黄色、条索状或小结节状的癌组织，有得可挤压出粉刺样坏死物。

镜下观察：癌组织位于扩张的导管内，导管基底膜完整。根据癌细胞的形态和排列分为以下两型。

①粉刺型导管内癌：因挤压导管时，可见有坏死物像粉刺一样被挤出而得名。癌细胞体积较大，胞质嗜酸，核仁明显，核分裂象多见。癌细胞呈实性排列，中央可见有坏死，是本型的特征性改变。坏死区可见有钙化。导管周围间质纤维增生和慢性炎细胞浸润。

②非粉刺型导管内原位癌：癌细胞体积较小，形态比较规则，细胞呈不同程度异型，一般无坏死或坏死轻微。癌细胞在导管内排列呈实性、乳头状或筛状（图 14 - 10）。导管周围纤维组织增生较粉刺癌轻微。

（2）小叶原位癌　发生于乳腺小叶末梢导管和腺泡。镜下观察：在扩张的乳腺小

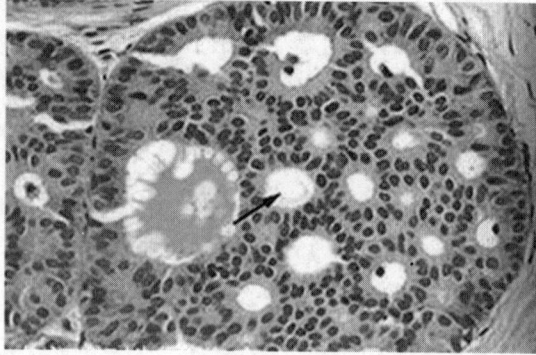

图 14 – 10　非粉刺型导管内癌（筛状）

叶末梢导管和腺泡内，充满呈实性排列的癌细胞，癌细胞体积较小，大小形状较一致，细胞异型不明显，核分裂象罕见，基底膜完整（图 14 – 11）。一般无癌细胞坏死，间质的炎症反应和纤维组织增生较轻微。

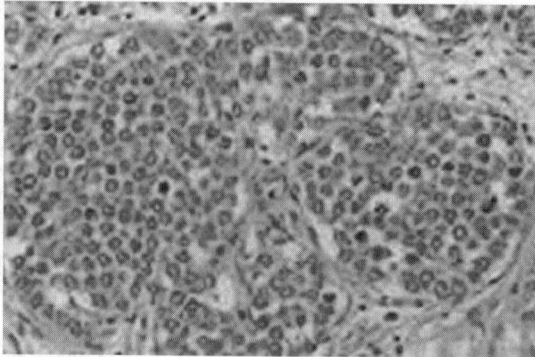

图 14 – 11　小叶原位癌

2. 浸润性癌

（1）浸润性导管癌　由导管内癌发展而来，癌细胞突破基底膜向深部间质浸润，是最常见的乳腺癌类型，约占乳腺癌的 70% 左右。

肉眼观察：肿瘤呈灰白色，质地较硬，切面可有沙砾感，无包膜与周围组织分界不清，活动度差。如癌肿侵及乳头并伴有大量纤维组织增生时，由于癌周围增生的纤维组织收缩牵拉，可致乳头凹陷。如癌组织阻塞真皮内淋巴管，可致皮肤水肿，而毛囊汗腺处皮肤相对下陷，形成"橘皮样"外观。晚期癌组织可形成巨大肿块，癌组织浸润周围组织，可形成多个卫星结节。少数可形成皮肤溃疡。

镜下观察：癌组织形态多种多样，癌细胞排列成腺管状、不规则的片块状、条索状的巢（图 14 – 12）。癌细胞形态各异，异型性明显（图 14 – 13），核分裂象多见，常见局部癌细胞坏死。肿瘤间质纤维组织增生，癌细胞在纤维间质内浸润性生长。

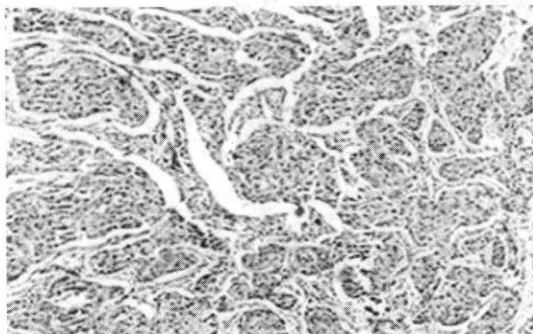

图 14 – 12　浸润性导管癌

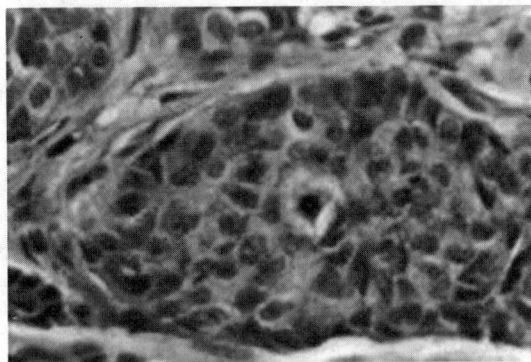

图 14 – 13　浸润性导管癌（癌细胞异型明显）

（2）浸润性小叶癌　由小叶原位癌穿透基底膜向深部间质浸润所致，约占所有乳腺癌的 5% ~ 10% 左右。肉眼观察：肿瘤呈灰白色，质韧，与周围组织界限不清楚。镜下观察：癌细胞呈单行串珠状或细条状浸润于纤维间质之间（图 14 – 14），或围绕在正常导管周围，癌细胞小且大小一致，核分裂象少见，细胞形态和小叶原位癌相似。

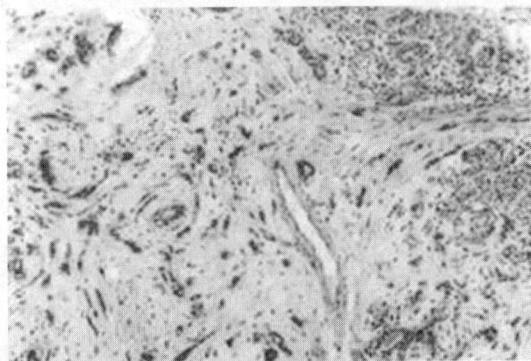

图 14 – 14　浸润性小叶癌

（三）扩散

1. 直接蔓延　癌细胞沿乳腺导管直接蔓延，可累及相应的乳腺小叶腺泡，或累及周围脂肪组织，甚至可侵及胸大肌和胸壁。

2. 淋巴道转移 是乳腺癌最常见的转移途径。首先转移至同侧腋窝淋巴结，继而至锁骨下淋巴结或逆行至锁骨上淋巴结。位于乳腺内上象限的乳腺癌可转移至乳腺内动脉旁淋巴结，进一步发展至纵隔淋巴结，偶尔至对侧腋窝淋巴结。

3. 血道转移 乳腺癌晚期可沿血道转移至肺、骨、肝、脑等组织器官。

护理应用

❧ 女性生殖系统和乳腺疾病与临床护理的联系 ❧

1. 临床观察　女性生殖系统及乳腺疾病临床观察主要包括：①观察白带的量、颜色及有无异味等；②观察月经及阴道出血的量、颜色、有无血块及水泡等；③观察患者有无贫血、痛经、腹部有无包块和腹痛、下腹部有无坠胀感等；④观察乳腺包块的大小、数目、质地、活动度、有无疼痛、乳头有无凹陷和溢液、表面皮肤有无红肿、破溃、湿疹样改变等；⑤检测血或尿中HCG的变化。

2. 临床护理　对不同患者、不同疾病可采用物理疗法、药物疗法和手术疗法和护理。对于痛经的患者可采用局部热敷和进热食（热水、热汤、热茶）的方法，以缓解疼痛，疼痛严重者可适当使用镇痛药。定期进行妇科检查。

3. 护理指导　指导患者高蛋白、高维生素、低胆固醇饮食，加强营养，增强机体抵抗力和战胜疾病的自信心，消除患者的恐惧和顾虑。指导患者讲好个人卫生，保持外阴清洁，注意经期卫生，预防经期感冒，加强经期营养，注意适当休息，确保充足睡眠。

（刘德俊）

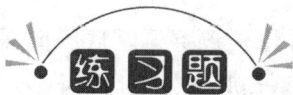

练习题

一、名词解释

真性糜烂　假性糜烂　奈氏囊肿　子宫颈息肉　子宫内膜增生症　子宫内膜异位症　子宫颈上皮内瘤变　葡萄胎　粉刺性导管内癌

二、填空题

1. 慢性子宫颈炎的病变类型有：_____、_____、_____、_____。
2. 子宫内膜增生症的组织学类型有：_____、_____、_____。
3. 子宫内膜异位症可分为_____、_____两种。
4. 子宫颈癌的肉眼形态一般分为：_____、_____、_____。
5. 水泡状胎块的病变特点有：_____、_____、_____。
6. 乳腺癌的好发部位是_____。

四、选择题

A₁/A₂型题

1. 子宫颈癌的好发部位是:
   A. 子宫颈内口及其附近黏膜　　B. 子宫颈管黏膜
   C. 子宫颈外口及附近黏膜　　D. 宫颈侧壁
   E. 子宫颈外口鳞状上皮与柱状上皮交界处

2. 下列关于慢性子宫颈炎的病变类型中,哪项是错误的:
   A. 子宫颈糜烂　　　　　B. 子宫颈腺体囊肿　　　C. 子宫颈息肉
   D. 子宫颈肥大　　　　　E. 子宫颈原位癌

3. 侵袭性葡萄胎与葡萄胎的区别是:
   A. 宫腔内有水泡状物　　B. 绒毛间质水肿　　　C. 绒毛间质血管消失
   D. 绒毛侵入子宫壁深肌层　　E. 滋养层细胞增生

4. 乳腺癌的好发部位是:
   A. 外上象限　　　　　B. 外下象限　　　　　C. 内上象限
   D. 内下象限　　　　　E. 乳头部

5. 下列哪项不符合葡萄胎:
   A. 绒毛间质水肿,血管消失　　B. 子宫体积增大,超过正常停经月份
   C. 绒毛膜促性腺激素减少　　D. 滋养层细胞增生
   E. 无胎动和胎心音

6. 乳腺癌患者皮肤出现"橘皮样"外观,是因为:
   A. 肿瘤侵犯乳腺导管　　B. 肿瘤侵犯胸大肌　　C. 肿瘤阻塞真皮淋巴管
   D. 肿瘤侵犯乳腺小叶　　E. 肿瘤侵犯乳腺腺泡

7. 绒毛膜上皮癌沿血道转移,最常见的转移部位是:
   A. 脑　　　　　　　　B. 肝　　　　　　　　C. 肺
   D. 骨　　　　　　　　E. 肾

8. 患者,49岁,宫颈活检发现:异型增生的细胞局限于子宫颈鳞状上皮下1/3的,应诊断为:
   A. CIN Ⅰ级　　　　　B. CIN Ⅱ级　　　　　C. CIN Ⅲ级
   D. 原位癌　　　　　　E. 早期浸润癌

9. 若宫颈活检发现:异型增生的细胞超过子宫颈鳞状上皮下2/3或累及全层的,应诊断为:
   A. CIN Ⅰ级　　　　　B. CIN Ⅱ级　　　　　C. CIN Ⅲ级
   D. 原位癌　　　　　　E. 早期浸润癌

10. 患者,女,36岁,有痛经史多年。导致痛经的最主要原因是:
    A. 子宫内膜单纯性增生　　B. 子宫内膜复杂性增生　　C. 子宫内膜非典型增生
    D. 子宫内膜异位症　　　　E. 子宫内膜腺癌

11. 患者,女,41岁,近几个月,白带增多,发黄,有异味,并伴有接触性出血和下腹部坠胀痛。该患者应诊断为:
    A. 慢性子宫颈炎　　　　B. 子宫颈癌　　　　　C. 卵巢肿瘤
    D. 子宫内膜增生症　　　E. 子宫内膜异位症

A₃/A₄ 型题

患者，女，36 岁，近 1 个月来，白带明显增多，伴下腹部坠胀感和腰部酸痛。妇科检查：宫颈黏膜局部呈鲜红色，湿润，表面呈颗粒状。

12. 根据临床症状、体征，该患者应诊断为什么病？
    A. 子宫颈癌　　B. 子宫颈糜烂　　C. 子宫颈腺体囊肿
    D. 子宫颈息肉　　E. 子宫颈肥大

13. 该病的病变性质属于：
    A. 子宫颈良性肿瘤　　B. 子宫颈恶性肿瘤　　C. 子宫颈慢性炎症
    D. 子宫颈增生性病变　　E. 子宫颈黏膜异位

患者，女，48 岁，停经 35 天，阴道不规则流血 7 天，月经量多且伴有血块。

14. 该患者最有可能是什么病？
    A. 慢性子宫颈炎　　B. 子宫颈癌　　C. 子宫内膜异位症
    D. 子宫内膜增生症　　E. 子宫内膜腺癌

患者，女，24 岁，葡萄胎刮宫术后 6 个月，出现阴道不规则流血 10 天，伴咳嗽、咯血 5 天入院。X 线检查示：双肺多发斑片状阴影。实验室检查：血 HCG 明显增高，尿妊娠试验强阳性。入院后第 9 天，患者突然出现胸闷、气短、发绀，伴大咯血，经抢救无效死亡。

15. 葡萄胎刮宫术后 6 个月，出现阴道不规则流血 10 天，血 HCG 明显增高，尿妊娠试验强阳性。可诊断为
    A. 葡萄胎　　B. 侵袭性葡萄胎　　C. 子宫颈癌
    D. 内膜腺癌　　E. 绒毛膜上皮癌

16. 该患者出现咳嗽、咯血，表明：
    A. 脑转移　　B. 肝转移　　C. 肺转移
    D. 骨转移　　E. 胸腔种植

17. 导致患者死亡的主要原因是：
    A. 脑转移　　B. 肝转移　　C. 肺转移
    D. 骨转移　　E. 肿瘤本身

第十五单元　内分泌系统疾病

要点导航

1. 掌握糖尿病病变及临床病理联系。
2. 熟悉结节性甲状腺肿的病变及临床病理联系。
3. 了解甲状腺肿瘤的类型、病变。

内分泌系统包括内分泌器官、内分泌组织和散在的内分泌细胞三部分。内分泌器官是指以内分泌腺为主或全部由内分泌腺组成的器官，如甲状腺、甲状旁腺、肾上腺、脑垂体前叶等；内分泌组织是指该器官内既有内分泌腺，同时又有外分泌腺或其他组织，如胰腺中的胰岛细胞，卵巢中的颗粒细胞和卵泡膜细胞，睾丸中的支持细胞和间质细胞等；内分泌细胞（APUD 细胞）是指分散在全身各系统或各器官中的能分泌激素的细胞，这些细胞广泛分布于消化道、呼吸道、泌尿道、皮肤等部位。内分泌系统的细胞分泌的活性物质称为激素。激素能参与人体的各种生理过程，尤其是在新陈代谢、生殖与发育、内环境稳态等的调节中，发挥着重要作用。因此，当内分泌系统的组织和细胞发生病变时，常可引起激素分泌异常，导致内分泌功能紊乱，引起相应靶组织或器官病变。本章重点介绍几种常见的内分泌系统疾病。

第一节　糖尿病

案例

患者，男，60 岁，因多食、多饮、多尿，逐渐消瘦 10 余年，进行性昏迷 1h 入院。既往有高血压病史和高血脂病史。入院时查体：体温 36.6℃，脉搏 102 次/分，呼吸 32 次/分，血压 80/50mmHg，神志不清，呼吸深大，呼出气体中有烂苹果味。

思考：1. 患者应诊断为什么病？

2. 为什么会出现多食、多饮、多尿和消瘦？

3. 为什么呼吸深大，呼出气体中有烂苹果味？

4. 患者为什么会昏迷？

糖尿病（diabetes mellitus）是内分泌系统的常见病和多发病之一，其发病率日益升高。糖尿病是指由于体内胰岛素相对或绝对缺乏，或胰岛素的生物效应降低而引起的一种全身性的慢性代谢性疾病。其主要特点是持续性血糖升高和尿糖阳性。本病多见于中老年。部分患者有家族史。临床上主要表现为多饮、多食、多尿和消瘦即"三多一少"等症状。由于持续性血糖升高，可导致某些组织或器官的形态结构发生异常，功能障碍。晚期可并发酮症酸中毒、多发性神经炎、失明、肢体坏疽和肾功能衰竭等。

📢 知识链接

◦ 胰岛细胞及其功能 ◦

胰腺是由外分泌部和内分泌部两部分组成的。外分泌部主要分泌胰液，在食物消化过程中起重要作用。内分泌部又称胰岛，是分散于外分泌部之间的细胞团，胰岛细胞间有丰富的毛细血管，其分泌的激素直接进入毛细血管，发挥其生理功能。胰岛细胞有A、B、D和PP四种，其中主要是A和B细胞。A细胞：约占胰岛细胞总数的20%，主要分泌胰高血糖素，具有促进糖原分解，抑制糖原合成，使血糖升高的作用。B细胞约占胰岛细胞总数的70%，主要分泌胰岛素，具有促进细胞对血中葡萄糖的利用，促进糖原的合成，降低血糖的作用。胰岛素与胰高血糖素二者作用相反，共同维持血糖相对稳定。若胰岛素缺乏，糖的分解代谢和糖原合成代谢障碍，导致血糖升高，并可从尿中排出。

一、病因、发病机制及分类

糖尿病按其病因不同可分为原发性糖尿病和继发性糖尿病两大类。原发性糖尿病又可称为特发性糖尿病，即通常所说的糖尿病。目前认为遗传因素对其发生具有重要作用。根据其遗传特征及对胰岛素的反应不同原发性糖尿病又可分为胰岛素依赖型糖尿病和非胰岛素依赖型糖尿病两类。继发性糖尿病是指已知原因造成胰岛内分泌功能不足所致的糖尿病，如胰腺炎症、胰腺肿瘤、胰腺手术、或某些其他内分泌疾病如甲状腺机能亢进症等，所致的糖尿病均为继发性糖尿病。

（一）胰岛素依赖型糖尿病

又可称为1型糖尿病或幼年型糖尿病，较少见，约占糖尿病的10%左右。其主要特点是多见于青少年，起病急，进展快，病情重。胰岛 B 细胞明显减少，导致胰岛素分泌不足或缺乏，血中胰岛素显著降低，并易出现酮症酸中毒，治疗依赖于胰岛素。目前认为本型是在遗传易感性的基础上，有病毒感染或其他化学毒物的影响，引起针对 B 细胞的一种自身免疫性疾病，由于自身免疫反应使胰岛的 B 细胞受损，导致胰岛素分泌绝对不足所致。

（二）非胰岛素依赖型糖尿病

又可称为2型糖尿病或成人型糖尿病，较常见，约占糖尿病的90%。其主要特点是多见于中老年人，起病缓慢，病情轻，进展慢。胰岛细胞数目正常或轻度减少，血中胰岛素正常、增多或减少。血中无抗胰岛细胞抗体，也不伴其他自身免疫性疾病，不易出现酮症酸中毒，治疗上不依赖于胰岛素。本型的病因和发病机制尚不清楚，可能与肥胖、缺乏运动、营养过剩、手术、感染、精神刺激等因素有关。因为肥胖可使胰岛素分泌相对不足或组织对胰岛素不敏感。

二、病理变化

（一）胰岛的病变

与糖尿病的类型和病程的早晚有关。1型糖尿病早期主要表现为胰岛的非特异性炎，进一步发展胰岛的B细胞呈进行性变性、坏死、消失，B细胞明显减少，导致胰岛萎缩，数目减少。晚期胰岛纤维组织增生，发生纤维化及玻璃样变性。2型糖尿病早期病变不明显，晚期B细胞减少，并可见胰岛的淀粉样变性。

（二）动脉管壁的病变

糖尿病患者的动脉管壁的病变主要有以下表现。①动脉粥样硬化：糖尿病患者动脉粥样硬化的发病较非糖尿病患者早，且发展迅速，病情较重。②细（微）动脉硬化：糖尿病患者可出现全身细（微）动脉的玻璃样变性，如伴有高血压者细（微）动脉玻璃样变性更为明显，可使管壁增厚、变硬，管腔狭窄。由于动脉硬化可引起相应组织或器官供血不足。

（三）肾脏的病变

糖尿病患者出现肾脏的病变较早且较明显，肾脏的病变主要有四种。①肾小球硬化：可呈结节性或弥漫性分布，结节性肾小球硬化主要表现为肾小球系膜内玻璃样物质沉积，毛细血管受压，管腔闭塞；弥漫性肾小球硬化主要表现为肾小球毛细血管壁和系膜内弥漫性玻璃样物质沉积，导致毛细血管壁增厚，管腔狭窄或闭塞。②肾动脉及细（微）动脉硬化：糖尿病患者的肾动脉及其分支可发生动脉粥样硬化，肾细动脉（尤其是入球小动脉和出球小动脉）可发生玻璃样变性。③肾小管及肾间质的损害：肾小管上皮细胞内糖原沉积，空泡变性，晚期导致肾小管上皮细胞萎缩，间质纤维组织增生，水肿及炎细胞浸润。④继发急性、慢性肾盂肾炎等病变。

（四）视网膜的病变

糖尿病患者早期，视网膜的病变主要表现为视网膜毛细血管基底膜增厚、玻璃样变性，常可伴有微小动脉瘤形成，小静脉扩张，导致渗出、水肿、微血栓形成及出血等病变。晚期视网膜纤维组织增生，小血管增生，形成增生性视网膜病变。视网膜的上述病变均可导致患者失明。此外，糖尿病患者易合并白内障。

（五）神经系统的病变

主要以外周神经系统的病变为主，包括感觉神经、运动神经和自主神经功能障碍。导致神经系统病变的主要原因是由于血管的病变，引起缺血性损伤所致，患者可表现为双下肢疼痛、麻木、感觉丧失、肌肉麻痹和运动功能障碍，胃肠道及膀胱功能障碍等。严重者脑细胞也可发生广泛变性，并引起相应的症状。

（六）其他病变

糖尿病患者还可形成皮肤的黄色瘤、肝细胞的脂肪变性和糖原沉积及骨质疏松，易发生外阴炎及化脓菌或真菌感染等。

三、临床病理联系

糖尿病患者的典型临床表现为多饮、多食、多尿和消瘦。此外，还可并发酮症酸中毒、多发性神经炎、失明、心肌梗死和肾功能衰竭等。

1. 多尿 主要是由于血糖过高，引起渗透性利尿。

2. 多饮 主要原因是由于多尿，导致水分丢失过多，血浆渗透压增高，刺激下丘脑口渴中枢所致。

3. 多食　主要原因：一方面是由于机体不能利用糖，另一方面是由于血糖过高，刺激胰岛素分泌，使患者产生饥饿感和食欲亢进。

4. 消瘦　是由于糖代谢障碍，ATP 生成减少，不能满足机体代谢和各种生理需要，机体可通过增加脂肪和蛋白质的分解代谢，以提供能量。由于蛋白质和脂肪大量被分解，引起消瘦。

5. 酮症酸中毒　糖尿病时，由于蛋白质、脂肪分解代谢增强，形成氨基酸和脂肪酸，其中脂肪酸在肝内氧化生成酮体，患者可出现酮血症、酮尿症及酸中毒，严重者可发生糖尿病性昏迷。

6. 高胆固醇血症　糖尿病时，由于脂肪分解代谢增强，使脂肪酸生成增多。脂肪酸经 β 氧化，生成乙酰辅酶 A 增多。由于乙酰辅酶 A 是合成胆固醇的原料，故可导致胆固醇合成增多，引起高胆固醇血症，故患者易形成动脉粥样硬化。

7. 感染　糖尿病时，由于蛋白质分解代谢增强，抗体生成减少，导致机体抵抗力降低，故患者易发生感染。

8. 其他　糖尿病时，患者还可发生多发性神经炎、失明、心肌梗死和肾功能衰竭等继发改变。其主要原因是由于相应组织器官的血管硬化，而引起的结构改变和功能障碍所致。

9. 血、尿检查　正常成人，全血空腹血糖为 $60 \sim 100 mg/dl$，血浆或血清血糖为 $70 \sim 115 mg/dl$；尿糖（-）。如空腹血糖两次检查超过正常范围或尿糖阳性，即可诊断为糖尿病。

第二节　甲状腺疾病

知识链接

甲状腺组织学及甲状腺素的合成与分泌

　　甲状腺表面被覆薄层纤维结缔组织被膜，结缔组织伸入甲状腺实质，将其分割成许多大小不等的小叶，每个甲状腺小叶内含有 $20 \sim 40$ 个甲状腺滤泡和许多滤泡旁细胞。滤泡间纤维组织内富含毛细血管和淋巴管。滤泡上皮细胞有合成、储存和分泌甲状腺素的功能。滤泡上皮细胞从血中摄取氨基酸，在胞质内合成甲状腺球蛋白及其分泌颗粒，再以胞吐的方式排入滤泡腔内储存，滤泡上皮细胞从血中摄取碘离子，经活化后进入滤泡腔内，与甲状腺球蛋白结合成碘化的甲状腺球蛋白，储存于滤泡腔内，构成滤泡腔内的胶质。滤泡上皮细胞的形态与其功能有关，当滤泡上皮细胞处于静止时，滤泡上皮细胞呈立方形或扁平状，滤泡腔内充满胶质。当滤泡上皮细胞在腺垂体分泌的促甲状腺素（thyroid stimulating hormone，TSH）的作用下，处于功能活跃状态时，滤泡上皮细胞呈柱状，并以胞吞的方式将滤泡腔内碘化的甲状腺球蛋白吸收入胞质，在胞质内水解成甲状腺素（T_3、T_4）。T_3、T_4 经滤泡上皮细胞基底部释放入毛细血管内，发挥其生理功能。

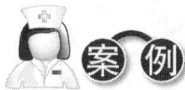

![案例]

患者，女，20 岁，近来自我感觉颈部增粗，但无声音嘶哑、多汗、心悸、突眼等表现。查体发现颈部甲状腺肿大，质地较硬，表面呈结节状。

思考：1. 患者最可能是什么疾病？

2. 如何发生？

3. 有何类型及病变特点？

一、甲状腺肿

甲状腺肿（goiter）泛指甲状腺肿大，重量增加。根据其是否伴有甲状腺功能亢进，可将其分为非毒性和毒性甲状腺肿两类。

（一）弥漫性非毒性甲状腺肿

弥漫性非毒性甲状腺肿（diffuse nontoxic goiter）又可称为单纯性甲状腺肿（smiple goiter），是由于长期缺碘，导致甲状腺素分泌不足，血液中甲状腺素水平降低，反馈性引起垂体分泌的促甲状腺素（TSH）增多，使甲状腺滤泡上皮细胞增生，胶质堆积而使甲状腺肿大，一般不伴有甲状腺功能亢进。根据流行病学调查可将其分为地方性和散发性甲状腺肿两类。"WHO"规定地方性甲状腺肿的地区性发病率应超过 10%，我国地区性发病人口已超过 3 亿，多见于远离海岸的内陆山区和半山区。散发性甲状腺肿可见于全国各地，女性多于男性。

1. 病因及发病机制

（1）缺碘　水、土壤和食物中缺碘是地方性甲状腺肿的主要原因。由于妊娠、哺乳或青春期，机体对碘的需求量增加而引起的相对性缺碘，是散发性甲状腺肿的主要原因。缺碘可使甲状腺素合成和分泌减少，反馈性刺激垂体，使垂体前叶分泌的促甲状腺素（TSH）增多，导致甲状腺滤泡上皮细胞增生肿大，摄碘功能增强，从而使甲状腺素合成增多，以维持血中甲状腺素水平。但若长期持续缺碘，使甲状腺滤泡上皮细胞持续增生，合成的甲状腺球蛋白不能充分碘化、吸收、利用，致大量胶质堆积于滤泡腔内，并使滤泡腔明显扩张，导致甲状腺肿大。

（2）致甲状腺肿因子　某些食物中含有抗甲状腺素的物质，可使甲状腺素的合成和代谢过程发生障碍，导致甲状腺素的合成和分泌减少。①长期摄入大量的钙和氟，能影响肠道对碘的吸收，并能使滤泡上皮细胞膜中的钙离子增多，导致甲状腺素分泌减少；②某些天然食物如卷心菜、木薯、菜花、大头菜等，含有某些化学物质，能抑制碘化物在甲状腺内运送；③某些化学物质如硫氰酸盐、过氯酸盐等，能抑制碘向甲状腺聚集，并能阻止甲状腺滤泡上皮细胞对碘的利用；④某些药物如硫脲类药物、磺胺类药物、对氨基水杨酸类等药物均可抑制碘离子的浓集或碘离子的有机化，使甲状腺素合成减少。以上因素均可导致甲状腺肿。

2. 病理变化　弥漫性非毒性甲状腺肿按其发展过程和病变特点，可分为三个时期。

（1）增生期　又可称为弥漫性增生性甲状腺肿（diffuse hyperplastic goiter）。肉眼观察：甲状腺呈弥漫性对称性增大，重量约 150g 左右（正常 20~40g），表面光滑，切面呈棕红色，含胶质少。镜下观察：其主要病变特点为滤泡上皮细胞增生，呈立方形或低柱状，常伴有小滤泡和假乳头形成，胶质量较少，间质充血。

（2）胶质储积期 又可称为弥漫性胶样甲状腺肿（diffuse colloid goiter）。肉眼观察：甲状腺呈现弥漫性对称性肿大，可达 200~300mg，表面光滑，切面可见滤泡腔扩张，腔内充满棕褐色、半透明胶冻状胶质。镜下观察：其主要病变特点为滤泡上皮细胞反复的增生与复旧。增生的滤泡上皮细胞可形成小滤泡和假乳头，滤泡腔高度扩张，腔内充满红染的胶质，上皮细胞因受压而变扁平状（图 15-1）。

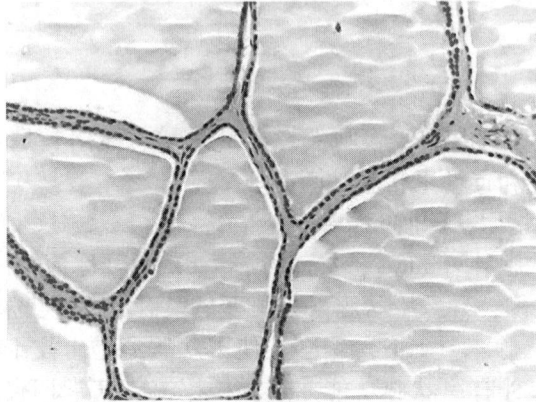

图 15-1 弥漫性非毒性甲状腺肿（胶质蓄积期）
甲状腺滤泡增大，滤泡腔内充满胶质，滤泡上皮呈扁平状

（3）结节期 又可称为结节性甲状腺肿。本期主要病变特点为滤泡上皮细胞的增生与复旧不一致，分布不均，逐渐形成不规则的结节。肉眼观察：甲状腺呈不对称结节状增大，结节大小不等（数毫米~数厘米），结节界限清楚，但无完整包膜，切面可见出血、坏死、囊性变和钙化等继发改变。镜下观察：可见滤泡大小不一，部分滤泡上皮细胞增生形成小滤泡，上皮细胞呈柱状或乳头状，滤泡腔内胶质较少；部分滤泡扩张，滤泡上皮细胞呈立方状或扁平状，滤泡腔内充满胶质。间质纤维组织增生，分隔包绕增生、复旧或萎缩的滤泡，形成大小不一的结节。

3. 临床病理联系 本病主要表现为甲状腺肿大，一般无其他临床症状。少数患者晚期由于甲状腺明显肿大，可压迫食管、气管和喉返神经，可引起吞咽、呼吸困难和声音嘶哑等症状，也有少数患者可伴有甲状腺功能亢进或甲状腺功能降低等症状，极少数患者可发生癌变。

（二）弥漫性毒性甲状腺肿

弥漫性毒性甲状腺肿（diffuse toxic goiter）临床上又称为甲状腺功能亢进症（hyperthyroidism），简称甲亢。甲状腺功能亢进症是指由于血中甲状腺素过多，作用于全身各组织所引起的临床综合征。其主要临床表现有甲状腺肿大，基础代谢率升高和神经系统兴奋性增高等。可有心悸、多汗、多食、消瘦、突眼和手震颤等症状。由于约1/3患者有突眼表现，故又称突眼性甲状腺肿。本病多见于 20~40 岁女性，男女之比为 1:（4~6）。

1. 病因及发病机制 本病的病因和发病机制尚不完全清楚。目前，一般认为该病的发生与自身免疫有关。其依据是：①患者血中可查到抗甲状腺的自身抗体；②本病常与某些自身免疫性疾病（如重症肌无力、溶血性贫血、血小板减少性紫癜等）并存；③患者血中存在一些具有类似 TSH 作用的免疫球蛋白，能引起甲状腺素分泌增多和滤泡上皮增生。此外，本病的发病可能还与遗传因素、精神因素等有关。

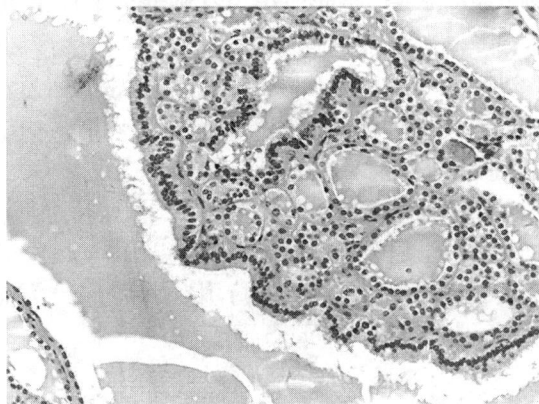

图 15－2　弥漫性毒性甲状腺肿
滤泡上皮增生呈立方形或柱状，上皮呈乳头状
突入滤泡腔内，滤泡腔内胶质稀薄，近腔缘处有较多的吸收空泡

2. 病理变化

（1）肉眼观察　甲状腺呈弥漫性对称性增大，可达正常的 2～4 倍，表面光滑。切面呈灰红色，分叶状，质地较软。

（2）镜下观察　弥漫性毒性甲状腺肿的主要病变特点有：①滤泡上皮细胞增生，形成大小不等的滤泡，但以小滤泡为主；②滤泡上皮增生呈高柱状，部分呈乳头状突入腔内；③滤泡腔内胶质少而稀薄，在接近滤泡上皮细胞处可见大小不等的吸收空泡（图 15－2）；④间质血管丰富、充血，淋巴组织增生，可有淋巴滤泡形成。

📢 **知识链接**

🎵 **甲亢经碘治疗后的改变** 🎵

　　临床上，弥漫性毒性甲状腺肿经碘治疗后，滤泡上皮细胞增生减轻，上皮细胞变矮，胶质增多变浓，吸收空泡减少。间质血管减少，充血消退，淋巴细胞减少。

弥漫性毒性甲状腺肿除甲状腺病变外，还可有以下病变：①心脏肥大扩张，心肌可发生灶状坏死和纤维化，严重者可导致心力衰竭；②全身淋巴组织增生和胸腺肥大；③肝细胞可发生脂肪变性、坏死和纤维化；④部分患者可伴有不同程度的眼球突出。

3. 临床病理联系

（1）双侧甲状腺弥漫性肿大，随吞咽活动。

（2）基础代谢率增高　可表现心悸、多汗、多食、消瘦等症状。

（3）神经系统兴奋性增高　可表现心烦、敏感、易怒、失眠、手震颤等症状。

（4）突眼　弥漫性毒性甲状腺肿时，由于眼球外肌水肿、球后纤维脂肪组织增生、淋巴细胞浸润及黏液水肿等病变，可导致眼裂增大，眼球外突。

二、甲状腺肿瘤

（一）甲状腺腺瘤

甲状腺腺瘤（thyroid adenoma）是起源于甲状腺滤泡上皮细胞的良性肿瘤。多发生于中青年女性。临床主要表现为颈前区无痛性肿块，生长缓慢、病程较长，肿物随吞咽活动而上下移动，部分患者可伴有甲状腺功能亢进，故可称为毒性甲状腺腺瘤。

1. 病理变化 肉眼观察：肿瘤呈圆形或椭圆形，边界清楚的结节，结节直径一般在3~5cm。多为单发，少数患者可多发。切面呈灰白或棕褐色，多为实性，有完整的包膜，常有出血、坏死、囊性变、钙化和纤维化等改变。镜下观察：肿瘤周围有完整的纤维包膜包绕，包膜外甲状腺组织明显受挤压、萎缩，肿瘤组织由较单一的细胞成分组成。

2. 组织学类型 根据组织学特点不同可将甲状腺腺瘤分为滤泡状腺瘤（follicular adenoma）和乳头状腺瘤（papillary adenoma）两大类。

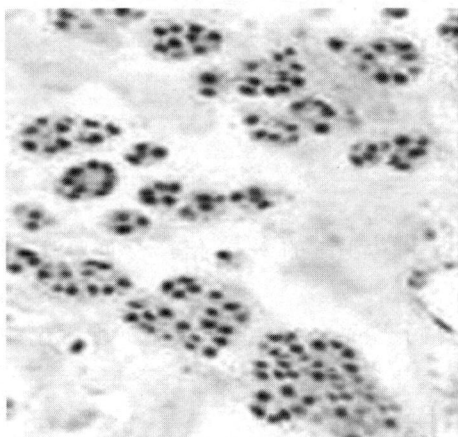

图 15-3　甲状腺腺瘤（胎儿型）

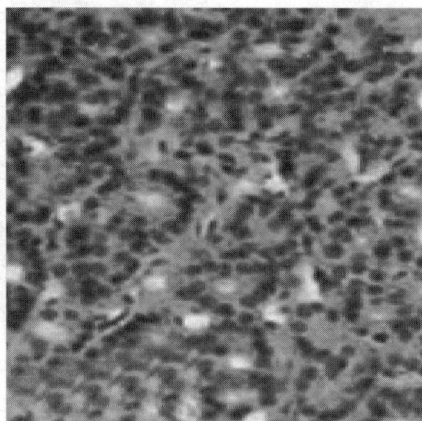

图 15-4　甲状腺腺瘤（单纯型）

（1）滤泡状腺瘤　为甲状腺最常见的腺瘤。肿瘤主要由滤泡成分构成。根据滤泡的分化程度和形态特征不同又可分为以下几种亚型。①胚胎型腺瘤（embryonal adenoma）：肿瘤细胞小而一致，呈片状或条索状排列，很少形成完整的滤泡，滤泡内胶质极少或无，间质疏松、水肿状。②胎儿型腺瘤（fetal adenoma）：肿瘤主要由含少量胶质的小滤泡构成，似胎儿的甲状腺组织，上皮细胞呈立方形，大小一致。间质疏松水肿、黏液变性、易发生出血、囊性变（图 15-3）。③单纯型腺瘤（simple adenoma）：肿瘤由大小一致、排列紧密的滤泡构成，滤泡腔内含有胶质，似正常成年人的甲状腺滤泡，肿瘤间质较少（图 15-4）。④胶样腺瘤（colloid adenoma）：肿瘤由较大的且大小不等的滤泡构成，滤泡腔内含有大量的胶质，滤泡可互相融合成囊，上皮细胞呈扁平状，间质少。⑤嗜酸性细胞腺瘤（acidophilic cell adenoma）：又可称为 Hurthle 细胞腺瘤。此型腺瘤较少见。肿瘤由体积较大，呈多边形的细胞构成，肿瘤细胞胞质丰富嗜酸性，内含大量的嗜酸性颗粒，呈巢状或索状排列，很少形成完整的滤泡结构。

（2）乳头状腺瘤　甲状腺乳头状腺瘤较少见。滤泡上皮细胞增生，呈乳头状突入腔内，乳头粗短，分支较少，乳头中央为间质，表面被覆单层上皮细胞，无异型性。滤泡可扩张成较大的囊腔，故可称为乳头状囊腺瘤。肿瘤间质较少，常发生出血、坏死和纤维化。此型腺瘤应注意与乳头状腺癌鉴别。

甲状腺腺瘤需与结节性甲状腺肿进行鉴别（表15-1）。

表15-1 甲状腺腺瘤与结节型甲状腺肿鉴别表

鉴别点	甲状腺腺瘤	结节性甲状腺肿
结节的数目	单发	多发性结节，常累及双侧
包膜	有完整包膜	包膜不完整
组织结构	滤泡均匀一致，可分为各种亚型	滤泡不均匀，大小不一
结节边缘的甲状腺组织	有明显的挤压现象，滤泡萎缩变小	无挤压现象
远离结节的甲状腺组织	较正常	为增生的甲状腺组织

（二）甲状腺癌

是指起源于甲状腺滤泡上皮和滤泡旁细胞的恶性肿瘤。根据其组织学特点，可将其分为乳头状癌（papillary carcinoma）、滤泡状癌（follicular carcinoma）、髓样癌（medullary carcinoma）和未分化癌（undifferentiated carcinoma）四种类型。

1. 乳头状癌 是甲状腺癌中最常见的一类，约占75%以上。多见于中青年女性，发病高峰年龄为20~40岁，右侧多于左侧。肿瘤生长缓慢，恶性程度低，预后较好，但局部淋巴结转移较早。肉眼观察：肿瘤多为单个圆形结节，直径约2~3cm，无包膜或包膜不完整，与周围组织分界不清。切面多为实性，灰白色，质地较硬。镜下观察：肿瘤细胞排列成乳头状结构，乳头分支多且复杂，乳头间质中常可见呈同心圆状的钙化小体，称为沙粒体，具有诊断意义。乳头表面被覆的肿瘤细胞呈立方形或柱状，单层或复层排列，肿瘤细胞核大，染色浅呈透明状或毛玻璃样（图15-5），核形态不规则，有核沟，无核仁，常可见核重叠及核内包涵体。

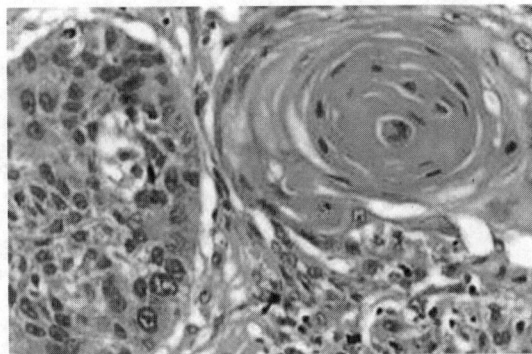

图15-5 甲状腺乳头状癌

2. 滤泡状癌 约占甲状腺癌的15%~20%。多发生于40岁以上的女性。比乳头状癌恶性程度高，预后较差，早期易沿血道转移。肉眼观察：多为单个圆形或椭圆形结节，无完整包膜，但与周围组织界限较清。切面呈灰白或灰红色，质地较软。镜下观察：肿瘤组织主要由不同分化程度的滤泡构成。高分化者，肿瘤细胞异型性小，滤泡腔内有胶质，与滤泡性腺瘤不易区别，可根据有无包膜、血管和神经侵犯进行鉴别。低分化者，滤泡小而少，形态不规则，细胞型异性明显，核分裂象多见。

3. 髓样癌 是来源于滤泡旁细胞（即 C 细胞）的恶性肿瘤。约占甲状腺癌的 5% ～ 10%，多见于 40～60 岁，女性略多于男性。其恶性程度不一，一般较滤泡状癌高。多沿淋巴道转移，也可沿血道转移至肝、肺、肾上腺和骨髓等处。由于该肿瘤细胞能分泌降钙素，引起严重腹泻和低血钙。还能产生其他激素，如前列腺素、组胺、5－羟色胺、促肾上腺皮质激素（ACTH）等引起异位激素综合征，故髓样癌属于神经内分泌（APUD）肿瘤。肉眼观察：多为单发结节，直径 1～12cm，多小于 5cm。无完整的包膜，但与周围组织分界尚清楚。镜下观察：肿瘤细胞呈圆形、多边形或梭性，核呈圆形、椭圆形，核仁不明显。肿瘤细胞排列成巢状。间质内常有淀粉样物沉积，可能与肿瘤细胞分泌降钙素有关，此为髓样癌的特征性病变。

4. 未分化癌 较少见，约占甲状腺癌的 10%。多发生于中老年人，女性多于男性。肿瘤生长速度快，分化程度低，恶性程度高，早期易发生浸润和转移，预后较差。肉眼观察：肿瘤体积较大，形态不规则，无包膜，与周围组织分界不清楚。常可见大片的出血、坏死。镜下观察：肿瘤细胞大小、形态、染色深浅不一，异型性明显，核分裂象多。

考点提示

本章的主要考点有：糖尿病的病变及临床病理联系，弥漫性非毒性甲状腺肿的病变及临床病理联系，弥漫性毒性甲状腺肿的病变及临床病理联系，甲状腺腺瘤的组织学类型，甲状腺癌的组织学类型。

护理应用

❧ 内分泌系统疾病与临床护理的联系 ❧

1. 临床观察　对于糖尿病患者，用药物或胰岛素治疗期间，应密切观察血糖的变化及有无低血糖反应。对甲状腺疾病的患者应密切观察甲状腺肿大的程度；表面有无结节和压痛；局部淋巴结情况；患者的精神神经状态；密切观察体温、呼吸、脉搏、血压、体重的变化；有无手指的震颤。

2. 护理措施　对于糖尿病患者，应严格控制饮食量和各种甜食，加强运动。对于甲亢的患者应给予抗甲亢的药物，应注意观察疗效及不良反应，避免甲状腺危象的出现。

3. 护理指导　指导糖尿病患者合理计算饮食量，学会自我检测血糖及识别低血糖反应。指导缺碘地区居民食用含碘盐，并进食含碘丰富的食物，对甲亢患者应注意休息，避免过度疲劳和精神刺激等。

（黄晓红）

练习题

一、名词解释

弥漫性非毒性甲状腺肿　弥漫性毒性甲状腺肿　糖尿病

二、填空题

1. 弥漫性毒性甲状腺肿发病与_____有关。

2. 地方性甲状腺肿的发病与_____有关。

3. 弥漫性非毒性甲状腺肿的病变可分为_____、_____、_____期。

4. 糖尿病根据其与胰岛素的关系可分为_____、_____两型。

5. 糖尿病患者血管的病变有_____、_____。

三、简答题

1. 简述糖尿病的病理变化。

2. 简述糖尿病的临床表现。

3. 简述弥漫性毒性甲状腺肿的病理变化。

4. 简述弥漫性毒性甲状腺肿的临床表现。

5. 简述弥漫性非毒性甲状腺肿与弥漫性毒性甲状腺肿的区别。

四、选择题

A₁型题

1. 导致地方性甲状腺肿的最主要的原因是：

    A. 碘吸收障碍　　　　　B. 食物中缺钙　　　　　C. 水和土壤中缺碘

    D. 自身免疫反应　　　　E. 甲状腺素分泌过多

2. 弥漫性胶样甲状腺肿的肉眼观察特点是：

    A. 结节无包膜　　　　　　B. 常有出血坏死

    C. 形成不规则结节　　　　D. 甲状腺均匀肿大，切面腔内充满胶质

    E. 甲状腺肿大不均匀，凹凸不平

3. 下列哪一项不是地方性甲状腺肿的临床表现：

    A. 甲状腺肿大　　　　　B. 呼吸困难　　　　　C. 声音嘶哑

    D. 眼球突出　　　　　　E. 一般不癌变

4. 毒性甲状腺肿的发病机制是：

    A. 促甲状腺激素分泌过多　　B. 严重缺碘　　　　　C. 甲状腺癌

    D. 碘过剩　　　　　　　　　E. 自身免疫反应

5. 毒性甲状腺肿的病变特点是：

    A. 甲状腺肿大呈结节状

    B. 滤泡扩大，胶质增多

    C. 间质中无大量淋巴细胞浸润

    D. 滤泡上皮增生呈高柱状，表面有较多的吸收空泡

    E. 常形成肉芽肿

6. 关于结节性甲状腺肿的描述中，哪一项是错误的？

    A. 多见于年轻女性　　　　B. 结节具有完整的包膜

    C. 可见纤维组织增生　　　D. 结节内可有出血、坏死

    E. 结节对周围甲状腺组织无明显挤压现象

7. 关于单纯性甲状腺肿的描述中，哪一项是正确的？
   A. 男性多于女性
   B. 随年龄增长发病率越高
   C. 多为单发的包膜完整的结节状
   D. 一般不伴有功能改变
   E. 属良性肿瘤

8. 下述哪项不符合 1 型糖尿病？
   A. 多为青少年患者
   B. 胰岛 B 细胞明显减少
   C. 血胰岛素水平明显降低
   D. 有遗传倾向
   E. 与自身免疫反应无关

9. 下述哪项不符合 2 型糖尿病？
   A. 多为中老年患者
   B. 无抗胰岛细胞抗体
   C. 胰岛数目正常或轻度减少
   D. 血胰岛素水平明显降低
   E. 肥胖是重要因素

A_3/A_4 型题

患者，女，20 岁，近来自我感觉颈部增粗，但无声音嘶哑、多汗、心悸、突眼等表现。查体发现颈部甲状腺肿大，质地较硬，表面呈结节状。

10. 该患者可诊断为：
   A. 弥漫性毒性甲状腺肿
   B. 弥漫性非毒性甲状腺肿
   C. 甲状腺癌
   D. 甲状腺囊肿
   E. 结节性甲状腺肿

11. 该疾病发生的主要机制是：
   A. 钙缺乏
   B. 碘缺乏
   C. 自身免疫反应
   D. 病毒感染
   E. 亚硝酸盐中毒

患者，女，30 岁，近来自感颈部肿胀增粗，并伴有多食、多汗、心悸、易激动、手震颤和突眼等表现。查体：颈部甲状腺弥漫性肿大，质软未触及结节。

12. 该患者可诊断为：
   A. 弥漫毒性甲状腺肿
   B. 结节性甲状腺肿
   C. 甲状腺癌
   D. 甲状腺囊肿
   E. 弥漫性非毒性甲状腺肿

13. 该疾病发生的主要机制是：
   A. 自身免疫反应
   B. 碘缺乏
   C. 钙缺乏
   D. 病毒感染
   E. 亚硝酸盐中毒

14. 关于该病的描述中，哪项是错误的？
   A. 患者体内可查到自身抗体
   B. 甲状腺弥漫性肿大
   C. 滤泡上皮增生呈柱状可形成乳头
   D. 滤泡腔内胶质稀薄，可有吸收空泡
   E. 癌变率较高

15. 对该患者治疗的主要方法是：
   A. 加强营养
   B. 药物降低 T_3、T_4
   C. 补充碘剂
   D. 放射性碘[131]
   E. 抗生素治疗

患者，男，60 岁，因多食、多饮、多尿，逐渐消瘦 10 余年，进行性昏迷 1h 入院。既往有高血压病史和高血脂病史。入院时查体：体温 36.6℃，脉搏 102 次/分，呼吸 32 次/分，血压 80/50mmHg，神志不清，呼吸深大，呼出气体中有烂苹果味。

16. 该患者应可诊断为：
    A. 高血压病　　　　　　B. 高脂血症　　　　　　C. 糖尿病
    D. 肾炎　　　　　　　　E. 肝昏迷

17. 患者多食、多饮、多尿的原因中，错误的是：
    A. 渗透性利尿　　　　　B. 血浆渗透压降低
    C. 下丘脑口渴中枢兴奋　D. 患者可有饥饿感和食欲亢进
    E. 血糖升高

18. 下列关于患者消瘦的原因中，哪项是错误的：
    A. 糖代谢障碍　　　　　B. ATP 生成减少　　　　C. 脂肪分解代谢增强
    D. 蛋白质分解代谢　　　E. 食物摄入减少

19. 患者呼吸深大，呼出气体中有烂苹果味的原因是：
    A. 酮症酸中毒　　　　　B. 高脂血症　　　　　　C. 高血压性心脏病
    D. 糖代谢紊乱　　　　　E. ATP 生成过多

20. 导致该患者昏迷的主要原因是：
    A. 冠心病　　　　　　　B. 冠状动脉粥样硬化　　C. 酮症酸中毒
    D. 高血压性脑病　　　　E. 高血压性心脏病

第十六单元　传染病

要点导航

1. 掌握结核病的基本病变、基本病变转归、原发性肺结核病的病变特点、继发性肺结核病的病变特点、流行性脑脊髓膜炎和流行性乙型脑炎的病理变化、细菌性痢疾的类型及病变。

2. 熟悉继发性肺结核病的类型及各型病变特点、流行性脑脊髓膜炎和流行性乙型脑炎的临床病理联系、细菌性痢疾的临床病理联系、伤寒、狂犬病、手足口病的病理变化。

3. 了解结核病、流行性脑脊髓膜炎、流行性乙型脑炎、细菌性痢疾、伤寒、狂犬病、手足口病的病因及发病机制、常见性传播性疾病的病变及传播途径。

　　传染病是由病原微生物通过一定传播途径进入易感人群的个体所引起的一类具有传染性的疾病。传染病的发生或流行必须同时具备传染源、传播途径和易感人群三个基本环节。传染病的基本病理过程是炎症，但根据病原微生物的种类、数量、毒力以及机体的反应性不同，表现出各自独特的病变特点。传染病在世界各地均有传播流行，尤其是发展中国家发病率较高，严重危害人类的健康。

第一节　结　核　病

知识链接

　　1882年3月24日德国科学家罗伯特科赫发现了结核杆菌。随有效抗结核药物的发明和应用，结核病的发病率和死亡率已明显下降。20世纪80年代以来由于结核病的流行和耐药菌株的出现，其发病率又呈上升趋势。全球现有结核病患者2000万。每年约有900万新发患者。中国结核病人数位居世界第二，仅次于印度。1993年世界卫生组织宣布全球结核病已处于紧急状态，1995年将每年3月24日作为"世界防治结核病日"。给未感染结核杆菌的人（主要是新生儿）接种卡介苗是目前预防结核病的有效方法。

案例

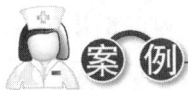

患者，男性，63岁，近几个月经常咳嗽、咳痰、乏力、食欲不振、盗汗，近日咳嗽加重，消瘦明显，咳血一日入院。既往有结核病史。X线检查显示两肺有多个大小不等的厚壁空洞。痰液结核菌培养阳性。

思考：该患者临床上应诊断为什么病？哪一种类型？为什么？

一、概述

结核病（tuberculosis）是由结核杆菌引起的一种慢性传染病。可累及全身各组织器官，因结核杆菌主要通过呼吸道传播，故肺结核最为常见。结核病典型的病理变化为结核结节形成和不同程度的干酪样坏死。临床上患者可有发热、乏力、食欲不振、消瘦、盗汗等症状。

（一）病因和发病机制

1. 病因　结核病的病原菌是结核杆菌，对人类有致病作用的结核杆菌主要是人型，少数为牛型。结核杆菌无侵袭性酶也不产生内、外毒素，其致病力与菌体细胞壁含有的类脂、蛋白质复合物、多糖三种成分有关。其中类脂包括糖脂和磷脂，糖脂的衍生物有索状因子和蜡质D。索状因子可直接损伤线粒体，引起组织细胞坏死；蜡质D一方面可保护菌体不易被巨噬细胞降解，同时可引起机体对结核杆菌产生变态反应，引起组织细胞损伤。类脂中的磷脂可促使病灶内吞噬结核杆菌的巨噬细胞转化为类上皮细胞，形成结核性肉芽肿性病变。此外，结核杆菌的蛋白质成分也具有抗原性，参与机体的免疫反应，引起组织细胞损伤；结核菌荚膜中的多糖成分可作为半抗原参与机体免疫反应，同时可引起病变局部中性粒细胞反应。结核病主要是通过呼吸道传染，也可经消化道感染，少数经皮肤伤口感染。

2. 发病机制　结核病的发生发展除与机体感染的结核杆菌数量和毒力有关外，还与机体的免疫反应和变态反应有关。机体对结核杆菌的免疫反应主要是细胞免疫，即通过T淋巴细胞介导的迟发型变态反应（Ⅳ型），引起组织细胞损伤，形成结核病变。其形成过程是：当T淋巴细胞受到结核杆菌的抗原刺激后可转化为致敏的T淋巴细胞，当再次与结核杆菌抗原成分接触时，致敏的T淋巴细胞释放各种淋巴因子，如巨噬细胞趋化因子、巨噬细胞移动抑制因子和巨噬细胞激活因子，这些因子可使巨噬细胞在病灶局部大量聚集，并吞噬结核杆菌，就在巨噬细胞吞噬降解结核杆菌的同时，引起组织细胞损伤，形成结核病变。根据机体感染的结核菌数量、毒力和机体的反应性（免疫反应和变态反应）的不同，可形成不同的病理变化。其中变态反应的出现表示机体已经获得免疫力。

（二）基本病理变化

1. 以渗出为主的病变　多见于结核性炎症的早期或感染结核菌量多、毒力强、机体抵抗力低下、变态反应较强时，主要表现为浆液性或浆液纤维蛋白性炎症。镜下观察：小血管扩张充血，有浆液、纤维蛋白及炎细胞渗出，病灶内早期渗出的为中性粒细胞，很快被巨噬细胞取代。在渗出液和巨噬细胞中可查到结核杆菌。此型病变好发于肺、浆膜、黏膜、滑膜和脑膜等处。渗出物可被完全吸收，也可转变为以增生为主或以坏死为主的病变。

2. 以增生为主的病变 多见于感染的结核菌量少、毒力低或机体抵抗力强，变态反应轻微时，则形成以增生为主的病变。其病变特点是形成结核结节（图16-1）。肉眼观察：单个结核结节体积较小，直径约0.1mm，肉眼不易见到。多个结节融合后，形成边界清楚，粟粒大小，呈灰白色，半透明状的结节。镜下观察：典型结核结节中央为干酪样坏死物，周围有上皮样细胞、朗格汉斯巨细胞，再外围是淋巴细胞和少量成纤维细胞围绕，形成境界清楚的结节状病灶。上皮样细胞是由吞噬结核杆菌的巨噬细胞演化而来，细胞体积较大，呈梭形或多角形，胞质丰富淡粉染有突起，细胞边界不清，排列成片，核圆形或椭圆形，可见1-2个核仁，其形态似上皮细胞，故称为上皮样细胞或类上皮细胞，是结核结节最主要的组成成分。多个上皮样细胞胞质融合而核不融合或一个上皮样细胞核反复分裂而胞质不分裂，即形成朗格汉斯巨细胞，此细胞体积巨大，胞质丰富淡染，多核，有几个到几十个核，多个细胞核排列在细胞质的周边部呈花环状或马蹄型。结核结节的形成是结核病的特征性病变，具有诊断价值。

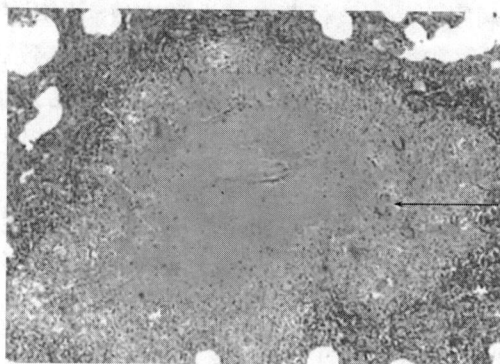

图16-1　结核结节
中央为干酪样坏死　箭头示朗格汉斯细胞

3. 以变质为主的病变 当感染的结核菌数量多、毒力强、机体抵抗力低或变态反应强烈时，均可形成以变质为主的病变，即形成干酪样坏死。以渗出为主和以增生为主的病变也可发展成干酪样坏死。干酪样坏死物内常含有一定量的结核杆菌，结核杆菌分解坏死组织较彻底，故肉眼观察：干酪炎坏死物呈灰白色或淡黄色，质地松脆，均匀细腻，状似奶酪或豆渣，故称干酪样坏死。镜下观察：干酪样坏死物为一片红染无结构的颗粒状物质。干酪样坏死对结核病诊断具有一定的意义。因坏死物中含有结核杆菌，当机体抵抗力降低时，可导致结核杆菌播散或成为结核病的传染源。

渗出、增生、变质三种病变往往同时存在而以某一种变化为主，且三种病变可以互相转化。结核病的发展和结局取决于机体抵抗力高低和结核杆菌致病力大小，当机体抵抗力增强时，结核菌被杀灭或被抑制，病变转向愈合，反之则转向恶化。

（三）基本病变的转归

1. 好转愈合

（1）吸收、消散　为渗出性病变的主要愈合方式，渗出物被淋巴道、血管吸收而使病灶缩小或消散。X 线检查可见边缘模糊、密度不匀、云絮状阴影逐渐缩小以致消失。临床上称吸收好转期。较小的坏死灶或增生性病变也有吸收缩小或消散的可能。

（2）纤维化、纤维包裹、钙化　增生性病变和小的干酪样坏死灶，可逐渐纤维化后形成瘢痕组织而愈合，较大的坏死灶难以完全纤维化，则有周围纤维组织增生将坏死灶包裹，坏死物逐渐干燥浓缩并有钙盐沉着，钙化灶内仍有少量结核杆菌，此病变临床上虽属痊愈，但日后机体抵抗力降低时仍能复发。X 线检查可见纤维化病灶呈边缘清楚，密度增高的条索状阴影，钙化灶为密度很高，边缘清晰的阴影。临床称为硬结钙化期。

2. 恶化进展

（1）浸润进展　当病情恶化时，原有病灶周围出现渗出性病变，范围不断扩大，并继发干酪样坏死。X 线检查可见原病灶周围出现边缘模糊的云絮状阴影，临床上称为浸润进展期。

（2）溶解播散　当机体抵抗力较低或未经治疗时，原病灶内的干酪样坏死物可发生溶解、液化，形成的半流体物质经管道（如各级支气管道）排出，在原病灶处形成空洞。而液化坏死物中所含的大量结核杆菌可沿自然管道播散，形成新的结核病灶。X 线检查可见密度不一，大小不等的新病灶阴影，而空洞部位呈现明显的透亮区。临床上称为溶解播散期。此外，液化坏死物中的结核杆菌还可进入血道、淋巴管并随之播散到全身各处。

二、肺结核病

结核杆菌最常随飞沫经呼吸道侵入人体，所以结核病中最常见的是肺结核病。传染性肺结核患病率为 157.8/10 万人，据估算全国现有传染性肺结核病人 200 万。肺结核病可因初次感染和再次感染结核杆菌时机体的反应性不同，引起肺部的病变各有所不同，从而可将肺结核病分为原发性肺结核病和继发性肺结核病两大类。

（一）原发性肺结核病

原发性肺结核病是指机体初次感染结核杆菌所引起的肺结核病。多发生在儿童，所以也称儿童型肺结核病。偶见未感染过结核杆菌的青少年或成年人。

1. 病理变化　原发性肺结核病的病变特征是形成原发综合征（图 16-2）。原发综合征包括肺内原发病灶、结核性淋巴管炎和肺门淋巴结结核。原发病灶是结核杆菌进入肺内形成的第一个病灶，该病灶多位于右肺上叶的下部或下叶的上部靠近胸膜处，因该处肺泡通气量较大，结核菌感染的机会多。形成单个圆形或椭圆形，直径 <1cm 的灰白色结节状病灶。开始为渗出性病变，中央可有干酪样坏死。原发病灶内的结核杆菌易侵入肺内淋巴管，并随淋巴液引流到局部肺门淋巴结，引起肺内结核性淋巴管炎和肺门淋巴结结核，后者表现为肺门淋巴结肿大，质地变硬，切面呈灰白色。肺内原发病灶、结核性淋巴管炎和肺门淋巴结结核三者构成的原发综合征，X 线检查呈哑铃状阴影，临床症状不明显。

2. 转归

（1）痊愈　95%~98% 原发性肺结核病，随机体抵抗力和对结核杆菌的免疫力逐渐增强，肺内的原发病灶可吸收消散或通过纤维化、纤维包裹或钙化而愈合。临床症状轻微而短暂。

（2）转向恶化　少数患儿因机体抵抗力较低或同时患有其他疾病时，肺内的原发病灶可逐渐扩大，中央可形成干酪样坏死和空洞。患者可有发热、咳嗽、盗汗、食欲不振、消瘦等临床表现。原发病灶内的结核杆菌可通过以下途径播散。①淋巴道播散：引起肺内结核性淋巴管炎和肺门淋巴结结核，参与原发综合征的构成。肺门淋巴结内的结核杆菌，进一步沿淋巴道播散，形成纵隔和颈部淋巴结结核，也可逆行至腹膜后、腋下、腹股沟等处。②血道播散：原发病灶内的结核杆菌侵入血管或由淋巴循环进入血液，可引起全身粟粒性结核病（如肺粟粒性结核病等）和肺外器官结核病，累及全身多个器官。肉眼观察：受累器官内密布灰白色、粟粒大小且均匀的结核病灶，镜下观察：病变器官内多发散在的结核结节形成，周围为渗出性病变，中央可有干酪样坏死形成。③支气管播散：原发病灶内的干酪样坏死物破入支气管，在干酪样坏死物沿支气管排出的同时，干酪样坏死物中的结核杆菌可沿支气管播散至同侧或对侧肺叶，引起干酪样肺炎。

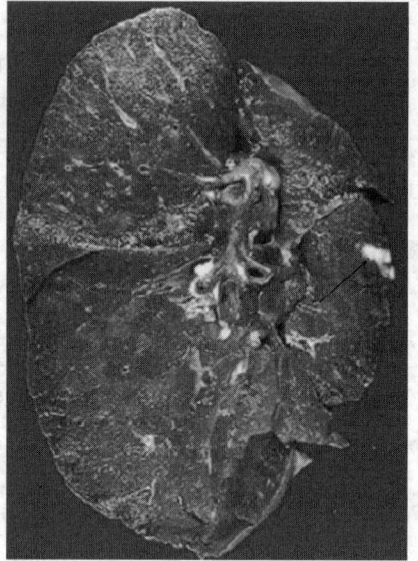

图 16 - 2　肺原发综合征
箭头示原发病灶

二、继发性肺结核病

继发性肺结核病是指机体再次感染结核杆菌而引起的肺结核病。多见于成年人，所以又称成人型肺结核病。再次感染的结核杆菌有两个来源。①多数为内源性的再次感染：即结核杆菌来自体内原有的病灶，沿血道播散至肺尖部形成潜伏病灶，当机体抵抗力降低时，潜伏病灶重新活动形成继发性肺结核病。②少数是由外源性的再次感染而引起的。

（一）病变特点

由于继发性肺结核病多见于成年人，又是机体再次感染结核杆菌所致，所以继发性肺结核病患者机体抵抗力较强且对结核杆菌有一定的免疫力，这就决定了继发性肺结核病的病变、类型及其发展转归有其独特性，与原发性肺结核病有所不同（表 16 - 1）。继发性肺结核病的病变特点如下。①病变早期多位于右肺尖部或锁骨上下区。②病变开始多以渗出性病变为主，但因是再次感染结核菌，机体变态反应较剧烈，故病灶中央易形成干酪样坏死，坏死物溶解液化经支气管排出后，易形成空洞。因成年人机体抵抗力较强，所以在坏死物和空洞周围易形成结核结节。③病变在肺内主要沿支气管播散。④肺门淋巴结多不受累。⑤病史长，病变时好时坏，随机体抵抗力的变化而变化，当机体抵抗力增强时，病情好转愈合，反之恶化进展。肺内即可见陈旧性的病灶，也可见沿支气管播散形成的新病灶，新旧病变并存。

表 16 - 1　原发性肺结核病与继发性肺结核病的区别

	原发性肺结核病	继发性肺结核病
结核杆菌感染	初次	再次感染
发病人群	儿童	成人
特异性免疫力	无	有
病变特点	形成原发综合征	病变多样、新旧病变并存、较局限
起始病灶	上叶下部、下叶上部近胸膜处	肺尖部
主要播散途径	淋巴道、血道	多为支气管、肺内播散
病程	短暂、多自愈	较长且反复、需治疗

（二）病变类型

继发性肺结核病的病理变化及其发展转归较复杂，根据病变特点和临床特点可分为以下几种类型。

1. 局灶型肺结核　是继发性肺结核的早期病变。X 线检查可见多位于右肺尖部，距肺尖下 2～4cm，单个或多个结节，约 0.5～1cm 大小，边界清楚的阴影。镜下观察：病变以增生为主，中央有干酪样坏死。患者常无明显症状。

2. 浸润型肺结核　是临床上最常见的继发性肺结核病的类型，多由局灶性肺结核病发展而来。X 线检查可见边缘模糊的云絮状阴影。镜下观察：病变中央为干酪样坏死灶，周围为渗出性病变，肺泡内有浆液、单核细胞、淋巴细胞和少数中性粒细胞渗出。患者常有低热、疲乏、盗汗、咳嗽、消瘦等症状。本型病变转归较复杂，如及早发现，合理治疗，渗出性病变可吸收；增生、坏死性病变可通过纤维化、钙化而愈合。如患者的抵抗力下降，原病灶周围的渗出性病变逐渐扩大，中央迅速干酪样坏死，坏死物溶解液化经支气管排出，在局部形成急性空洞（图 16 - 3）。坏死物和洞壁坏死层内含有大量结核杆菌，经支气管播散，引起干酪性肺炎。急性空洞洞腔小，洞壁薄，易愈合，经适当治疗，洞壁肉芽组织增生使洞腔变小，最后形成瘢痕组织而愈合；也可以通过空洞塌陷，形成条索状瘢痕而愈合。如急性空洞经久不愈，则可发展为慢性纤维空洞型肺结核。

3. 慢性纤维空洞型肺结核　此型是由浸润型肺结核形成急性空洞经久不愈发展而来，为开放性肺结核，是肺结核病的重要传染源。病变特点：①肺内有单个或多个厚壁空洞；多位于右肺上叶，大小不等，形态不规则（图 16 - 4）。镜下观察：洞壁分三层：内层为干酪样坏死物，坏死物内含有大量结核杆菌；中层为结核性肉芽组织；外层为纤维结缔组织。②同侧或对侧肺组织可见由支气管播散引起的新旧不一、大小不等的病灶　病变空洞常与支气管相通，成为结核病的传染源；病变空洞如果侵蚀较大血管，可以引起大咯血，导致病人窒息而死。慢性纤维空洞型肺结核晚期，由于肺组织破坏严重，广泛纤维化，肺逐渐缩小、变形，血管减少，肺功能明显降低。在临床上，病程常历经数年，时好时坏并常出现咯血、气胸、窒息等并发症。经积极治疗和增强机体抵抗力，较小的空洞一般可机化，瘢痕收缩而闭塞；较大的空洞，内壁坏死组织脱落，肉芽组织逐渐变为瘢痕组织，此时空洞仍存在，但已无结核杆菌存在，称为开放性愈合。

4. 干酪性肺炎　此型可由浸润型肺结核恶化而来，也可由急、慢性空洞内的结核杆菌经支气管播散而致。镜下观察：大片干酪样坏死灶，肺泡内有大量浆液纤维蛋白渗出。因坏死组织崩解产物进入血液而产生严重中毒症状，病情危重，故临床上又称为"奔马痨"。

5. 结核球　也称结核瘤（图 16 - 5），是由纤维组织包裹的，孤立的球形干酪样坏死灶，直径 2～5cm，多位于肺上叶，单发。结核球是继发性肺结核病的相对稳定的病灶，常无临床症状，X 线检查需与周围型肺癌鉴别。因结核球周围有纤维组织包裹，药物不易渗入其内发挥作用，故临床上多采用局部手术切除治疗。

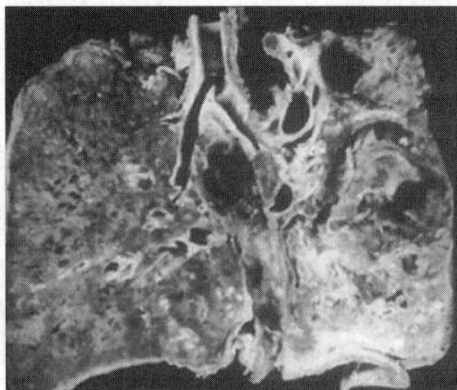

图 16 - 3　急性空洞

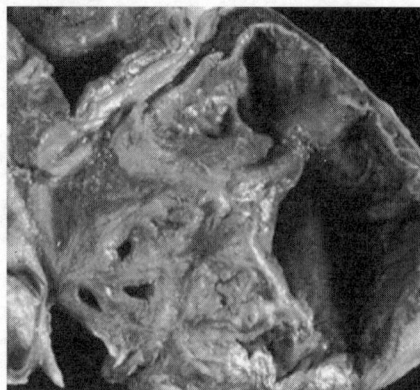

图 16 - 4　慢性纤维空洞

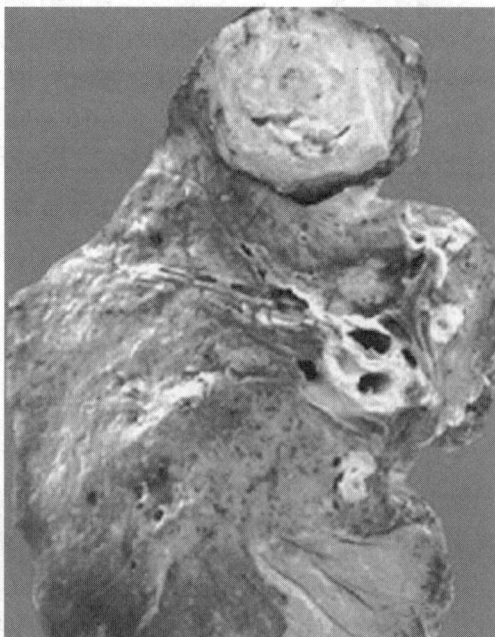

图 16 - 5　孤立结核球

6. 结核性胸膜炎　可继发于各型肺结核病，根据病变性质不同，可分为渗出性和增生性两种。

（1）渗出性结核性胸膜炎　又称湿性结核性胸膜炎。患者多为青少年，病变主要为浆液纤维蛋白性炎症。浆液渗出量多时可引起胸膜腔积液，为草绿色或血性胸水。渗出物中纤维蛋白较多时，可发生机化而使胸膜增厚和粘连。

（2）增生性结核性胸膜炎　又称干性结核性胸膜炎。多为结核病灶直接蔓延至胸膜所致，病变以增生性结核性肉芽组织为主。病灶通过纤维化而愈合，但可使胸膜增厚和粘连。

三、肺外器官结核病

肺外器官的结核病多由原发性肺结核病的结核杆菌经血道和淋巴道播散到肺外器官，继发性肺结核病很少引起肺外器官结核病。

（一）肠结核病

1. 原发性肠结核　少见。是因饮食了含有结核杆菌的牛奶或食物而引起。多见于儿童。主要病变特点是形成肠原发性综合征，包括肠内原发病灶（结核性溃疡）、肠壁结核性淋巴管炎和肠系膜淋巴结结核。

2. 继发性肠结核　多见。多继发于活动性空洞型肺结核病，因吞咽含有结核杆菌的痰液所致，患者多为青年。因回盲部淋巴组织丰富，且结核杆菌易侵入淋巴组织，故病变好发于回盲部。按病变特点的不同分为两种类型。

（1）溃疡型　此型多见，病变特点为肠壁组织干酪样坏死，破溃后形成溃疡。结核杆菌侵入肠壁随淋巴管蔓延，因此溃疡多沿肠壁周径呈环带状，溃疡的长轴与肠长轴垂直。溃疡愈合后由于瘢痕形成和纤维收缩引起肠腔狭窄。临床上可有腹痛、腹泻、营养不良和结核中毒症状。

（2）增生型　此型少见，病变特点为回盲部大量结核性肉芽组织增生并引起肠壁纤维化和增厚，使肠腔狭窄。病灶处黏膜可有浅溃疡和息肉形成。临床上表现为慢性不完全低位肠梗阻。右下腹可触及肿块，需与肠癌鉴别。

（二）结核性脑膜炎

多继发于原发性肺结核病，结核杆菌经血道播散而致，常为全身粟粒性结核病的一部分，多见于儿童。病变以脑底部最明显。在脑桥、脚间池、视神经交叉及大脑外侧裂等处的蛛网膜下腔内，见有灰黄色浑浊的胶冻样渗出物积聚。镜下观察：蛛网膜下腔内有大量的淋巴细胞、纤维蛋白、巨噬细胞渗出。当渗出物压迫、损伤颅底脑神经时，则引起相应的脑神经损害症状。临床表现为头痛、喷射状呕吐等颅内高压的症状。脑脊液内查到结核杆菌是重要的诊断依据。

（三）结核性腹膜炎

多见于青少年，常继发于溃疡性肠结核、肠系膜淋巴结结核或输卵管结核，也可为粟粒性结核的一部分。根据病理特征可分为干性、湿性和混合性，以混合性多见。湿性结核性腹膜炎以大量浆液和纤维蛋白渗出为主，可出现腹水。干性结核性腹膜炎以大量纤维蛋白渗出为主，渗出的纤维蛋白机化而使腹膜脏器粘连。无论是干性或湿性结核性腹膜炎其腹膜上均可见密布无数结核结节。

（四）肾结核病

多见于青年，男性多于女性，常为单侧，结核杆菌主要经血道播散所致。病变多起始于肾皮质和髓质交界处或肾乳头。早期形成局灶性结核性肉芽肿，继而发生干酪样坏死，坏死物溶解、液化随尿路下行，原病灶处形成空洞，同时结核杆菌可播散到输尿管和膀胱，引起感染。少数男性患者可蔓延至生殖系统，引起生殖系统结核病变。

（五）骨结核

多见于儿童和青少年，常由结核杆菌血道播散而来。可侵犯脊椎骨、指骨和长骨骨骺等处，以第 10 胸椎至第 2 腰椎多见。按病变不同可分为以下几型。①干酪样坏死型：较多见。主要病变特点为大量干酪样坏死形成和骨质破坏形成死骨。破坏椎间盘和邻近椎体，引起脊椎后突畸形。坏死物溶解液化后在骨旁形成"脓肿"，因该脓肿局部无红、热、痛，故又称"冷脓肿"。②增生型：较少见。主要病变特点是形成结核性肉芽组织，无干酪样坏死和死骨形成。

第二节　流行性脑脊髓膜炎

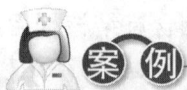

案例

患儿，男，1 岁，突然高热、头痛、喷射状呕吐，次日皮肤出现瘀点、瘀斑，查体显示体温40℃，心率 140 次/分，神志清，烦躁不安，颈项直，前囟饱满。血常规检查：白细胞 18×10^9/L，中性粒细胞90%，脑脊液混浊脓性。

思考：根据上述资料患儿可诊断为什么病？该病有何病理变化？

流行性脑脊髓膜炎（epidemic cerebrospinal meningitis）是由脑膜炎双球菌引起的脑脊髓膜急性化脓性炎症，简称流脑。常在冬春季流行。起病急，传播速度快，易导致流行。患者多为儿童和青少年，尤以 10 岁以下的儿童多见。临床表现为高烧、寒战、头痛、呕吐、颈项强直和皮肤瘀点等。

一、病因和发病机制

（一）病因

引起流行性脑脊髓膜炎的病原菌为脑膜炎双球菌，存在于患者或带菌者的鼻咽部，借飞沫经呼吸道传染。

（二）发病机制

病原菌进入鼻咽部后，多数人只引起局部上呼吸道炎症而不发病，成为带菌者。少数机体抵抗力弱者，细菌经呼吸道黏膜入血并在血液中生长、繁殖，引起菌血症或败血症，细菌随血液通过血脑屏障进入中枢神经系统累及脑脊髓膜，引起脑脊髓膜化脓性炎症。

二、病理变化

肉眼观察：病变以大脑顶部显著。脑脊髓膜血管高度扩张充血，蛛网膜下腔充满灰黄色脓性渗出物，覆盖在脑组织表面，致使脑回、脑沟模糊不清。镜下观察：蛛网膜血管高度扩张充血，蛛网膜下腔内有大量中性粒细胞、少量纤维蛋白、淋巴细胞及巨噬细胞渗出（图16-6）。

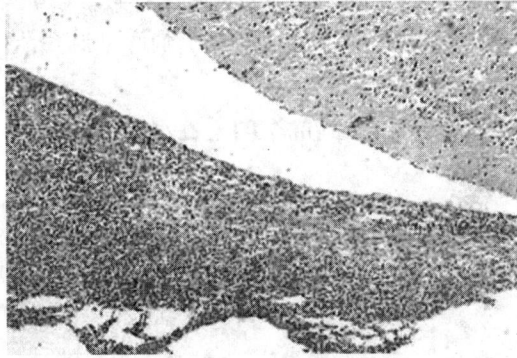

图16-6　蛛网膜下腔内大量中性粒细胞渗出

三、临床病理联系

（一）颅内压升高

由于脑膜血管充血、蛛网膜下腔脓性渗出物聚集，并阻塞影响脑脊液循环，导致颅内压增高。临床表现为剧烈头痛、喷射状呕吐、小儿前囟门饱满。

（二）脑膜刺激征

由于炎症累及脊神经根周围的蛛网膜及软脑膜，使脊神经根肿大，在出椎间孔处受压，当颈、背部的肌肉运动时，脊神经根受牵拉而引起疼痛，因此，颈、背部肌肉产生保护性痉挛呈僵硬状态，称"颈项强直"。在婴儿，常因腰背部肌肉保护性痉挛而表现为"角弓反张"体征。做屈髋伸膝试验时，坐骨神经受到牵拉，引起腰部神经根压痛，称"Kernig"征阳性。

（三）败血症

由于细菌及其毒素进入血液，可引起菌血症、毒血症、败血症。患者表现高热、寒战、头痛、呕吐、中性粒细胞升高等症状，大部分患者皮肤、黏膜可见瘀点、瘀斑，是由于细菌栓塞或细菌毒素引起血管壁损伤所致。瘀斑血涂片或血培养可查到脑膜炎双球菌。爆发性脑膜炎双球菌败血症较少见，多见于儿童，主要特点是：起病急，进展快，病情凶险，死亡率高，脑膜病变和症状较轻微，主要表现为外周循环衰竭、休克、皮肤黏膜大片状出血双侧肾上腺皮质出血，引起肾上腺皮质功能衰竭。其发生机制是脑膜炎双球菌严重感染，大量内毒素吸收入血，引起中毒性休克和DIC。患者可在短时间内死于急性肾上腺皮质功能衰竭、中毒性休克或DIC。

（四）脑脊液变化

脑脊液外观浑浊，脓性，压力增高，细胞数目增多，以中性粒细胞增高为主，蛋白含量增多，糖及氯化物含量减少，涂片或细菌培养可查到病原菌。脑脊液检查结果是诊断本病的一个重要依据。

四、结局

经及时适当治疗，大多数患者可痊愈。如治疗不当可转为慢性，也可发生以下并发症。①脑积水：由于脑膜粘连、脑脊液循环障碍所致。②颅神经受损：出现耳聋、视力障碍、面神经麻痹。③脑缺血和脑梗死：由于脑底动脉炎引起相应部位的脑缺血。

第三节　流行性乙型脑炎

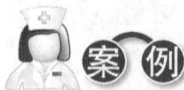

案例

患儿，女性，5岁，发热、头痛、呕吐2天，抽搐、神志不清3h入院。查体显示体温39.8℃，心率130次/分，血细胞检查：白细胞12×10^9/L，中性粒细胞60%，淋巴细胞40%，脑脊液微混，未检测出细菌。

思考：根据上述资料患儿可诊断为什么病？该病有何病理变化？与上一节所学疾病有何区别？

流行性乙型脑炎（epidemic encephalitis B）简称乙脑，是由流行性乙型脑炎病毒感染引起的急性传染病，病变主要累及中枢神经系统实质细胞，尤以大脑为重。多在夏、秋季流行，患者多为儿童，尤其是10岁以下的儿童。临床主要表现为起病急，进展快，病情重，可有高热、头痛、抽搐、嗜睡、昏迷等症状。

一、病因和发病机制

（一）病因

乙脑的病原体为流行性乙型脑炎病毒，属嗜神经性RNA病毒。其传染源为患者、带病毒者以及家禽、家畜（尤其是幼猪）的病毒携带者，传播媒介为蚊虫。

（二）发病机制

机体被带病毒的蚊虫叮咬后，病毒侵入人体，引起短暂的病毒血症。当机体抵抗力强时，病毒不能通过血－脑屏障，则成为隐性感染者；当机体抵抗力低下时，病毒穿过血－脑屏障，侵入中枢神经系统，在神经细胞内生长繁殖，引起神经细胞损伤。

二、病理变化

病变广泛累及中枢神经系统灰质，尤其以大脑皮质、基底核、视丘显著，小脑皮质、脑桥、延髓次之，脊髓病变最轻。病变特点是以中枢神经系统实质细胞变性、坏死为主的炎症。

1. 肉眼观察　脑膜充血、水肿明显，脑回变宽，脑沟变浅。切面见皮质深层、基底核、视丘等处有粟粒大小的软化灶，半透明状。

2. 镜下观察

（1）神经细胞变性、坏死　神经细胞肿胀、胞质疏松淡染，空泡变性，尼氏小体消失、核偏位或固缩、碎裂、溶解、消失。由增生的少突胶质细胞围绕在变性坏死的神经细胞周围的现象，称为"神经细胞卫星现象"。由增生的小胶质细胞或中性粒细胞侵入变性坏死的神经细胞体内的现象，称为"噬神经细胞现象"，

（2）软化灶形成　局部变性、坏死的神经组织溶解液化，形成疏松、淡粉染色的筛网状病灶，称为筛状软化灶（图16-7）。

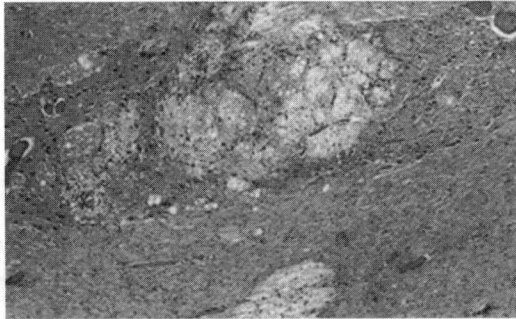

图16-7　乙脑神经组织筛状软化灶

（3）胶质细胞增生　神经细胞变性、坏死后，无再生能力，需有胶质细胞增生修复。在血管旁或坏死的神经细胞附近，胶质细胞增生明显，可形成胶质细胞结节。

（4）血管变化和炎细胞浸润　脑实质血管明显扩张充血，血管周围间隙变宽，脑实质水肿。在增宽的血管周围间隙内可见淋巴细胞、单核细胞为主的炎细胞绕血管呈"袖套"状浸润（图16-8）。

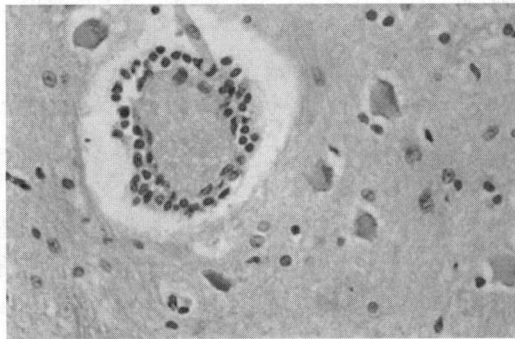

图16-8　乙脑淋巴细胞围血管呈"袖套"状浸润

三、临床病理联系

1. 颅内压增高　脑内血管扩张，血管通透性增加，引起脑水肿，颅内压升高。患者出现剧烈头痛、喷射状呕吐，颅内压升高严重者可形成脑疝，如枕骨大孔疝，可压迫延髓呼吸、心血管中枢，导致急性呼吸、循环衰竭而死亡。

2. 中枢神经系统受累的症状　由于神经细胞病变严重，累及面积广泛，故患者出现嗜睡、抽搐、昏迷、颅神经麻痹、失语等症状。

3. 脑膜刺激症状　较轻微。

4. 脑脊液的变化　脑脊液外观清亮或微浑，压力增高，细胞数目增高，以淋巴细胞增高为主，蛋白含量增高，糖和氯化物不变。脑脊液涂片或培养查无细菌存在。

四、结局

本病经适当治疗，大多数患者在急性期后可恢复，脑部病变逐渐恢复。恢复后常出现痴呆、语言障碍、肢体瘫痪及颅内神经损伤所致的吞咽困难、中枢性面瘫等后遗症。部分重症患者死亡率较高，可死于急性呼吸、循环衰竭。

第四节　细菌性痢疾

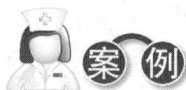

案　例

患者，男性，20岁，溺水后寒战，体温40℃，四肢酸痛，腹痛、腹泻十余次，并伴有里急后重，先为稀便后很快转为脓血便，血常规检查：白细胞 $16 \times 10^9/L$，中性粒细胞90%，大便常规检查：红细胞5/HP，白细胞10/HP，脓细胞（＋＋）。

思考：根据上述资料患者可诊断为什么病？该病有何病理变化？

细菌性痢疾（bacillary dysentery）简称菌痢，是由痢疾杆菌引起的一种肠道传染病。主要病变特征为大肠的纤维蛋白性炎症。临床上表现为腹痛、腹泻、里急后重、黏液脓血便。尤以夏、秋季多见。可发生于任何年龄组，但以儿童多见。

一、病因和发病机制

（一）病因

痢疾杆菌是革兰阴性短杆菌，依据其抗原结构和生化反应可分为：福氏菌、鲍氏菌、宋内菌和志贺菌四群。各群痢疾杆菌均可释放内毒素，志贺氏菌群还可以释放外毒素。在我国引起痢疾的病原菌以福氏菌和宋内氏菌为主。

细菌性痢疾患者和带菌者为本病传染源，痢疾杆菌随粪便排出，直接或间接污染食品、水果、饮料、日用品、水源、用具或手等，经口进入健康人体内，通过消化道传播流行。食物或饮用水污染，可引起菌痢的流行暴发。痢疾杆菌在外环境生存力较强，可在污染物上存活1~3周。对各种化学消毒剂敏感。苍蝇是其重要的传播媒介。

（二）发病机制

痢疾杆菌经口进入胃后大部分被胃酸杀死，仅有少数进入肠道。是否致病取决于感染者机体的抵抗力、细菌数量和毒力的大小。痢疾杆菌进入结肠后直接侵入肠黏膜上皮，在上皮细胞内生长繁殖，再进入固有层继续繁殖，引起肠壁炎症反应及溃疡形成。当菌体裂解后释放内毒素吸收入血液，可引起全身中毒症状，志贺氏菌还可释放外毒素导致水样腹泻。

二、类型、病理变化和临床病理联系

细菌性痢疾病变主要累及大肠，尤以乙状结肠和直肠最常见，严重时可波及整个结肠甚至回肠下段，很少累及肠道以外组织。根据肠道病变特征、全身变化和临床经过不同，菌痢分为以下三种。

（一）急性细菌性痢疾

1. 病理变化　急性细菌性痢疾初期病变表现为肠黏膜充血、水肿、大量中性粒细胞和少量巨噬细胞渗出和浸润，点状出血，黏液分泌亢进，形成急性卡他性炎症。随病变进一步发展，肠黏膜表面大量纤维蛋白渗出，肠黏膜上皮坏死脱落，形成细菌性痢疾的典型病变：纤维蛋白性炎症（图16-9）。渗出的纤维蛋白、中性粒细胞、坏死脱落的肠黏膜上皮及细菌混合，形成灰白色的糠皮样假膜，覆盖在肠黏膜表面，故又可称为假膜性炎症。假膜脱落，形成体积较小的、形态不规则的"地图状"浅表性溃疡。最后黏膜渗出物和坏死组织吸收、排出，组织修复而愈合。

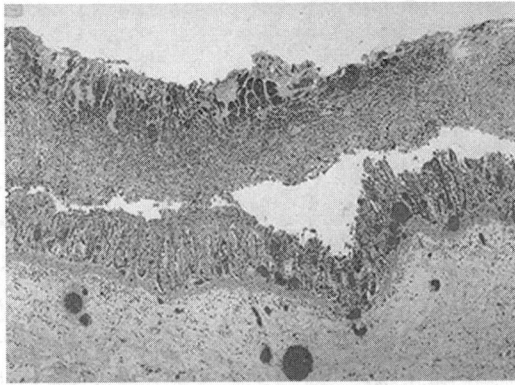

图16-9　细菌性痢疾结肠黏膜纤维蛋白性炎症

2. 临床病理联系　临床上由于病变肠管蠕动亢进和痉挛而引发患者腹痛、腹泻，由于炎症刺激直肠壁内的神经末梢和肛门括约肌，导致里急后重和排便次数增多。初期因卡他性炎症，表现为水样便混有黏液便，随后假膜脱落形成黏液脓血便。由于毒血症，患者可出现发热、乏力、食欲减退等全身中毒症状和白细胞增高。急性菌痢病程多为1～2周，经适当治疗大多数痊愈。并发症如肠出血、肠穿孔等少见。少数病例可转为慢性。

（二）慢性细菌性痢疾

菌痢病程超过两个月者称为慢性细菌性痢疾，多由急性菌痢转变而来。以福氏菌感染者居多。病程较长，肠道病变随机体抵抗力的变化而变化，时好时坏，原有溃疡尚未愈合，新溃疡又形成，溃疡的形成与愈合反复交替进行，形成深、大、不规则的溃疡。由于溃疡底部瘢痕组织增生，使肠壁不规则增厚、变硬，严重者可致肠腔狭窄。临床上患者肠道的症状随肠道病变的变化而变化，肠道病变严重时，肠道症状同急性菌痢，可有腹痛、腹胀、腹泻、黏液脓血便。肠道病变较轻时，患者可无明显症状和体征或腹泻与便秘交替进行，但大便细菌培养持续阳性，成为慢性带菌者和传染源。

（三）中毒性细菌性痢疾

为细菌性痢疾中最严重的一种，患者多为2～7岁儿童。该型的特征是起病急骤、全身中毒症状严重，发病后数小时即可出现中毒性休克和呼吸衰竭而死亡。但肠道病变和症状轻微，一般仅为卡他性炎症。病原菌常为毒力较弱的福氏或宋内氏痢疾杆菌，其发病机制不清，可能与特异性体质对细菌内毒素发生强烈的过敏反应有关。

第五节　伤　寒

伤寒（typhoid fever）是一种由伤寒杆菌引起的急性传染病，以全身单核－吞噬细胞系统的细胞增生为主要病变特征，尤以回肠末端淋巴组织的病变最为突出。临床表现主要为持续高热、相对缓脉、脾大、皮肤玫瑰疹及中性粒细胞和嗜酸粒细胞减少等。好发于夏、秋季。多见于儿童和青壮年。

一、病因和发病机制

（一）病因

伤寒的病原体为伤寒杆菌，属于沙门菌属，革兰阴性菌，能产生强烈的内毒素。其菌体"O"抗原、鞭毛"H"抗原及表面"Vi"抗原都能使人体产生相应抗体，故可用血清凝集试验（肥达反应 Widal reaction）来测定血清中抗体的浓度，作为临床诊断伤寒的依据之一。伤寒患者和带菌者为主要传染源。细菌随粪便或尿液排出体外后，污染食物、水源等，经粪－口途径（消化道）引起感染，苍蝇是本病的重要传播媒介。

（二）发病机制

伤寒杆菌进入消化道后大部分被胃酸杀灭，当进入胃内的细菌数量较多，未被杀灭的伤寒杆菌可到达小肠并侵入肠壁淋巴组织，尤其是回肠末端的集合淋巴小结和孤立淋巴小结，再随淋巴管到达肠系膜淋巴结。淋巴组织中的伤寒杆菌被巨噬细胞吞噬并在其内生长繁殖。部分细菌经胸导管进入血液，引起菌血症。细菌很快被全身单核－吞噬细胞系统的细胞吞噬并在其中大量繁殖，致使肝、脾、淋巴结肿大，但患者无症状，故称潜伏期，一般10天左右。随着细菌大量繁殖和不断崩解释放的内毒素再次进入血液，患者会出现败血症和毒血症症状，血细菌培养阳性率高。由于伤寒杆菌可以在胆囊中大量繁殖，在发病2~3周后，胆囊中的细菌再次入小肠，致使已致敏的肠壁淋巴组织坏死、脱落，形成溃疡，此时大便细菌培养呈阳性。

二、病理变化和临床病理联系

伤寒病变是以全身单核－吞噬细胞系统细胞增生为主的增生性炎症。增生的巨噬细胞体积大，吞噬功能活跃。巨噬细胞内吞噬伤寒杆菌、红细胞和坏死细胞碎片称为伤寒细胞（图16－10），是伤寒的特征性细胞，伤寒细胞常聚集成结节状称为伤寒小结或伤寒肉芽肿，具有诊断价值。

（一）肠道病变

伤寒以回肠末端集合淋巴小结和孤立淋巴小结病变最为显著，因而又称肠伤寒。肠道病变按病程发展可分为四期，每期约一周。

1. 髓样肿胀期　起病后第一周，肉眼观察：回肠末端淋巴组织肿胀明显，突出于黏膜表面，呈圆形或椭圆形，灰白色，质软，表面不平似大脑沟回，称为髓样肿胀期（图16－11）。镜下观察：病灶内伤寒细胞增生并聚集形成伤寒肉芽肿，周围组织充血水肿伴有淋巴细胞、浆细胞浸润。临床上患者有发热（体温呈阶梯形上升）、头痛、食欲不振、乏力，肝脾肿大、缓脉，中性粒细胞减少等症状。血液和骨髓细菌培养阳性。

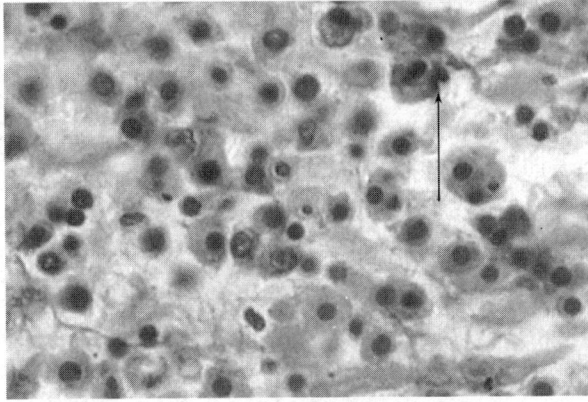

图16-10 伤寒结节 箭头示伤寒细胞

2. 坏死期 起病后第2周，肉眼观察：肿胀的淋巴组织及表面的肠黏膜出现小灶状坏死。镜下观察：坏死组织是一片红染无结构的物质，周围有伤寒小结。临床上患者全身中毒症状更明显，多呈稽留热，皮肤出现玫瑰疹，直径2~4mm，淡红色，压之消失，多分布在胸腹部。此期大便细菌培养阳性。血清中抗体滴度升高，肥达反应呈阳性。

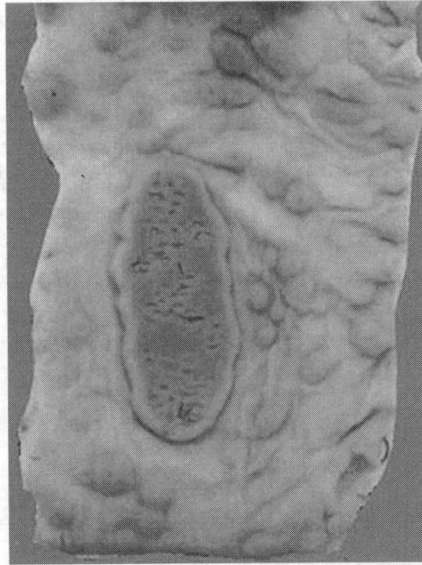

图16-11 伤寒髓样肿胀

3. 溃疡期 起病后第3周，肉眼观察：坏死组织溶解脱落形成溃疡，呈圆形或椭圆形，溃疡的长轴与肠的纵轴平行，此为伤寒溃疡特点。溃疡深浅不一，深可达肌层，甚至穿孔、出血，边缘隆起。临床表现与坏死期相似。

4. 愈合期 起病后第4周，溃疡底部由肉芽组织修复、填充，周围肠黏膜上皮细胞再生覆盖在表面而愈合，一般不留瘢痕。患者体温逐渐下降，其他症状及体征也随之消失。

（二）其他组织病变

1. 单核 - 吞噬细胞系统的改变 肠系膜淋巴结、肝脏、脾脏及骨髓由于巨噬细胞增生活跃而致使相应组织器官增大，镜下观察：各病变组织内均有伤寒肉芽肿形成，严重者可有灶状坏死，白细胞减少。

2. 心脏的改变 心肌细胞水肿，严重者心肌细胞坏死或形成中毒性心肌炎。加之毒素对心肌影响，临床上表现为特征性的相对缓脉。

3. 胆囊 大多数伤寒患者胆囊组织结构并无明显变化。因胆汁是伤寒杆菌的良好培养基，故伤寒杆菌可在胆囊内存活并大量繁殖，即使患者痊愈，细菌仍可在胆囊中生存并不断随粪便排出，成为带菌者和本病的重要传染源，甚至有的患者可成为终生带菌者和传染源。

4. 皮肤及肌肉的改变 皮肤可出现玫瑰疹。腹直肌、膈肌、大腿内收肌群可发生凝固性坏死（蜡样变性）。临床上，患者可表现为肌痛和皮肤感觉过敏。

三、结局

在无并发症的情况下，伤寒患者一般经 4~5 周痊愈，并可获得较稳固的免疫力。严重者可有肠出血、肠穿孔、支气管肺炎等并发症。慢性感染病例亦可累及关节、骨、脑膜及其他部位。

第六节　狂犬病

狂犬病（rabies）是由狂犬病病毒侵犯中枢神经系统引起的一种人兽共患的传染病。因临床患者有恐水症状，又名"恐水症"。狂犬病死亡率极高，一旦发病几乎全部死亡，世界上仅有数例存活报告。但被狂犬咬伤后，如能及时接种狂犬病疫苗进行预防和治疗，则均可不发病。

一、病因和发病机制

（一）病因

狂犬病病毒属于 RNA 病毒，病毒的抵抗力不强，一般的消毒方法均可将其杀灭。主要通过咬伤传播。病犬是其主要的传染源，猫、猪、牛和马等温血动物也可传播本病。"健康"带病毒动物抓咬伤人后，引起人发病，但动物健康存活的已有多例报道。

（二）发病机制

狂犬病病毒对神经组织有特强的亲和力，自咬伤部位侵入人体，主要通过肌细胞和神经细胞之间的乙酰胆碱受体进入神经细胞，并沿相同的通路进入中枢神经系统，再从中枢神经向各器官扩散而引起相应的临床症状。病毒一般不入血液。

二、病理变化

狂犬病的病理特征是脑和脊髓充血。镜下观察：脑实质充血、水肿，血管周围有淋巴细胞、浆细胞浸润。神经细胞有不同程度的变性、坏死，在神经细胞内可见到嗜酸性病毒包涵体，即内基（Negri）小体（图 16 - 12）。以大脑海马回、延髓、小脑浦肯野氏细胞内多见。包涵体在神经细胞内一个或多个，平均体积大于红细胞，圆形或椭圆形，HE 染色为红色，周围可有空晕。内基小体对狂犬病的诊断具有决定性意义。

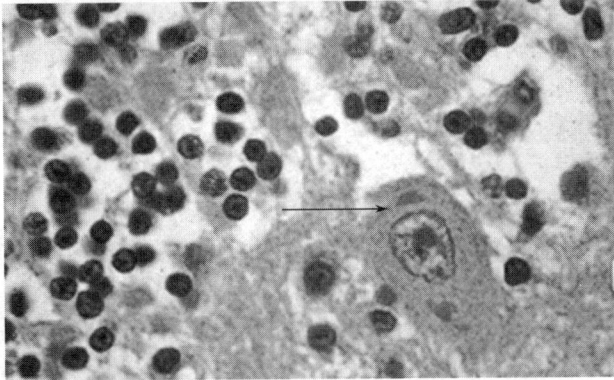

图 16 – 12　狂犬病

箭头示内基小体

三、临床病理联系

狂犬病的潜伏期，从几天到几年不等，一般为 1～2 个月，潜伏期无任何症状。是否发病根据咬伤部位和神经系统的远近、咬伤的程度、咬伤后的处理、感染病毒的量及患者机体的状况而定。狂犬病临床表现可分为前驱期、兴奋期、麻痹期。特有症状为狂躁、恐惧不安、怕风、流涎和咽肌痉挛。狂犬病最有意义的早期特征为愈合的伤口及其神经支配区有痒、痛、麻及蚁走等异样感觉。兴奋期出现恐水症状也是本病的特征性症状。典型患者饮水、思水甚至听到水声都可引起严重的咽喉肌痉挛。患者极渴但不敢饮水，即使饮水也不敢下咽。最后出现全身瘫痪、呼吸和循环功能衰竭、昏迷直至死亡。狂犬病一旦发病病程不超过 6 天，死亡率几乎 100%。

第七节　手足口病

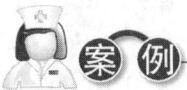

案例

患儿，女性，5 岁，在幼儿园，突然发热、头痛、呕吐，2 天后，先口腔黏膜，后手掌、足掌、臀部皮下出现米粒样丘疹或水疱，部分溃疡。由于口腔黏膜溃疡疼痛，流涎、拒食。

思考：根据上述资料患儿可诊断为什么病？该病有何病变特点？

手足口病（hand foot and mouth disease，HFMD）是由多种肠道病毒引起的一种急性传染性疾病，又称发疹性水疱性口腔炎。临床主要症状为手、足、口腔黏膜疱疹及疱疹破溃形成溃疡。多见于 4 岁以下儿童，全年均可发病，以 5～7 月为高发期，传染性极高，可造成流行甚至暴发。

一、病因和发病机制

（一）病因

本病的病原体为肠道病毒，可有多种（型）病毒，以柯萨奇病毒 A 组 16 型（Cox A16）和肠道病毒 71 型（EV 71）最多见。患者或隐性感染者口腔中病毒可经飞沫传播，也可通过密切接触被唾液、疱疹液污染的手、日用品、食物、饮料以及衣服而传染。

（二）发病机制

引起手足口病的各种（型）病毒经口进入机体后，主要引起皮肤或上皮细胞气球样变性及网状变性。由于细胞内和细胞间水肿，形成多房性表皮内疱，当压力增大，逐渐融合形成较大的水疱，表皮坏死。少数病例可累及心肌、肺组织、脑膜。

二、病理变化和临床病理联系

1. 病理变化 本病主要累及手、足、口、臀四个部位。肉眼观察：早期口腔黏膜出现散在的斑丘疹或水疱，呈圆形或椭圆形，米粒大小，周围红晕，位于舌、两颊部及唇齿侧，称为口腔黏膜疹，水疱破溃可形成口腔溃疡。随后手掌、脚掌、臀部、膝盖也出现米粒大小疱疹（图 16-13）。水疱呈椭圆形，长径与皮纹一致，直径 0.2~0.3cm，疱疹周围有炎性红晕，疱内少量混浊液体。水疱及皮疹通常会在一周内消退，愈合后不留痕迹。镜下观察：斑丘疹处可见表皮内水疱，水疱内有中性粒细胞、嗜酸粒细胞碎片，水疱周围上皮组织内有细胞间和细胞内水肿，水疱下真皮内有多种炎细胞浸润。

2. 临床病理联系 本病起病急，多数患儿可有发热，部分患儿可伴有咳嗽、流涕、食欲不振、恶心、呕吐、头痛等症状。皮肤黏膜斑丘疹或疱疹具有不痛、不痒、不结痂、不留瘢痕的"四不特征"。临床上通常根据患者的年龄、临床症状、皮疹和溃疡的检查来诊断手足口病和鉴别手足口病和其他原因所致的口腔溃疡。可将咽拭子或粪便标本送至实验室检测病毒，但病毒检测需要 2~4 周才能出结果。少数病例（尤其是小于 3 岁者）病情进展迅速，在发病 1~5 天左右出现脑膜炎、脑炎（以脑干脑炎最为凶险）、肺水肿、循环障碍等，极少数病例病情危重，可致死亡，即使存活也会有后遗症。

知识链接

手足口病是一种全球性传染病，1957年新西兰首次报导，在我国1981年上海出现首例。有以下临床特点。①皮疹"四不像"：不像蚊虫咬、不像药物疹、不像口唇牙龈疱疹、不像水痘。②皮疹"四不特征"：临床上皮疹不痒、不痛、不结痂、不留瘢痕。③"欺小怕大"：主要侵犯5岁以下儿童，成年病例极少见。④此病传染性强，传播途径复杂，流行强度大，传播快，在短时间内即可造成大流行。

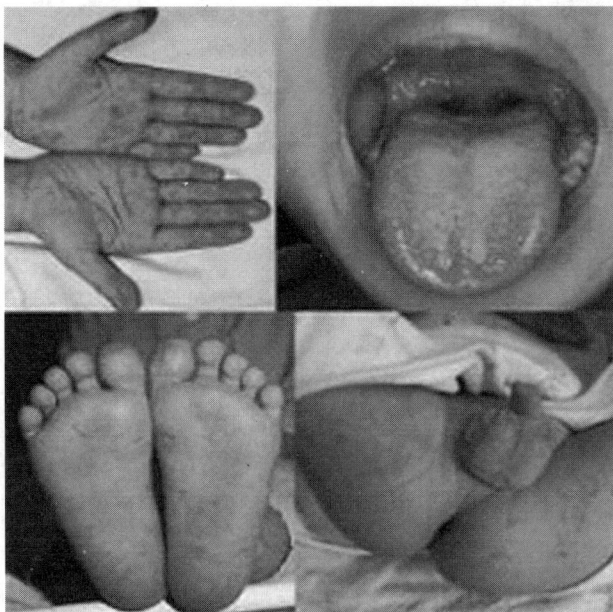

图 16 – 13　手足口病红色疱疹

第八节　性传播疾病

案例

　　患者，男性，40 岁，曾有吸毒史，近半年持续低热，乏力，全身淋巴结肿大，口腔黏膜反复感染，近 1 个月经常腹泻，大量抗生素治疗效果不佳，体重减轻明显。血常规检查：白细胞低和贫血。

　　思考：根据上述资料患者可诊断为什么病？要确诊还需做哪项检查？该病有何病变及临床病理联系？

　　性传播疾病（sexually transmitted diseases，STD）是指以性接触为主要传播途径的一类传染病，简称性病。传统的性病包括梅毒、淋病、软下疳、性病性淋巴肉芽肿和腹股沟淋巴肉芽肿等。广义的性病包括了凡能通过性行为传播的所有疾病，故目前性病的病谱明显增宽，病种多达 20 多种。性病不仅引起生殖器官和附属淋巴结病变，还能引起全身皮肤和重要器官病变，甚至危及生命。本节重点介绍淋病、尖锐湿疣、梅毒和艾滋病。

一、尖锐湿疣

　　尖锐湿疣（condyloma acuminatum）是由人乳头状瘤病毒感染引起的性传播性疾病。多见于 20 ~ 40 岁。

（一）病因及发病机制

本病的病原体是人乳头状瘤病毒（HPV），以 6 型、11 型为主，HPV 属于 DNA 病毒，具有高度的宿主和组织特异性，只侵袭人体的皮肤和黏膜。好发于温暖潮湿的黏膜和皮肤交界的部位，常见于外生殖器、肛门等处皮肤和黏膜，也可见于口唇、舌和腋窝等处。主要通过性接触传播，也可以通过间接途径如浴巾、浴盆等传染。机体感染 HPV 后有一定的潜伏期，长短不一，通常为 3 个月。

（二）病理变化及临床病理联系

1. 病理变化 男性患者：病变常见于阴茎冠状沟、龟头、尿道口和肛门附近。女性患者：病变常见于阴蒂、阴唇、会阴、尿道口、宫颈和肛门周围。肉眼观察：病变早期为小而尖的突起，逐渐扩大，增多，呈淡红或暗红色，质地较软，表面凹凸不平，晚期病灶相互融合呈鸡冠状或菜花状，顶部湿润可溃烂，触之可出血。镜下观察：表皮呈乳头状增生，典型者呈尖而细长的乳头状。角质层轻度增生肥厚，多为不全角化，可伴有角化过度；棘层细胞明显增生，上皮钉突增宽延长；棘细胞层内出现具有诊断价值的挖空细胞。挖空细胞体积较大，核增大居中，深染，形态不规则，具有轻度异型性，核周围有空晕，有时整个细胞质呈空泡状（图 16-14）。真皮层毛细血管扩张上移，靠近基底膜。真皮内有大量淋巴细胞浸润。

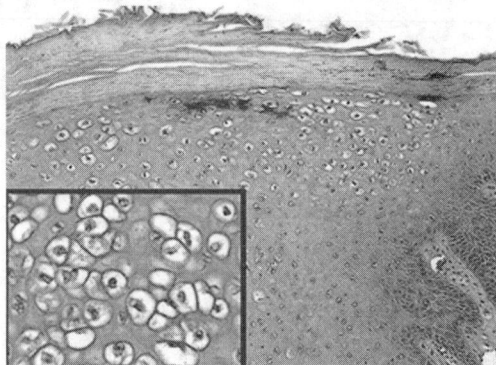

图 16-14　尖锐湿疣镜下观察 左下框内示挖空细胞

2. 临床病理联系 尖锐湿疣晚期，体积可较大，称巨大型尖锐湿疣，临床表现颇似鳞状细胞癌，具有组织破坏性，病理组织学上虽为良性，但易发生癌变。临床上可有局部瘙痒、烧灼感。与生殖器官恶性肿瘤的发生有密切关系，现已引起广泛重视。

二、淋病

淋病（gonorrhea）是由奈瑟氏淋球菌感染引起的一种常见的性传播性疾病。主要病变特点为泌尿生殖系统的化脓性炎症。男女均可发病。临床上主要表现为尿痛和尿道口溢脓等。

（一）病因及发病机制

本病的病原体是奈瑟淋球菌，主要通过性接触直接传播，也可通过接触污染物间接传播。胎儿经患病母体产道时可被分泌物感染，引起新生儿化脓性结膜炎。淋球菌与柱状上皮和移行上皮有特殊的亲和力，其进入人体后，通过与泌尿生殖系统上皮细胞黏附和侵入，引起局部急性化脓性炎症。

（二）病理变化与临床病理联系

1. 病理变化　肉眼观察：尿道口黏膜充血水肿、尿道口有黄色脓液溢出。镜下观察：泌尿道黏膜充血、水肿、黏膜表面及黏膜内有大量中性粒细胞渗出、浸润，黏膜上皮坏死脱落，可有溃疡形成，晚期溃疡愈合，瘢痕形成可导致泌尿生殖道狭窄。

2. 临床病理联系　临床上患者可有尿频、尿急、尿痛等症状，局部有烧灼感。也可逆行感染至泌尿生殖系统其他器官。治疗不及时可转为慢性。瘢痕形成可致泌尿生殖道狭窄，引起不孕不育。

三、梅毒

梅毒（syphilis）是由梅毒（苍白）螺旋体感染引起的一种慢性性传播疾病。病变早期主要累及皮肤和黏膜，晚期可累及全身各器官，尤其是心血管和神经系统为著。本病世界各地均有流行。我国解放后很长一段时间内本病基本消失，近二、三十年来本病又死灰复燃，且呈上升趋势。

（一）病因及发病机制

本病的病原体是梅毒螺旋体。梅毒螺旋体呈苍白色，螺旋状。在体外生存力极低，离体后 1～2h 死亡，对高温及各种消毒剂均敏感，因此感染者是其唯一的传染源。因传染方式不同可以分为先天性和后天性两种。先天性梅毒是由患病母体通过胎盘传染给胎儿。后天性梅毒主要是通过性接触传播，少数可通过输血、接吻等直接接触而感染。梅毒螺旋体从破损的皮肤、黏膜处进入人体，人体在感染梅毒螺旋体后可产生特异性抗体和非特异性抗体（反应素），具有血清学诊断价值，但偶有假阳性，应特别注意。梅毒螺旋体还能诱发细胞介导的迟发型变态反应，此反应对梅毒早期促使感染局限化的作用比特异性抗体更重要，晚期可促使病变局部形成树胶样肿。

（二）基本病理变化

1. 闭塞性动脉内膜炎及小血管周围炎　闭塞性动脉内膜炎是因小动脉内皮细胞及成纤维细胞增生，血管壁增厚，管腔狭窄、闭塞。小血管周围可有大量的浆细胞、淋巴细胞和单核细胞浸润。浆细胞恒定出现是本病的病变特点之一。闭塞性动脉内膜炎及小血管周围炎可见于各期梅毒。

2. 树胶样肿　又称梅毒瘤。肉眼观察：病灶呈灰白色、大小不一，质地韧而有弹性，如同树胶，故称树胶样肿。镜下观察：树胶样肿类似结核结节，中央是凝固性坏死，形态类似干酪样坏死，但不如干酪样坏死彻底，尚有弹力纤维存在。坏死灶周围肉芽组织内含有大量的浆细胞和淋巴细胞，上皮样细胞和朗格汉斯细胞较少，且伴有闭塞性动脉内膜炎和小动脉周围炎。树胶样肿只见于第三期梅毒，可发生在任何器官，以皮肤、黏膜、肝脏、骨和睾丸多见，晚期树胶样肿可被吸收或纤维化致使器官变形，但不钙化。

（三）类型及分期

1. 后天性梅毒　后天性梅毒可分为三期，一、二期称早期梅毒，具有传染性。三期梅毒又称晚期梅毒，累及内脏，又称内脏梅毒。

（1）第一期梅毒　梅毒螺旋体侵入机体后约 3 周，侵入部位常以外生殖器、肛门周围多见，在侵入局部皮肤和黏膜出现微红的无痛小结，圆形或椭圆形，直径1cm左右，表面逐渐出现水泡，水泡破溃后形成底部平坦、质硬、边缘隆起与周围组织分界清楚的溃疡，称为硬性下疳。镜下观察：溃疡底部为闭塞性小动脉内膜炎和小动脉周围炎。其中可查见大量的梅毒螺旋体，故此期梅毒有很强的传染性。下疳出现1~2周后，局部淋巴结肿大，质硬而无痛。约3~6周后，硬性下疳可自愈，肿大的淋巴结也消退，进入临床潜伏状态。此时并不标志梅毒螺旋体从体内消失，而是标志梅毒螺旋体已侵入血液，播散至全身。

（2）第二期梅毒　硬性下疳发生7~8周后，潜伏的螺旋体大量繁殖并进入血液引起全身皮肤、黏膜出现广泛暗红色小丘疹，称为梅毒疹，同时伴有全身非特异性淋巴结肿大。镜下观察：梅毒疹的病变为典型的闭塞性动脉内膜炎和小动脉周围炎。病灶处可找到梅毒螺旋体，故此期传染性仍很强。梅毒疹可自行消失。

（3）第三期梅毒　常发生于螺旋体感染后4~5年，病变累及内脏，尤以是心血管和中枢神经系统为著。少数可累及肝、骨骼、睾丸等器官。形成特征性的树胶样肿。由于树胶样肿纤维化、瘢痕收缩可引起严重的组织破坏、变形及功能障碍。

病变累及主动脉时可引起梅毒性主动脉炎、主动脉瓣关闭不全和主动脉瘤等。当病变累及中枢神经系统和脑脊髓膜时，可导致梅毒性脑脊髓膜炎、麻痹性痴呆和脊髓痨。在肝脏形成树胶样肿可使肝发生结节性肿大，随后树胶样肿纤维化，肝脏呈分叶状，称分叶肝。此外，梅毒还可累及骨骼，受累骨骼因树胶样肿而易发生骨折，鼻中隔被破坏致鼻梁塌陷，形成马鞍鼻。

2. 先天性梅毒　先天性梅毒又分为早发性先天性梅毒和晚发性先天性梅毒两种。早发性先天性梅毒是指2岁以内的胎儿或婴幼儿发生的先天性梅毒，由于梅毒螺旋体在胎儿期就大量繁殖，所以胎儿或新生儿皮肤、黏膜广泛大疱和大片剥脱性皮炎，内脏病变处可见树胶样肿、炎细胞浸润、动脉炎、弥漫性纤维化和发育不全。此外可见骨和软骨病变。晚发性先天性梅毒一般是指在2岁后发生的先天性梅毒，皮肤黏膜有梅毒疹形成，内脏主要病变是形成树胶样肿，病变累及全身，但无硬性下疳。患儿发育不良、智力低下。常有间质性角膜炎、神经性耳聋及楔形门牙等特有体征。

四、获得性免疫缺陷综合征

获得性免疫缺陷综合征（acquired immunodeficiency syndrome，AIDS）是由人类免疫缺陷病毒（Human Immunodeficiency Virus，HIV）感染引起的致死性的性传播性疾病。又可称为艾滋病（AIDS的译音）。以全身性严重免疫缺陷、伴机会性感染和继发肿瘤形成为主要特征。本病传染性强，已遍及世界各地，近20年来我国感染人数不断上升。

（一）病因及发病机制

人类免疫缺陷病毒（HIV）属逆转录病毒，较脆弱，可被一般的消毒剂或清洁剂灭活，干燥环境内不能存活。主要存在于感染者的淋巴细胞和各种体液中，如血液、精液、唾液、尿液、阴道分泌物及乳汁中。患者和病毒携带者为本病的传染源。主要传播途径为性传播（同性恋、异性恋均可）、血液传播（输血及血液制品、共用污染的注射器）、母婴垂直传播。HIV由皮肤或黏膜损伤处进入人体血液，主要损伤CD_4^+的T淋巴细胞，导致CD_4^+的T淋巴细胞大量被破坏，数量明显减少，此外，HIV还可侵袭单核－吞噬细胞系统的细胞和其他组织细胞，在单核－吞噬细胞胞质内复制储存，引起单核－吞噬细胞破坏，并随单核－吞噬细胞游走而导致 HIV 扩散。

（二）病理变化及临床病理联系

获得性免疫缺陷综合征的病理改变包括三个方面：淋巴组织的变化、机会性感染和恶性肿瘤。

1. 淋巴组织的变化 早期和中期：淋巴结肿大，直径 1cm 以上、质地柔韧、无压痛、无粘连。镜下观察：淋巴滤泡增生明显，有"满天星"现象，髓质出现浆细胞。继而滤泡外层淋巴细胞减少，小血管增生，滤泡界限不清，副皮质区 CD_4^+ 的 T 淋巴细胞明显减少，CD_4^+/CD_8^+ 的 T 淋巴细胞比值进行性降低。晚期：淋巴结萎缩变小，镜下观察：T、B 淋巴细胞明显减少或消失，为大量巨噬细胞和浆细胞取代，淋巴结结构逐渐消失，无淋巴滤泡和皮质之分，淋巴结呈一片荒芜现象。

2. 机会性感染 是指在机体免疫功能遭到严重破坏，发生免疫缺陷的特定条件下，由致病力较弱的病原体引起的感染。具有感染的范围广，累及器官多的特点。病原体包括病毒、细菌、真菌、寄生虫等多种。可累及多个器官，尤以中枢神经系统、肺、消化道继发感染最为常见。一般有两种以上病原体同时感染，出现复杂的临床、病理改变。机会性感染是艾滋病的重要致死原因之一。多数患者可死于卡氏肺囊虫性肺炎，对诊断本病有一定价值。镜下观察：肺组织广泛实变，肺间质和肺泡内充满泡沫状渗出物，巨噬细胞和浆细胞浸润，可查到卡氏肺囊虫。

3. 恶性肿瘤 艾滋病患者常发生恶性肿瘤，以卡波西肉瘤（Kaposi）、恶性淋巴瘤较常见。卡波西肉瘤起源于血管内皮，广泛累及皮肤、黏膜和内脏，以下肢多见。肉眼观察：肿瘤呈暗蓝色或紫棕色结节，可融合成片，表面可出现溃疡。镜下观察：梭形细胞成片，具有明显的异型性，细胞间有毛细血管样间隙。

艾滋病临床表现为发热、全身淋巴结肿大、体重下降、腹泻和神经系统症状，继而免疫功能严重缺陷、低下，出现致命的机会性感染、各种恶性肿瘤，由于没有特效药，预后极差，死亡率高达 100%，因此艾滋病的预防尤为重要。

考点提示

本单元的主要考点为：结核病的基本病理变化及基本病变的转归，原发性肺结核病的病变特点，继发性肺结核病的病变特点和类型，流脑和乙脑的病变及临床病理联系，菌痢的类型、病变特点及急性菌痢的临床表现，伤寒的基本病理变化及肠伤寒的病变分期，手足口病的病理变化，常见的性传播性疾病的病变及临床病理联系。

护理应用

1. 临床观察 对于所有传染病患者均应密切观察患者的生命体征、面色、神志的变化及密切接触者。对于菌痢和肠伤寒除密切观察上述变化外，还应密切观察大便颜色、有无肠出血（注意检查大便隐血）、有无腹痛及肠穿孔体征。以便及时抢救，降低死亡率。对于流脑、乙脑的患者还应注意观察有无颅内高压、中枢神经系统症状及脑膜刺激征。对于手足口病应注意皮疹的部位特点。

护理应用

2.护理措施 预防传染病的主要措施有：控制传染源、切断传播途径、提高易感人群的免疫力。其中控制传染源和切断传播途径是预防传染病传播流行的最重要的措施。对不同的传染病又有不同的护理措施。

（1）对结核病痰涂片阳性者需住院治疗，进行呼吸道隔离，房间每日需用紫外线消毒。餐具应煮沸消毒或用消毒液浸泡。

（2）对狂犬咬伤的伤口应进行及时、有效的处理，注射狂犬疫苗，一般不予以止血、缝合、包扎，以便排血引流，可明显降低狂犬病发病率。

（3）手足口病流行期间，医院应实行预检分诊，并专辟诊室（台）接诊疑似手足口病患儿，候诊及就诊等区域应增加清洁消毒次数，室内清扫时应采用湿式清洁方式；医务人员在诊疗、护理每一位患者后，均应认真洗手或对双手消毒；诊疗、护理患者过程中所使用的非一次性的仪器、物品等要擦拭消毒；同一间病房内不应收治其他非肠道病毒感染的患儿。重症患儿应单独隔离治疗；对住院患儿使用过的病床及桌椅等设施和物品必须消毒后，才能继续使用；患儿的呼吸道分泌物和粪便及其污染的物品要进行消毒处理。

（4）在流脑、乙脑的流行期间，应保持室内通风，减少外出集会加强预防。注意消灭蚊虫孳生地、防蚊、驱蚊切断传染途径。做好高热、惊厥、呼吸衰竭等危重症状的抢救工作。

（5）对肠道传染病患者污染物和排泄物做好消毒工作。

（6）由于伤寒杆菌可以在胆囊内存活并大量繁殖，不断随粪便排出，所以即使伤寒痊愈，也可为传染源，应予以重视。

（7）对梅毒螺旋体和HIV感染的女性患者尽量避免妊娠和母乳喂养，或给予药物预防母婴传播。由于艾滋病患者机体免疫功能低下，常因严重的机会性感染而导致死亡，故应尽可能的预防和减少机会性感染。

3.护理指导 教育指导患者养成良好的饮食习惯，严禁随地吐痰，不面对他人打喷嚏和咳嗽，外出时应带口罩，以防飞沫传染。做好及时注射狂犬疫苗和破伤风抗毒素的宣传指导工作。宣传、鼓励接种流脑、乙脑疫苗。对发热、出疹疑似手足口病患儿，应引导患儿到专门诊室（台）就诊，医疗机构发现手足口患者增多或肠道病毒感染相关死亡病例时，要立即向当地卫生行政部门和疾病控制机构报告。对于慢性菌痢患者注意避免进生冷食物、暴饮暴食、过度劳累、情绪波动及受凉等诱因发生，谨防急性发作。改善环境卫生，注意个人卫生，切断传播途径。对于性传播性疾病应加强对公用生活用品和公用医疗器械的消毒，密切接触者和医护人员应加强自身防护并定期检查。

（王雪梅）

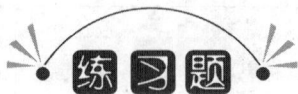

一、名词解释

结核病 原发综合征 细菌性痢疾 伤寒 流行性脑脊髓膜炎 流行性乙型脑炎

手足口病　艾滋病

二、填空题

1. 结核病的基本病理变化为_____和_____。

2. 原发性肺结核的_____、_____和_____三者合称原发综合征。

3. 继发性肺结核共有_____、_____、_____、_____、_____、_____ 六种类型。

4. 细菌性痢疾基本病变为_____炎症，主要累及_____和_____。

5. 流脑由_____引起的急性传染病，主要经_____传播。病理学上表现为_____炎症。

6. 乙脑由_____引起的急性传染病，主要经_____传播。病理变化表现为脑实质_____炎症。

7. 伤寒的主要病变特征_____。具有诊断价值的结构有_____和_____。

8. 具有诊断狂犬病价值的结构为_____。

9. 梅毒分三期，各期典型病变是：一期梅毒为_____、二期梅毒为_____、三期梅毒为_____。

三、简答题

1. 简述原发性肺结核病特点和继发性肺结核病特点比较。

2. 简述伤寒肠道病变四期的病理变化及临床特征。

3. 简述流行性乙型脑炎的脑实质的病理变化。

4. 简述流脑与乙脑的区别。

5. 简述菌痢的类型及各型病变特点。

6. 简述手足口病的病理变化。

7. 简述尖锐湿疣的病变特点。

8. 简述艾滋病的病变及临床病理联系。

四、选择题

A₁ 型题

1. 结核结节最主要的细胞成分是
   A. 朗格汉斯细胞　　　　　　B. 淋巴细胞　　　　　　C. 上皮样细胞
   D. 纤维母细胞　　　　　　　E. 浆细胞

2. 肺结核原发病灶的好发部位是
   A. 肺门处　　　　　　　　　B. 肺尖部　　　　　　　C. 肺上叶的下部或下叶的上部
   D. 肺膈面　　　　　　　　　E. 肺内弥漫存在

3. 下列哪型结核病具有传染性？
   A. 局灶型　　　　　　　　　B. 浸润型　　　　　　　C. 慢性纤维空洞型
   D. 结核球　　　　　　　　　E. 结核性胸膜炎

4. 下列哪项不是急性细菌性痢疾假膜的组成成分？
   A. 大量红细胞　　　　　　　B. 中性粒细胞　　　　　C. 坏死上皮细胞和腺体

    D. 大量黏液   E. 细菌

5. 下列哪项关于流行性脑脊髓膜炎的描述是错误的？

    A. 皮肤有瘀斑和瘀点   B. 脑膜刺激征   C. 颅内压升高症状

    D. 脑脊液无明显改变   E. 脑脊液中含糖量降低

6. 下列哪项不是流行性乙型脑炎的病变？

    A. 淋巴细胞血管套   B. 蛛网膜下腔大量中性粒细胞

    C. 软化灶   D. 胶质小结

    E. 脑神经细胞变性坏死

7. 乙脑的病变，下列哪个部位最轻微？

    A. 大脑皮质   B. 基底节   C. 丘脑

    D. 中脑   E. 脊髓

8. 伤寒发病第几周肥达反应阳性？

    A. 第 1 周   B. 第 2 周   C. 第 3 周

    D. 第 4 周   E. 第 5 周

9. 伤寒带菌者细菌一般居留在

    A. 小肠   B. 结肠   C. 胆囊

    D. 肝脏   E. 直肠

10. 对狂犬病诊断具有决定意义的病变结构

    A. 上皮样细胞肉芽肿   B. 伤寒结节

    C. "袖套" 状淋巴细胞浸润   D. 内基小体

    E. 软化灶

11. 晚发性先天性梅毒的基本病变只有

    A. 硬下疳   B. 梅毒疹   C. 树胶样肿

    D. 软下疳   E. 皮疹

A₂ 型题

12. 患者，女，30 岁，午后热、盗汗、无力、消瘦，食欲不振 2 个月，咳嗽 1 个月，痰中有血 2 天入院，X 线检查左锁骨下 3cm 处有边界清晰的增生结节及周围边界模糊，中央密度高的阴影，痰结核杆菌培养阳性，诊断：

    A. 局灶型肺结核   B. 浸润型肺结核

    C. 慢性纤维空洞型肺结核   D. 结核球

    E. 干酪性肺炎

13. 患儿，女，5 岁，高热，2 天，轻微咳嗽，流涎，口腔黏膜出现米粒大水疱，后手、足、臀部出现较密米粒大水疱，周围淡红，有破溃。初步诊断：

    A. 水痘   B. 麻疹   C. 手足口病

    D. 口腔溃疡   E. 疱疹性咽峡炎

实 验 一　细胞和组织的适应、损伤与修复

一、目的要求

1. 观察并描述肾萎缩、脑萎缩、心肌肥大、肾细胞水肿、肝脂肪变性、肾凝固性坏死、肾干酪样坏死、脑液化性坏死、足干性坏疽、阑尾湿性坏疽等标本的肉眼病变特点。

2. 观察并描述肾细胞水肿、肝脂肪变性、肉芽组织等病理切片的镜下病变特点。

二、实验内容

（一）大体标本

1. 肾压迫性萎缩（肾结石并肾盂积水）　肾体积增大，切面呈囊性，肾盂、肾盏高度扩张（有时可见结石），肾实质受压萎缩变薄。

2. 心肌肥大（高血压病）　心体积明显大于正常心脏，重量增加，心肌肥厚，尤以左心室增厚最为显著。

3. 肾细胞水肿　肾体积略增大，包膜紧张，切面隆起、边缘外翻，颜色苍白、混浊无光泽，似沸水煮过。

4. 肝脂肪变性　肝体积增大，包膜紧张，边缘变钝，颜色变黄，质地变软，切面隆起，触之有油腻感。

5. 肾凝固性坏死（肾梗死）　体积略大，表面较光滑，梗死区略隆起，呈灰白色，切面呈楔形、灰白色，质地干燥、致密，界限清楚，周围有暗红色充血、出血带。

6. 干酪样坏死（肺或肾结核）　切面见有多个黄白色坏死区，质松软，细腻状似干奶酪。有的坏死灶形成空洞。

7. 脑液化性坏死（脑梗死）　脑切面见一不规则的囊腔，囊内容物在切开时已流失，有的尚见少许絮状物。

8. 足干性坏疽　足趾及近足趾处坏死，局部干燥、皱缩，呈黑褐色，质地实，与周围组织之间有明显的分界线。

9. 阑尾湿性坏疽　阑尾肿胀变粗，浆膜面失去光泽，有渗出物附着，部分阑尾组织呈黑绿色，坏疽局部与正常组织分界不明显。

（二）组织切片

1. 肾细胞水肿　低倍镜观察：病变主要分布于肾皮质的近曲小管。近曲小管增粗，

上皮细胞体积增大突向管腔，致管腔狭窄而不规则。高倍镜观察：近曲小管上皮细胞胞质丰富而淡染，内有许多大小较一致的红染细颗粒。

2. 肝脂肪变性　镜下观察：部分肝细胞体积增大，胞质内有大小不等、境界清楚的空泡（制片过程中脂肪滴被酒精、二甲苯溶解而留下空泡）。空泡大时肝细胞核可被挤压至一侧，与脂肪细胞相似。

3. 肉芽组织　低倍镜观察：可见大量新生的毛细血管、成纤维细胞和各种炎细胞构成，毛细血管向表面垂直生长。高倍镜观察：新生的毛细血管由单层内皮细胞构成，细胞肥大向腔内突出。成纤维细胞位于毛细血管之间，细胞较大，呈圆形、椭圆或星芒状，核大淡染，有 1~2 个核仁，胞质略嗜碱性。炎细胞以巨噬细胞为主，也有多少不等的中性粒细胞和淋巴细胞等。

三、作业

实验报告：绘出肉芽组织的镜下结构。

实验二　局部血液循环障碍

一、目的要求

1. 观察并描述肝淤血、肺淤血、脑出血、心肌贫血性梗死、肠出血性梗死等标本的肉眼病变特点。
2. 观察并描述慢性肝淤血、慢性肺淤血、混合血栓等病理切片的镜下病变特点。
3. 通过家兔空气栓塞动物实验，观察空气栓塞时的表现及其产生的严重后果。

二、实验内容

（一）大体标本

1. 慢性肝淤血　肝体积增大，表面与切面均可见均匀分布的暗红色区域（淤血）与淡黄色区域（脂肪变性）交错，形成类似中药槟榔切面的斑纹。

2. 慢性肺淤血　肺体积增大，边缘变钝，暗红色，质地较实。新鲜标本切开时有红色泡沫状液体流出。

3. 脑出血　切面见一侧大脑半球体积较对侧增大，在内囊附近有暗红色血凝块（福尔马林固定后可变黑）。

4. 心肌贫血性梗死　可见左心室或室间隔有灰白色、不规则地图状梗死灶，梗死区表面粗糙不平，质地脆、干燥，梗死区与正常组织交界处有暗红色充血、出血带，分界清楚。

5. 肠出血性梗死　小肠梗死呈节段性，浆膜有纤维蛋白覆盖，肠壁肿胀增厚，新鲜标本呈暗红色（固定后呈黑褐色），缺乏光泽。梗死区与正常组织分界不清楚。

（二）组织切片

1. 慢性肝淤血　肝小叶中央静脉及其周围肝窦扩张，其内充满红细胞，肝细胞索因受压而萎缩、坏死、消失，肝小叶边缘肝细胞可正常或发生脂肪变性。

2. 慢性肺淤血 肺小静脉及肺泡壁毛细血管扩张，其内充满血液，肺泡腔内可见较多粉红色水肿液、红细胞、心力衰竭细胞。高倍镜观察：心力衰竭细胞体积大，胞质内有棕褐色的颗粒状物（含铁血黄素）。肺间质可有纤维组织增生和含铁血黄素沉着。

3. 混合血栓 血小板小梁呈均匀红染的分支状结构，表面附着白细胞；小梁间为淡红色细丝状纤维蛋白网，其中充满红细胞和少量白细胞。

（三）动物实验

家兔空气栓塞。

1. 实验目的 认识空气栓塞能产生的严重后果，避免护理实践中此类医疗事故的发生。

2. 实验动物 家兔。

3. 实验器材 试验台、注射器（10ml）、动物解剖器械、烧杯、婴儿秤。

4. 实验步骤

（1）取家兔一只，称其重量后放在实验台上，观察其正常的呼吸、口唇颜色、瞳孔大小、角膜反射等。

（2）暴露家兔耳缘静脉，用注射器按 1.5ml/kg 抽取空气 5～10ml，由耳缘静脉注入。

（3）立即将家兔放入动物笼内（如在实验台上，注意固定家兔）观察。

（4）待兔停止呼吸后，立即打开胸腔，充分暴露心脏，注意观察。此时家兔心脏仍在跳动，透过扩张的右心耳可以看到右心室内泡沫状血液。并注意观察冠状动脉内的气泡。

（5）将心脏周围血管结扎，自结扎的远端剪断血管，将离断的心脏置于盛水的烧杯中，在水平面下剪开右心，水平面上可看到气泡逸出。

（6）观察其他脏器变化。

（7）交回动物，清洗、归回实验器材。

三、作业

实验报告：

1. 绘出慢性肺淤血的镜下结构。

2. 讨论：由兔耳缘静脉注入空气为什么会引起家兔死亡？

实验三 炎 症

一、目的要求

1. 观察并描述各种类型（变质性、渗出性、增生性）炎症的大体形态特点。

2. 观察、描述并绘出各种炎细胞的镜下形态结构。

3. 能用所学的理论知识指导实验，并通过本次实验加深对所学理论知识的理解。

二、实验内容

(一)大体标本

1. 变质性炎症 常见的变质性炎症有急性重型病毒性肝炎、流行性乙型脑炎。

(1)急性重型病毒性肝炎 肝脏体积明显缩小,重量减轻,尤以肝右叶为甚,被膜皱缩,质地变软,切面均匀细腻,呈土黄色或红褐色,部分区域可呈红黄相间的斑纹状。

(2)流行性乙型脑炎 脑膜及脑实质血管扩张充血,脑组织水肿,脑回增宽,脑沟变浅。切面可见点状出血及灰白色软化灶形成。

2. 渗出性炎症 常见的渗出性炎症有浆液性炎症、纤维蛋白性炎症、化脓性炎症等。

(1)浆液性炎症 皮肤Ⅱ度烫伤形成的水泡,水泡内见有大量的淡黄色清亮液体(浆液)渗出。

(2)纤维蛋白性炎症 纤维蛋白性炎症好发于黏膜、浆膜和肺。①黏膜的纤维蛋白性炎症又可称为假膜性炎症。常见的有白喉、细菌性痢疾等。白喉:可见咽喉部、气管及支气管的黏膜表面有大片状的灰白色假膜覆盖。咽白喉的假膜与黏膜粘连牢固,不易脱落;气管及支气管白喉的假膜与黏膜粘连不牢固,易发生脱落,可引起窒息死亡。细菌性痢疾:在肠黏膜表面可见多发散在的、灰白色糠皮样假膜,部分假膜脱落,形成多发散在的、小浅不规则的溃疡。②浆膜的纤维蛋白性炎症常见的有纤维蛋白性心包炎、纤维蛋白性胸膜炎和纤维蛋白性腹膜炎。纤维蛋白性心包炎(绒毛心):在心包的脏、壁两层之间可见有大量的纤维蛋白渗出,渗出的纤维蛋白随心脏的收缩、舒张的牵拉,形成绒毛状。纤维蛋白性胸膜炎:胸膜表面不光滑,见有渗出的、灰红色的纤维蛋白覆盖,严重者渗出的纤维蛋白过多,不能完全被吸收,可发生机化,导致脏壁胸膜粘连。纤维蛋白性腹膜炎:在肠壁的浆膜层表面,可见有渗出的纤维蛋白覆着,渗出的纤维蛋白过多,不能完全被吸收,可发生机化,导致肠粘连。③肺的纤维蛋白性炎症(大叶性肺炎):病变主要为在肺泡腔内有大量的纤维蛋白渗出,使肺组织质地变实。由于病变可累及一个肺段或一个肺大叶,故又称大叶性肺炎。

(3)化脓性炎症 化脓性炎症常见的类型有:脓肿、蜂窝组织炎、表面化脓和积脓。①脓肿(肝、肺、脑等):切面可见单个或多个脓腔,腔内脓液已流失,脓肿壁内面可见少量的脓性物质覆着,脓肿壁的厚薄与形成的时间有关。②蜂窝织炎性阑尾炎:阑尾明显肿胀增粗,浆膜面血管扩张充血,浆膜表面可见大量的黄白色脓性渗出物覆盖。切面阑尾壁增厚,阑尾腔内可见脓性渗出物。严重者阑尾腔内可有大量脓性渗出物积聚,形成阑尾积脓。

3. 增生性炎症 多为慢性炎症。主要有一般增生性炎症、炎性息肉、炎性假瘤和炎性肉芽肿。

(1)一般增生性炎症 较常见,如慢性扁桃体炎、慢性胆囊炎等。①慢性扁桃体炎:由于扁桃体淋巴组织及纤维组织增生,使扁桃体明显肿大;②慢性胆囊炎:胆囊体积增大,胆囊腔扩张,腔内常见结石,胆囊壁变薄,黏膜粗糙不平,呈绒毯状。

(2)炎性息肉 常见的息肉有鼻息肉、子宫颈息肉。息肉的大体形态类似。表面被覆黏膜，黏膜表面可见充血、出血或糜烂，呈鲜红色或暗红色。息肉底部可见有蒂与正常组织相连。切面息肉呈灰红色，质地较软。

（3）炎性假瘤（肺）　在肺内可见一结节，结节可大可小，结节周围无包膜，与周围组织分界尚清楚，切面结节呈灰白色，质地较硬，似肺癌，易误诊为肺癌。

（二）组织切片

1. 观察各种炎细胞的形态　常见的炎细胞有中性粒细胞、嗜酸粒细胞、单核细胞及巨噬细胞、淋巴细胞、浆细胞。

（1）中性粒细胞　细胞呈圆形或类圆形，胞质呈淡粉红色，在 HE 切片上，胞质内的嗜中性颗粒不明显。细胞核呈紫蓝色，可分 2～5 叶，越成熟的中性粒细胞，核分叶越多。

（2）嗜酸粒细胞　其体积与中性粒细胞相似或略小，胞质呈鲜红色，胞质内可见大量的粗大嗜伊红颗粒。细胞核呈紫蓝色，可分 2～3 叶。

（3）单核细胞及巨噬细胞　细胞体积较大，胞质丰富，呈淡粉红色。细胞核呈椭圆形或肾形，呈紫蓝色。巨噬细胞吞噬不同的物质可形成不同的形态。当巨噬细胞吞噬了大量脂类物质时，胞质可呈泡沫状，称为泡沫细胞；当巨噬细胞吞噬大量磷脂后可转变为类上皮细胞，细胞呈多角形，胞质丰富淡染，细胞分界不清楚，细胞核呈圆形或椭圆形，形态似上皮细胞。多个类上皮细胞互相融合，可形成朗格汉斯巨细胞，细胞体积大，胞质丰富，多核，核常排列在细胞质的周边部，呈花环状或马蹄形。当巨噬细胞吞噬较大的异物时，可多个巨噬细胞互相融合，形成多核异物巨细胞。

（4）淋巴细胞　细胞体积较小，胞质极少，核大而圆，染色深。

（5）浆细胞　细胞呈椭圆形，胞质略嗜碱性，细胞核偏位，核内染色质在核膜上堆积，呈车轮状排列。

2. 急性蜂窝织炎性阑尾炎　阑尾壁各层内充血、水肿、大量中性粒细胞浸润，黏膜上皮坏死、脱落，浆膜面中性粒细胞和纤维蛋白渗出。

三、作业

实验报告：绘出五种炎细胞的镜下结构。

实验四　肿　瘤

一、目的要求

1. 观察并描述各种肿瘤的大体形态、生长方式、转移途径。

2. 注意良性肿瘤与恶性肿瘤的区别、癌与肉瘤的区别。

3. 观察、描述并绘出鳞状细胞癌、腺癌的镜下结构。

二、实验内容

（一）大体标本

1. 脂肪瘤　肿瘤呈结节状或分叶状，表面光滑，膨胀性生长，有完整的包膜。切面黄色或淡黄色，质软，很像成熟的脂肪组织。

2. 子宫多发性平滑肌瘤 肿瘤位于子宫肌壁间或黏膜下或浆膜下，呈多个大小不一球形肿块，界限清楚，质地较硬。切面呈灰白色编织状或旋涡状。

3. 乳腺癌 乳头下陷，其周围皮肤呈橘皮样外观。切面肿块呈单发性、不规则形，灰白色，浸润性生长，与周围正常组织分界不清。

4. 原发性肝癌 肝脏增大，在肝右叶见一巨大肿块。切面呈灰白色，与周围组织分界不清，质地较硬，肿块周围有数个散在灰白色小结节。

5. 卵巢畸胎瘤 肿瘤体积较大，表面光滑，呈圆形囊性。切面多为单房，囊内含有毛发、皮脂、牙齿等。

6. 肺转移癌 在肺叶内见多个癌结节，散在分布，圆形，灰白色，大小较一致，边界清楚，多接近于器官的表面，但无包膜。

（二）组织切片

1. 脂肪瘤 肿瘤细胞似正常的脂肪细胞，其间有少量纤维结缔组织将肿瘤组织分隔成大小不一的小叶状，包膜薄而完整。

2. 平滑肌瘤 肿瘤细胞呈束状排列，互相交织，失去正常平滑肌的层次结构。细胞大小较一致，呈长梭形，核呈杆状，两端钝圆，似正常平滑肌细胞。

3. 鳞状细胞癌 癌细胞排列呈大小不等的片状及条索状癌巢。癌巢大小不等，周围有结缔组织分隔包绕。癌巢内癌细胞大小不等、形态多样、核大、染色深，可见核分裂象。癌巢中心可见癌珠或角化珠（同心圆样红色角化物质）。

4. 腺癌 癌细胞呈腺管状排列，大小不等，形态不规则，腺管可呈"背靠背"或"共壁"现象。癌细胞层次多，大小和形态不一，核大深染，核膜增厚，易见核分裂象，并可见病理性核分裂象。

三、作业

实训报告：绘出鳞状细胞癌与腺癌的镜下结构。

实验五 呼吸系统疾病

一、目的要求

1. 观察并描述肺气肿、支气管扩张、大叶性肺炎（包括红色肝样变期和灰色肝样变期）及小叶性肺炎的大体标本。

2. 观察、识别并描绘大叶性肺炎（红色肝样变期和灰色肝样变期）、小叶性肺炎镜下形态。

二、实验内容

（一）大体标本

1. 肺气肿 肺体积显著增大，边缘钝圆、灰白色、柔软缺乏弹性。切面可见扩大的肺泡囊腔，大者可超过 1mm。

2. 支气管扩张 扩张的支气管数目不等，呈囊状或柱状扩张，也可囊状和柱状并存，甚至使肺呈蜂窝状，扩张的支气管内含有淡黄色黏液脓性渗出物。

3. 大叶性肺炎（红或灰色肝样变期） 病变肺叶肿大，重量增加，颜色呈灰红或灰白色，质地变实如肝脏，胸膜表面可有纤维蛋白性渗出物附着。切面粗糙略呈颗粒状。

4. 小叶性肺炎 两肺多发散在的实变病灶，尤以两肺下叶和背侧为著，病灶大小不等、形状不规则、呈灰黄色，一般直径在0.5cm左右（相当于肺小叶范围），每个病灶中央或边缘可见小细支气管，切割或挤压肺组织，可见有灰黄色脓性渗出液溢出。严重者，病灶相互融合成片，甚至累及全叶，形成融合性小叶性肺炎。

（二）病理切片

1. 大叶性肺炎

（1）红色肝样变期 低倍镜观察：肺大片实变，肺泡腔内充满大量渗出物。高倍镜观察：肺泡壁毛细血管扩张、充血，肺泡腔内有大量纤维蛋白及红细胞、少量中性粒细胞和巨噬细胞，纤维蛋白穿过肺泡间孔与邻近肺泡内的纤维蛋白网相连。

（2）灰色肝样变期 高倍镜观察：肺泡壁毛细血管受压缺血，肺泡腔内有大量纤维蛋白及中性粒细胞、少量巨噬细胞渗出。

2. 小叶性肺炎 病变呈灶状分布，病灶内的细支气管壁及其所属肺泡充血水肿，细支气管壁及肺泡壁大量中性粒细胞浸润。细支气管腔及周围肺泡腔均充满以中性粒细胞为主的炎性渗出物。细支气管黏膜上皮及肺泡壁常有破坏。病灶周围肺组织充血，有不同程度的代偿性肺气肿。

三、作业

实验报告：绘出大叶性肺炎（灰色肝样变期）的镜下结构。

实验六 心血管系统疾病

一、目的要求

1. 观察、描述高血压性心脏病、主动脉和冠状动脉粥样硬化、心肌梗死、风湿性心脏病、感染性心内膜炎、慢性心瓣膜病的大体病变特征。

2. 观察并描述冠状动脉粥样硬化、风湿性心肌炎的镜下形态特征。

二、实验内容

（一）大体标本

1. 高血压性心脏病 左心室肌壁增厚，腱索、乳头肌增粗，左心室腔无明显扩张。

2. 主动脉粥样硬化 （早期）主动脉内膜面上可见黄色的斑点或条纹，不高起内膜；（中期）主动脉内膜面上可见黄白色的斑块，略高起内膜；（晚期）主动脉内膜面上可见黄白色斑块，明显高起内膜，切面内膜下有淡黄色的粥样物形成。

3. 冠状动脉粥样硬化 冠状动脉内膜面上可见黄色的斑块，致管壁增厚变硬，管腔狭窄，根据狭窄程度可分为Ⅰ～Ⅳ级。

4. 心肌梗死 梗死的部位多位于心尖部、左心室前壁、室间隔前2/3，梗死区呈灰白色，干燥，质地坚实，梗死区与正常组织交界处有暗红色的充血、出血带，梗死区的形态为不规则形或地图状。

5. 风湿性心内膜炎 病变主要累及二尖瓣或二尖瓣与主动脉瓣同时受累，在病变瓣膜上可见单行排列的灰白色粟粒大小的赘生物，赘生物与瓣膜粘连牢固，不易脱落。

6. 风湿性心外膜炎 病变主要累及心外膜（即心包脏层），脏壁两层心包膜之间可有浆液或浆液纤维蛋白渗出，渗出的纤维蛋白随心脏的收缩、舒张牵拉，形成绒毛状。

7. 亚急性感染性心内膜炎 病变主要累及二尖瓣和主动脉瓣，在瓣膜表面上形成赘生物，赘生物体积较大，形态不规则，质地较脆，与瓣膜粘连不牢固，容易脱落，引起栓塞

8. 慢性风湿性心瓣膜病二尖瓣关闭不全 二尖瓣瓣膜明显增厚、变硬、卷曲，致瓣膜口关闭不全。

9. 慢性风湿性心瓣膜病二尖瓣狭窄 二尖瓣明显增厚、变硬、卷曲，瓣叶之间粘连，致瓣膜口明显狭窄，呈鱼口样。

（二）组织切片

1. 冠状动脉粥样硬化 冠状动脉内膜下有大量的脂质沉积，并形成淡粉染的无结构的粥样物质，其内可见胆固醇结晶，呈针形或多角形，边缘锐利，粥样物周围可见泡沫细胞及肉芽组织，粥样物表面的内膜纤维化增厚，玻璃样变性。管腔不同程度狭窄。

2. 风湿性心肌炎 在心肌间质小血管周围形成风湿小体，典型的风湿小体中央为纤维蛋白样坏死物，周围是类上皮细胞和朗格汉斯巨细胞，再外围是淋巴细胞、浆细胞和成纤维细胞环绕，形成境界清楚的结节状病灶。

三、作业

实验报告：绘出风湿性心肌炎的镜下结构。

实验七 消化系统疾病

一、目的要求

1. 观察、描述慢性胃炎、溃疡病、肝硬化及消化系统常见肿瘤的大体形态特点。
2. 观察、描述慢性萎缩性胃炎、胃溃疡、肝硬化的镜下特点。

二、实验内容

（一）大体标本

1. 慢性萎缩性胃炎 病变处黏膜皱襞变浅或消失，呈粗颗粒状。

2. 慢性胃溃疡 在胃小弯近幽门处黏膜面有一椭圆形溃疡，直径约2cm左右，溃

疡底部平坦，边缘整齐，状如刀切，溃疡周围的黏膜皱襞呈放射状排列。溃疡底部剖面呈漏斗状。

3. 急性重型肝炎　肝体积明显缩小，尤以左叶为甚，包膜皱缩，切面呈黄色或红色，有时呈红、黄相间的花纹状。

4. 亚急性重型肝炎　肝脏体积缩小，重量减轻，质地变硬，表面及切面呈灰黄或灰绿色结节，结节体积较大，直径在1cm以上，或大、小结节混合，结节间纤维间隔较厚，且厚薄不均匀。

5. 肝硬化　门脉性肝硬化后期可见肝脏体积缩小，重量减轻，质地较硬，被膜增厚，表面有多数突出于表面的大小相仿的结节，结节直径多在1cm之内，结节周围有灰白色的纤维组织包绕，纤维间隔较均匀。

6. 食管癌　将食管剖开见黏膜面有一长椭圆形肿物，中央凹陷呈溃疡状，界限不清，周围凹凸不平，肿物可侵及肌层或外膜。

7. 胃癌　在胃小弯近幽门处可见不规整溃疡，溃疡边缘隆起，底部凹凸不平，直径≥2.5cm，颜色灰白、质地较硬。

8. 原发性肝癌　巨块型：在肝内有一巨大肿块，大多在肝右叶，颜色灰黄色，表面及切面可见出血坏死，肿瘤周围组织界限清楚。结节型：肝切面见大小不等的圆形、椭圆形的灰黄色的癌结节，结节内可有出血坏死改变。

（二）组织切片

1. 慢性萎缩性胃炎　镜下观察，黏膜腺体萎缩，数目减少，黏膜上皮可出现肠上皮化生现象，间质内可见淋巴细胞及浆细胞浸润，伴淋巴滤泡形成。

2. 慢性胃溃疡　低倍镜下，溃疡底依次为炎性渗出物、坏死组织、肉芽组织，深部为大量瘢痕组织。高倍镜下，渗出层内有少量的纤维素及中性粒细胞，坏死层内见不到细胞的完整形态，可见核固缩、碎裂、溶解消失；肉芽组织层中有大量毛细血管、成纤维细胞及多少不等的炎细胞，最底层为多量的胶原纤维，取代了原来的肌组织。

3. 门脉性肝硬化　低倍镜下可见正常的肝小叶结构被破坏，形成大小不等的圆形、椭圆形的肝细胞团，成为假小叶。假小叶内肝细胞排列紊乱，不呈放射状，中央静脉缺如偏位，假小叶内的肝细胞有的近乎正常，有的萎缩，有的脂肪变性。高倍镜下，再生的肝细胞体积增大，可见双核，间质中纤维结缔组织增生，有淋巴细胞、浆细胞浸润。可见小胆管增生呈双层排列。

4. 急性重型肝炎　肝细胞大面积坏死，以小叶中央的肝细胞为主，小叶周边可见残存的脂肪变性的肝细胞，肝窦扩充，间质中有多量的淋巴细胞、单核细胞浸润。肝细胞再生现象不明显。

5. 亚急性重型肝炎　镜下观察，大片的肝细胞坏死，使网状支架塌陷，肝细胞呈结节状再生，小叶内外有明显的纤维组织增生及炎细胞浸润，假小叶形成，小叶周边的小叶间胆管增生，可见淤胆现象。

三、作业

实验报告：绘出溃疡病或门脉性肝硬化的镜下结构。

实验八 泌尿系统疾病

一、目的要求

1. 观察并描述各种类型肾小球肾炎、肾盂肾炎和泌尿系统常见肿瘤的大体形态特点。

2. 观察并描述弥漫性毛细血管内增生性肾小球肾炎、硬化性肾小球肾炎、慢性肾盂肾炎的镜下病变特点。

二、实验内容

(一)大体标本

1. 弥漫性毛细血管内增生性肾小球肾炎 肾脏体积增大，表面光滑，呈红色，并可见散在的小出血点。切面上见肾皮质增厚，纹理不清，与髓质分界清楚，可见散在的小出血点。

2. 慢性硬化性肾小球肾炎 肾脏体积缩小，色苍白，质地变硬，表面呈弥漫性的细颗粒状，大小较为一致。切面可见肾皮质变薄，纹理不清。小动脉壁硬化、增厚，动脉切面呈哆开状。

3. 急性肾盂肾炎 肾脏体积增大，表面及切面均有脓肿，黄白色，肾盂黏膜充血水肿。

4. 慢性肾盂肾炎 肾脏体积明显缩小，质硬，形态不规则，表面高低不平，有大小不等的凹陷性瘢痕。肾被膜增厚且与瘢痕粘连，难以剥离。切面界线不清，乳头萎缩。肾盂黏膜增厚、粗糙、变形。

5. 肾癌 癌组织切面呈灰白色或者淡黄色或者多彩外观，质软而脆。侵入邻近肾组织，形成假包膜而与邻近组织分界明显。

6. 膀胱癌 肿瘤呈乳头状，有蒂与膀胱黏膜相连。位于膀胱三角区，呈不同程度的浸润。

(二)组织切片

1. 弥漫性毛细血管内增生性肾小球肾炎 肾小球体积增大，血管丛内皮细胞和系膜细胞增生、肿胀。部分肾小囊内可见浆液和纤维蛋白渗出。近曲小管上皮细胞变性，管腔内可见粉红色的蛋白性物质。间质充血，有少量的炎细胞浸润。

2. 弥漫性硬化性肾小球肾炎 部分肾小球纤维化，甚至透明变性，相应肾小管萎缩消失，肾小球聚集靠拢。部分肾小球及肾小管代偿性肥大、扩张。间质纤维组织增生及淋巴细胞浸润。

3. 慢性肾盂肾炎 病变呈片块状分布，间质内明显的纤维组织增生，并有淋巴细胞和浆细胞浸润。肾小球囊壁增厚，有的肾小管管腔扩大，上皮扁平，管腔内有粉红色的胶样管型。

三、作业

实验报告：绘出弥漫性硬化性肾小球肾炎的镜下结构。

实验九　女性生殖系统和乳腺疾病

一、目的要求

1. 观察并描述子慢性子宫颈炎、宫颈癌、子宫内膜增殖症、子宫内膜异位症、葡萄胎、侵蚀性葡萄胎、绒毛膜上皮癌、卵巢常见上皮性肿瘤及乳腺癌的分类、各型大体病变特点。

2. 观察并描述子宫内膜增殖症、子宫内膜异位症、葡萄胎、绒毛膜上皮癌的镜下形态特点。

二、实验内容

（一）大体标本

1. 慢性子宫颈炎　常见类型有 4 种：子宫颈糜烂、子宫颈腺体囊肿、子宫颈息肉、子宫颈肥大。

2. 子宫内膜增殖症　子宫内膜增生肥厚，可呈乳头状、息肉状突入子宫腔内，可弥漫性增生或局限性增生。

3. 子宫内子宫内膜膜异位症　可分为弥漫性和局限性两种。弥漫性异位：子宫肌层弥漫性增厚。局限性异位：在子宫肌层内形成单个或多个结节，结节大小不等，与子宫肌层分界尚清。

4. 子宫颈癌　常见的类型有：糜烂型、内生浸润型、外生菜花型三种类型。糜烂型：局部充血、湿润、潮红。内生浸润型：子宫颈管壁明显增厚，表面可有溃疡形成。外生菜花型：肿物呈结节状或菜花状突出宫口外。

5. 葡萄胎　宫腔内充满葡萄状物。胎盘绒毛高度水肿，形成透明或者半透明薄壁水泡，内含清亮液体，有蒂相连成串，形似葡萄，大小不等。病变局限子宫内，不侵入肌层。

6. 绒毛膜上皮癌　子宫体不规则增大，肿瘤结节呈单个或者多个，蓝紫或者暗红，位于子宫底，突出于宫腔内，大小不一。肿瘤组织侵入深肌层或浆膜外，有出血、坏死。

7. 乳腺癌　肿瘤位于乳头的右上方，乳头下陷。肿瘤呈灰白色，质硬，切面有沙砾感，无包膜，与周围组织分界不清，活动度差。

（二）组织切片

1. 子宫内膜增殖症　镜下观察内膜增厚，腺体数量明显增多，分布不均。根据增生的腺体的排列和有无异型性分为 3 种类型。①单纯性增生：腺体小而直，排列紧密或部分腺体扩张成囊。②复杂性增生（腺瘤性增生）：腺体排列紧密，背靠背或共壁。③异型增生：在腺瘤性增生的基础上，伴有一定的异型性。

2. 子宫内子宫内膜异位症　于子宫肌层内见有子宫内膜的腺体和间质，周围平滑肌增生。

3. 葡萄胎　镜下观察有三个特点：①绒毛间质高度水肿；②绒毛间质内血管消失；

③滋养层细胞有不同程度增生,增生的细胞包括合体滋养层细胞和细胞滋养层细胞,两者以不同比例存在,并有轻度异型性。两种细胞皆持续存在,并活跃增生,失去正常排列,呈多层或者成片聚集。

4. 绒毛膜上皮癌 肿瘤组织由合体滋养层细胞和细胞滋养层细胞两种肿瘤细胞组成,细胞异型性明显,核分裂象易见。细胞排列紊乱,呈巢状或者条索状,无绒毛结构,与正常子宫平滑肌界限不清楚。肿瘤组织无间质血管,有明显出血坏死。

5. 乳腺癌 癌周围有大量纤维组织增生,发生玻璃样变性;肿瘤细胞排列呈团块状或者条索状,少数形成不规则的腺腔样结构;肿瘤细胞呈多形性,体积大,染色深,嗜碱性强,细胞核异型明显,核分裂象多见。可见局部肿瘤细胞坏死。肿瘤间质有致密的纤维组织增生,癌细胞在纤维间质内浸润性生长。

三、作业

实验报告:绘出葡萄胎的镜下结构。

实验十 传染病

一、目标要求

1. 观察并描述各种类型肺结核病、流脑、乙脑、细菌性痢疾、伤寒、尖锐湿疣的大体形态特点。

2. 观察并描述结核结节、流脑、乙脑、细菌性痢疾、伤寒、尖锐湿疣的镜下病变特点。

二、实验内容

(一)大体标本

1. 原发性肺结核 儿童肺,肺上叶下部近胸膜处有一直径约1cm结核病灶,切面灰黄色。同侧肺门处有肿大的淋巴结,切面呈灰白色,有干酪样坏死。

2. 局灶性肺结核 成人肺,右肺尖部单个结节,直径0.5cm左右,中央灰白为干酪样坏死,周围呈灰红色为渗出性病变。

3. 浸润性肺结核 成人肺,由局灶性肺结核发展而来,右肺尖部单个或多个结节,直径>1cm,中央灰白为干酪样坏死,周围呈灰红色为渗出性病变。

4、慢性纤维空洞性肺结核 肺上叶有陈旧性纤维空洞,空洞壁有纤维组织,空洞内有干酪样坏死物。其余肺组织尤其下叶,有新旧不一结核病灶。胸膜增厚。

5. 流脑 脑膜血管扩张充血,蛛网膜下腔内大量脓性渗出物覆盖,脑回脑沟不清楚。

6. 乙脑 脑膜血管扩张充血,脑回增宽,脑沟变窄变浅,脑实质表面及切面可见软化灶形成。

7. 细菌性痢疾 病变结肠一段,黏膜表面有灰白色膜状物,表面粗糙,部分脱落,形成表浅溃疡。

8. 伤寒 病变回肠一段，有淋巴结增生，圆形或椭圆形，表面有沟回状不平或表面有溃疡，圆形或椭圆形，其长轴与肠长轴平行。

9. 尖锐湿疣 会阴部病变组织一块，皮肤表面多个成片的突起，呈菜花状或呈指状突起，暗红色或灰暗色。

（二）组织切片

1. 结核结节 低倍镜观察：肺组织有大量结节病灶分布。高倍镜观察：结核结节中央有红染干酪样坏死物，周围有体积较大的朗格汉斯巨细胞，多个核花环状排列；有数量较多的染色较浅的类上皮细胞，细胞呈梭形或多边形，边界不清；在外围有淋巴细胞、成纤维细胞围绕。

2. 流脑 脑膜血管扩张充血，蛛网膜下腔内大量中性粒细胞、纤维蛋白渗出。

3. 乙脑 镜下观察可见神经细胞变性坏死，神经细胞卫星现象和噬神经细胞现象。筛状软化灶形成。胶质细胞增生。实质血管扩张充血，血管周围间隙增宽，其内淋巴细胞袖套状浸润。

4. 细菌性痢疾 高倍镜观察：假膜有坏死组织，纤维蛋白组成，黏膜层有大量炎细胞浸润，以中性粒细胞为主。

5. 伤寒 高倍镜观察：病变淋巴组织中伤寒细胞增生形成的伤寒肉芽肿。周围组织毛细血管扩张、淋巴细胞、浆细胞浸润。

6. 尖锐湿疣 低倍镜下观察：上皮乳头状增生。高倍镜下观察：角质细胞增生，伴角化不全或角化过度，棘层细胞增生肥厚，有挖空细胞，核增大，大小不匀，有异型性，核周围有空晕，甚至细胞质空泡状。真皮浅层血管扩张上移，慢性炎细胞浸润。

三、作业

实验报告：绘出结核结节的镜下结构。

教学大纲

一、课程性质和教学任务

《病理学》是中等卫生职业教育护理专业的一门基础医学课程。本课程主要内容包括病理解剖学和病理生理学两部分内容。病理解剖学可分为总论、各论两部分内容；病理生理学可分为疾病概论、基本病理过程和系统病理生理学三部分内容。本门课程的主要任务是研究疾病的原因、发病机制、疾病发展过程中机体在形态结构和功能代谢上出现的一系列病理变化、疾病的经过和转归，揭示疾病发生、发展的根本规律，为临床预防、诊断、护理、治疗疾病提供理论依据。

二、课程教学目标

【知识教学目标】

本门课程包括了病理学的基本理论、基本知识和基本技能，旨在通过对本门课程的学习，使同学们了解常见疾病的发生原因、发病机制，熟悉和掌握常见疾病的病理变化、临床病理联系及各种疾病与临床护理的联系。

【能力培养目标】

通过对本门课程的理论和实验课的学习，培养学生的学习兴趣和观察、分析问题的能力，提高学生的创新意识，达到学以致用的目的，为后续专业课的学习、适应一线护理岗位要求和护士资格证考试打下坚实的理论基础。

【素质教育目标】

通过本门课程的学习，提高学生的综合素质，养成爱岗敬业和吃苦耐劳的职业道德，培养高素质实用性的护理专业人才。

三、《病理学》教学内容和要求

绪论

1. 解释病理学的概念、任务。
2. 熟悉病理学的内容及学习方法。
3. 掌握病理学的常用研究方法及观察方法。
4. 了解病理学在医学中的地位。

第一单元　疾病概论

1. 解释健康、疾病、症状、体征、原因、条件、诱因、死亡、脑死亡的概念。
2. 了解疾病的常见病因。
3. 熟悉疾病过程中的共同规律（一般规律）。
4. 掌握疾病的经过和转归、脑死亡判断标准及其临床意义。

第二单元　细胞和组织的适应、损伤与修复

1. 解释萎缩、肥大、增生、化生、变性、坏死、坏疽、机化、再生、肉芽组织、凋亡的概念。
2. 掌握坏死组织局部的基本病理变化、类型及各型的病变特点、坏死组织的结局；肉芽组织的形态结构和功能；骨折愈合的过程。
3. 熟悉变性的类型、各型的病变特点；各种组织的再生能力；皮肤创伤愈合的类型。
4. 了解萎缩的原因分类、病理变化、结局；常见组织的再生过程；影响创伤愈合的因素；组织细胞的适应、损伤、修复与临床护理的联系。

第三单元　局部血液循环障碍

1. 解释充血、淤血、出血、内出血、外出血、血栓形成、栓塞、梗死的概念。
2. 掌握淤血的原因、病变及后果；血栓形成的条件、结局；栓塞的类型及对机体的影响；梗死的类型及各型病变特点。
3. 熟悉慢性肝、肺淤血的病变特点；血栓形成的过程和类型、血栓形成对机体的影响；栓子的运行途径及栓塞部位。
4. 了解动脉性充血的原因、病变、后果；出血的原因、类型、病变、后果及影响；局部血液循环障碍与护理的联系。

第四单元　水　肿

1. 解释水肿、显性水肿、隐性水肿的概念。
2. 掌握水肿的发生机制。
3. 熟悉几种常见类型水肿的临床特点及其发生机制、水肿的护理原则。
4. 了解水肿的病理变化及对机体的影响。

第五单元　炎　症

1. 解释炎症、炎症介质、变质、渗出、增生、化脓性炎症、脓肿、窦道、瘘管、

炎性息肉、炎性假瘤、肉芽肿性炎症的概念。

2. 掌握炎症局部的基本病变、炎症的类型及各型病变特点。

3. 熟悉炎症的临床表现。

4. 了解炎症的原因及结局。

第六单元 发　热

1. 解释发热、发热激活物、内生致热原、中枢发热介质的概念。

2. 掌握发热的分期及各期的热代谢特点。

2. 熟悉发热的原因、发热时机体代谢和功能的变化及发热的护理原则。

3. 了解发热的发生机制。

第七单元 休　克

1. 解释休克的概念。

2. 掌握休克三期微循环的变化、临床表现及休克初期微循环变化的代偿意义。

3. 熟悉休克的始动环节、休克时机体功能和代谢的变化及休克的护理原则。

4. 了解休克的原因及分类。

第八单元 肿　瘤

1. 解释肿瘤、异型性、转移、癌前病变、原位癌、上皮内瘤变的概念。

2. 掌握肿瘤的生长方式和转移途径、良性肿瘤和恶性肿瘤的区别、癌与肉瘤的区别、常见的癌前病变。

3. 熟悉肿瘤的一般形态、组织结构、肿瘤对机体的影响、肿瘤的命名原则和分类、肿瘤的护理原则。

4. 了解肿瘤的病因和发生机制。

第九单元 缺　氧

1. 解释缺氧的概念、常用血氧指标的概念及其意义。

2. 掌握缺氧的类型、各型缺氧的原因及血氧指标的变化特点。

3. 熟悉缺氧时机体功能和代谢的变化、缺氧的临床护理原则。

第十单元 呼吸系统疾病

1. 解释慢性阻塞性肺气肿、支气管扩张症、慢性肺源性心脏病、呼吸衰竭的概念。

2. 掌握慢性支气管炎的病理变化及常见并发症；大叶性肺炎的分期、各期的病变特点及常见并发症；小叶性肺炎的病理变化及常见并发症；肺硅沉着病的病理变化及常见并发症；呼吸衰竭的原因及发生机制。

3. 熟悉慢性支气管炎、大、小叶性肺炎、肺硅沉着病的临床病理联系；慢性肺源性心脏病的病因、发病机制及病理变化；呼吸衰竭时机体功能和代谢的变化；鼻咽癌和肺癌的病理变化。

4. 了解慢性支气管炎、大、小叶性肺炎、肺硅沉着病的病因、发病机制；慢性肺源性心脏病的临床病理联系；鼻咽癌和肺癌的病因、发病及扩散；呼吸系统疾病与临床护理的联系。

第十一单元　心血管系统疾病

1. 解释高血压病、高血压性脑病、心瓣膜病、心力衰竭的概念、心力衰竭的原因及诱因。

2. 掌握动脉粥样硬化的基本病变；冠状动脉粥样硬化的病变及冠心病的类型；缓进型高血压病的病变分期及各期病变特点；风湿病的基本病变；心力衰竭早期机体的代偿反应、心力衰竭时机体功能和代谢的变化。

3. 熟悉风湿性心脏病的病变特点；亚急性感染性心内膜炎的病变及临床病理联系；二尖瓣狭窄和关闭不全时心脏及血流动力学变化；心力衰竭的发生机制。

4. 了解动脉粥样硬化、高血压病、风湿病、感染性心内膜炎、心瓣膜病的病因及发生机制。

第十二单元　消化系统疾病

1. 解释肝硬化、假小叶、早期胃癌、早期肝癌、肝性脑病的概念。

2. 掌握消化性溃疡的病变及并发症；病毒性肝炎的基本病变；门脉性和坏死后性肝硬化的病理变化；消化系统常见肿瘤的病理变化；肝性脑病的发生机制。

3. 熟悉慢性胃炎的类型及各型病变特点；消化性溃疡的临床病理联系；肝硬化的临床病理联系；消化系统肿瘤的扩散及临床病理联系；肝性脑病的原因及诱因。

4. 了解慢性胃炎、消化性溃疡、病毒性肝炎、肝硬化、消化系统常见肿瘤的病因、发病机制。

第十三单元　泌尿系统疾病

1. 解释氮质血症、肾病综合征、肾功能衰竭、急性肾功能衰竭、慢性肾功能衰竭、尿毒症的概念。

2. 掌握常见类型（急性、急进性、慢性、膜性）肾小球肾炎的病理变化及临床病理联系；急性、慢性肾盂肾炎的病理变化及临床病理联系；急性、慢性肾功能衰竭时机体功能和代谢的变化。

3. 熟悉肾小球肾炎的病因、发病机制；肾盂肾炎的病因、感染途径及发病机制；

膀胱癌及肾细胞癌的病理变化；急性、慢性肾功能衰竭的原因及发生机制；尿毒症的发生机制及机体功能、代谢的变化。

4. 了解膀胱癌及肾细胞癌的病因、发病及临床病理联系；泌尿系统疾病与临床护理的联系。

5. 注意慢性肾小球肾炎与慢性肾盂肾炎的区别。

第十四单元　女性生殖系统疾病和乳腺疾病

1. 解释子宫内膜增生症、子宫内膜异位症、宫颈上皮内瘤变的概念。
2. 掌握慢性子宫颈炎、子宫颈癌及乳腺癌的病理变化。
3. 熟悉滋养细胞疾病、卵巢肿瘤的病理变化。
4. 了解慢性子宫颈炎、子宫内膜增生症、子宫内膜异位症、子宫颈癌、乳腺癌、滋养层细胞疾病的病因、发病机制及临床病理联系。

第十五单元　内分泌系统疾病

1. 掌握糖尿病的病理变化及临床病理联系。
2. 熟悉结节性甲状腺肿的病变及临床病理联系。
3. 了解甲状腺肿瘤的类型及各型病变特点。

第十六单元　传染病

1. 解释肺原发综合征、结核结节、干酪样坏死、结核球、神经细胞卫星现象、噬神经细胞现象、袖套状浸润的概念。

2. 掌握结核病的基本病理变化、基本病变转归、原发性和继发性肺结核病的病变特点；流行性脑脊髓膜炎、流行性乙型脑炎的病理变化；细菌性痢疾的类型及各型病变特点。

3. 熟悉继发性肺结核病的类型及各型病变特点；流行性脑脊髓膜炎、流行性乙型脑炎的临床病理联系；急性、慢性细菌性痢疾的临床病理联系；伤寒、狂犬病、手足口病的病理变化及临床病理联系；常见性传播疾病的病理变化及临床病理联系。

4. 了解结核病、流脑、乙脑、细菌性痢疾、伤寒、狂犬病、手足口病、常见性传播疾病的病因及发病机制。

5. 注意原发性肺结核病与继发性肺结核病的区别；流脑与乙脑的区别；细菌性痢疾与伤寒的区别。

四、教学时段安排及分配

单元	教学内容	学时数		
		理论	实验	合计
	绪论	1	0	1
一	疾病概论	1	0	1
二	细胞和组织的适应、损伤与修复	3	1	4
三	局部血液循环障碍	3	1	4
四	水肿	2	0	2
五	炎症	3	1	4
六	发热	1		1
七	休克	2	0	2
八	肿瘤	4	1	5
九	缺氧	2	0	2
十	呼吸系统疾病	3	1	4
十一	心血管系统疾病	4	1	5
十二	消化系统疾病	4	1	5
十三	泌尿系统疾病	3	1	4
十四	女性生殖系统疾病与乳腺疾病	3	1	4
十五	内分泌系统疾病	1	0	1
十六	传染病	4	1	5
合　计		44	10	54

选择题答案

绪论

1. E　2. D　3. B　4. C　5. B　6. A　7. C　8. D

第一单元　疾病概论

1. D　2. E　3. E　4. A　5. A　6. B　7. C　8. C　9. C　10. D　11. E

第二单元　细胞和组织的适应、损伤与修复

1. B　2. A　3. C　4. C　5. B　6. C　7. C　8. D　9. C　10. C　11. A　12. C　13. B
14. D　15. B　16. A　17. B　18. C　19. D　20. A　21. C　22. B　23. D　24. C　25. E　26. B

第三单元　局部血液循环障碍

1. B　2. D　3. D　4. B　5. A　6. B　7. A　8. A　9. D　10. D　11. B　12. D　13. C
14. C　15. A　16. B　17. D　18. C　19. C　20. C　21. B　22. D

第四单元　水　肿

1. D　2. E　3. C　4. E

第五单元　炎　症

1. A　2. D　3. B　4. C　5. E　6. E　7. A　8. B　9. B　10. D　11. C　12. A　13. C
14. B　15. D　16. E　17. E　18. D　19. E　20. B　21. B　22. C

第六单元　发　热

1. C　2. A　3. B　4. D　5. B　6. C　7. C　8. C　9. D　10. A　11. D　12. D

第七单元　休　克

1. E　2. C　3. A　4. C　5. C　6. A　7. A　8. B　9. A　10. B

第八单元　肿　瘤

1. B　2. A　3. C　4. A　5. B　6. D　7. D　8. E　9. B　10. A

第九单元　缺　氧

1. B　2. C　3. C　4. C　5. D　6. A　7. D　8. B　9. B　10. C　11. B　12. A　13. E
14. A　15. D

第十单元　呼吸系统疾病

1. D　2. B　3. A　4. A　5. C　6. B　7. B　8. B　9. C　10. D　11. A　12. C　13. B
14. A　15. A　16. B　17. C　18. C　19. D　20. A　21. D　22. D　23. C

第十一单元　心血管系统疾病

1. C　2. C　3. D　4. B　5. B　6. B　7. D　8. B　9. C　10. B　11. D　12. E　13. B
14. C　15. B　16. A　17. D　18. E　19. C　20. B　21. C　22. A　23. D　24. B　25. B　26. B
27. A　28. B　29. B　30. E　31. B　32. B　33. E　34. C　35. D　36. C　37. B　38. A　39. D
40. C　41. B　42. A　43. B　44. A　45. E　46. B　47. C　48. C　49. B　50. C　51. D　52. B
53. D　54. B　55. D　56. A　57. E　58. D　59. B　60. B　61. B　62. A　63. E　64. D　65. A
66. E　67. C　68. D

第十二单元　消化系统疾病

1. C　2. D　3. D　4. E　5. D

第十三单元　泌尿系统疾病

1. A　2. C　3. E　4. B　5. A　6. C　7. D　8. C　9. B　10. D　11. B　12. B　13. A
14. E　15. D　16. A　17. A　18. B　19. B　20. C　21. A

第十四单元　女性生殖系统疾病和乳腺疾病

1. E　2. E　3. D　4. A　5. C　6. C　7. C　8. A　9. C　10. D　11. B　12. B　13. C
14. D　15. E　16. C　17. C

第十五单元　内分泌系统疾病

1. C　2. B　3. D　4. E　5. D　6. B　7. D　8. E　9. C　10. E　11. B　12. A　13. A
14. E　15. D　16. C　17. B　18. E　19. A　20. C

第十六单元　传　染　病

1. C　2. C　3. C　4. D　5. D　6. C　7. E　8. B　9. C　10. D　11. C　12. B　13. C

参 考 文 献

［1］ 李玉林主编．病理学．第 7 版．北京：人民卫生出版社，2012.
［2］ 金惠铭、王建枝主编．病理生理学．第 7 版．北京：人民卫生出版社，2012.
［3］ 郎志峰主编．病理学．第 2 版．北京：人民卫生出版社，2010
［4］ 王志敏主编．病理学基础．第 2 版．北京：人民卫生出版社，2009
［5］ 李常应主编．病理学基础．北京：高等教育出版社，2004.
［6］ 曾祥麟主编．病理学基础．第 2 版．北京：高等教育出版社，2010.
［7］ 张敏吉主编．病理学基础．第 3 版．北京：人民卫生出版社，2008.
［8］ 陈命家主编．病理学基础．第 2 版．北京：人民卫生出版社，2011.
［9］ 王振隆主编．病理学．第 2 版．北京：中国科学技术出版社，2008.
［10］ 杨维群主编．病理学精要与联系．北京：中国科学技术出版社，2007.
［11］ 董小黎，宋爱利主编．病理学学习指导．北京：人民卫生电子音像出版社．

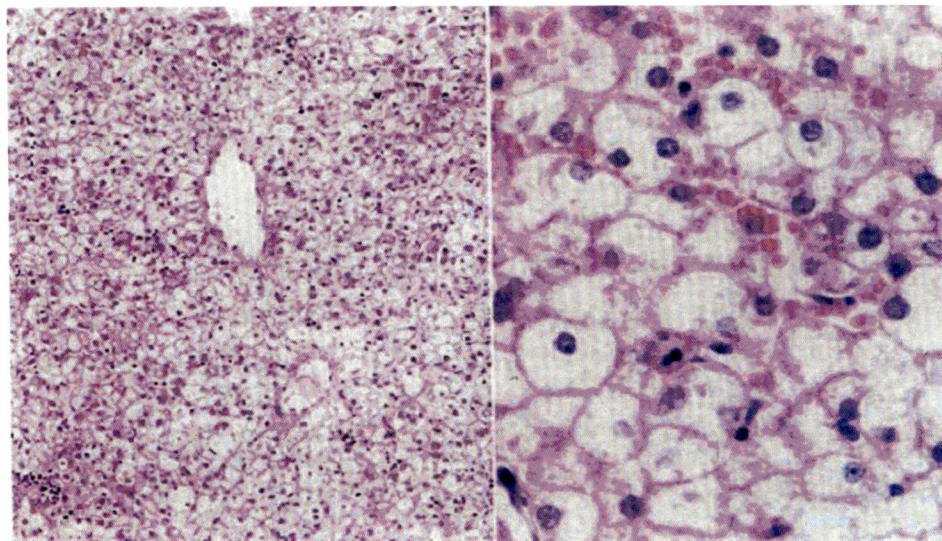
图 2 - 4　肝细胞水肿

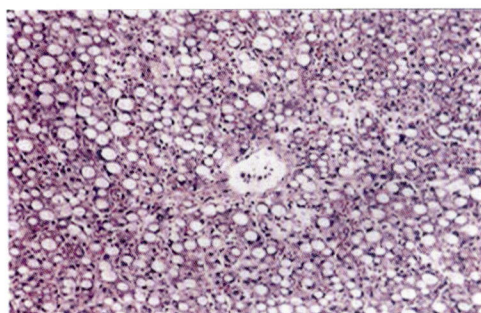
图 2 - 5　肝细胞脂肪变

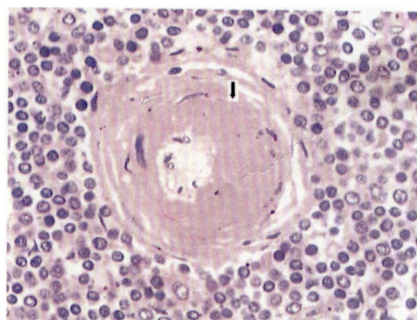
图 2 - 6　脾中央动脉管壁玻璃样变

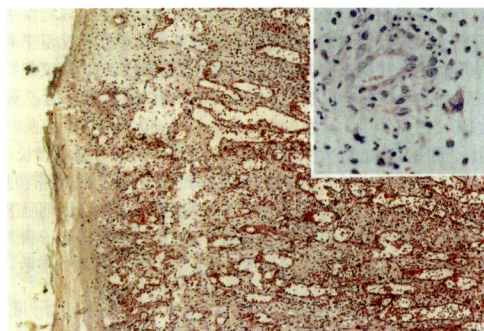
图 2 - 11　肉芽组织镜下结构

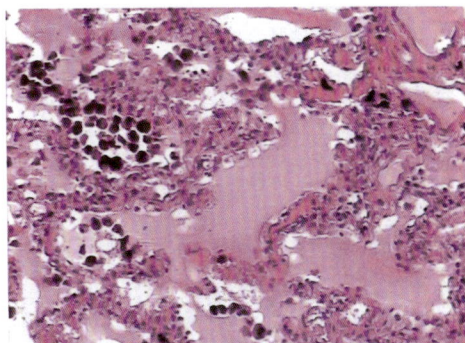
图 3 - 1　慢性肺淤血

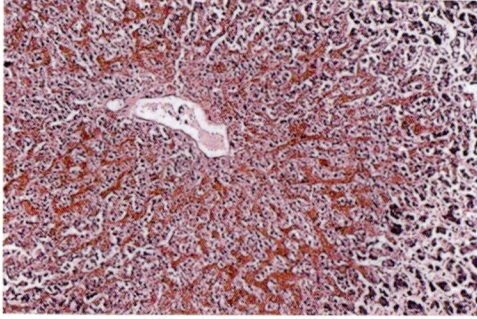

图 3 - 2　慢性肝淤血

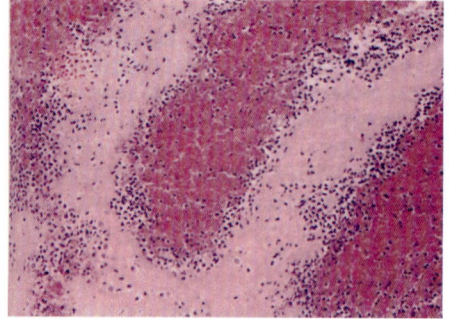

图 3 - 4　混合血栓

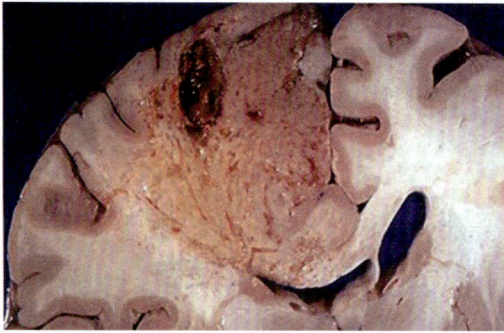

图 3 - 5　脑贫血性梗死

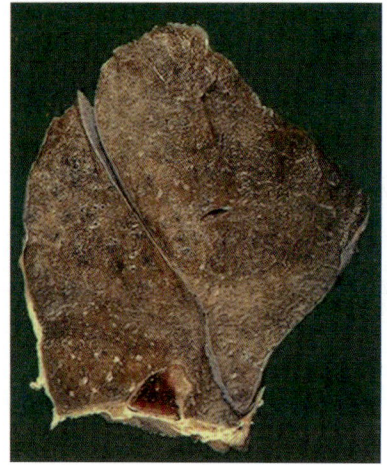

图 3 - 6　肺出血性梗死

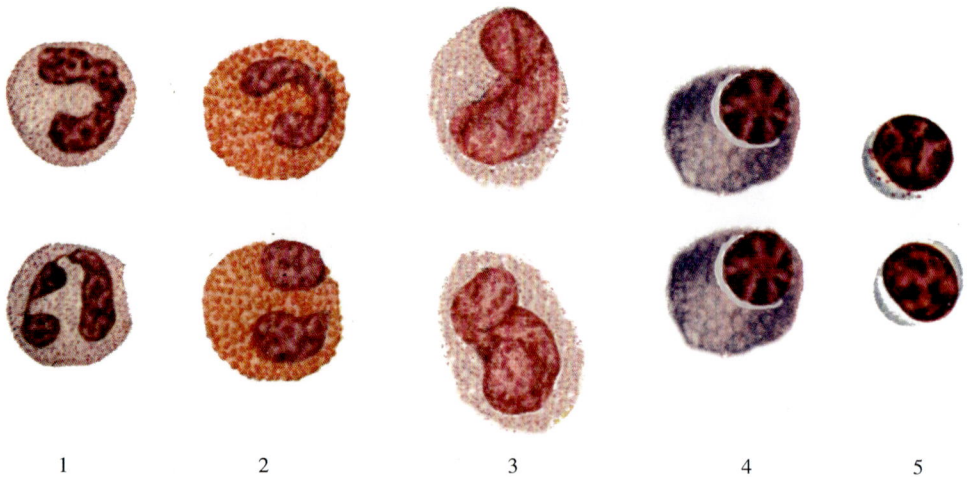

| | 1 | 2 | 3 | 4 | 5 |

图 5 - 5　各种炎症细胞的形态

1. 中性粒细胞　2. 嗜酸粒细胞　3. 单核细胞　4. 浆细胞　5. 淋巴细胞

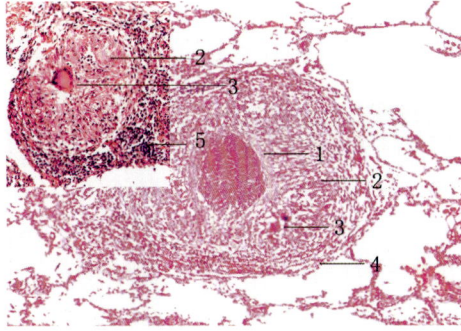

图 5 - 9　结核结节(低倍镜)

1. 干酪样坏死物　2. 类上皮细胞　3. 郎罕巨细胞　4. 成纤维细胞　5. 淋巴细胞

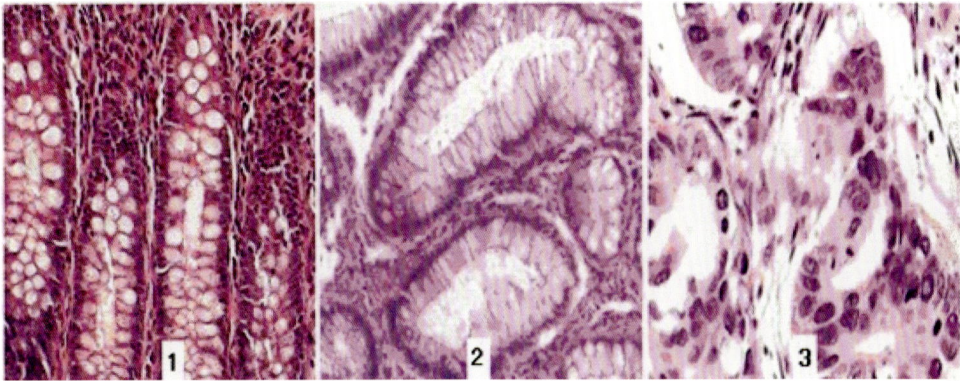

图 8 - 2　肿瘤组织结构的异型性

1. 正常结肠黏膜　2. 结肠腺瘤　3. 结肠腺癌

生理性核分裂象　　顿挫性核分裂象　　多极核分裂象

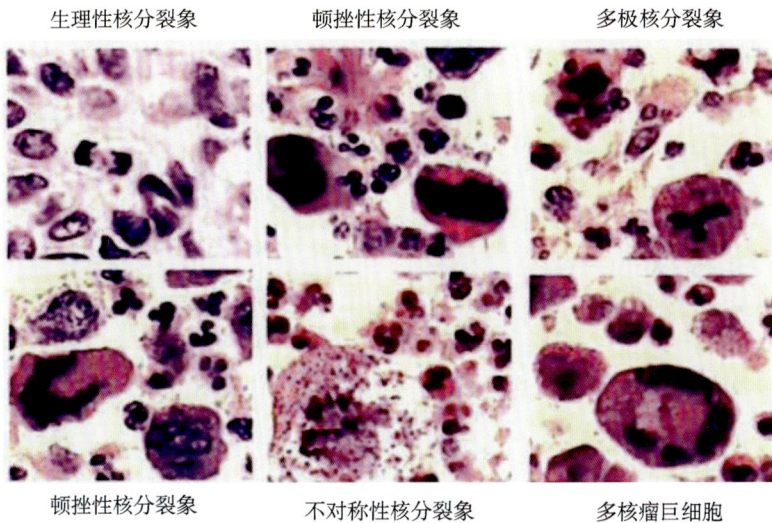

顿挫性核分裂象　　不对称性核分裂象　　多核瘤巨细胞

图 8 - 3　病理性核分裂象

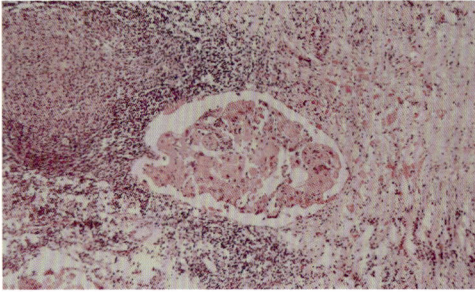
图 8-6 肿瘤的淋巴道转移

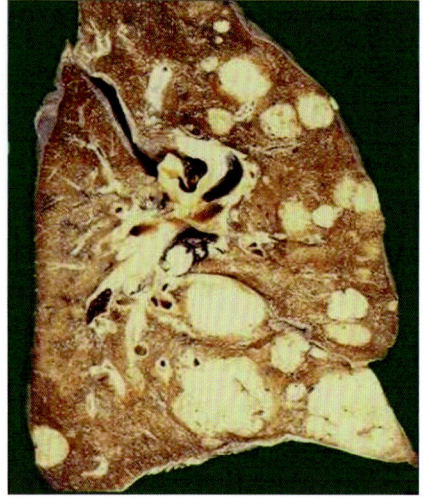
图 8-7 肺转移癌(血道转移)

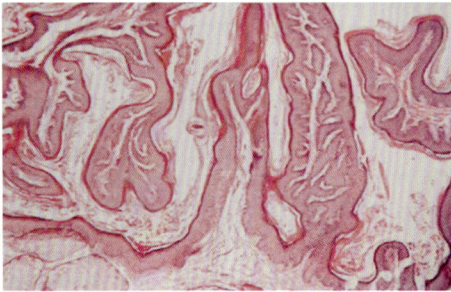
图 8-8 皮肤乳头状瘤

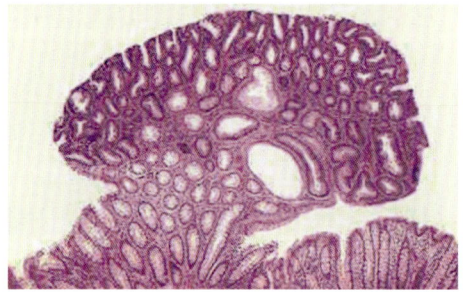
图 8-9 结肠息肉状腺瘤

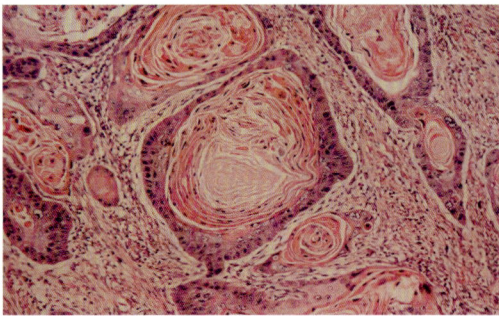
图 8-10 高分化鳞状细胞癌

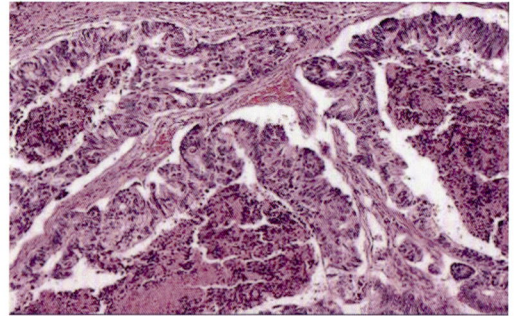
图 8-11 结肠腺癌

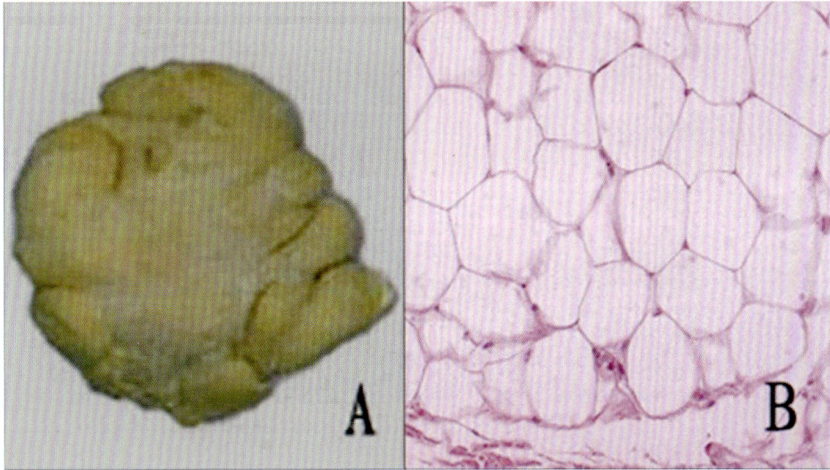

图 8 - 12　脂肪瘤（A 大体　B 镜下）

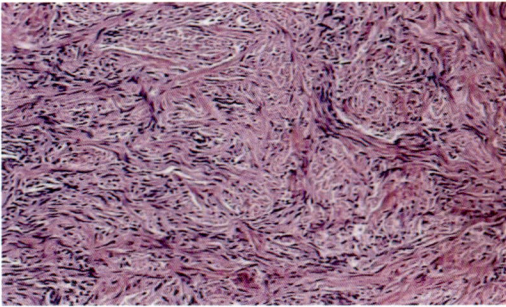

图 8 - 13　卵巢纤维瘤

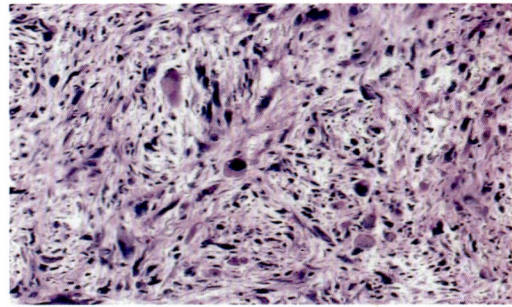

图 8 - 14　纤维肉瘤

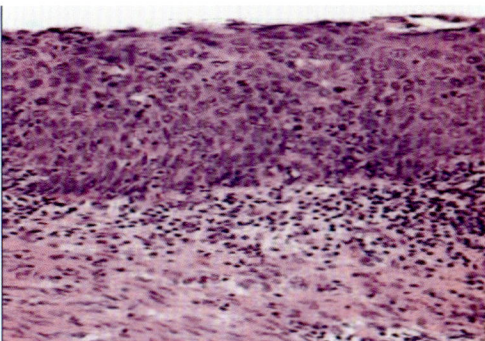

图 8 - 15　子宫颈原位癌

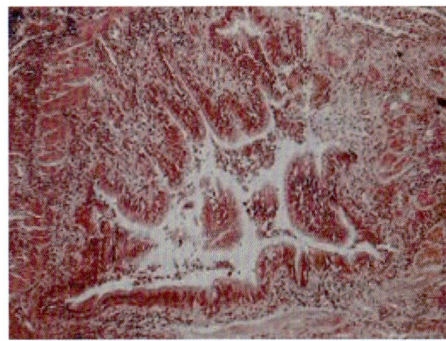

图 10 - 1　慢性支气管炎（晚期）

病变支气管壁增厚，黏膜下层大量淋巴细胞、
浆细胞浸润，管壁内平滑肌增生、肥大

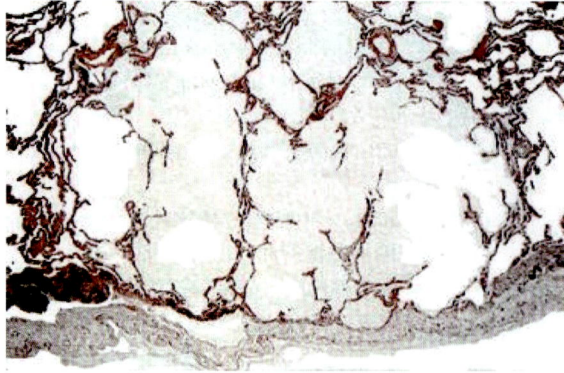

图 10 - 2　慢性阻塞性肺气肿
肺泡明显扩张,肺泡间隔变薄并断裂,相邻肺泡融合成较大囊腔

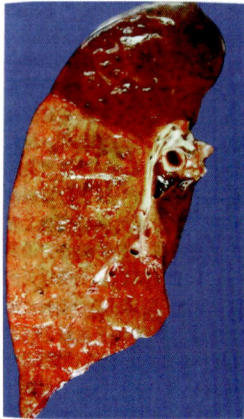

图 10 - 3　大叶性肺炎(灰色肝样变期)
病变肺叶肿胀,色灰黄,质实如肝脏

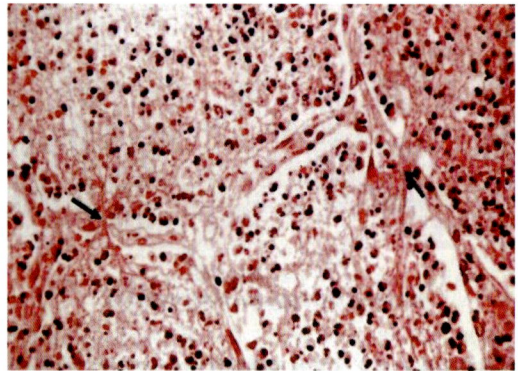

图 10 - 4　大叶性肺炎(灰色肝样变期)
肺泡腔内充满渗出的纤维蛋白及中性粒细胞,箭头示相
邻肺泡腔内纤维蛋白经肺泡间孔相互连接

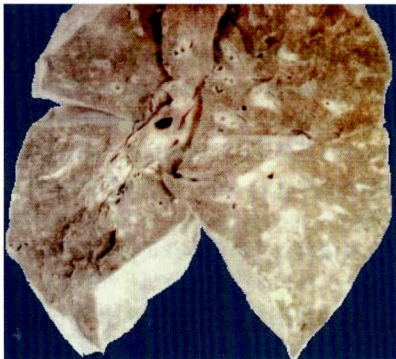

图 10 - 5　小叶性肺炎(肉眼观察)
散布大小不一、形状不规则灰黄色实变病灶

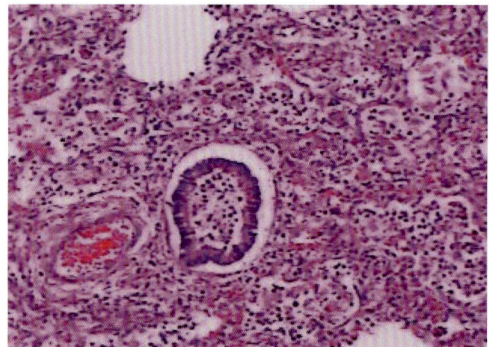

图 10 - 6　小叶性肺炎(镜下观察)
细支气管壁充血、水肿,细支气管腔及
周围肺泡内充满脓性渗出物

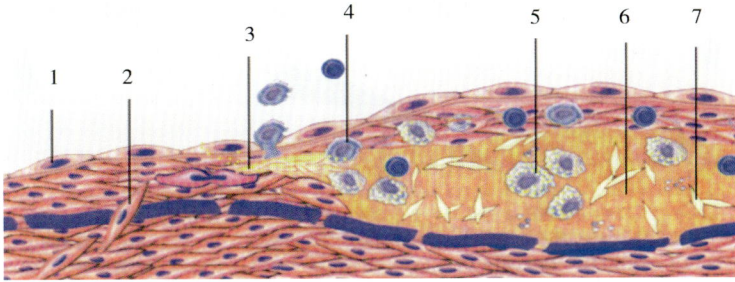

图 11 - 1　泡沫细胞形成示意图

1. 内皮细胞　2. 增生内移的平滑肌细胞　3. 低密度脂蛋白
4. 单核细胞　5. 泡沫细胞　6. 粥样物质　7. 胆固醇结晶

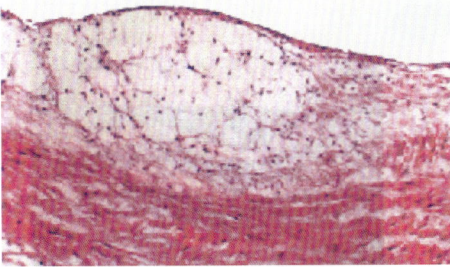

图 11 - 2　动脉粥样硬化(脂质斑纹期)

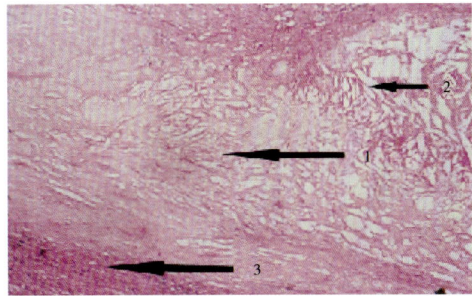

图 11 - 3　动脉粥样硬化(粥样斑块期)

1. 粥样物质　2. 胆固醇　3. 受压萎缩的肌层

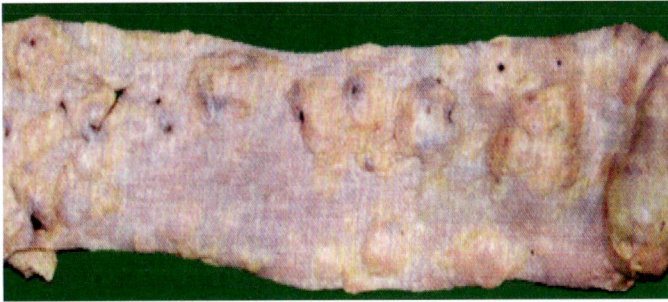

图 11 - 4　主动脉粥样硬化

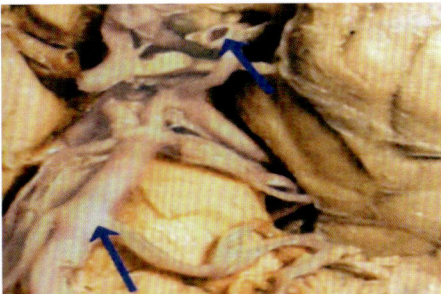

图 11 - 5　脑动脉粥样硬化

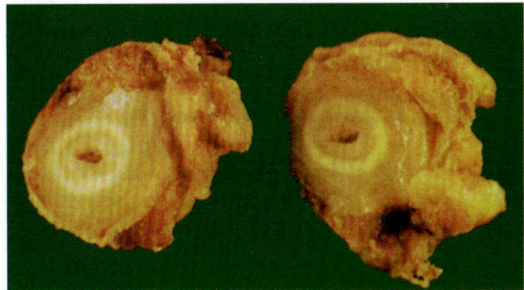

图 11 - 6　冠状动脉粥样硬化

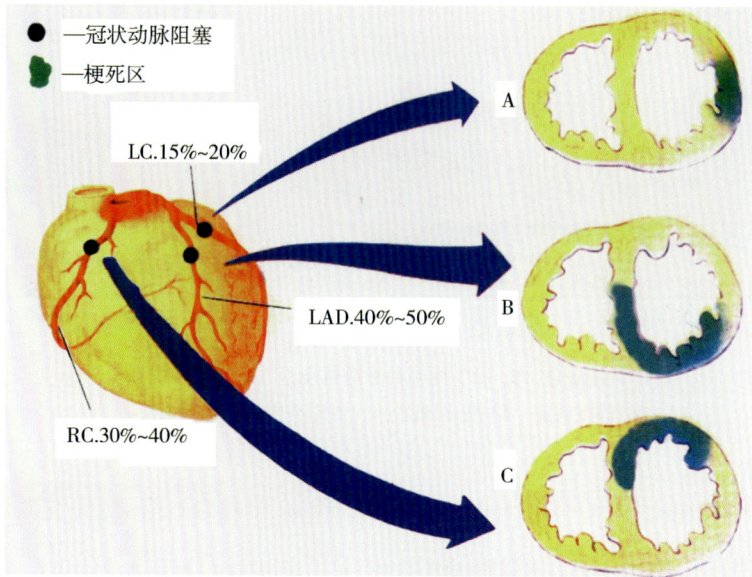

图 11 - 7 心肌梗死的部位

A:示左冠状动脉旋支阻塞引起的左心室侧壁心肌梗死

B:示左冠状动脉前降支阻塞引起的左心室前壁、室间隔前 2/3 心肌梗死

C:示右冠状动脉后室间支阻塞引起的左心室后壁、室间隔后 1/3 心肌梗死

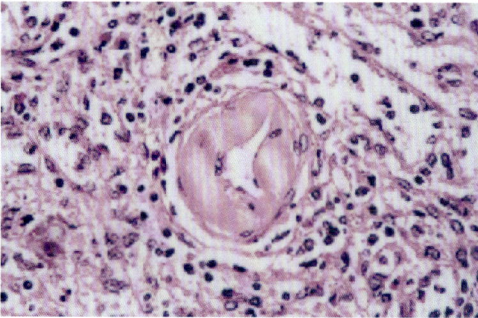

图 11 - 8 微动脉玻璃样变性

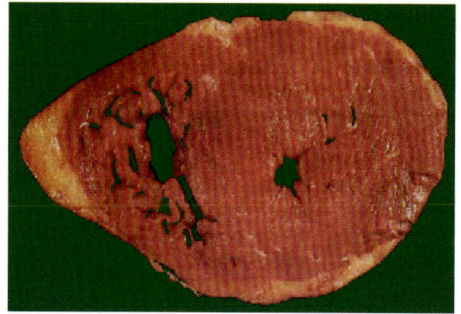

图 11 - 9 左心室向心性肥大

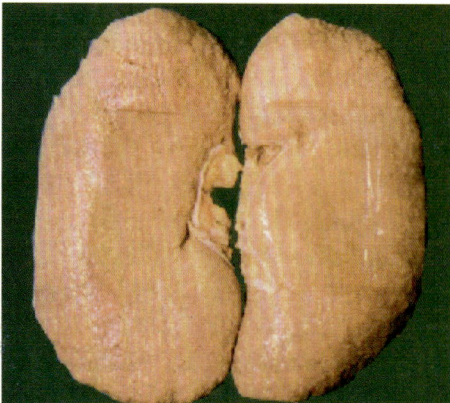

图 11 - 10 原发性固缩肾（大体）

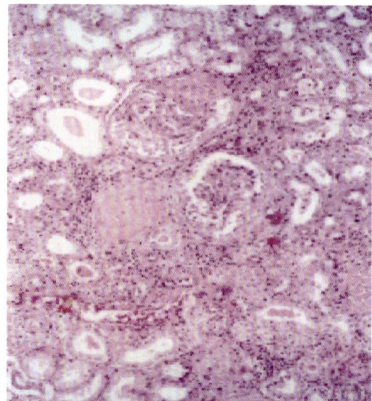

图 11 - 11 原发性固缩肾（镜下）

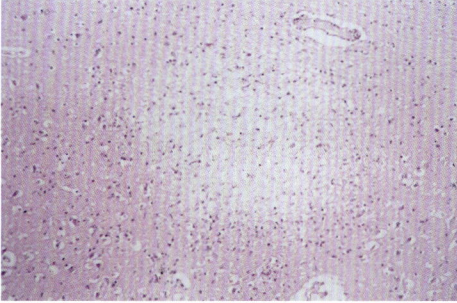
图 11 - 12　脑软化灶形成

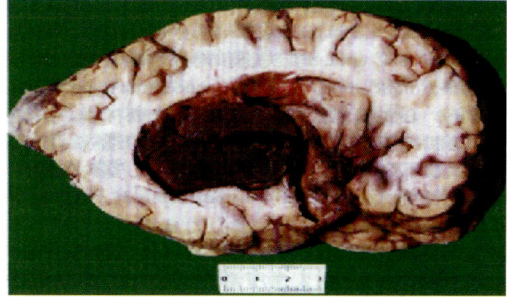
图 11 - 13　高血压病脑出血

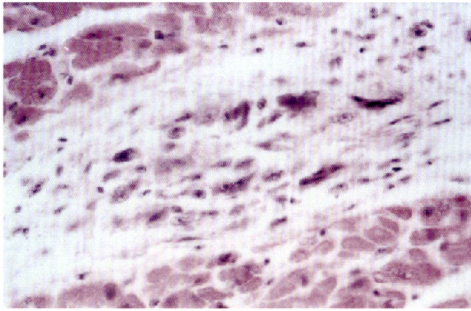
图 11 - 15　风湿性肉芽肿(风湿小体)

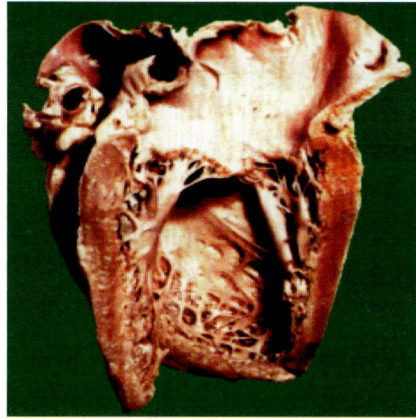
图 11 - 16　风湿性心内膜炎(大体)

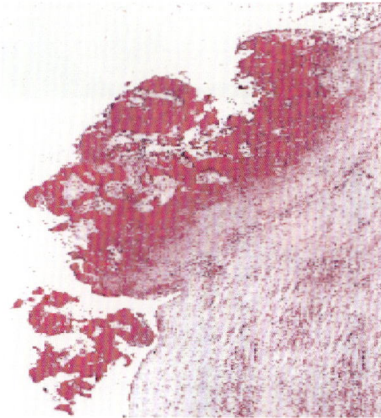
图 11 - 17　风湿性心内膜炎(镜下)

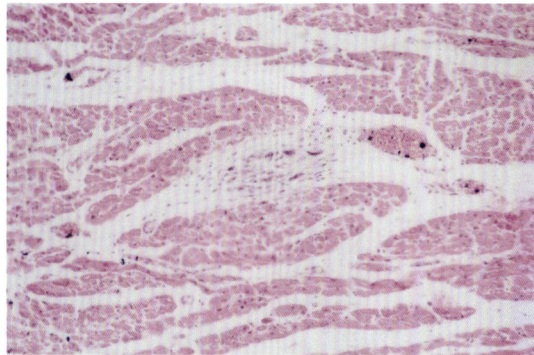
图 11 - 18　风湿性心肌炎

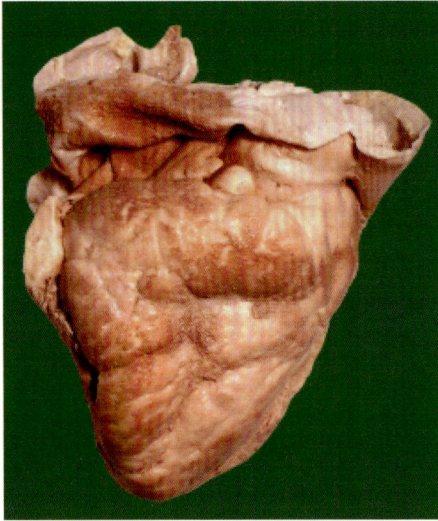

图 11 - 19　风湿性心外膜炎(绒毛心)

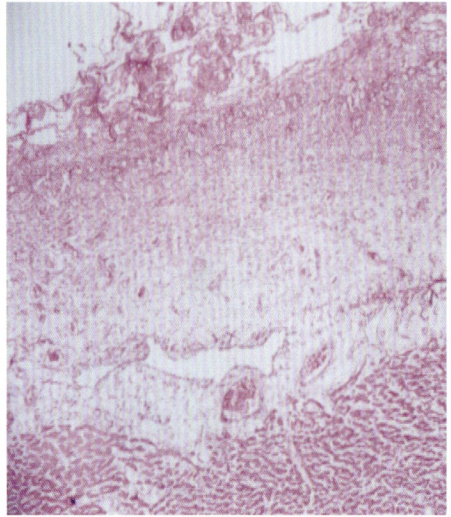

图 11 - 20　风湿性心外膜炎(镜下)

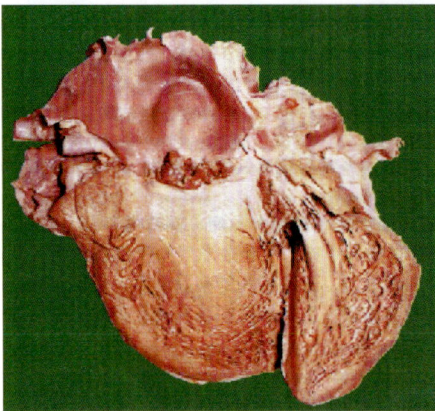

图 11 - 21　亚急性感染性心内膜炎

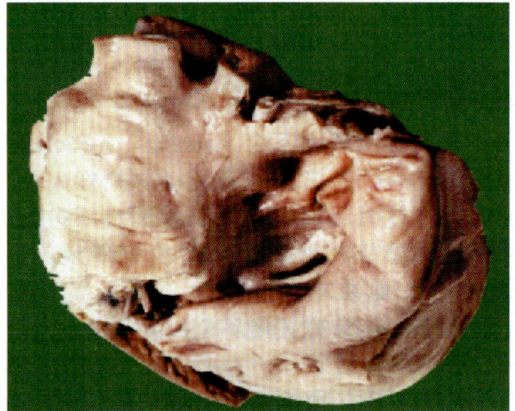

图 11 - 22　二尖瓣狭窄(从心房面观)

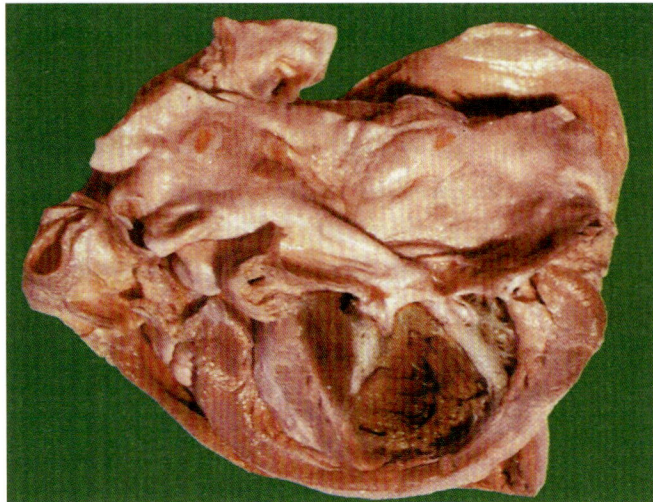

图 11 - 23　二尖瓣关闭不全

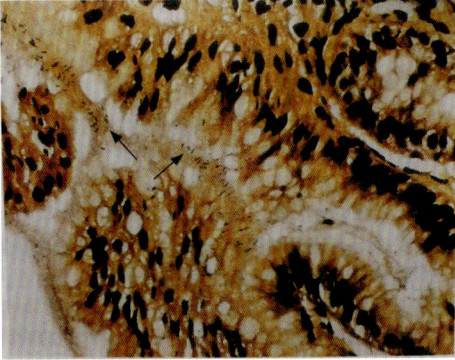

图 12 - 1　幽门螺杆菌

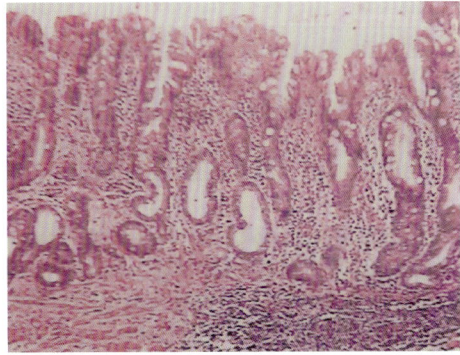

图 12 - 2　慢性萎缩性胃炎

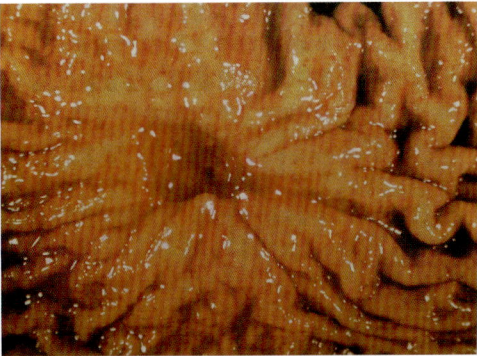

图 12 - 3　胃消化性溃疡（大体）

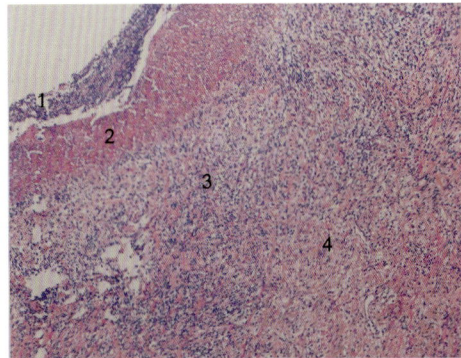

图 12 - 4　胃消化性溃疡（光镜）
1. 渗出层　2. 坏死层　3. 肉芽组织层　4. 瘢痕层

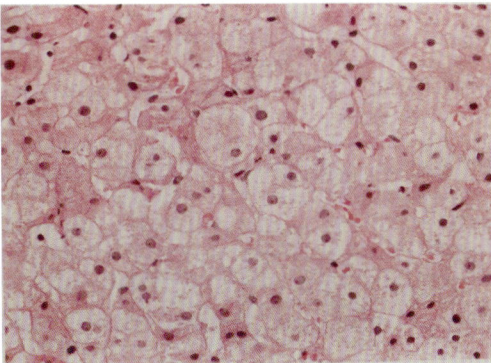

图 12 - 5　肝细胞气球样变

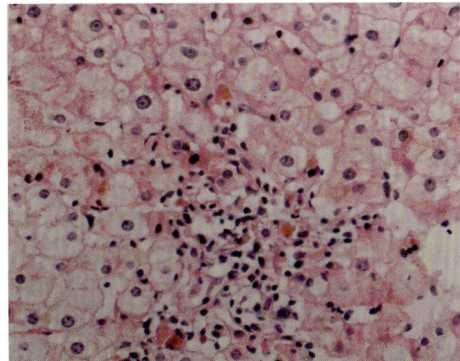

图 12 - 7　急性普通型病毒性肝炎

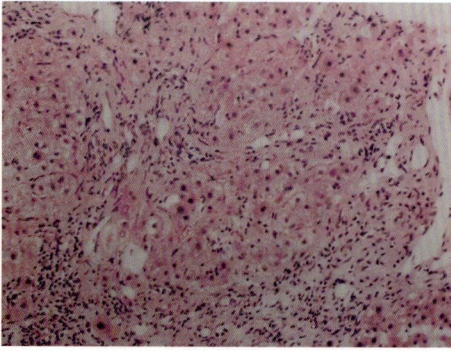

图 12-8 慢性病毒性肝炎（重度）

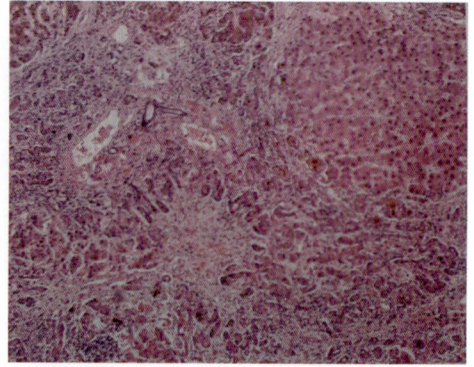

图 12-9 亚急性重型病毒性肝炎

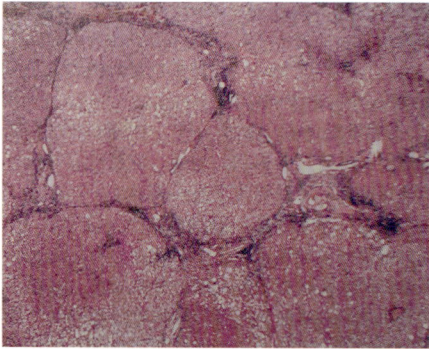

图 12-10 门脉性肝硬化（假小叶）

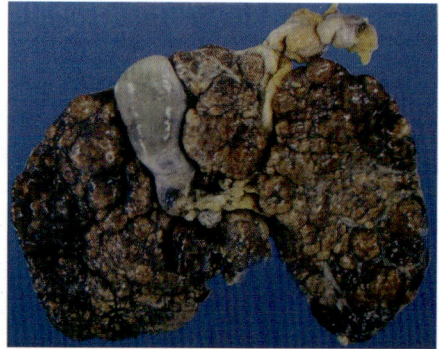

图 12-12 大小结节混合型肝硬化

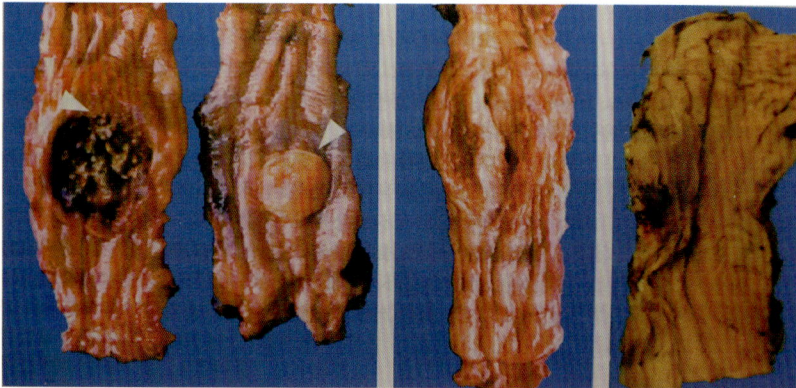

1   2   3   4

图 12-13 食管癌大体类型

1. 溃疡性 2. 蕈伞型 3. 髓质型 4. 缩窄型

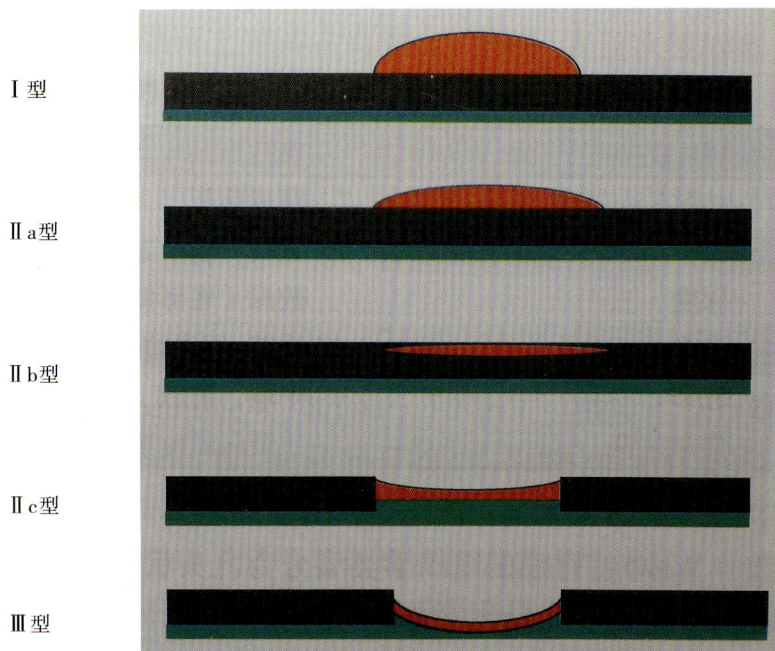

图 12 - 14　早期胃癌大体分类示意图

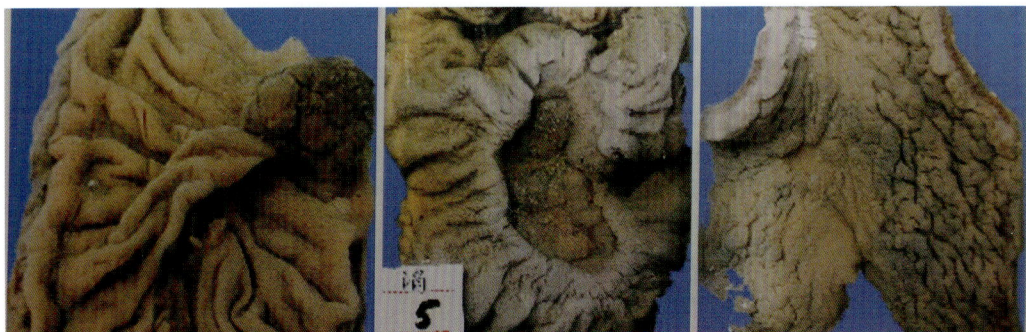

图 12 - 15　进展期胃癌大体分型

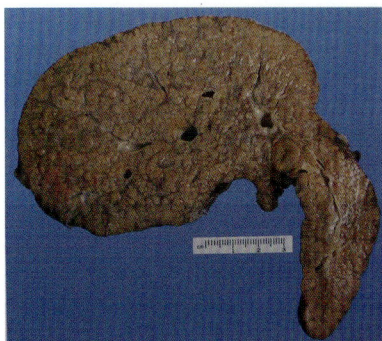

图 12 - 16　小肝癌(单个结节直径小于3cm的结节)

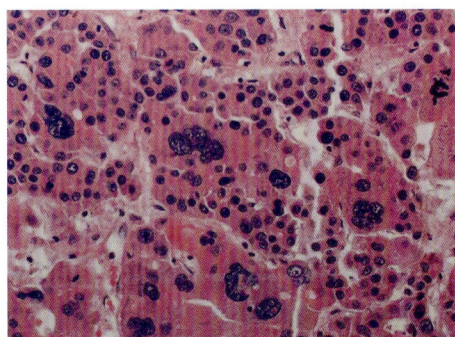

图 12 - 17　低分化肝细胞性肝癌

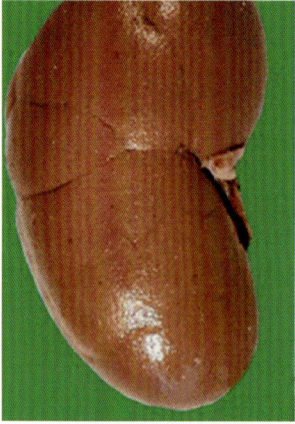

图 13 - 1　弥漫性毛细血管内增生性
肾小球肾炎(大体)

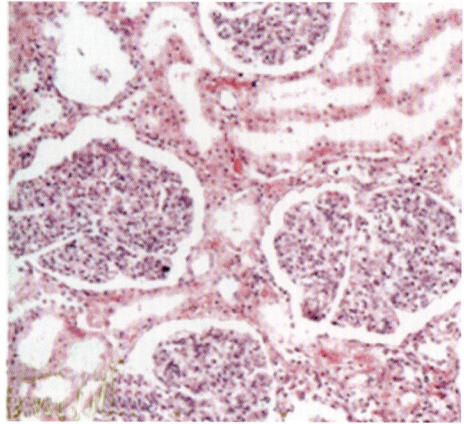

图 13 - 2　弥漫性毛细血管内增生性
肾小球肾炎(镜下)

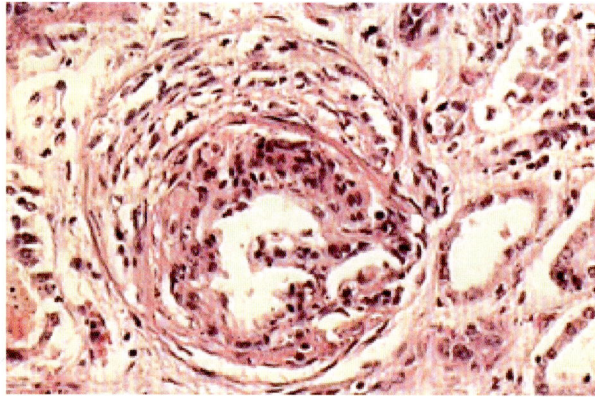

图 13 - 3　新月体性肾小球肾炎

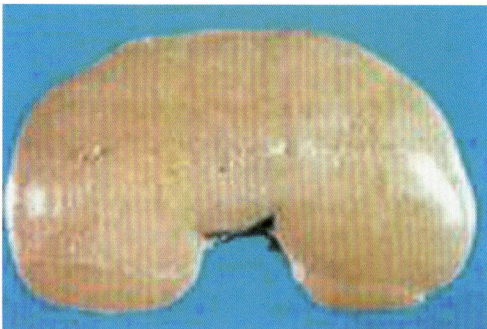

图 13 - 4　弥漫性膜性肾小球肾炎(大白肾)

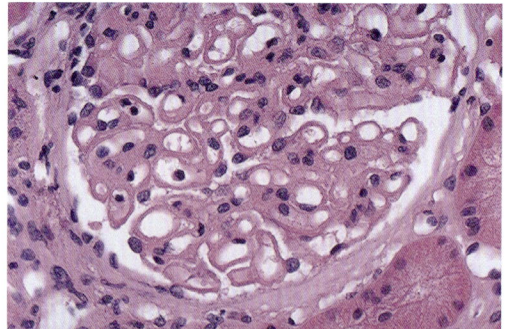

图 13 - 5　弥漫性膜性肾小球肾炎(镜下)

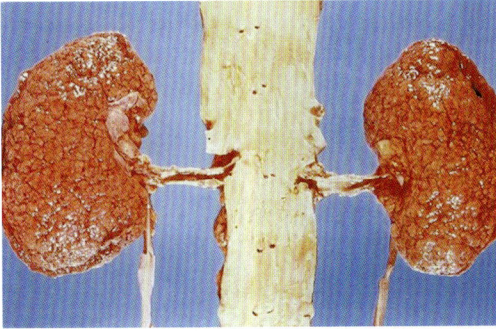

图 13 - 6　弥漫性硬化性肾小球肾炎（大体）

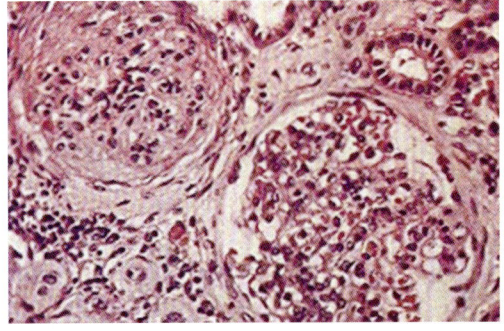

图 13 - 7　弥漫性硬化性肾小球肾炎（镜下）

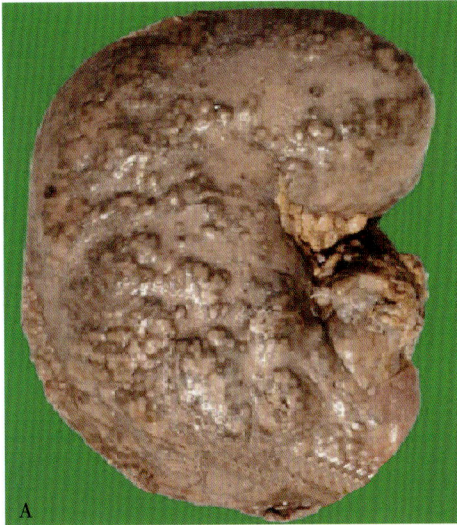

图 13 - 8　急性肾盂肾炎（大体）

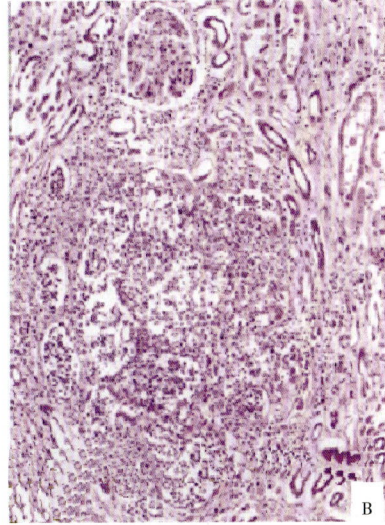

图 13 - 9　急性肾盂肾炎（镜下）

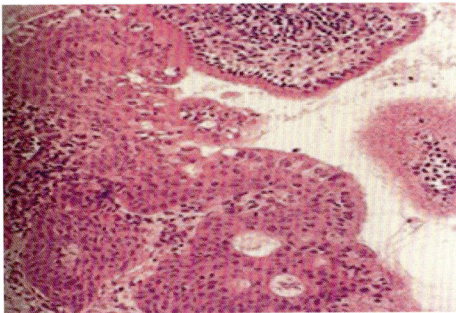

图 14 - 1　慢性子宫颈炎
（乳头状糜烂伴鳞状上皮化生）

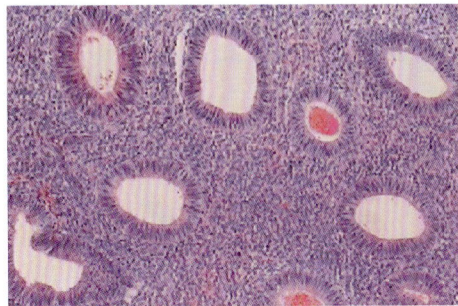

图 14 - 2　子宫内膜单纯性增生

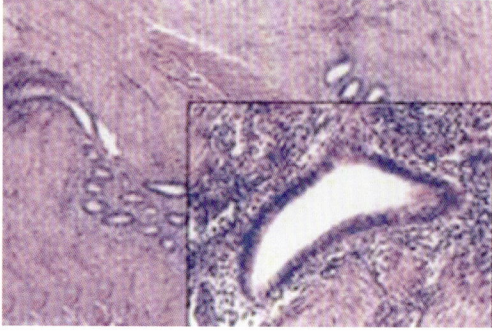

图 14 - 3　子宫内子宫内膜异位症

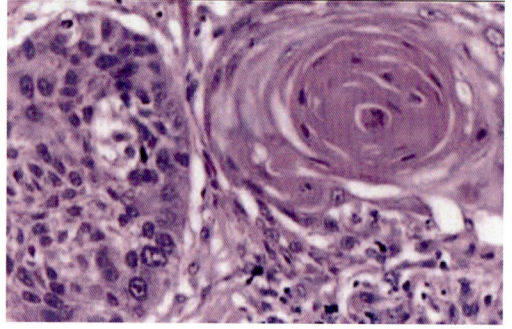

图 14 - 4　子宫颈鳞状细胞癌

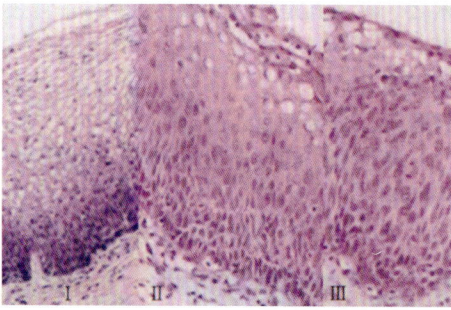

图 14 - 5　宫颈上皮内瘤变Ⅰ级、Ⅱ级、Ⅲ级

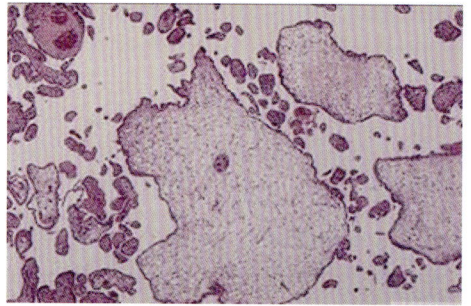

图 14 - 6　葡萄胎(显微镜下)

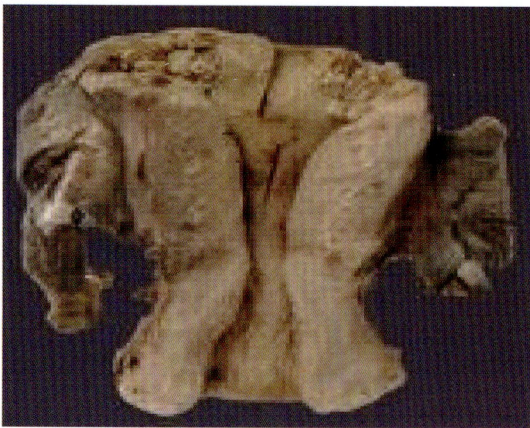

图 14 - 7　侵袭性葡萄胎

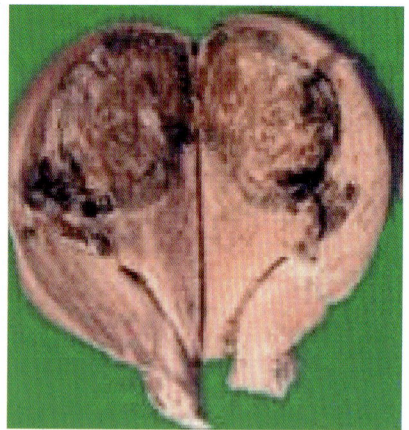

图 14 - 8　绒毛膜上皮癌(大体)

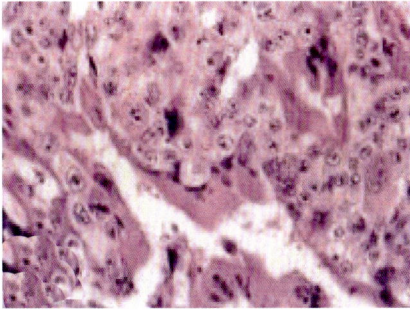

图 14 - 9　绒毛膜上皮癌（镜下）

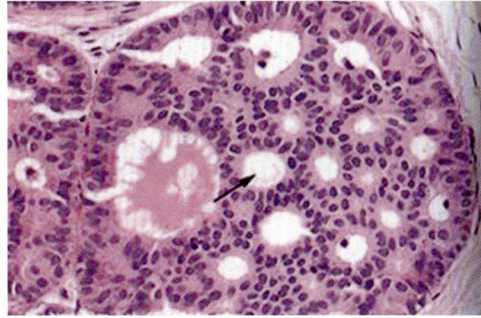

图 14 - 10　非粉刺型导管内癌（筛状）

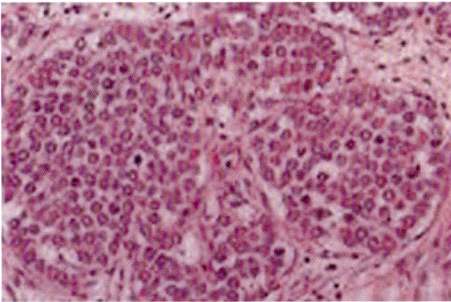

图 14 - 11　小叶原位癌

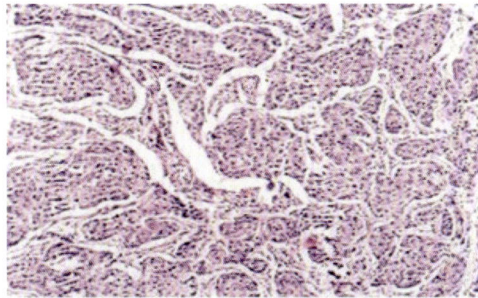

图 14 - 12　浸润性导管癌

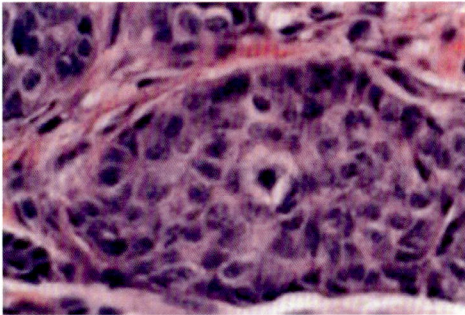

图 14 - 13　浸润性导管癌（癌细胞异型明显）

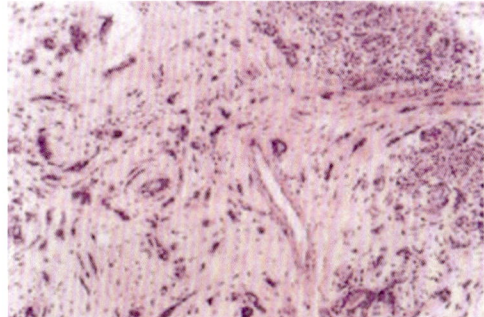

图 14 - 14　浸润性小叶癌

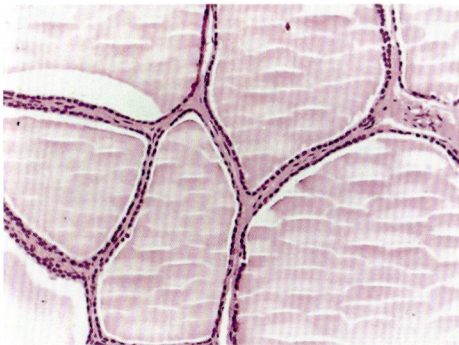

图 15 - 1　弥漫性非毒性甲状腺肿（胶质蓄积期）
甲状腺滤泡增大,滤泡腔内充满胶质,滤泡上皮呈扁平状

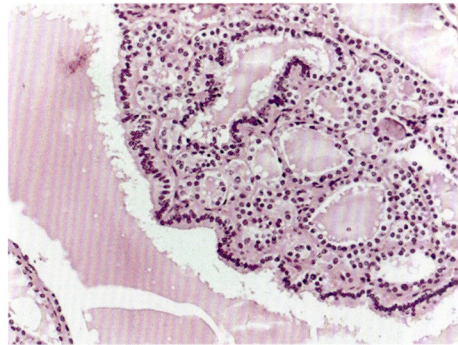

图 15 - 2　弥漫性毒性甲状腺肿
滤泡上皮增生呈立方形或柱状,上皮呈乳头状突入滤
泡腔内,滤泡腔内胶质稀薄,近腔缘处有较多的吸收空泡

· 17 ·

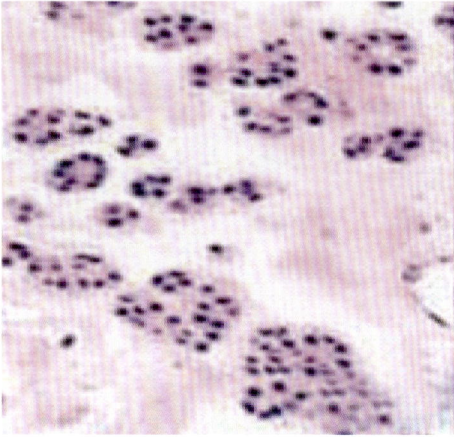

图 15-3 甲状腺腺瘤（胎儿型）

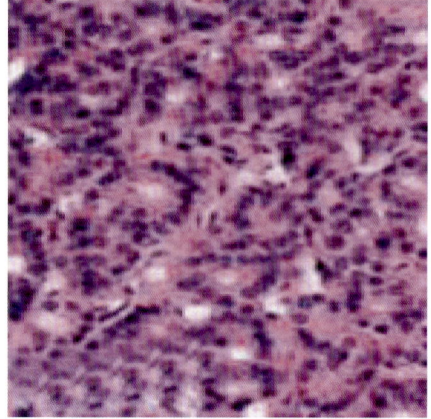

图 15-4 甲状腺腺瘤（单纯型）

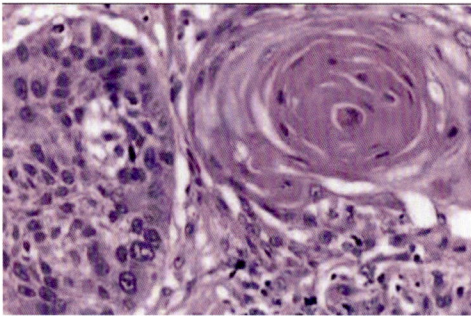

图 15-5 甲状腺乳头状癌

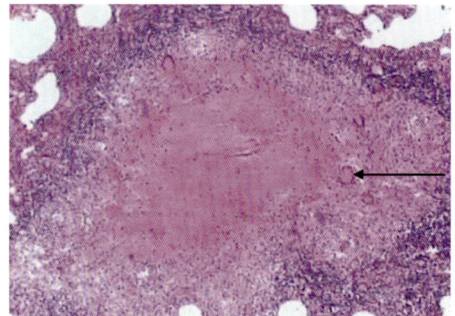

图 16-1 结核结节

中央为干酪样坏死 箭头示朗格汉斯细胞

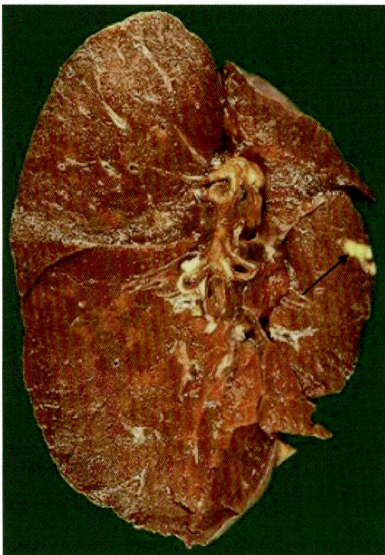

图 16-2 肺原发综合征

箭头示原发病灶

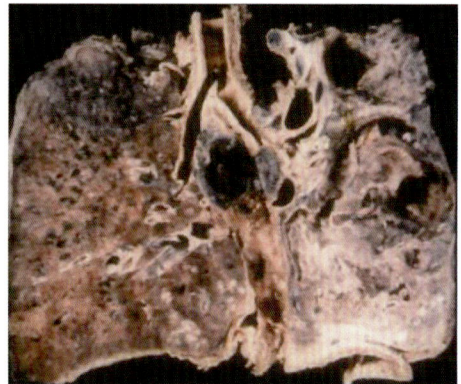

图 16-3 急性空洞

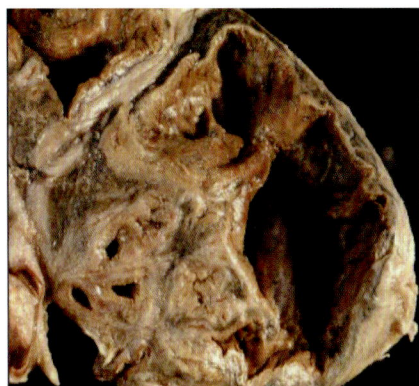

图 16 - 4　慢性纤维空洞

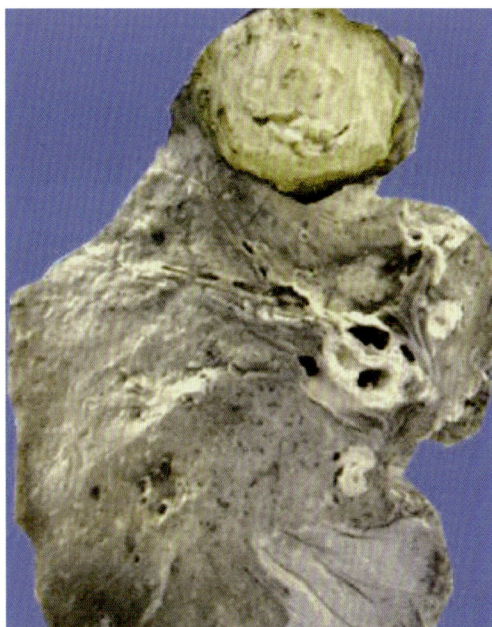

图 16 - 5　孤立结核球

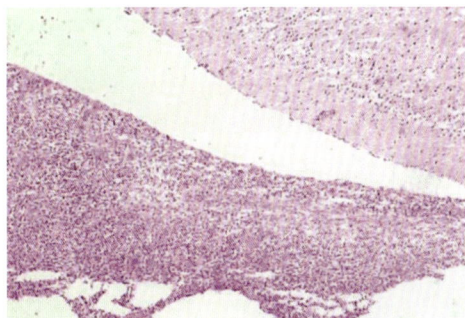

图 16 - 6　蛛网膜下腔内大量中性粒细胞渗出

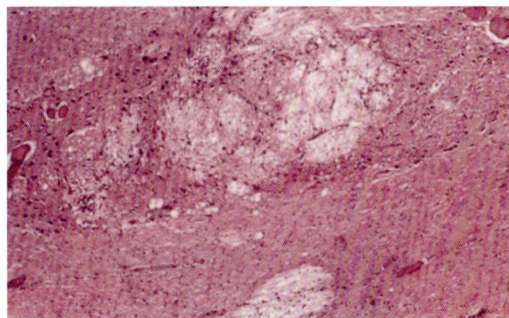

图 16 - 7　乙脑神经组织筛状软化灶

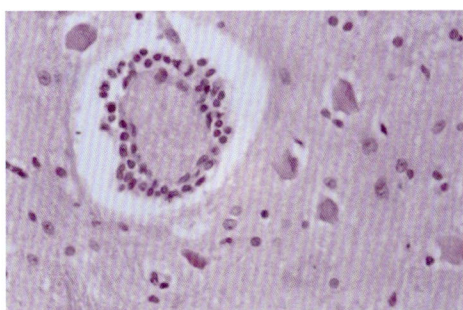

图 16 - 8　乙脑淋巴细胞围血管呈"袖套"状浸润

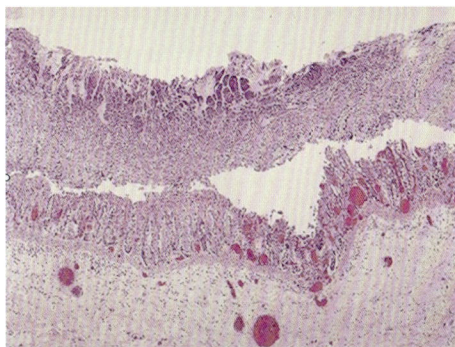

图 16 - 9　细菌性痢疾结肠黏膜纤维蛋白性炎症

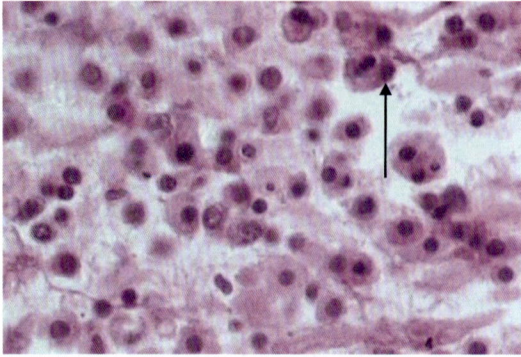

图 16 - 10　伤寒结节　箭头示伤寒细胞

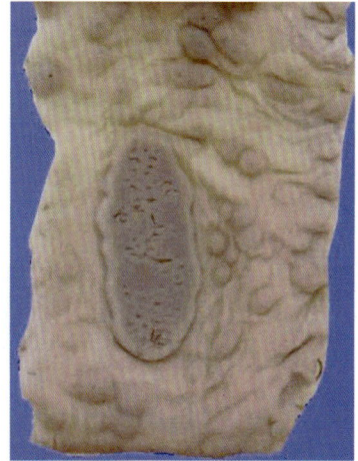

图 16 - 11　伤寒髓样肿胀

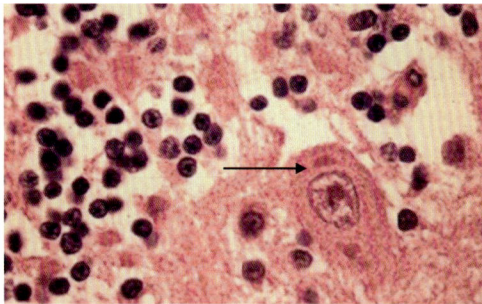

图 16 - 12　狂犬病
箭头示内基小体

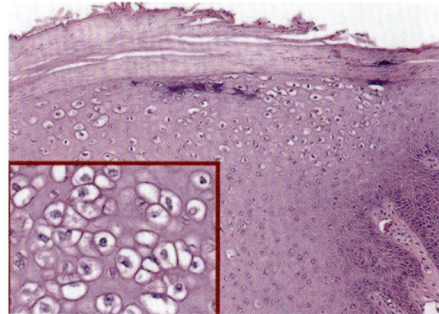

图 16 - 14　尖锐湿疣镜下观察 左下框内示挖空细胞

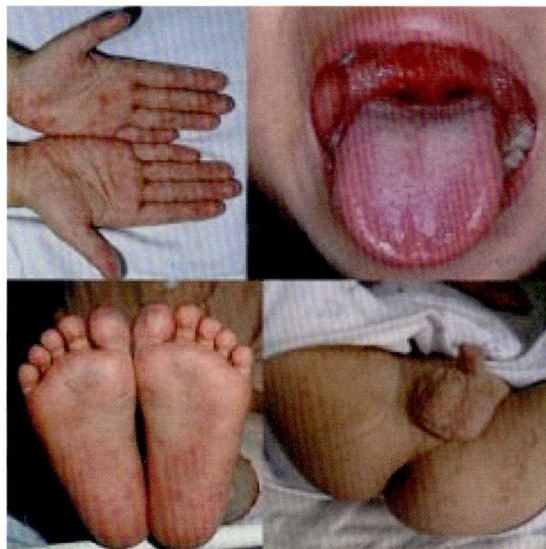

图 16 - 13　手足口病红色疱疹